新 知覚をみる・いかす

手の動きの滑らかさと巧みさを取り戻すために　中田眞由美 編著

執筆者一覧

中田眞由美（埼玉県立大学保健医療福祉学部作業療法学科・教授／作業療法士）
清本　憲太（日本医療大学保健医療学部リハビリテーション学科・講師／作業療法士）
岩崎テル子（新潟医療福祉大学名誉教授／作業療法士）

装幀　岡　孝治
写真　Mikhail Rulkov / Shutterstock.com

◆はじめに

　ひとの生活の多くは、手を使う動作によって遂行されています。手の動作は運動機能だけでは完遂することはできず、知覚機能が重要な役割を果たしていることは多くのセラピストが実感しているところです。手の動きの特徴は滑らかさと巧みさを備えていることですが、それを見えないところで支えているのが知覚です。しかし、実際に手を動かしているときは知覚の役割を明確には認識しておらず、失って初めて、その重要な役割に気づくのではないでしょうか。

　臨床では、「動作をうまく行えないのは知覚に原因があるのではないか？」、「それを調べるためにはどのような知覚検査を選択したらよいのか？」、「検査をどのように実施したらよいのか？」、「実施した結果をどのように解釈して治療につなげたらよいのか？」など、多くの疑問が存在します。個々の症例に対応した実践を行うのは担当のセラピストですが、本書は、こうした疑問を少しでも解決する糸口となることを目指しました。

　筆者は養成校を卒業した1976年から、作業療法士として、重度で広範な知覚障害のある患者さんたちと向き合ってきましたが、その中で、なすすべのない無力感を味わいました。運動機能にはさほど問題がないのに、なぜものをつかむことができないのか、必要以上に強く握り込んでしまうのはなぜか、うまく道具を操作できないのはなぜか――。それから、知覚のリハビリテーションは筆者の研究テーマになりました。このような中で学んだことは、知覚の障害をみるのは容易ではないこと、しかし、みようと努力を重ねたとき、その障害はみえてくる、そして治療にいかすことができるということでした。本書の目的は、まさにそれを伝えることです。

　2003年に『知覚をみる・いかす―手の知覚再教育―』を上梓させていただきましたが、今回、その内容を大幅に増補し、『新 知覚をみる・いかす』として、その伝えたいことをまとめました。そして、「手の動きの滑らかさと巧みさを取り戻したい」という積年の願いを込めて、副題とした次第です。

　本書を通じて訴えたいこと、理解していただきたいことは、以下の通りです。
　〈第1章・臨床観察から理解する手の知覚障害と動作障害〉では、臨床でセラピストが日々遭遇する動作の障害を挙げ、その知覚障害との関連を解説しています。リハビリテーションを進めていくうえでの問題点を知覚の側面からとらえ、それを解決するための視点のもち方を「理解のポイント」に示しました。また、読者が経験した症例と重ね合わせながら、理解を深めてもらえるように工夫しました。これらを通して、まずは知覚アプローチの手がかりをつかみ、手の動作障害を知覚の側面からアプローチするきっかけにしていただけたら幸いです。

〈第3章・知覚評価－検査項目の選択と実施、結果の解釈－〉では、個々の検査を解説するにあたって、多くの臨床家が知りたがっている「どのようなときにこの検査を行うのか」をまず提示し、「臨床でみられる問題点」と検査の選択が結びつくように工夫しました。そして、知覚検査で最も重要な観点である結果の解釈について、「結果をどうとらえ、治療につなげるか」という項目で解説を加えました。これらを参考にしていただくことで、実施した知覚検査の結果をどのように解釈し、それをどのように治療プログラムに反映させたらよいかを考える一助にしていただきたいと願っています。また、検査項目ごとに検査用紙を掲載しました。いずれも1ページに収まっており、検査の際に参照しやすくなっていますので、日常行っている検査手順や記録方法を見直すきっかけにしてください。

さらに本章では、これまで詳細に解説されることがなかった新しい知覚検査として、Three-Phase Desensitization Kitによる「知覚過敏の検査」や手の実用性を評価する「ローゼンスコア」など、いくつか新しい検査を盛り込み、詳細な解説を加えてあります。

〈第5章・知覚のリハビリテーション〉では、「知覚過敏に対する減感作療法」を加え、また、現在行われている末梢神経、中枢神経による「知覚再学習プログラム」を紹介しました。近年、知覚再学習においては、脳の可塑性を積極的に活用した方法が盛んに行われていますので、その実践にあたって理解しておくべき知識や手法の実際について述べています。

また、「残存知覚を利用した識別知覚の再学習」として、知覚が障害されてしまっても残存しているモダリティや部位を見つけ、それをいかすための方略について解説を加えました。"知覚障害があってもその回復をすぐに諦めない"という臨床家としての姿勢を、そこからくみ取っていただければ幸いです。

〈第2章・体性感覚の神経生理学的基礎－手の知覚機能とその障害に関連して－〉と〈第4章・知覚障害の部位と特徴〉では、知覚を理解するために必要と思われる基礎的知識と知覚に関する今日的なトピックスを紹介しています。知覚に関しては、臨床における疑問はもちろんのこと、研究対象として解明すべき事柄がたくさん存在します。ぜひ、これらをお読みいただき、多くの刺激を受けて、読者自身の臨床、研究活動を発展させていただきたいと切に願っています。

「痛み」は、臨床家がその対応に苦慮している大きな問題の一つです。本書では、この問題に関し、第2章で「痛みの情報伝達の特異性」について、第5章で「手の痛みに対する知覚アプローチ」について、詳しく解説しました。これらの項目については、臨床、研究活動において長年「痛み」に取り組んでいる作業療法士の清本憲太氏に担当をお願いしました。清本氏とは、10年以上にわたり知覚の評価や再学習について議論を重ね、共同研究を進めてきました。本書の理解者の一人であり、最適な研究者に執筆をお願いできたと考えています。

また本書では、はるか昔より知覚障害に対する検査やそのリハビリテーションに携わってきた偉大な先達の足跡を紹介しています。その歩みを今後の知覚のリハビリテーションの発展に

いかしていただきたいという思いを込めて、第3章に「知覚評価の歴史的変遷」を、第5章に「知覚のリハビリテーションの歴史的変遷」を加えました。これは、40年有余にわたって知覚を研究テーマとし、多くの研究者、臨床家の研究成果を間近にみてきた筆者にとって、おこがましいながらも、使命感にも似た思いで書かせていただきました。多くの先覚から直接指導を受けることができ、たくさんの事柄を学ばせていただいたことに感謝を捧げ、敬意を払う意味でも、本書に書き残しておきたいと考えたからです。作業療法士の鎌倉矩子氏は、「過去からの教訓を読み取って現在にいかすというのも、思考の鍛錬の一つのかたちである」と語ったことがあります。ぜひ、偉大な巨人たちの肩を借り、その上から、知覚の評価やリハビリテーションの先を眺めていただき、その気づきを、臨床、研究、教育の場にいかしていただけたら、これ以上の喜びはありません。

　知覚機能やその評価、治療について、わかりやすく読者に伝えるという能力に乏しい筆者にとって、本書完成までの道のりは困難な作業の連続でした。協同医書出版社の戸髙英明氏は、編集者という立場だけでなく、最も厳しい読者という立場からも容赦のない注文や的確なコメントをくださいました。最後になりましたが、そのご支援と忍耐力に深く感謝申し上げます。また、本書を世に出すことを許可してくださった木下攝会長、中村三夫社長に感謝申し上げます。

　なお、古くから筆者らの臨床活動、研究活動を支えてくださった作業療法士、澤俊二氏（金城大学医療健康学部作業療法学科教授）と甲山博美氏（デイサービス・アレグリア管理者）には、今までいただいたご支援、ご協力に対して改めてお礼を述べたいと思います。

　これら多くの方々に支えられて、改訂を思い立ってから8年もの歳月をかけ、やっと本書を完成させることができました。ご指導いただきました多くの皆様に深く感謝申し上げます。

　知覚のリハビリテーションのさらなる発展を祈念して。

2019年7月

編著者　中田眞由美

◆用語について

本書では、いくつかの用語について、以下のような使い分け、定義づけを行っています。十分に留意のうえ、読み進めていただけましたら幸いです。

【感覚／知覚】
「感覚(sensationまたはsensibility)」と「知覚(perceptionまたはsensation)」という用語の使い分けは、神経生理学、リハビリテーション医学、手外科学など、それぞれの専門領域によって異なり、統一的な見解が出されていません。Dellon(1981)は、sensibilityを「感覚」、sensationを「知覚」と使い分けています。平山(1985)は、これらの用語について、「感覚」を〈針で刺されたときの痛みやものが触れたときに触れたことを意識するなど、単純な要素的な刺激の感受〉とし、「知覚」は〈刺した針が太いか細いか、痛みが強いか弱いか、触れたものの表面が粗いか滑らかかなど、そこに生じた感覚の性質の内容を識別したり、解釈や判断を加えたものを指している〉と説明していますが、厳密に使い分けることは困難であるとも述べています。実際、臨床で感覚を評価しようとするとき、判断や解釈を切り離すことは困難です。

そこで本書では、末梢神経の受容器や神経線維、大脳皮質などの構造を指す場合や「体性感覚」「固有感覚」という生理学用語については「感覚」とし、その機能を問題にしている場合には「知覚」としました。

【識別知覚】
tactile gnosis は「触覚認知」とも訳されますが、本書では「識別知覚」としています。手の知覚機能を使って、物体の性質や特徴を識別する能力のことを表します。

【触知覚】
触覚は、微細な触刺激を感じることができる(閾値)だけでなく、その刺激部位を正確に定位することができ(局在)、その刺激面を空間的に分解することができます(2点識別など)。触知覚とは、これらの能力を指します。

【探索／識別】
探索(detection)は「ものの所在や置かれている位置を知ること」とし、識別(discrimination)は「ものが備えている特徴や性質を見分けること」としました。

【知覚再教育／知覚再学習】
これまで、知覚のリハビリテーションの分野では「知覚再教育(sensory re-education)」とい

う用語が使用されてきました。しかし、Lundborg、Rosén、Björkmanらの研究グループは「知覚再学習（sensory relearning）」という用語を用いています（Rosénら 2006、Lundborgら 2007a）。これは、知覚のリハビリテーションとは、本来、知覚を再学習する過程であり、そのためのアプローチであるという考え方に基づいています。本書では両方の用語が混在していますが、歴史的な経緯を踏まえて、従来の知覚再教育という用語を使用したほうがよいと考えられる場合はそのまま「知覚再教育」と記し、Lundborg、Rosén、Björkmanらの唱える知覚再学習を踏襲したアプローチについては「知覚再学習」と記しました。

　なお、Careyら（1993、2005、2018）やPlegerら（2005）など、脳卒中後の知覚障害や痛みに関する研究では、sensory re-training（知覚再訓練）と称し、素材や物体を識別するアプローチであるtexture discrimination training、tactile object recognition trainingなどが実施されています。そのため、これらに言及する場合には「素材の識別訓練」「物体識別訓練」などの用語を採用しています。

Carey LM, Matyas TA, Oke LE（1993）：Sensory loss in stroke patients: effective training of tactile and proprioceptive discrimination. Arch Phys Med Rehabil 74（6）：602-611.
Carey LM, Matyas TA（2005）：Training of somatosensory discrimination after stroke: facilitation of stimulus generalization. Am J Phys Med Rehabil 84（6）：428-442.
Carey LM, Matyas TA, Baum C（2018）：Effects of somatosensory impairment on participation after stroke. Am J Occup Ther 72（3）：7203205100p1-7203205100p10.
Dellon AL（1981）：Evaluation of sensibility and re-education of sensation in the hand. Williams & Wilkins, Baltimore（内西兼一郎・監訳，知覚のリハビリテーション－評価と再教育－．協同医書出版社，東京，1994）．
平山惠造（1985）：感覚と知覚．脳と神経 37（9）：912.
Lundborg G, Björkman A, Rosén B（2007a）：Enhanced sensory relearning after nerve repair by using repeated forearm anaesthesia: aspects on time dynamics of treatment. Acta Neurochir Suppl 100：121-126.
Pleger B, Tegenthoff M, Ragert P, Förster AF, Dinse HR, Schwenkreis P, Nicolas V, Maier C（2005）：Sensorimotor retuning [corrected] in complex regional pain syndrome parallels pain reduction. Ann Neurol 57（3）：425-429.
Rosén B, Björkman A, Lundborg G（2006）：Improved sensory relearning after nerve repair induced by selective temporary anaesthesia－a new concept in hand rehabilitation. J Hand Surg Br 31（2）：126-132.

◆目次

はじめに　i
用語について　v

第1章　臨床観察から理解する手の知覚障害と動作障害　［中田眞由美］

1. 知覚情報をつくっているのは自らの手の動き－手の動きと識別の関係－ ……………… 2
   - 1-1　手の動きと識別の関係とは　3
   - 1-2　探索・識別のために必要な知覚情報をつくっているのは自らの手や腕の動き　4
   - 1-3　手には2種類の触覚がある　5
   - 1-4　識別動作と手の動き　6
   - 1-5　触覚、固有感覚の見分け方　7
   - 1-6　識別機能を調べるための検査とは　8
   - 1-7　触行動の診かた　8
   - 1-8　識別機能を改善するには　9
   - 1-9　まとめ　11
2. 対象物への手の不適合が生じるのはなぜか？－知覚と手のフォームの関係－ ……… 12
   - 2-1　ひとの手は多様なフォーム形成能力を備えている　13
   - 2-2　フォーム決定に重要な役割を担っている手の知覚　14
   - 2-3　手のフォーム形成の障害－対象への不適合とは－　15
   - 2-4　手のフォームを調べるための検査　16
   - 2-5　手のフォームの改善　17
   - 2-6　まとめ　18
3. 触覚が鈍くなるとなぜ過剰に力を入れて把握するのか？
   －触覚と固有感覚の関係性－ …………………………………………………………… 19
   - 3-1　静的触覚と把持力の調節　20
   - 3-2　把持力は必要最小限に調節されている　21
   - 3-3　過剰な把持力は固有感覚による代償である　22
   - 3-4　持続的な把持および把持力の調節機能を調べるには　22
   - 3-5　把握動作の維持と把持力の調節を改善するには　22
   - 3-6　まとめ　24
4. 手は動いている面から何を感じているのか？－貫通触面を感じる手－ ……………… 25
   - 4-1　ペットボトルのキャップを締めるとき手は何を感じているのか　26

  4-2 机上に置かれたおはじきを指で動かすとき指尖は何を感じているのか 27
  4-3 おはじき動作の困難と知覚障害 28
  4-4 貫通触を調べるための知覚検査とは 29
  4-5 知覚を改善するための練習とは 29
  4-6 貫通触面を感じるために必要なこと 29
  4-7 まとめ 30
 5. 道具の操作に必要な手の知覚―遠隔触とは？― ……………………………………… 31
  5-1 手が操作する道具とは 32
  5-2 道具は把握できるのに、その操作が困難なのはなぜか 32
  5-3 道具操作に必要な遠隔触とは 33
  5-4 ドライバー操作における表面触と遠隔触 34
  5-5 道具操作の障害―表面触、遠隔触を物体の操作に利用できない手― 35
  5-6 道具操作の遠隔触を調べるためには 35
  5-7 表面触と遠隔触を有効に利用する 35
    5-7-1 表面触を有効に利用する 36
    5-7-2 遠隔触を有効に利用する 37
  5-8 まとめ 37
 6. 失われたことに気づきにくい防御知覚―外傷の危険の増大と治癒の遷延― ………… 38
  6-1 組織損傷から生体を守る防御知覚とは 39
  6-2 外傷の危険の増大と治癒の遷延 40
  6-3 自覚されにくい防御知覚の障害 40
  6-4 防御知覚はどのように検査したらよいか 41
  6-5 熱傷・外傷予防の患者指導 41
  6-6 まとめ 42

第2章 体性感覚の神経生理学的基礎
    ―手の知覚機能とその障害に関連して― ［中田眞由美］

 1. 神経生理学的基礎 ………………………………………………………………………… 46
  1-1 ヒトの手には2種類の触覚がある―触覚受容器の特徴と反応様式とは？― 46
  1-2 体性感覚の脳内における情報処理とは？ 49
  1-3 体性感覚野が損傷されると触知覚はどのように障害されるのか？ 51
 2. 触覚受容器とその特徴 …………………………………………………………………… 53
  2-1 身体に加えられた外力はどのようにして感じるのか？ 53
  2-2 触られた部位はどのようにしてわかるのか？ 55
  2-3 触覚刺激の強弱はどのようにしてわかるのか？ 57

  2-4　順応の速い受容器はどのような情報を伝えているのか？　58
  2-5　微細な刺激でも刺激の加え方によっては閾値を低下させることができる
    －加重効果とは？－　59
3. 触覚と空間分解能 …………………………………………………………………… 61
  3-1　指に加えられた2カ所の刺激はどのようにして識別することができるのか？　61
  3-2　ひとの皮膚はどのくらい正確に空間をとらえることができるのか？
    －「空間分解能」の種類と閾値－　63
   3-2-1　2点識別閾（two-point (discrimination) threshold）　63
   3-2-2　刺激点の定位の誤差（刺激点の局在（localization of a point stimulus））　64
   3-2-3　移動距離閾（shifts threshold）　64
   3-2-4　スリットの間隔や格子柄の方向弁別　65
  3-3　粗さはどのようにして識別できるのか？　66
4. 末梢神経回復後の触覚検査と触覚受容器の関係
  －触覚検査の結果は皮下の受容器の回復をどのように反映しているのか？－ ……… 68
5. 運動錯覚によって明らかにされた運動感覚の情報処理 ………………………… 72
  5-1　手は動いていないのに、動いているように感じてしまうのはなぜか？　72
  5-2　錯覚経験に強弱をつけることはできるのか？　73
  5-3　両手の運動錯覚とは？　73
  5-4　物体に接触している手に運動錯覚が生じると何が起きるか？　74
  5-5　両手で物体を持ったときに運動錯覚が生じると、物体の認識はどのように
    変化するのか？　75
6. 物体の把握と知覚による制御 ……………………………………………………… 76
  6-1　把握した物体の形態はどのように識別しているのか？　76
  6-2　物体を把握するときの手のフォームはどのように決められるのか？　77
  6-3　容器の中から物体を取り出すにはどのような知覚情報が必要か？　79
7. 脳の可塑性－皮質における知覚の可塑性的変化と再構築－ …………………… 81
  7-1　動物における機能再現部位の再編成とは？　81
  7-2　「手は自らの脳を形成する」とは？　83
  7-3　知覚刺激による皮質の共活性化とは？　83
  7-4　触覚刺激の共活性化は皮質にどのような変化をもたらすのか？　84
  7-5　足指を指に移行したとき知覚はどのように変化するのか？　86
  7-6　求心路を遮断すると何が起こるのか？　87
   7-6-1　局所的な求心路遮断による触覚機能の向上　88
   7-6-2　片側腕の感覚遮断　88
8. 視覚障害と点字触読 ………………………………………………………………… 90
  8-1　点字触読者の触覚識別能力が鋭敏なのはなぜか？　90

8-2　点字の触読指には定位の誤認識がある？　92
　　8-3　点字触読にはどの程度の触覚機能が必要なのだろうか？
　　　　　―糖尿病による中途視覚障害者における指の触知覚と点字触読―　93
　9.　加齢による知覚の変化 …………………………………………………………… 95
　　9-1　振動刺激に対する感受性は加齢により変化するのか？　95
　　9-2　触覚閾値は加齢により変化するのか？　96
　　9-3　2点識別の値は加齢により変化するのか？　97
　　9-4　ピックアップ検査は加齢の影響を受けるのか？　98
　　9-5　運動感覚は加齢により変化するのか？　99
　10.　身体を使った重さの判定 ………………………………………………………… 100
　　10-1　ひとはどのように身体を使って重さを判定しているのか？　100
　　10-2　ひとはどの程度の重量の違いを識別できるのだろうか？　101
　11.　侵害刺激から身体を守っている仕組み―侵害受容器とは？― ……………… 103
　12.　温度の識別―温覚、冷覚はどのように感じているのか？― ………………… 104
　13.　義手のゴム手袋を自分の手のように感じる―ラバーハンド錯覚― ………… 106
　　13-1　ラバーハンド錯覚とは？　106
　　13-2　ラバーハンド錯覚の誘発に必要な条件とは？　107
　　13-3　ラバーハンド錯覚と身体保持感覚の関係とは？　108
　　13-4　ラバーハンド錯覚の神経基盤とは？　109
　　13-5　ラバーハンド錯覚の強さの指標とは？　109
　　13-6　ラバーハンド錯覚はどのようにして誘発するのか？　110
　　13-7　ラバーハンド錯覚の臨床適用への可能性は？　111
　14.　痛みの情報伝達の特異性　［清本憲太］ ……………………………………… 113
　　14-1　痛み、温度の情報はどのように伝えられるのか？　113
　　　　14-1-1　痛覚、温覚・冷覚の受容器　113
　　　　14-1-2　痛覚、温覚・冷覚の神経線維　115
　　　　14-1-3　脊髄後角　115
　　　　14-1-4　脊髄後角から上位中枢　116
　　　　　　1）視床への投射―脊髄視床路―　116
　　　　　　2）下部脳幹への投射　116
　　　　14-1-5　痛みを感じる脳の領域　117
　　14-2　痛み調節の仕組み―痛みが強くなったり弱くなったりするのはなぜか？―　118
　　　　14-2-1　痛みを弱める仕組み―疼痛抑制機構―　118
　　　　　　1）下行性疼痛抑制　118
　　　　　　2）ゲートコントロール理論　119
　　　　　　3）広汎性侵害抑制調節　120

4）プラシーボ鎮痛　120
　14-2-2　痛みを強くする原因　121
　　　1）末梢性感作　121
　　　2）中枢性感作　122
　　　3）下行性疼痛抑制系の変調　123
14-3　複合性局所疼痛症候群―神経支配に一致しない強い痛みとは？―　124
　14-3-1　CRPSの歴史的変遷と分類　124
　14-3-2　CRPSの発生頻度　125
　14-3-3　CRPSのメカニズム　126
　　　1）末梢の変化と不動化の影響　126
　　　2）中枢の変化と体部位再現地図の可塑性　127
　14-3-4　CRPSの症状　128
　　　1）疼痛　128
　　　2）知覚障害　129
　　　3）浮腫、血管運動障害、発汗機能障害　129
　　　4）運動障害　129
　　　5）認知機能の異常　130
　　　6）萎縮性変化　130
14-4　幻肢と幻肢痛―存在しないのに感じるのはなぜか？―　130
　14-4-1　幻肢のメカニズム　131
　14-4-2　幻肢痛のメカニズム　132

第3章　知覚評価―検査項目の選択と実施、結果の解釈―　［中田眞由美］

1. 知覚評価の歴史的変遷　…………………………………………………………………… 150
　1-1　触錯覚から生まれた2点識別検査　150
　1-2　理論的な知覚検査から機能的な知覚検査へ　151
　1-3　馬尾からモノフィラメントへ―触覚閾値検査の発展―　153
　1-4　セメスワインスタインモノフィラメントの結果の解釈　154
　1-5　絞扼性神経障害に対する知覚検査　157
　1-6　その他の知覚検査―持続的な触・圧覚の検査―　158
　1-7　触知覚と手関節位置覚の識別検査　158
　1-8　ローゼンスコア　159
　1-9　知覚過敏の検査　160
　1-10　知覚評価の発展とその実施　160

2. 手・上肢の知覚障害の診かた　…………………………………………………………… 162

3. 知覚検査の実施に際して ……………………………………………………………… 165
   3-1　知覚検査を実施する場所と時間帯　165
   3-2　検査に先立って調べておくこと　166
   3-3　実施上の注意　166
4. 知覚検査の実際 ……………………………………………………………………… 167
   4-1　知覚モダリティの検査　167
      4-1-1　触覚の検査　167
         1）静的触覚の検査　171
            （1-1）静的触覚の閾値の検査　172
            （1-2）静的触覚の局在の検査　181
            （1-3）静的触覚の分布密度（静的2点識別）の検査　187
         2）動的触覚の検査　192
            （2-1）動的触覚の閾値の検査　193
            （2-2）動的触覚の局在の検査　197
            （2-3）動的触覚の分布密度（動的2点識別）の検査　201
      4-1-2　防御知覚の検査　206
         1）温覚と冷覚の検査　207
         2）痛覚の検査　212
      4-1-3　固有感覚の検査　216
         1）母指さがし試験　217
         2）固有感覚（位置覚、運動覚、力の感覚）の検査　221
   4-2　指の誤局在（mislocalization）の検査　226
   4-3　手の識別知覚（tactile gnosis）の検査　229
      4-3-1　Mobergのピックアップ検査　231
      4-3-2　Dellonのピックアップ検査変法　234
   4-4　手の実用性の評価—ローゼンスコアー　237
      4-4-1　知覚機能領域の検査　238
         1）セメスワインスタインモノフィラメント検査　238
         2）静的2点識別検査　240
         3）スタイ検査　241
         4）ソラマン簡易検査　244
      4-4-2　運動機能領域の検査　247
         1）徒手筋力検査　247
         2）握力測定　249
      4-4-3　痛み／不快感の検査　250
         1）寒冷に対する耐性の確認　250

　　　　2）接触に対する過敏性の確認　250
　　4-4-4　総合判定　251
4-5　知覚過敏の検査－Three-Phase Desensitization Kitによる検査－　254
4-6　客観的検査　260
　　4-6-1　しわ検査　261
　　4-6-2　発汗検査　264

第4章　知覚障害の部位と特徴　［岩崎テル子］

1. 体性感覚障害はどうして生じるのか ……………………………………………… 276

    1-1　体表で感じる知覚障害－末梢神経性知覚障害－　278
    　　1-1-1　末梢神経　278
    　　1-1-2　末梢神経性知覚障害の原因　278
    1-2　体表の知覚障害部位をたどれば脊髄に行き着く
    　　　－脊髄分節および後根損傷による知覚障害－　281
    　　1-2-1　脊髄分節　281
    　　1-2-2　後根と神経叢　282
    　　1-2-3　後根病変　282
    　　1-2-4　神経叢病変　282
    　　1-2-5　根性病変と神経叢病変の特徴　282
    1-3　2大感覚伝導路
    　　　－障害の現れ方が異なる中枢神経性（大脳と脳幹部）知覚障害－　284
    　　1-3-1　なぜ伝導路の理解が大切なのか　284
    　　1-3-2　防御知覚の伝導路－脊髄視床路－　285
    　　1-3-3　識別知覚と固有感覚の伝導路－後索・内側毛帯路－　286
    　　1-3-4　視床は原始的な知覚中枢－知覚障害必発部位－　286
    　　1-3-5　身体半側に現れる知覚障害－大脳および脳幹部障害－　286

2. 部位別にみた知覚障害の分布 …………………………………………………… 288

    2-1　頑固で強い痛み－単一末梢神経損傷による知覚障害－　290
    　　2-1-1　原因　290
    　　2-1-2　疾患と症状　290
    2-2　手袋靴下型感覚脱失－多発性神経損傷による知覚障害－　291
    　　2-2-1　疾患名　291
    　　2-2-2　原因　291
    　　2-2-3　症状　291
    　　2-2-4　運動障害　291

2-3 神経根・神経叢病変―皮膚分節に一致した知覚障害― 292
  2-3-1 疾患名 292
  2-3-2 椎間板ヘルニアの原因 292
  2-3-3 運動障害 292
  2-3-4 知覚障害 292
  2-3-5 神経線維の太さの違いで起こる知覚乖離 293
 2-4 脊髄損傷―損傷部位による多様な知覚障害― 294
  2-4-1 どうして多様な知覚障害が生じるのか 294
  2-4-2 知覚検査で損傷レベルを判定する 294
  2-4-3 損傷部位による知覚障害の六つの態様 294
   1) 完全横断性損傷による全知覚脱失 294
   2) 半側損傷による知覚乖離 294
   3) 温度覚と痛覚の障害―脊髄視床路(前側索路)障害― 295
   4) 識別知覚と固有感覚が障害される後索障害 295
   5) 宙吊り型知覚乖離―中心灰白質障害― 296
   6) 騎袴状(サドル状)知覚脱失―脊髄円錐部・馬尾神経障害― 296
 2-5 ワレンベルグ症候群―脳幹部障害― 297
 2-6 不快な激痛―視床症候群― 297
 2-7 全か無か―大脳の知覚障害の傾向― 298
  2-7-1 感覚神経の通路―内包後脚障害― 298
  2-7-2 一次体性感覚野(頭頂葉感覚中枢)―ブロードマン(Brodmann)の3a野、3b野、1野、2野および感覚連合野― 299
  2-7-3 識別知覚ほど侵されやすい 299

第5章 知覚のリハビリテーション ［中田眞由美］

1. **知覚のリハビリテーションの歴史的変遷** 304
 1-1 物体を利用した識別再訓練 304
 1-2 防御知覚障害と保護プログラム 306
 1-3 神経生理学に裏づけられた知覚再教育の幕開け 306
 1-4 知覚のリハビリテーションの体系化 307
 1-5 知覚過敏と減感作療法 308
 1-6 知覚再教育の発展 309
 1-7 手と脳―知覚再学習の新たなる幕開け― 310
 1-8 知覚のリハビリテーションの進展 312
2. **知覚のリハビリテーションのとらえ方** 314

2-1　理論的背景　314
2-2　治療的アプローチのポイント　316
　2-2-1　末梢における変化　316
　2-2-2　中枢における変化　316
　2-2-3　脳血管障害による知覚障害の特徴　318
　2-2-4　脳血管障害の知覚障害パターンの違いによる上肢動作障害と
　　　　　ADL障害などの特徴　320
　2-2-5　糖尿病性末梢神経障害による手の知覚障害の特徴　321

3. 知覚のリハビリテーションの実際 ………………………………………………… 324
3-1　防御知覚障害に対する指導　325
3-2　知覚再学習プログラム実施の基本原則　326
　3-2-1　知覚過敏に対する減感作療法（desensitization）　327
　3-2-2　Three-Phase Desensitization Kitによる減感作療法　328
3-3　知覚再学習プログラム　330
　3-3-1　触覚の回復に応じた知覚再学習　330
　3-3-2　知覚再学習・段階1（触覚回復前）　332
　　1）知覚手袋による模造知覚の利用　334
　　2）ミラーセラピーによる知覚再学習　336
　3-3-3　知覚再学習・段階2（触覚回復後）　338
　　1）局在の修正（従来の早期知覚再教育）　338
　　2）触覚刺激による皮質の共活性化　340
　　3）選択的な求心路遮断による識別機能の向上　342
　　4）識別知覚の再学習（従来の晩期知覚再教育）　345
　　　（4-1）触知覚を使用した識別知覚の再学習　346
　　　（4-2）固有感覚などを用いた識別知覚の再学習　351
　　5）その他のプログラム　355
　3-3-4　残存知覚を利用した識別知覚の再学習　356
　　1）残存知覚をいかすための方略　357
　　2）残存知覚、知覚の残存部位による識別知覚の再学習　357
　　3）残存知覚による識別知覚の再学習の注意点　360
　　4）残存知覚による識別知覚の再学習の限界　360
　3-3-5　知覚再学習（再教育／再訓練）の効果　361
3-4　手の動作学習プログラム　363
3-5　手の痛みに対する知覚アプローチ　［清本憲太］　365
　3-5-1　痛みにより末梢、中枢ではどのような変化が生じているのか？　366
　　1）末梢における変化　366

2）中枢における変化　367
　3-5-2　知覚アプローチのメカニズム　369
　　1）触刺激を使った方法　369
　　2）知覚再学習を利用した方法　370
　3-5-3　知覚アプローチの実際　370
　　1）アロディニアや痛覚過敏が強い時期　370
　　2）痛みを感じている部位に触刺激入力が可能となった時期　371
　　3）Plegerらの知覚-運動アプローチ　371
　3-5-4　痛みに対する知覚アプローチの効果　373
　　1）触刺激を使った方法　373
　　2）触覚識別課題を利用した方法　374
　3-5-5　ミラーセラピーによる痛みへのアプローチ　374
　3-5-6　心理面や生活障害へのアプローチ　375

4. まとめ ……………………………………………………………………… 378

欧文索引　393
和文索引　397

第1章
臨床観察から理解する手の知覚障害と動作障害

　ひとの生活の多くは、手を使う動作によって遂行されている。手の動作は、運動機能だけでは完遂することはできず、知覚機能が大切な役割を果たしていることも忘れてはならない。しかし実際の動作において、知覚がどのような役割を果たしているかはあまり理解されていない。手の動作の特徴は巧みさにあると言っても過言ではないが、それを**目に見えない**ところで支えているのが知覚である。

　この章の目的は、日常の動作を知覚の側面から眺め、その動作障害を診ることであり、そこから知覚の役割について理解することである。もちろん、一つの動作の遂行において運動機能と知覚機能を峻別することは困難であるが、臨床で知覚の側面から動作障害が問われることは非常に少ないため、それを補う意味で「知覚からみた手の動作とその障害」について考えてみたい。

1 知覚情報をつくっているのは自らの手の動き
―手の動きと識別の関係―

理解のポイント

- 手の動きを変えると異なる性質が識別できる。
- 識別のための知覚情報をつくっているのは自らの手や腕の動きである。
- 手には2種類の触覚がある。
- 探索・識別動作を行っているときの手の診かたとはどのようなものなのか。
- 触知覚が感じられないときの手の動きとはどのようなものなのか。
 など

理解を深めるために

まず、材質や重さの識別を行っている状況をイメージしてみよう。
① 「机の上に2種類のスポンジが置いてあります。それらを触って、より柔らかいと感じるほうを選んでください」と指示されている。
② 「机の上に2種類の紙やすりが置いてあります。それらを触って、より粗いと感じるほうを選んでください」と指示されている。
③ 「左右の手にリンゴを1個ずつ持ち、より重いと感じるほうを選んでください」と指示されている。

このとき、あなたは手をどのように動かしていましたか。今度は実際に動作を行って、自分の手や腕の動きを観察してみよう。

1-1 手の動きと識別の関係とは

　セラピストは臨床の知覚検査として、スポンジや紙やすりなどを用いて材質の識別を実施している。「どちらのほうが柔らかいですか？」、あるいは「これと同じ材質のものをこの中から選んでください」などと言って、閉眼の状態で材質感を比較させたり、マッチングを行わせている。このときあなたは、セラピストとして何に着目しているだろうか。比較やマッチングの結果をみて、「○○の素材が識別できた」あるいは「○○をマッチングさせることは困難であった」などと、その成績だけにとらわれてはいないだろうか。材質の識別を実施するときに最も大切なことは、症例がどの部位を、どのように動かしているか、そして、それによってどのような素材を感じることができたか（あるいはできなかったのか）ということをしっかりと観察することである。

　冒頭の〈理解を深めるために〉で考えれば、①では、スポンジが置かれていると想像した場所に触れながら、指腹を軽く押しつけたり、離したりしたのではないだろうか。②では、紙やすりが置かれているとした場所に指先を軽く触れながら、手を左右（または前後）に動かした

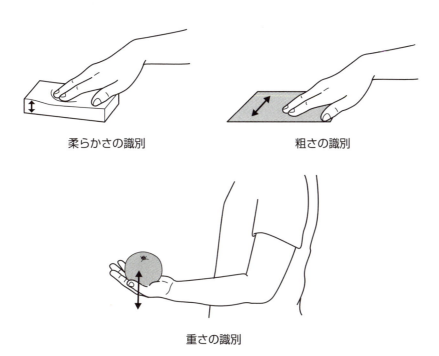

柔らかさの識別　　　　　　　粗さの識別

重さの識別

図1-1　識別動作と手の動きの関係
スポンジの柔らかさを識別するには、手で軽く押したり、離したりする（上左）。紙やすりの粗さについては、手を水平に動かす（上右）。重さを識別するには、手に物体を乗せて、肘関節を軽く動かすことで重さを感じる（下）。

のではないだろうか。さらに③では、肘関節を軽く曲げたり伸ばしたりしながら、手を上下に動かしていたのではないだろうか（図1-1）。つまり物体の性質、たとえば、柔らかい、硬い、ざらざらしている、滑らか、重い、軽いなどを識別しようとするとき、その特質が感じられるよう、微妙に手の動きや触り方を変えているのである。試しに、この①と②で生じた手の動きを逆にしてみよう。スポンジの柔らかさを感じるために、手を水平に動かしたり、紙やすりの粗さを感じるために手を垂直に押しつけたりしても、うまく識別できないのは自明のことである。もちろん、リンゴの重さを感じるために、ただ手を動かさずに持っているだけでは、重さを比較することは難しい。このように、物体の性質とそれを感じるための手の動きは深く関連づけられているのである。

1-2 探索・識別のために必要な知覚情報をつくっているのは自らの手や腕の動き

　手は物体に触れることで、その特徴を抽出できる器官である。しかし、前述したような微妙な手の動きがなければ、たとえ知覚に問題がなくても、その機能を十分にいかすことはできない。手が物体に接触したとき、そこに存在する皮膚の感覚受容器が刺激されるが、ひとは、それぞれの受容器の特性に応じるように手を動かすことで、特定の受容器の感受性を選択的に上げ、識別力を高めているのである（当間ら 1994、当間 2000）。ひとの手は、探索・識別したい対象やその性質に合わせて、必要な知覚情報を能動的につくり出している。ひとは、どのように手を動かすと、どのような知覚をつくり出すことができるのか、という学習を積み重ねていく。つまり、探索・識別のための手（や関節）の動きは、必要な知覚をつくり出すという目的に合致するように選ばれた特定の動きなのである。

　このように、手が探索・識別機能を発揮するためには、外からの刺激を受け入れるのに適した感覚受容器とその受容器の興奮を伝える感覚経路、それを処理する脳内の感覚野が保障されていることはもちろんであるが、さらに、自らの手あるいは腕の動きによって能動的に必要な感覚受容器の興奮を起こし、それによって知覚情報をつくり出せることが必要なのである（図1-2）。こうしてつくられた知覚情報は、物体を把持するために適切なフォームをつくったり、その把持力を調節したりする際に欠かすことのできないものとなり、ひとが動作を滑らかに遂行する前提となるものである。

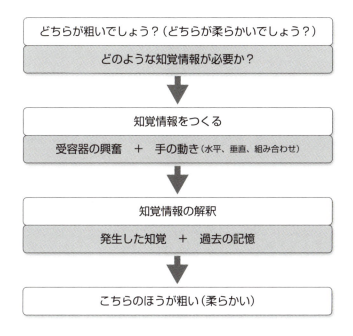

図1-2　知覚情報のつくり方

1-3 手には2種類の触覚がある

　材質を識別するときには触覚の受容器（機械受容器）が重要な働きをしているが、手を垂直に押しつけることと水平に動かすことには、どのような違いがあるのだろうか。ここでは触覚受容器の特性という視点から考えてみたい。

　手の掌側の皮膚は無毛部と呼ばれ、4種類の触覚受容器が存在する（Vallboら　1978）。これらは機械的刺激に興奮する受容器である。そして、その応答特性から、**遅順応**（slowly adapting：**SA**）**型**と**速順応**（rapidly adapting：**RA**）**型**に分けられる。さらに、末梢刺激に対する受容野の大きさとその閾値によって、受容野が小さく閾値も低いⅠ型と受容野が大きく閾値も高いⅡ型に分けられる（詳しくは第2章・46ページの「1-1　ヒトの手には2種類の触覚がある―触覚受容器の特徴と反応様式とは？―」を参照）。

　Dellon（1981）は、触覚というモダリティには二つのサブモダリティがあるとし、それぞれを**静的触覚**（constant touch）と**動的触覚**（moving touch）と呼んで区別した。さらに、機械受容器の応答と結びつけ、SA型の受容器は静的触覚に、RA型の受容器は動的触覚に関する情報をそれぞれ伝えるとした。このような考え方は、触覚をかなり限定的にとらえすぎてしまう恐れも考えられるが、具体的な知覚入力や知覚による動作障害を理解し、その改善法を検討するうえで非常に役に立つ。そこで、これ以降、触覚の役割を説明する際は、静的触覚・動的触覚に分

けて述べていきたい。

1-4　識別動作と手の動き

　前項について、先に述べたスポンジと紙やすりの識別動作にあてはめて考えてみたい。スポンジに手をあてて、軽く指を押しつけることで、皮膚はその物体から反力を受ける。物体が硬ければ強く、柔らかければ弱く物体から押し返される。それによって発生した皮膚のわずかな歪みによって遅順応型の受容器が興奮を起こし、静的触覚がつくられる。静的触覚は刺激強度を感知することができるため、その興奮の違いによって、「柔らかい」「硬い」などの圧縮性や弾力性、「ぐにゃっとしている」などの反発性の識別が可能となる。紙やすりの識別では、物体に手をあてて、その面に対して水平に手を動かすことで振動を発生させている。このとき、振動や瞬間的な動きに敏感に反応する速順応型の受容器が興奮を起こし、動的触覚がつくられる。これによって、「粗い」「滑らか」などの平滑性や、「ざらざら」「でこぼこ」などの摩擦性が識別できるのである。このように、手の動きを変えることで、特定の受容器の興奮を起こし、それによってつくられる知覚情報を過去の学習経験に照らし合わせ、材質の識別を可能にしているのである。

　なお、こうした静的・動的触覚を使って物体の探索や識別を行うことを**触行動**といい、それによってつくられた知覚を**識別知覚**（tactile gnosis）という。

　一方、重さの識別については、第2章の「10. 身体を使った重さの判定」（100ページ）で解説しているが、手に物体を持って、軽く肘関節を動かすことで肘の屈筋を働かせ、そのときの屈筋の抵抗感を利用して、その重量を判断している。つまり、手に持った物体のうち重いほうにより抵抗を感じるわけである。物体の重量識別に利用しているのは、固有感覚なのである。

　さらに、物体の形状や圧縮性、剛軟性などの性質は、物体を握ったり圧縮したりすることで識別することができる。Schmidt（1986）は、手が動くときに起こる固有感覚も触れた物体の形と弾力を認識するのに役立つと述べている。また、伸展性や重量などは、物体を引っ張ったり、空中で持ったりすることにより識別できる。

　このように、ひとは様々な性質を識別するにあたり、触覚や固有感覚を利用しているが、その際、より感受性の高い方法を選択して、行っているのである。中田（2013）は、識別のための手の動きとして**図1-3**に示す例を挙げている。これらの性質は、触知覚のみでなく、関節を大きく動かして筋の抵抗感覚を使うことで識別することも可能である。

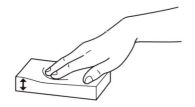
垂直に力を加える
（柔軟性、圧縮性、緻密性、反発性、肉厚感など）

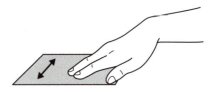
接触しながら水平に動かす
（摩擦性、平滑性など）

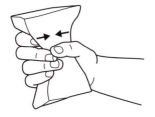
手で握り込む
（圧縮性、反発性、形態など）

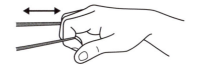
手で物体を拘束して近位関節を動かす
（伸展性、反発性など）

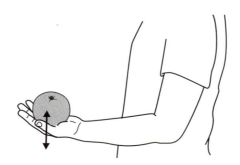
空間で手に物体を乗せて近位関節を動かす
（重量感など）

図1-3　識別のための手の動きの例
（中田 2013）

1-5　触覚、固有感覚の見分け方

　探索や識別の動作を行っている際、症例がどのような知覚を使っているかは、その動作を観察することで判断できる（**表1-1**）。手の静的触覚を使う場合、触対象に軽く皮膚を押しあて、物体から反作用を受けることで静的触覚の受容器を興奮させることができる。動的触覚の場合には、手あるいは指を対称面に対して水平に動かし、振動を発生させる。どちらの場合も近位部にある大関節を大きく動かす必要はない。

表1-1 触覚と固有感覚による識別動作の特徴

知覚		識別動作の特徴
触覚	静的触覚	皮膚をわずかに変位させている。
	動的触覚	振動を生起させる。関節の動きや筋の緊張は少ない。
固有感覚	筋の抵抗感覚	体幹近位の大関節を動かす。その周辺の筋を緊張させている。

しかし、触覚に障害があり、筋の抵抗感覚を使って探索や識別を行っている場合には、体幹近位の大関節を動かしたり、その周辺の筋緊張を高めているのが観察できる。触覚は四肢の末梢ほど鋭敏であるが、固有感覚は近位部の大関節ほど鋭敏であるといわれている。そこで、手の触覚が低下すると、残存している肩などの固有感覚を使って代償するようになる。

識別動作が行われているときに、触覚と固有感覚のどちらを使用しているかを判別することは困難な場合もあるが、より優位に利用している知覚を見極められれば、適切な識別のための動作を促すことができる。また、その後の知覚再学習や動作学習の方法を具体的に決めることができる。

1-6 識別機能を調べるための検査とは

手の知覚による識別機能を調べるためには、筆などによる触覚の検査だけでは十分とはいえない。仮に、筆による検査で「触覚鈍麻」という結果が出たとしても、そこから手の識別機能を判断することは難しい。まずは、他動的に触覚刺激を入力することで、**静的触覚・動的触覚の検査**を行うことが必要である（詳細は第3章・171ページの「1) 静的触覚の検査」ならびに192ページの「2) 動的触覚の検査」を参照）。静的触覚の検査にはセメスワインスタインモノフィラメント（Semmes Weinstein monofilament；SWモノフィラメント）を用い、動的触覚では2種類の音叉を使用する。その際には、次項「1-7 触行動の診かた」を参考に、手の動きを注意深く観察する。

1-7 触行動の診かた

触行動を行っているときの手の診かたであるが、その**動きの方向と強さ（指先の変形）**に注

表1-2 静的触覚あるいは動的触覚を使っていない探索・識別の動きの例

＊物体の性質が異なるにもかかわらず、同じ手の動きしかしない。
＊手全体を物体に対して強く押しつける。
＊指や手の接触している部位を大きく動かす。
＊肩関節を外転したり、肩周辺の筋を緊張させる。

目し、静的触覚、動的触覚を起こす手の動きが行えているかどうかを観察する。まず、何種類かの肌触りの異なる生地や様々な性質をもつ素材を用意する。そして、それらの特徴を識別しているときの手の動き（触行動の方向と強さ）をよく観察する。前述したように、識別する性質に応じた手の動き、たとえば、スポンジの柔らかさを感じているときは"指先で軽く押す"、紙やすりの粗さでは"静かに手を水平に小さく動かす"などが行えているかについて注目する。

さらに、物体に接触しているときの指腹の状態を観察する。指先に加えている垂直方向の力が大きければ、指先は変形し、接触している面積は広くなる（Katz 1989）。指先を押しつける力は、**爪の色**や**指尖の色**（ブランチ；皮膚の蒼白）をみることでも判断できる。

静的触覚、動的触覚を使っていない場合、手の動きは**表1-2**のようになる。材質を識別している際に、このような手の動きが生じた場合には、触知覚でなく、固有感覚を利用している可能性がある。そのときには、その動きを修正し、本来の識別知覚を生み出す動きを伝えることで、変化が起きるかどうかを観察したり、感じ方の変化を聞き取り、記録しておく。

1-8 識別機能を改善するには

ひとは様々な物体に取り囲まれ、それを使用して生活している。物体のもつ性質や特徴には、手触り、重量、形態などがある。それらを識別するためには、手で触れることによりその物体の特徴を抽出できなくてはならない。それが、手で物体を使用する際の重要な基盤となる（中田 1997）。知覚が障害された手ではこれらの知覚再学習が必要になるが、その際には、静的触覚と動的触覚、そして、それをつくり出す手の動きに着目する（Nakadaら 1997）（**表1-3**）。

段階づけについては、まず、日常物品が備えている物理的な性質を取り出し（**表1-4**）、より識別しやすいものからより難しいものへと難易度を考慮して行うことが必要である。難易度は、手の知覚の状態によって異なることが予想される。セラピストは、身近にある物品をただ識別させるのではなく、どのような性質を識別させようとしているのかを判断し、それにふさわしいものを数種類、選別しなくてはならない。たとえば、粗さの識別であれば、まずその違いが極端なものを2種類選び、それを識別してもらったあと、同じように手を動かしたときの、

表1-3　触覚による識別知覚改善のための再学習の例

(1) 触覚(静的触覚・動的触覚)の状態はどうかを調べる。
(2) それを生み出す手の動きは適切かを調べる。
(3) 識別が困難なものの物理的性質を調べる。
(4) 識別が困難な性質を有する物体を選び出す(例:柔らかさの異なるスポンジ、粗さの異なる紙やすり)。
(5) (4)で選択されたそれぞれについて、難易度の段階づけをする。
(6) 段階づけられた中で、最もその特徴を感じるものと、その逆の特徴を感じるものを選び、それらを比較することで、その性質を学習してもらう。たとえば、柔らかさを感じることが困難な場合、柔らかいスポンジ(最も柔らかさを感じやすいもの)と硬いゴムの板(その逆の性質を感じやすいもの)などを用いる。
(7) (6)が可能になったら、次第に類似したものが識別できるように進める。

表1-4　再学習すべき物理的性質の例

柔軟性──しなやかな、硬い
圧縮性──柔らかい、硬い、押しやすい、押しにくい
伸展性──伸びやすい、伸びにくい
緻密性──目の詰まった、目の粗い
摩擦性──ざらざらした、滑りやすい
反発性──弾力のある、ぐにゃっとした
平滑性──滑らかな、粗い
冷温性──冷たい、温かい
肉厚感──厚い、薄い
重量感──重い、軽い
形　態──球、角のある、エッジのある

それぞれの物品に対する感じ方の差を比較し、その特徴を言語化してもらうことで、使用する材質や段階づけの参考とする。

　このときの指導で大切なことは、「どのように手を動かすと、どのような性質が識別できるのか」ということを再学習してもらうことである。つまり、探索・識別のための手の動きと、それによって生じた識別知覚(重量に関しては固有感覚)とを結びつけてもらうのである。

　前述のように、物体の性質を識別する際、そのための知覚情報をつくり出しているのは自らの手の動きである。たとえば、指を押しつける力が強すぎたり、あるいは手を動かすスピードが速すぎたり逆に遅すぎたりすることにより、識別力は低下してしまう。したがって、運動麻痺を伴っていて動作をうまく制御できないような場合には、特に識別のための手の動きを再学習する必要がある。

　物体の性質が識別できるようになったら、具体的な日常物品を用いた識別練習を行う。この段階では、識別している物品が何であるか特定し、呼称してもらう。それが可能となったら、より複雑な刺激の中で物品を選別させる練習を行う。たとえばCarter-Wilson(1991)は、容器の中に小豆、マカロニなどの小物品を入れ、その中に識別のための物品をいくつか混入させて

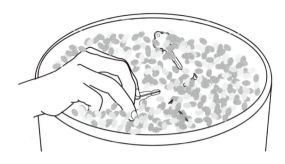

図1-4　Carter-Wilsonによる知覚再教育
小豆、マカロニなどの小物品の入った容器の中から特定の物体を探し出す。

おき、その中に手を入れて、指示した物品を探し出させるという練習を行っている（**図1-4**）。また、様々な形の容器や異なる材質の袋の中に類似の物品をいくつか入れておき、その中から特定の物品を取り出させるというように、同時に複雑な識別が要求される課題へと進めていく。

なお、閉眼の状態で、線状の隆起を指先で探りながらたどる方法なども識別の練習になるが、これは末梢の知覚情報に合わせて、肘、肩などの近位関節の運動をコントロールさせるための再学習にもなる（中田 1997）。

1-9　まとめ

- 物体の性質が識別できるためには、刺激を感受するのに適した感覚受容器、その興奮を伝達する感覚経路、それを処理する感覚野が問題なく存在するだけでなく、自らの手・腕の動きで選択的に知覚情報をつくることができ、かつ、それを解釈できることが必要である。
- 触行動を行っている際には、動きの方向と強さ（指先の変形や爪の色）に注目し、静的触覚、動的触覚を起こす手の動きが行えているかどうかを観察、指導する。

2 対象物への手の不適合が生じるのはなぜか?
―知覚と手のフォームの関係―

理解のポイント
- ひとの手は多様なフォームの形成能力を備えている。
- 手の知覚は手のフォーム決定に重要な役割を担っている。
- 把握した物体の操作を保障しているのは把握フォームの的確性である。
- など

理解を深めるために
次のような症例を経験したことはなかったか、思い出してみよう。
- 皿などの扁平物体、金槌などの棒状物体といった様々な形の物体を把握する際、その物体の形状に適したフォームがうまく作れない。
- 把握している間に、その物体との接触箇所がずれてしまうことがある。
- ポケットの中のものを取ろうとして、手を入れたとき、ポケット口に指が引っかかって手をうまく入れられない。
- 漏斗状の容器や口が狭い容器、入っているものが見えない容器の中に手を入れて、中のものを取ろうとしたとき、容器の形に手を合わせることができない。

2-1 ひとの手は多様なフォーム形成能力を備えている

　ひとの手の機能は多様性を備えており、手を使うときにその把握対象や操作対象に合わせて、特定のフォームを自在に作ることができる。一方、日常的に接触する触対象は、実に様々な性質をもっている。たとえば、金属やガラス、木のように硬いものもあれば、紙や布のよう

表1-5　鎌倉による把握の型と手のフォームに適した物品の例

把握の型	記号	物品
握力把握-標準型	PoS	包丁または金槌
握力把握-鈎型	PoH	団扇または軽いかばん
握力把握-示指伸展型	PoI	編み棒または千枚通し
握力把握-伸展型	PoE	受け皿
握力把握-遠位型	PoD	裁ち鋏またはミニホッチキス
側面把握	Lat	錠に差し込んである鍵
三面把握-標準型	Tpd	鉛筆その他の筆記用具
三面把握-亜型Ⅰ	TVⅠ	テーブルスプーン
三面把握-亜型Ⅱ	TVⅡ	箸
並列軽度屈曲把握	PMF	縦長の盆または縦長の湯呑み
包囲軽度屈曲把握	CMF	茶筒（蓋）
指尖把握	Tip	画鋲または輪ゴム
並列伸展把握	PE	化粧用パフまたはトイレットペーパー
内転把握	Add	たばこ

（鎌倉　1989より、一部改変）

に柔らかく形を変えるものもある。また、その形状を考えると、ボールのような球形や皿などのように平板状のもの、包丁や金槌の柄のような棒状の形態、安全ピンやクリップなどのように小さいもの、逆に片手でやっとつかめるような大きなものがある。さらに、単体で用いるのではなく、箸のように複数の物体を同時に把握したり、操作したりする場合もある。

　鎌倉はこれに着目し、ひとが空間で物体を把握する際のフォームを類型化し、14種類の**把握フォーム**を見いだした（鎌倉ら 1978、Kamakuraら 1980）（**表1-5**）。さらに把握以外にも、23種類もの異なる形（**非把握のフォーム**）に手を変化させることができること、そして、その形態的特徴を巧みにいかして手を使っていることを明らかにした（鎌倉ら 1979）。これらの**類型化された手のフォーム**の詳細についてはオリジナルの解説（鎌倉ら 2013）を参照してもらいたいが、手が物体を把握するとき、あるいは物体に接触するとき、手はそれぞれに応じた適切なフォームを形作ること、そして、それには運動機能のみならず、知覚機能が大きく関わっていることを忘れてはならない。

2-2　フォーム決定に重要な役割を担っている手の知覚

　ひとが手を使う際には、その対象に対して的確なフォームを形成することが重要であるが、多様な手のフォームの中から適切なものをどのように選び出し、決定しているのであろうか。

　岩村は**一次体性感覚野**（SI）のニューロンの中に握り方の認識に関わるニューロンを発見している（Iwamuraら 1978、岩村 1985）（詳細は第2章・77ページの「6-2 物体を把握するときの手のフォームはどのように決められるのか？」を参照）。中心後回の後半部分、**1野と2野に存在するニューロン**は、個別の指ではなくて手指の特定の面を刺激すると興奮を起こし、何本かの指に対応する部分の組み合わせ、指先だけの組み合わせ、指背面だけの組み合わせといったように、機能的に意味のある複合的な情報を受けているものが多くなる。さらに、このようなニューロンの興奮を起こさせる面は何らかの機能、すなわち、対象の保持、対象のもつ特徴の分析などに関係していると述べている（岩村 2001）。

　このような複合情報を受けているニューロンでは、細かい手の部位に関する情報は失われるが、代わりに、何本かの指や特定の部位を組み合わせた、手の広い部位に接触した対象の性質を検出することができるようになる。岩村は、これらのニューロンが再現している面を**機能面**と呼んだ（Iwamuraら 1978、岩村 1985、岩村 1989）。つまり、SIには手指の特定の面を刺激すると興奮を起こすニューロンがあり、これらの面は何らかの機能、すなわち対象の保持、対象のもつ特徴の分析に関係しているのである。

　ひとがものを把握したりものに触れたりするときには、前述した通り、対象の形や大きさ、

材質などに応じて、手の使い方のフォームが変化する。言い換えれば、**対象によって最も適切な手の形が決まり、対象に接触する皮膚の部分が決まってくる**のである。

また岩村は、対象に接触する部分の皮膚に関する情報はきわめて重要で、この情報が次に手の形を決める運動を誘発し、コントロールしていると考えられるとも述べている（Iwamuraら 1978）。つまり、手のフォームが定められない原因として、知覚障害が存在している可能性があることも理解しておく必要がある。

2-3 手のフォーム形成の障害
―対象への不適合とは―

対象に対して動作を行う際、手は的確なフォームを形成し、それに安定して接触できる、あるいは把持し続けられることが必要である。しかし、運動機能にはさほど問題がないにもかかわらず、フォームが歪んでしまう、あるいは作られたフォームを維持できず、対象への**不適合**が生じることがある。そうすると、動作中に物体との接触箇所がずれてしまう、あるいは物体を安定して把握できない。そのような動作をよく観察してみると、手と物体の対応関係がうまくできていないことがある。関節可動域や筋力に問題がなくても触覚が低下していると、このような問題が生じてしまうのである。

ひとが物体を把握する際は、まず知覚により対象物を識別し、それに応じて把握するための手のフォームを決定している。その結果、ものを落とさずに正確につまんだり、握ったりすることが可能になるわけである。このときの手指は、物体の形状や特徴に合わせて非常に合理的に接触している。しかし知覚が障害された手では、物体に対してうまく適合できず、把握動作は拙劣になってしまう（Nakadaら 1997）。

手の知覚が把握動作に影響を与えていることの好例として、**尺側握り検査**というものがある。これは、開眼と閉眼で、小指中手骨骨頭部に置かれた細さの異なる棒を、尺側の指を曲げることにより5秒間把握し続けるものである（**図1-5**）。運動麻痺が少なく、手の知覚が障害されている症例にこの検査を行うと、開眼時に比べて閉眼時では成績が悪くなり、開眼時に手の尺側指で把握できていた細い棒が閉眼では保持できなくなってしまう（Brinkら 1987）。これは、まさに知覚機能が物体と手の適合に欠かせないことを示しているといえる。

また、容器やポケットの中から物体を取り出す際にも、ひとは手をそれらの形にうまく適合させている。たとえば、漏斗状の容器の中に物体が入っているときや容器の口が狭いときには、通常、その対象の形状に合うように指先をすぼめたり、手を平らにするといったことを行っている。ところが、手の掌側のみでなく、背側の触覚が低下していると、手を対象に合わせて挿入するという動作が困難になることがある（岩村 2001、Nakadaら 1997）（**図1-6**、**図**

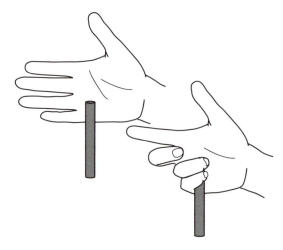

図1-5 尺側握り検査

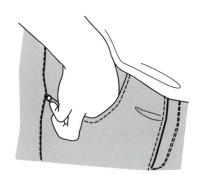 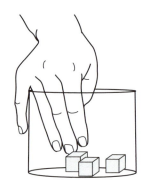

図1-6 手のフォームの不適合の例（1）
手をポケットの中に入れることが難しい。

図1-7 手のフォームの不適合の例（2）
手を容器の形状に適合できない。

1-7）。

2-4 手のフォームを調べるための検査

　手のフォームを調べるにあたっては、鎌倉と中田による『NOMA手・上肢機能診断』（鎌倉ら 2013）を利用するとよい。これには手や上肢を診るための8種類の検査メニューが用意されているが、そのうちの一つに、手のフォームを調べるものがある。様々な日常物品を扱う際に必要な手のフォームについて、その基本類型を形作ることができるかどうかを調べることができる。把握と把握以外（非把握）のフォームを調べる項目が用意されており、これにより手が

表1-6　NOMA手・上肢機能診断－手のフォーム検査の成績判定－

Good（G）	正常、または、ほぼ正常なフォームを安定して維持できる。
Fair（F）	フォームにわずかな歪みがある、または、フォームの維持に努力を伴うが、機能に実用性がある。
Poor（P）	フォームの歪みが著しい、または、フォームの維持が困難であり、機能に実用性がない。
Trace（T）	フォーム形成の動きがある程度認められる。
Zero（Z）	Traceのレベルに達しない。

（NOMAハンド・ラボ 2008）

備えている基本的なフォームを検査することが可能である。検査手順と記録紙はNOMAハンド・ラボの公式ホームページ（http://noma-handlab.com/）からダウンロード可能である。フォーム形成における成績は、**表1-6**のように判定する。

　この手のフォーム検査は知覚に特化したものではないが、これに通常の知覚検査を併用することで、知覚の側面から手のフォーム障害の原因を推測する一助となる。また、通常の検査の実施方法とは異なるが、知覚の面から手のフォームについて調べる場合には、この検査課題を開眼と閉眼の状態で遂行し、それらの結果を比較することで、フォームの異常が知覚によるものかどうかを推測することができる。

　さらに、知覚が障害されている部位にフォームの歪みがないか、あるいは知覚が残存している部位で補っていないかなど、使用している指や部位について丁寧にフォームを観察することも必要である。

2-5　手のフォームの改善

　手で物体を把握したり、それを扱うためには、運動機能だけでなく、知覚機能も重要な役割を担っている。したがって、手のフォーム形成の障害に対しては、知覚の側面からアプローチすることが必要である。たとえば、様々な大きさ、形状の物体を用いて、つまみ、握りの練習を行い、把握する物体の軸や形状に手を確実に適合させることを学習する。そして、困難な、あるいは安定しない手のフォームがあれば、それに対する動作学習を開眼だけでなく閉眼の状態で行うことも必要であり、安易に視覚で代償させないことも重要である。まずは、本来知覚が担っている機能に対して働きかけを行うのが基本である。

　触覚が十分に回復していないとき、あるいは回復する見込みがない場合には、物体の表面などに識別しやすい材質、たとえばざらざらした生地を巻くなどして、接触する面をより識別し

やすいようにすることも推奨されている（Dannenbaumら 1988、Dannenbaumら 1993）。

2-6 まとめ

- ひとの手の機能は多様性を備えており、手を使うとき、その把握対象や操作対象に合わせて、特定のフォームを自在に作ることができる。
- 接触あるいは把握している物体の性質を識別できることは、把握フォームの維持やその把持力の調節、操作に欠かせない知覚機能である。
- 運動機能がよくても、手の識別知覚が機能しないと、的確な手のフォームが形成されず、動作が拙劣になることがある。

3 触覚が鈍くなるとなぜ過剰に力を入れて把握するのか?
―触覚と固有感覚の関係性―

理解のポイント
- 物体の把握と把持力の調節に必要な知覚とは何か。
- 触覚と固有感覚の関係性とはどのようなものか。
- 把持力の調節は物体操作の前提となる。
- なぜ物体を重くすると把持していることがわかりやすくなるのか。
  など

理解を深めるために
持っている物体を落としてしまう、変形しやすいものや壊れやすいものを把持することが困難、過剰な力で物体を把握してしまう、といった症例を思い出してみよう。
- その症例の手の触覚機能はどうだっただろうか。
- 固有感覚の機能はどうだっただろうか。
- 動作を開始しようとした途端に、肩周辺の筋緊張が高まるといったことはなかっただろうか。

3-1 静的触覚と把持力の調節

　触覚には、「1-3 手には2種類の触覚がある」(5ページ)で述べたように、静的触覚と動的触覚の2種類がある。このうち静的触覚をつくり出す受容器は、触刺激が加えられている間は常に興奮するため、それを持続的に伝える働きがある。また、触刺激の量に応答するため、加えられた触刺激が強いのか弱いのかを判断することができる。そのため、物体を把握したときに、それを持続的に感じることができ、自ら加えた把持力の強弱を物体からの反力によって感じることができる(第2章・57ページの「2-3 触覚刺激の強弱はどのようにしてわかるのか？」を参照)。さらに、物体を把握しているとき、物体表面の材質や重量などに応じて**把持力を調節**し、把握した物体が落ちない程度に力を加えることができる。ところがこの静的触覚が障害されると、持続的に把握することができず、また把持力を調節することも困難になる。そのため、変形しやすいもの、壊れやすいものを把握することが困難となる。また、物体を手から落

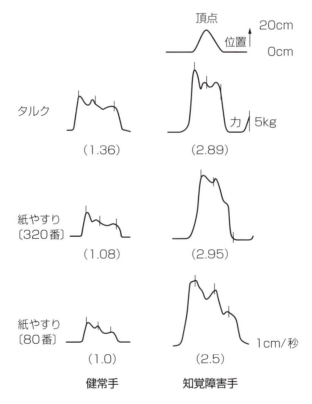

図1-8　材質の違いによる把持力のコントロール
括弧内の数字は紙やすり(80番)の把持力を1.0としたときの値を示す。
(浅井ら 1985)

としてしまったり、そうならないように**過剰な力を込めて物体を把握**するようになる。

　Westlingら（1984）は、紙やすり、スエード、シルクなどを巻いた物体を把持させると、その材質に合わせて把持力が変化すると報告しており、滑りやすいものほど力を込めて把握している。このように、健常な手では材質に応じて把持力を変化させているが、知覚が障害された手ではこのような調節は困難で、物体を落とさないように、次第に必要以上の力を加えて物体を把握するようになる（Brand 1980、浅井ら 1985）（図1-8）。

3-2　把持力は必要最小限に調節されている

　空中で物体を把握してみよう。そして、その力を少しずつ抜いてみよう。すると、ある時点で把握していた物体が手から滑り落ちる。最初に物体を把持していたときの力から、物体が手から落ちる直前の把持力を差し引いたものを**セーフティーマージン**（safety margin）と呼ぶ。手は少しくらい力を抜いても物体を落とさないよう、把持力に余裕をもたせているのである。Westlingら（1984）は、手先の器用な被験者はものを握る際、物体を滑り落とさない必要最小限の圧を加えており、器用なひとほど、このセーフティーマージンが小さかったことを報告している。

　それでは、触覚の状態が手の中で異なる場合、把持力はどのように変化するだろうか。山内（1975）は、健常手に麻酔をかけると過剰な力を込めて対象物を握るようになるが、一部分を麻酔した場合には、その部分に加えられる圧（力）が減り、麻酔のかかっていない部位の圧が増加したと報告している。

　この把持力の調節は、物体を落とさないように最低限の余裕をもたせているだけでなく、運動・動作を最大限にいかすようにも調節されているのである。手が物体の操作を円滑に行えるかどうかは、把持力の調節にかかっている。この調整が行えず、過剰に把持力を加えて物体を把持した場合、その物体に次の操作を加えることはもはや困難になることは明らかである。

　知覚障害のある手で把持力が増加するのは、物体が滑るのを防ぐための代償的な戦略であると報告されている（Hsuら 2012）。しかし、それだけでなく、次に述べるように積極的に固有感覚を使用していることもある。

3-3　過剰な把持力は固有感覚による代償である

　手指に静的触覚の障害はあるものの固有感覚が残存している症例が物体を把持しようとすると、過剰な力を加えて把握したり、手あるいは上肢全体に力を入れたような状態になる。これは、失われてしまった手の触覚を、固有感覚である**筋の抵抗感覚**を使って補おうとするからである。また、固有感覚には筋を緊張させたときのほうが感受性は高まるという性質があり、筋緊張を高めたほうがより固有感覚を働かせやすくなるからである（Schmidt 1986）。しかし、こうなってしまうと、把握した物体を手の中で巧みに操作することは難しく、たとえ運動機能を遂行する能力が保たれていても、動作は拙劣になってしまう。

3-4　持続的な把持および把持力の調節機能を調べるには

　手の中に物体を把握し続けたり、把持力を調節するための機能がどれくらい残っているかを調べるには、セメスワインスタインモノフィラメントを用いて静的触覚について検査する（第3章・171ページの「1) 静的触覚の検査」を参照）。感知できるモノフィラメント番号の数値が4.31番（紫）よりも大きくなると、その手（あるいはその部位）は持続的な把持や把持力（あるいは持続的な接触や接触力）の調節を行うことが困難になる可能性が高い（中田 1997）。

3-5　把握動作の維持と把持力の調節を改善するには

　把握動作の維持および把持力を調節することは、手の中で物体を操作するための前提となる。したがって、手の知覚が障害された症例が、手に握った物体を操作したり、道具を使用する際には、先に述べた把握のフォームや把持力の維持、その調節を改善する必要が生じる。
　静的触覚に関与する遅順応（SA）型の受容器の機能が障害されると、物体を持続的に把握することが困難となり、目でみていれば把持は可能であるが、注意がほかに移ると物体を落としてしまう。さらにこの触覚は、物体を把握する際、その物体の性質や材質に対応して力の調節

を行っているが、これが障害されると微妙なコントロールが行われず、筋の抵抗感覚を使用するために、過度に力を込めるようになる（Brand 1980、Brand 1985、中田 1997）（**図1-9**）。

このような手に対して、手指筋や手関節筋の筋力を強化したり、握力やピンチ力を増強するようなエクササイズを行うことは逆効果であり、かえって筋の抵抗感覚による代償傾向を助長させてしまう可能性がある。静的触覚の回復が見込まれる場合には、その回復に応じて後述す

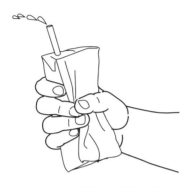

図1-9 把持力の調節困難

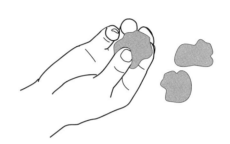

図1-10 加圧のコントロールの改善
パテを手の中で転がして球を作る。加圧のコントロールが悪いと、球形にすることは困難である。

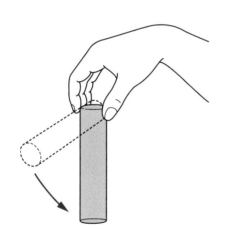

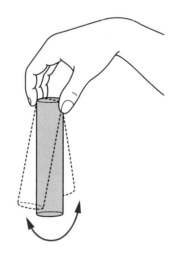

図1-11 把持力のコントロールの改善（その1）
左：まず、物体を把持した状態をとってもらう。そして、セラピストが物体を水平位の状態にまで支えながら動かし、次いで手を離したときに、症例が把持している物体がその重量で回転し、垂直の位置で止まるまで把持し続ける練習を行う。
右：母指と示指で物体を把持して、振り子のように末端部を振る。物体に対する把持力が強いと先端を振ることが困難であり、逆にそれが弱いと物体を落としてしまう。この動作は、物体を落とさずに把持力を最小限にする練習となる。

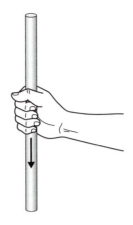

図 1-12 把持力のコントロールの改善（その2）
把持した棒状物体を、握る力を少しずつ緩め、下方にずらす。

る識別知覚の再学習（第5章・345ページの「4) 識別知覚の再学習（従来の晩期知覚再教育）」を参照）を行う。そして、把持動作を行う際には、できる限り過度な力を抜くこと、適切な加圧を維持すること、また、物体の性状、表面の材質、重量などに応じて把持力を調節することなどが必要なことを学んでもらう（図1-10）。そのためには、圧力センサーを利用して加圧の状態をフィードバックさせたり、弱い力で変形しやすいパテなどを握ってもらい、把握する力の加減によって形がどう変わるかを確認するなどの方法がある（Nakadaら 1997）。また、母指と示指で把持した物体を落とさないように静かに振ったり（図1-11）、棒状の物体を握り、少しずつ握る力を緩め、棒を下方にずらすことによって（図1-12）、適切な加圧の量を学習することができる。しかし、最終的な目標は、閉眼あるいは視覚の代償なしに把持力が調節できることである。

このような動作学習を行わずに、把握動作を視覚で補ったり固有感覚で代償してしまうと、把持力を維持、調節することは困難となり、過度な力を入れた把持動作や筋緊張を高めた動きを誘発してしまい、それを習慣化させてしまう恐れがある（中田 1997）。

3-6　まとめ

- 手の静的触覚は、物体を把握し続けたり、その把持力を調節する役割を担っている。
- 把持力の維持および調節は、把持している物体を操作する前提となる。
- 静的触覚が失われると、それを補うために固有感覚である筋の抵抗感覚を使用し、過剰な力で物体を把握するようになる。
- 触覚の回復が見込まれる場合には、識別知覚や把持力の知覚再学習を行う。

4 手は動いている面から何を感じているのか？
― 貫通触面を感じる手 ―

理解のポイント

- 手は動いている面（貫通触面）を感じている。
- 貫通触は何によって生み出されているのか。
- 貫通触が感じられない手とはどのようなものか。
- 貫通触を感じるために必要なことは何か。
  など

理解を深めるために

ペットボトルを手に持って、キャップ（蓋）を締める動作を行ってみよう。
　(1) 容器を非利き手で把握し、利き手でキャップを持つ。
　(2) 飲み口にキャップをかぶせ、静かに締める。
この一連の動作で、利き手は同じようにキャップを触っている。しかし、手が感じているものは(1)と(2)で異なる。それぞれ、何を感じているだろうか。
また、机の上に置かれたおはじきに指をあてて滑らせてみよう。このとき、指尖は何を感じているだろうか。

4-1　ペットボトルのキャップを締めるとき手は何を感じているのか

　ペットボトルのキャップを締めるという動作と手が感じている知覚を分析すると、以下のようになる（**表1-7**）。

(1) 手にキャップを持ったとき、手は静的・動的触覚によりキャップ表面の特徴を感じている。このとき、手が知覚の対象としているのは接触しているキャップの外側面であり、その形状やそこに刻んである溝である。それに合わせて、手のフォームを決め、把持力を調節して持っている。

(2) ペットボトルの飲み口にキャップを乗せて回し始めると、今度は飲み口に切ってある溝に対してキャップの内側が滑っていくのを動的触覚によって感じる。このときの手は、キャップ外側面に接触しているにもかかわらず、あたかもキャップの厚みを透過して、その内側の滑っている面を触っているかのように感じているのである。Katz（1989）は、この知覚を貫通触（touch transparency）と名づけ、このとき感じている面を**貫通触面**（touch-transparent film）と呼んでいる。そして、これを明瞭に知覚するには、動きが生じることが重要であると述べている。手はキャップの外側に接触しているにもかかわらず、それを回転させた途端に、今度は動いているその内側の面（貫通触面）を感じているのである。

(3) キャップが締まったときには、手は貫通触面での動きが止まったのを動的触覚によって感じ、キャップの回転が止まったと判断する。

(4) さらに、キャップがしっかりと締まったのを確認する際には、再度キャップを強く回し、その抵抗感を固有感覚により感じる。そして、これ以上キャップが動かないこと、つま

表1-7　ペットボトルのキャップを締める際の手の知覚分析

動作過程	知覚対象	主な知覚
(1) キャップを手に持つ。	キャップの外側面	静的・動的触覚によりキャップ外側面の特徴を感じている。
(2) キャップを飲み口にあて、回転し始める。	キャップ内側の貫通触面	動的触覚により飲み口の溝に対してキャップ内側面が滑っているのを感じる。貫通触面での動きを感じる。
(3) キャップが締まる。	キャップ内側の貫通触面	動的触覚によりキャップの滑りが止まったのを感じる。
(4) キャップの締まりを確認する。	キャップの静止	固有感覚によりキャップを回す運動に対して抵抗感を感じる。

りキャップが締まったことを認識する。
　触覚に障害がある場合には、(1)〜(3)の過程で生じている静的触覚、動的触覚を感じることができないため、視覚あるいは固有感覚（筋の抵抗感覚）で代償するようになる。

4-2　机上に置かれたおはじきを指で動かすとき指尖は何を感じているのか

　机上に置かれたおはじきに指をあて、机上を滑らせる動作について考えてみたい。このとき、指尖は何を感じているのだろうか。前項のペットボトルのキャップを締める動作で考察したように、おはじきを滑らせるという動作と指が感じている知覚について分析すると、以下のようになる（表1-8）。

(1) おはじきの上に軽く指を置いたとき、指尖は静的・動的触覚によりおはじき表面の特徴を感じている。このとき、指が知覚の対象としているのはおはじきの表面である。

(2) おはじきを動かそうとしたとき、指は静的触覚でおはじき表面に対する接触力を調節する。指がおはじきからずれた場合には、動的触覚によりずれを感じ、指がはずれないように接触力を調節する。

(3) おはじきがうまく滑り始めると、指はその表面ではなく、おはじきが滑っているのを動的触覚によって感じている。このときの指は、おはじきの表面に接触しているにもかかわらず、あたかもその厚みを透過して、机上面に対するおはじきの裏面の滑り（貫通触面）を感じている。つまり、指は、それを動かした途端に、接触している表面ではなく、おはじきが机と接している面（貫通触面）で滑っている状態（貫通触）を動的触覚によって感じているのである。

表1-8　おはじきを机上で滑らせる際の指の知覚分析

動作過程	知覚対象	主な知覚
(1) おはじきの上に指を接触させる。	おはじきの表面	静的触覚により、おはじき表面に接触したのを感じている。
(2) おはじきを静かに動かし始める。	おはじきの表面	静的触覚により、おはじき表面に対する接触力を感じる。おはじきから指がずれた場合には、動的触覚によりその指のずれを感じ、ずれないように接触力を調節する。
(3) おはじきを机上で滑らせる。	おはじきの貫通触面	動的触覚により、机上面に対しておはじきが滑っているのを感じる。

4-3 おはじき動作の困難と知覚障害

　手の知覚障害がある場合にはどのようなことが起こるかについて、机上でおはじきを指で滑らせる動作を例に考えてみたい（**図1-13**）。

　おはじきを滑らせるためには、まず、おはじきの上から垂直方向に適度な力を加えることが必要であるが、静的触覚が低下していると、おはじきとの接触を感じることができず、それが困難になることが予想され、固有感覚（筋の抵抗感覚）を使って指を強く押しつけすぎてしまうことになる。逆に、おはじきに指を押しつける力が弱すぎると、接触箇所が動いて指がおはじきからはずれてしまい、うまく滑らせることができないという状況が予想できる。

　次に、おはじきの滑りを感じながら水平方向に力を加えなければならない。そのためには、おはじきが滑っているという貫通触を感じることが必要であるが、動的触覚が低下しているとそれは困難となる。そうなると、視覚でおはじきが動くのをみながら固有感覚を使っておはじきを動かすことになるため、おはじきを一定の速度で滑らかに動かすことは困難となってしまう。

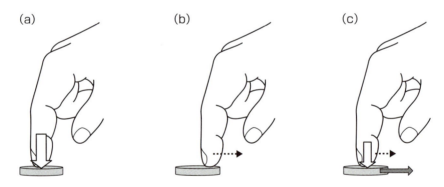

図1-13　おはじきを動かす際の力の調節と知覚
a：おはじきを机に押しつける力（⇩）が強すぎると、おはじきを動かすことはできない。
b：押しつける力が弱すぎると、指はおはじきから外れてしまう（⋯➡）。
c：指を押しつける力（⇩）を調整し、おはじきが滑っているのを感じながら（➡）指を動かす（⋯➡）ことが必要である。

4-4　貫通触を調べるための知覚検査とは

　おはじきを指で滑らせる動作を行うときに、指は静的触覚により垂直方向に押しつける力を感じ、そして、物体が動き始めたかどうか、さらに動き続けているかどうかという貫通触面の状況を動的触覚で感じている。この動作が困難な場合、指尖での静的触覚、動的触覚の状態を調べることが必要である。おはじきに触れたときの指尖の静的触覚の閾値をセメスワインスタインモノフィラメントで検査し、それを滑らせたときの貫通触を感じる動的触覚については、30Hz、256Hzの音叉を使って検査する（第3章・192ページの「2）動的触覚の検査」を参照）。

4-5　知覚を改善するための練習とは

　ここで例として挙げたおはじきの動作が困難なとき、どのような練習を行ったらよいだろうか。この動作のポイントは、垂直と水平の2方向に加えている力を静的触覚、動的触覚によって感じながら遂行することである。
　この動作を困難にしている原因が知覚にあれば、まずは一方向の力、つまり垂直あるいは水平方向に力を加えて識別するような、静的・動的触覚による識別練習を十分に行うことが望ましい。そのあと、これらを組み合わせた2方向の触知覚を利用する。このとき、前腕を机上に置き、運動の範囲を狭めて、可能な限り固有感覚の代償を除いて行う。それが実施できるようになったら、今度は机上から前腕を浮かせ、肩あるいは肘関節の動きでゆっくりとおはじきを広範囲に動かす練習を行う。この段階では、指の静的・動的触覚を感じながら肩や肘関節を動かすことで、指の触知覚と肩や肘関節の固有感覚を連動させた練習となる。

4-6　貫通触面を感じるために必要なこと

　貫通触を効果的に感じるためには、手と物体との接触面が動かないことが必要である。ペットボトルのキャップであれば手とキャップとの接触面、おはじきであれば手とおはじきとの接触面が動かないことで、貫通触を感じることができる。このとき、手のフォームが崩れ、手と物体との接触面が動いてしまうと、手はキャップやおはじき自体を感じ、貫通触面で生じてい

る状況を感じることができなくなってしまう。

　手を動かして物体を操作しているとき、手は動いている面を感じながらそれを操作している。貫通触を感じるためには、手が安定したフォームを維持し、接触面が動かないことが肝心である。

4-7　まとめ

- ■ 手は物体を把握したとき、その物体表面の特徴を感じている。
- ■ 手を動かして物体を操作しているとき、手は動いている面（貫通触面）を感じながら操作している。
- ■ 手と物体との接触面が動いてしまうと、手はその接触面を感じてしまい、貫通触面を感じることはできない。
- ■ 貫通触を感じるためには、安定した手のフォームを維持できることが必要である。

5 道具の操作に必要な手の知覚
―遠隔触とは？―

理解のポイント

- 道具を持つために必要な知覚とそれを操作するために必要な知覚は異なる。
- 手は道具が操作対象に触れている部位で起こっていることを感じながら道具を使用している。
- 直接触らなくても道具を介して感じることができる（遠隔触）。
- 遠隔触をいかすために必要なことは何か。
  など

理解を深めるために

ドライバーを使ってネジを締めようとしている動作を思い浮かべながら、そのときに手が何を感じているかをイメージしてみよう。

(1) 手にドライバーを持つ。
(2) ドライバーの先をネジの溝にあてる。
(3) ドライバーを回してネジを締める。
(4) ネジが締まったという感触を得る。
(5) 完全にネジが締まったかどうかを確認する。

5-1　手が操作する道具とは

　鎌倉（1989）は、手はそれ自体の形を変えて物体に働きかけるだけでなく、それを介して別のもう一つの物体に働きかけることができ、この手段として使われるものが**道具**である、と述べている。さらに道具を、①手の代用をするもの、②手の資質や機能を拡張するもの、③手に新たな機能を付加するもの、に大別し、それらを例示している。

　ひとは生活の中で様々な道具に囲まれているが、それらを巧みに操ることができなければ、その生活は非常に制約されたものになってしまう。そこで、ここでは、手が把握する道具、たとえば工具のドライバーや筆記具などの身近な道具を扱うときの触知覚について考えてみたい。

5-2　道具は把握できるのに、その操作が困難なのはなぜか

　道具を把握することはできるのにそれを使用する状況ではうまく扱えない、あるいは、動作は何とか可能であるが非常に粗雑な印象を受ける、という症例を経験したことはないだろうか。このような症例に観察される特徴として、道具を操作し始めると、それを把握している手のフォームが歪んだり、崩れてしまい、逆に手のフォームや動きに気をとられると、今度は操作している道具をうまく扱うことができない、ということがある。また、懸命に動作を行おうと努力しているにもかかわらず、道具をぞんざいに扱っているという印象を受けてしまう。セラピストは、こうした特徴を協調性が悪い、巧緻性が低下しているととらえがちである。しかし、こうした見方は表面的なものにすぎず、知覚を診ることでその原因が見えてくる。いったい、本当の原因はどこにあるのだろうか。

　道具の操作に関して理解しておかなければならないのは、**道具を把握するために必要な知覚とそれを操作するために必要な知覚は異なる**、ということである。前者に必要な触知覚は**表面触**（surface touch）であり、後者では**遠隔触**（remote touching）なのである。触知覚に障害のある手では、物体操作に必要な遠隔触がうまく利用できないことが、動作を困難にしている原因の一つに挙げられる。それでは、表面触と遠隔触とはどのようなものであろうか。

5-3 道具操作に必要な遠隔触とは

　ひとは道具を把握してそれを使うとき、まず手は、道具そのものを感じてそれを把持する。そして道具を使用するとき、今度は道具そのものではなく、道具が対象に接している部位、たとえば多くの場合、道具の先端などで起こっている状態を感じとりながら操作しているのである。

　Katz（1989）は、物体を持っているときの、物体表面の触知覚を**表面触**、物体を介しての触知覚を**遠隔触**と呼んだ。そして、ひとの手は道具を操作するとき、道具という媒介物によって、道具が対象物に接するところから生じる摩擦点から感覚器官へ伝達される振動を遠隔触の判断の基礎にしていると述べている。手に持った道具を使って目的のある動作を行う際には、その道具を介しての遠隔触を活用することが必要なのである（**図1-14**）。

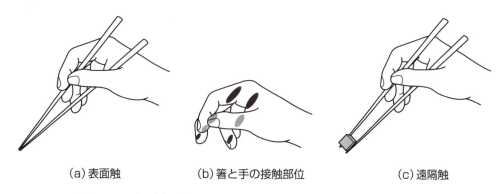

（a）表面触　　　　（b）箸と手の接触部位　　　　（c）遠隔触

図1-14　表面触と遠隔触
　表面触（a）は物体を介さない触知覚である。物体（箸）はbに示した網かけ部と接触している。表面触は把握フォームの形成に重要であり、物体そのものを感じている。遠隔触（c）は物体を介しての触知覚である。物体（箸）と手の接触箇所は表面触と同じであるが、箸でものを挟んだときに、手は箸先がものをとらえたことを感じている。遠隔触は道具の操作に重要であり、道具を介して手が直接触れていない、道具が対象に触れている部位で起こっていることを感じている。

5-4　ドライバー操作における表面触と遠隔触

　冒頭の〈理解を深めるために〉でも示した、手にドライバーを握り、それを使ってネジを締めるという動作を例に、動作と手が感じている知覚を分析してみたい(**表1-9**)。

　まず、(1)ドライバーを握ると、手はドライバーの柄の形状、材質、温度などを感じる。次に、(2)これから締めようとするネジ頭部の溝にドライバーの先端をあてるときには、いちいち視覚で確認しなくても、ドライバーの先端がしっかり溝(プラスあるいはマイナス)にはまっているかどうか、ドライバーを介して感じている。さらに、(3)ドライバーを回し始めると、手は直接触れていないネジが回転するのを感じながら回している。そして同様に、(4)ドライバーを介してネジの回転が止まったことを感じると、ネジが締まったと判断するのである。

　この動作の最中、手はずっとドライバーを把持しているにもかかわらず、各動作の場面で、それぞれ異なった知覚を感じているのである。(1)では、主に静的触覚、動的触覚によって直接ドライバーの柄の特徴を感じながら、それに応じて手のフォームを形成し、把握している。(2)～(4)では、手は離れたところにあるネジ頭部の溝やそのネジの回転を、ドライバーを介して動的触覚として感じている。この一連の動作で手が感じているのは、(1)は表面触で、(2)～(4)は遠隔触である。そして、(5)最後に強くドライバーを回し、それに対して抵抗感(筋の抵抗感覚)を感じることで、ネジが完全に締まったことを判断しているのである。最後にネジがしっかり締まったかどうかの確認は、遠隔触ではなく、固有感覚によって行われていると考えられる。

表1-9　ドライバーを使ったネジ締めの際の手の知覚分析

動作過程	知覚対象	主な触知覚
(1) ドライバーを握る。	ドライバー	静的・動的触覚により、ドライバー(表面触)を感じる。
(2) ドライバーの先をネジの溝にあてる。	ネジの溝	動的触覚により、ネジの溝にドライバーがはまるのを感じる(遠隔触)。
(3) ドライバーを回してネジを締める。	ネジの回転	動的触覚により、ネジが回転しているのを感じる(遠隔触)。
(4) ドライバーを回してネジを締める。	ネジの回転停止	動的触覚により、ネジの回転が止まったのを感じる(遠隔触)。
(5) ネジが締まる。	ネジの完全な回転停止	ネジをより強く回転させたときに、固有感覚により抵抗感を感じ、ネジが完全に締まったことを感じる。

5-5 道具操作の障害―表面触、遠隔触を物体の操作に利用できない手―

　手の触覚が重度に障害されている症例を考えてみたい。運動機能にそれほど問題がなければドライバーを持つことは可能であるが、表面触を十分に感じることができなければ、視覚で補わないと手は適切な把握フォームを作ることができないかもしれない。また、固有感覚を使ってドライバーを過度な力で握ってしまうことも予想される。

　さらに、遠隔触が感じられないと、ネジ頭部の溝にドライバーの先が的確にはまっているかどうかもわからず、何度も失敗したり、視覚で補ったりして、何とか溝にドライバーをあてる。そして、ネジが回っていることを感じないまま、回す運動に対する抵抗感を感じながらネジを回すことになる。最後にネジが締まったかどうかを判断するため、思い切り強くドライバーを回し、ドライバーがそれ以上回転しないことをもって、ネジが締まったと判断することが予想される。そのため、動作は拙劣となり、粗雑に見えてしまう。

　このように触知覚が十分でなければ、ネジの回転は固有感覚を使って行うことになる。常に強い力でドライバーを回し、それに対する抵抗感（筋の抵抗感覚）を感じることで、ネジが回っていること、締まったことを判断するのである。

5-6 道具操作の遠隔触を調べるためには

　遠隔触とは、主に道具が操作対象に触れているところで起こっている振動を、道具を介して、それを把握している手が動的触覚で感受する触知覚である。遠隔触をいかすことができるかどうかを判断するには、手が道具と接触している部分で動的触覚が感知できるかどうかを調べることが必要である（第3章・192ページの「2）動的触覚の検査」を参照）。

5-7 表面触と遠隔触を有効に利用する

　道具を扱う動作を練習するには、まず、その物体を把握したときのフォームを整えることが肝心である。運動機能に問題がないにもかかわらず、フォームが歪んでいたり、崩れてしまう

場合には、まず表面触によって手のフォームを整える必要があり、フォームが安定してから道具の操作を学習しなければならない。フォームを整えることなくしては、遠隔触を感じ、その道具を滑らかな動きで操作することは難しい。

ここで、筆記具を使って字を書くという動作を行ったときに、「鉛筆を持っている感じがしない、うまく字が書けない」と訴える症例について考えてみたい。

5-7-1 表面触を有効に利用する

まず、把握フォームを確認し、それが適切なものになっているか、そして動作の間、そのフォームが安定しているかどうかを確認する。そのあとの操作で遠隔触を利用するためには、把握フォームが安定し、物体と手の接触箇所が大きくずれないことが条件となる。適切なフォームになっていなければ、それを正していく必要がある。

手のフォームを修正するためには、表面触で手に持った鉛筆を感じることが必要である。その際、鉛筆を持っている手は動かさず、他方の手で鉛筆を静かに回転させたり、前後に滑らせたりすると、より感じやすくなる。視覚で補うのではなく、静的触覚、動的触覚によってその道具の形状、素材などの特徴を感じ、しっかりとフォームを形成することが必要である(図1-15の表面触)。

それでも鉛筆を感じにくい場合には、識別しやすいような材質、たとえばざらざらしたもの(面ファスナーや目の粗い布きれなど)を何種類か用意し、普通の鉛筆と様々な材質を巻いた鉛筆を比較しながら、より効果的に表面触が感じられるようにする。どうしても感じにくい場合には、固有感覚を利用し、鉛筆の重量を重くすることでわかりやすくなる場合もある。

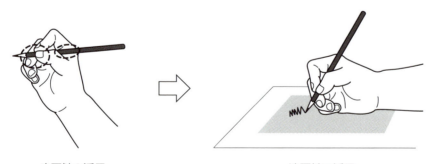

表面触の活用　　　　　　　　　遠隔触の活用

図1-15　表面触と遠隔触をいかした書字練習
まずは表面触を活用することで、鉛筆そのものを感じて、適切な把握フォームが形成できるようにする。次に、遠隔触を用いることで、鉛筆を動かした結果として、その先端で生じている振動を動的触覚により感じながら動かす。このとき、紙やすりなどを下に敷くことで、より振動を感じやすくなる。

5-7-2 遠隔触を有効に利用する

　適切なフォームで筆記具を握っているにもかかわらず「字がうまく書けない」と訴える場合、筆記具先端で生じている振動を遠隔触として利用できていないことが考えられる。このようなときは、字を書いているときの筆記具先端の振動が起こりやすく、それが筆記具を介して手の感覚器官に伝わりやすい状況をつくって練習を行う。

　握りやすいという理由で、柄の太いフェルトペンで書字練習を行う場合がある。しかし知覚の側面から考えると、そうしたフェルトペンは先端が柔らかいため、鉛筆など芯の硬い筆記具のほうが、より振動が発生しやすいという点で適している。紙も、すべすべしたものよりもざらざらした紙、あるいは、ざらざらしたものを下敷きのように紙の下に敷いたものを使う。その上でゆっくりと筆記具を動かし、動かした方向とそれによって生じた振動（動的触覚）を感じながら筆記具を動かす練習を行う（**図1-15**の遠隔触）。

　なお、握っている道具が手の中で動いてしまうと、手は動いている箇所、つまりこの場合には筆記具を感じてしまうため、遠隔触は感じにくくなってしまう。前述の通り、遠隔触を感じやすくするためには、手と道具の接触箇所が変化しないように安定したフォームで把握しなければならない。最初の段階でフォームを整え、それがゆがんだり、くずれたりしないように練習する意義がここにある。

　また、過度な把持力を加えていると振動が感じにくくなるため、適切な把持力で把握するようなフォームの学習や把持力の知覚再学習も必要である。

　このように、道具を扱う動作の学習では、知覚の面から動作を分析し、表面触、遠隔触をいかせるように工夫する。他の動作に関しても、セラピストは獲得してほしい動作を練習する際、その動作の遂行に必要な知覚について分析し、それを練習メニューに組み込むことが、滑らかで正確な動作を獲得するために必須となる。

5-8　まとめ

- 道具を操作する際には、まず、表面触により道具の特徴を感じて、適切なフォームで把握する必要がある。
- 適切なフォームで道具を把握できて初めて、道具が物体に作用することで生じる遠隔触を感じながら操作を行うことができる。

6 失われたことに気づきにくい防御知覚
―外傷の危険の増大と治癒の遷延―

理解のポイント

- 防御知覚とは痛覚や温覚、冷覚などにより外傷や熱傷から生体を守るための知覚である。
- 防御知覚障害の特徴には以下がある。
    * 障害部位に擦過傷や外傷、熱傷を招きやすい。
    * 創傷の治癒が遅延する。
    * 自覚していないことが多い。
  など

理解を深めるために

以下について、自身の臨床活動を振り返ってみよう。
- 防御知覚の検査として、どのような検査項目を実施していただろうか。
- 防御知覚の障害がある場合、どのようなリスクの発生を予想しているだろうか。
- 防御知覚障害に対して、どのような予防教育を行っていただろうか。
  など

6-1　組織損傷から生体を守る防御知覚とは

　防御知覚(protective sensation)という用語は、外傷や熱傷などから生体を守るために重要な知覚であると説明されている。しかし明確な定義がされないまま、セメスワインスタインモノフィラメント(SWモノフィラメント)の検査結果の解釈として、その用語が使われている(Brandら 1999)。たとえば、作業療法士として初めてSWモノフィラメントの検査について報告したvon Princeら(1967)は、4.83番[注]のSWモノフィラメントが何とか感じられるという閾値レベルになってしまうと、針による痛覚(pin prick)や点火したマッチの熱を感じることができず、防御的な知覚が失われているとして、それを防御知覚の脱失と解釈した。

　同様に、Bell-Krotoski(2011)は、200件以上の神経圧迫・断裂患者の検査結果に基づき、SWモノフィラメントによる検査結果の解釈をまとめた。その中で、3.84〜4.31番のSWフィラメントが感じられた場合でも、防御知覚は低下しており、手を使う頻度は減少して、物体の操作は困難になるとしている。そして、手に持った物体を落下させる傾向が出現し、患者は手の弱化を訴えるようになると報告している。しかし、損傷から保護すべき指の痛覚と温度覚(Bell-Krotoskiによる表記)の認識はあり、この閾値レベルであれば、その手の操作スキルはまだある程度残存していると説明している。さらに、4.56〜6.65番の閾値レベルになると、防御知覚は脱失していると解釈しており、患者は手を使うことが危うくなるとしている。温度に対する認識が低下してはいるものの、完全に失ってはいない。視覚の範囲外で物体を操作することは不可能となり、容易に手を損傷しやすくなる。また、鋭利な物体や回転機器の使用では危険な場合があり、手の損傷を防ぐための防御ケアに関する指導が必要であると説明している。

　Brandら(1999)は、生体を守るためにある一定の基準が存在し、それ以下であれば安全で、それを超えたら防御できないという解釈は適切ではないと述べている。つまり、外傷や熱傷を引き起こすのは、それを発生させる絶対的なストレスの量が存在するわけではないことを強調している。重要なのは、組織に加えられるストレスの量だけでなく、それが持続する時間も考慮することであると指摘している。

　以上を踏まえて、ここでは、"防御知覚とは主として痛覚や温・冷覚(場合によっては触覚)などにより外傷や熱傷から生体を守るための知覚である"という視点に立って説明するが、その障害が外傷などを招く因子として、与えられるストレスの量だけでなく、それが加えられる持続時間についても考慮すべきであることを重ねて強調しておきたい。

注)von Princeらは4.83 mgと書いているが、加えた刺激量の単位とフィラメントの番号を誤表記したものと考えられる。実際には4.31〜6.65番を示したものと推察される(第3章・154ページの「1-4 セメスワインスタインモノフィラメントの結果の解釈」を参照)。

6-2　外傷の危険の増大と治癒の遷延

　外傷や熱傷から生体を守るには、危険を察知するための痛覚や温・冷覚などが重要であり、それらが失われると、手や前腕は日常生活の中で外傷を受ける危険が増大する（図1-16）。また、損傷を受けても気づかずに、感染して炎症を起こす場合もある。これらの外傷や炎症が繰り返されると、潰瘍が形成されたり骨の壊死や吸収を招いたり、さらには深部組織までが侵蝕され、重度の変形や切断を生じることになる。痛みを感じないために創傷部を動かしてしまい、治療のための安静がとれず、治癒が遷延することも多い。さらに、外傷を重度に、頻回に受けやすいという悪循環を繰り返す（Brand 1980）。

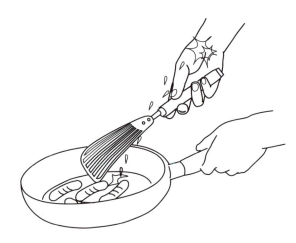

図1-16　防御知覚の障害
痛覚や温・冷覚の障害があると、外傷や熱傷の危険が増す。

6-3　自覚されにくい防御知覚の障害

　温・冷覚や痛覚などの障害は、意識されていないことが多い。そのような場合、重度な熱傷や損傷を受けるに至って初めて自らの知覚障害に気づくことが多い（中田 1994）。また、強い外力のみならず、たとえ弱い力であっても、それが長時間持続したり、頻繁に繰り返されたときには、生体の組織破壊を招くということも十分に考慮しておかなくてはならない。
　毛細血管の血液はきわめてわずかな圧迫で阻害され、それが持続すると阻血による圧迫創が発生する（Kosiak 1959）。また、摩擦によるストレスは、たとえ弱くても水疱や血腫を形成し、圧迫性潰瘍にまで発展することもある（Brand 1980、Brand 1985）。知覚の正常な手であれば、

水疱などを形成する前に痛みや不快を感じ、活動を中止するであろう。道具などを扱っている場合であれば、無意識に持ち方を変えるとか、使っている指を変えることができる。しかし、知覚が障害された手では、それは困難である。

6-4 防御知覚はどのように検査したらよいか

　防御知覚について明確な定義はなされていないが、少なくとも温・冷覚、痛覚、モノフィラメントによる触覚を検査しておくことは必要である。しかし、防御知覚障害を予防するためには、それだけでなく、皮膚の状態をよく調べ、過剰な力や繰り返しや圧迫によるストレスのサイン、発赤、角質化、発汗、熱感などを調べておく。さらに、水疱、胼胝、擦過傷、熱傷やその痕跡がないかどうかを確認しておくことも有用である。

6-5 熱傷・外傷予防の患者指導

　防御知覚の障害に対しては、それを予防するための患者指導が必要である。まず、知覚検査の結果を実際に被検者の皮膚上に描き、どこの領域において、どのような知覚が障害されているのかを十分に説明する。また、防御知覚が残存している部位があればそれを示し、たとえば温度の確認などに有効に使うよう具体的に指導する。

　また、患者の職務上の動作や日常生活活動、趣味、生活様式などを入念にチェックし、いつどこで、どのような損傷の危険があるかを確認し、それらに対する回避の方法や手段を具体的に指導し、必要があれば練習を行う。特に手や前腕の尺側は、厚い鍋や蒸気に触れたり、油がとんだりしやすいので、実際の家事動作を行いながら具体的に指導することが望ましい（中田 1998）。

　同時に、たとえ低温であっても長時間の接触により低温熱傷を招く可能性があること、軽い圧迫でも長い間持続すると組織損傷を生じる可能性があることを具体的に指導する。長時間同じ道具を扱う場合には、握り方を変えさせたり、小休止を入れさせたりすることも重要である（Brand 1973）。必要に応じて、道具の選択、自助具の作製、手指を保護するための指サックの作製や手袋の装着を勧める。

　さらに、発赤、浮腫、熱感などのストレスのサインを十分観察し、もしそのような兆候が現れたら、局所を安静にさせる。皮膚温度計などで、周囲より局所的に1℃以上高い部位があれ

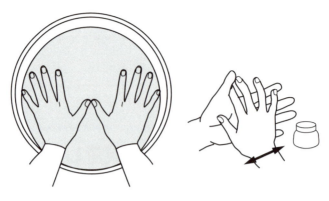

図1-17 ソーキング

ば注意を払い、6〜8℃以上高ければ外傷や炎症の存在を疑う。健康なひとの指は2℃以上の温度差を識別することができるので、健側の指や、場合によっては口唇などを使って十分な点検を促す（Brand 1980）。

末梢神経損傷においては、知覚障害のある部位は同時に自律神経も障害を受けているので、発汗異常が生じ、皮膚は栄養障害を起こし、乾燥して角質化したり、皮膚線上に亀裂を生じやすくなる。Brand（1980）は、皮膚の乾燥に対してはソーキング（soaking）を指導している（**図1-17**）。これは、一日に2回以上、各回20分間、手をぬるま湯に浸したあと、クリームなどを塗り、その油の膜によって水分の蒸発を防ぐものである。さらに、夜間はビニール袋や手袋をはめて寝ると効果的である。

最も重要なことは、これらの自己管理を習慣づけることである。

6-6 まとめ

■ 防御知覚とは、主として痛覚や温・冷覚などにより外傷や熱傷から生体を守るための知覚である。
■ 生体の組織破壊は、強い外力が加わるときだけでなく、たとえ弱い力であっても、それが長時間持続したり、頻繁に繰り返されたときに引き起こされる。
■ 防御知覚障害に対しては、自己管理のための指導を具体的に実施することが必要であり、また、自己管理を習慣づけることが重要となる。

引用文献

浅井憲義，池永次郎，甲山博美，青木眞由美（1985）：らい性麻痺手における運動機能の解析．第20回日本作業療法学会論文集：161-162．

Bell-Krotoski J（2011）：Sensibility testing: History, Instrumentation, and Clinical procedures. In：Skirven TM, Osterman AL, Fedorczyk J, Amadio PC（eds），Rehabilitation of the hand and upper extremity, 6th ed, Volume 1, Elsevier, Mosby, Philadelphia, pp.132-151.

Brand PW（1973）：Rehabilitation of the hand with motor and sensory impairment. Orthop Clin North Am 4：1135-1139.

Brand PW（1980）：Management of sensory loss in the extremities. In：Omer JE（ed），Management of peripheral nerve problems, Saunders, Philadelphia, p.862.

Brand PW（1985）：Clinical mechanics of the hand. C. V. Mosby, St. Louis, p.100.

Brand PW, Hollister AM（1999）：Clinical mechanics of the hand, 3rd ed. Mosby, St Louis, p.345.

Brink EE, Mackel R（1987）：Sensorimotor performance of the hand during peripheral nerve regeneration. J Neurol Sci 77：249-266.

Carter-Wilson M（1991）：Sensory re-education. In：Gelberman RH（ed），Operative nerve repair and reconstruction, JB Lippincott, Philadelphia, pp.827-844.

Dannenbaum RM, Dykes RW（1988）：Sensory loss in the hand after sensory stroke: therapeutic rationale. Arch Phys Med Rehabil 69：833-839.

Dannenbaum RM, Jones LA（1993）：The assessment and treatment of patients who have sensory loss following cortical lesions. J Hand Ther 6：130-138.

Dellon AL（1981）：Evaluation of sensibility and re-education of sensation in the hand. Williams & Wilkins, Baltimore, pp.27-46（内西兼一郎・監訳，知覚のリハビリテーション－評価と再教育－．協同医書出版社，東京，1994，pp.27-46）．

Hsu HY, Lin CF, Su FC, Kuo HT, Chiu HY, Kuo LC（2012）：Clinical application of computerized evaluation and re-education biofeedback prototype for sensorimotor control of the hand in stroke patients. J Neuroeng Rehabil 9：26.

岩村吉晃（1985）：体性感覚の機能－手指機能面（functional surface）の再現をめぐって－．日本生理学雑誌 47：55-64.

岩村吉晃（1989）：体性感覚中枢における情報処理．生物の科学「遺伝」（別冊）2：40-45.

岩村吉晃（2001）：タッチ（神経心理学コレクション）．医学書院，東京，pp.70-90.

Iwamura Y, Tanaka M（1978）：Postcentral neurons in hand region of area 2: their possible role in the form discrimination of tactile objects. Brain Res 150：662-666.

鎌倉矩子（1989）：手のかたち手のうごき．医歯薬出版，東京，p.77.

鎌倉矩子，大村道子，石井晴美，三星文子，三浦頼子（1978）：健常手の把握様式－分類の試み－．リハ医学 15（2）：65-82.

鎌倉矩子，大村道子，三星文子，三浦頼子（1979）：把握以外の静的な手の使用形式－（その2）動作課題と手のフォーム－．総合リハ 7（11）：859-871.

Kamakura N, Matsuo M, Ishii H, Mitsuboshi F, Miura Y（1980）：Patterns of static prehension in normal hands. Am J Occup Ther 34：437-445.

鎌倉矩子，中田眞由美・編著（2013）：手を診る力をきたえる．三輪書店，東京，pp.100-109.

Katz D（1989）：The world of touch. Krueger LE（ed/trans），Lawrence Erlbaum, Hillsdale, pp.55-79, pp.160-161.

Kosiak M（1959）：Etiology and pathology of ischemic ulcers. Arch Phys Med Rehabil 40：62-69.

当間 忍（2000）：手指随意運動の感覚性制御．岩崎テル子，中田眞由美，澤 俊二・選，生存と自己表現のための知覚（セラピストのための基礎研究論文集（2）），協同医書出版社，東京，pp.51-66.

当間 忍，中島祥夫（1994）：随意運動の感覚性制御－マイクロニューログラムによる検討－．臨床脳

波 36：657-662.

中田眞由美（1994）：糖尿病性末梢神経障害における知覚障害．OTジャーナル 28：830-837.

中田眞由美（1997）：知覚再教育における識別訓練の意義．日本ハンドセラピィ学会・編，末梢神経損傷（ハンドセラピィ 5），メディカルプレス，東京，pp.41-52.

中田眞由美（1998）：糖尿病による感覚・視覚障害例に対する評価と指導．日本作業療法士協会学術部・編，作業療法事例集，日本作業療法士協会，東京，pp.146-151.

中田眞由美（2013）：感覚器官としての手―失われてはじめてわかる知覚の貢献度―．鎌倉矩子，中田眞由美・編著，手を診る力をきたえる，三輪書店，東京，pp.100-110.

Nakada M, Uchida H（1997）：Case study of a five-stage sensory reeducation program. J Hand Ther 10：232-239.

NOMAハンド・ラボ（2008）：『NOMA手・上肢機能診断』B．手のフォーム．NOMAハンド・ラボ公式ホームページ（http://noma-handlab.com/wp-content/uploads/2014/12/624473731e8e6dd9997ecee2f193803c.pdf）．

Schmidt RF（1986）：Somatovisceral sensibility; Proprioception. In：Schmidt RF（ed），Fundamentals of sensory physiology, 3rd ed, Springer-Verlag, New York, pp.47-52（体性内臓感覚；固有感覚．岩村吉晃，酒田英夫，佐藤昭夫，豊田順一，松裏修四，小野武年・訳，感覚生理学，第2版，金芳堂，京都，1989，pp.49-54）．

Vallbo ÅB, Johansson RS（1978）：The tactile sensory innervation of the glabrous skin of the human hand. In：Gordon G（ed），Active touch, Pergamon Press, Oxford, pp.29-54.

von Prince K, Butler B Jr（1967）：Measuring sensory function of the hand in peripheral nerve injuries. Am J Occup Ther 21（6）：385-395.

Westling G, Johansson RS（1984）：Factors influencing the force control during precision grip. Exp Brain Res 53：277-284.

山内裕雄（1975）：手指の力に関する考察―指尖圧を中心として―．災害医学 18：501-507.

第2章
体性感覚の神経生理学的基礎
手の知覚機能とその障害に関連して

　手の知覚機能を検査したり、その障害を改善するためのアプローチを行うとき、どのような知識が必要になるだろうか。この章では、臨床で知覚障害に直面したときに生じる疑問を通して、その解決の糸口となる知覚に関する基礎研究から知覚障害の臨床研究までを紹介する。また、本書を読み進めていくうえで必要な知識についても取り上げ、わかりやすく理解を深めてもらえるように解説した。

神経生理学的基礎

　長い間、成熟したヒトの体性感覚野の体部位再現地図は変化することがないと考えられていた。しかし、1980年代にまず哺乳類で、さらに霊長類で、手指の切断や末梢からの感覚遮断による体部位再現地図の機能的再構築に関する研究がなされ、それがダイナミックに変化するということが報告されて以来、どのような状況で変化が生じるのかについて盛んに研究が行われてきた。現在では、ポジトロン断層撮影(PET)、機能的磁気共鳴画像(fMRI)、脳磁図(MEG)などを用いて、ヒトが特定の課題を行っている際の脳活動を視覚化するといった研究が活発に行われ、リハビリテーションにおける治療の選択の妥当性や効果を示す科学的根拠として用いられている。

　ここでは、まず、ヒトの体性感覚に関する基礎的なことがらについて述べる。

1-1　ヒトの手には2種類の触覚がある
　　　　―触覚受容器の特徴と反応様式とは？―

　ヒトの皮膚は体毛の有無によって無毛部と有毛部に分けられ、それぞれ存在する受容器の種類や数が異なる。手の掌側と足底の皮膚は無毛部で、それ以外の皮膚は有毛部である。
　まず、無毛部の皮膚における受容器であるが、触覚に関係する受容器は、外力すなわち機械的な刺激によって興奮するので**機械受容器**(mechano-receptor)と呼ばれ、4種類ある(Vallboら 1978)(**図2-1**)。これらの受容器は、刺激に対する応答の様式により、**遅順応**(slowly adapting：SA)**型**と**速順応**(rapidly adapting：RA)**型**の2種類に区別される。また、ある広さの皮膚面のうちのどの点に刺激を加えても同一の受容器が反応するとき、その空間的広がりをその受容器の**受容野**(receptive field)と呼び、その特徴からⅠ型とⅡ型に分けられている。Ⅰ型受容器は受容

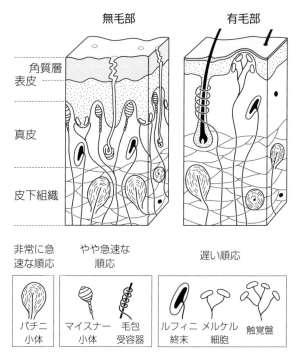

図2-1 皮膚の無毛部と有毛部にある機械受容器の構造と位置を示す模式図
(Schmidt 1986)

表2-1 無毛部皮膚における機械受容器

順応 \ 受容野の特徴	小・鋭	大・鈍
遅い 持続的活動あり	SAⅠ型 メルケル細胞	SAⅡ型 ルフィニ終末
速い 持続的活動なし	RAⅠ型(QAⅠ型、FAⅠ型) マイスナー小体	RAⅡ型(QAⅡ型、FAⅡ型、PC) パチニ小体

RAⅠ型は、ほかにQAⅠ型(quickly adapting typeⅠ)、FAⅠ型(fast adapting typeⅠ)などと呼ばれることがある。RAⅡ型は、QAⅡ型(quickly adapting typeⅡ)、FAⅡ型(fast adapting typeⅡ)、PC(Pacinian Corpuscles)とも呼ばれる。

野が小さく、その閾値も低いが、Ⅱ型受容器は受容野が大きく、閾値は高い(**表2-1、表2-2**)。

　指先の触覚受容野は身体中で最小であり、SAⅠ型では平均して11mm^2、RAⅠ型ではおよそ25mm^{2}である。小さなSAⅠ型、RAⅠ型の受容野によって、手は接触した物体の狭い領域を検知することができ、物体表面のきわめて限局された一部分の特徴はそれぞれの受容器であるメルケル細胞、マイスナー小体に伝えられる。一方、SAⅡ型、RAⅡ型の受容器は、皮膚のより深部にあるパチニ小体もしくはルフィニ終末とそれぞれ連結している。これらの受容野は大

表2-2 無毛部皮膚における機械受容器とその特徴

	受容器	順応	応答特性と特徴	
静的触覚	メルケル細胞	遅順応型	垂直方向の変形によく応答	刺激の持続や刺激量の増減を伝える。
	ルフィニ終末	遅順応型	皮膚の引っ張りに応答	
動的触覚	マイスナー小体	速順応型	5〜40Hzの振動に反応	動的な刺激（振動刺激）によく応答する。
	パチニ小体	速順応型	60〜300Hzの振動に反応	

きいため、Ⅱ型の受容器は皮膚の広範囲から情報を受けることになる（Gardnerら 2013）。

　Dellon（1981）は、この機械受容器、つまり触覚をサブモダリティ（submodality）として静的触覚と動的触覚に分けることができるとし、それぞれの受容器として静的触覚はSA型受容器、動的触覚はRA型受容器によって興奮が起こり、それが伝えられるとしている。

【静的触覚の受容器】
静的触覚に最も関係の深い受容器は、メルケル細胞とルフィニ終末である。
＊メルケル細胞（SAⅠ型）——垂直方向の変形によく応答し、皮膚に接触した物体のテクスチャー（質感）や形を検出するのに優れている。機械受容器の中で最も受容野が小さく、刺激強度の分析や優れた空間分解能を有している。
＊ルフィニ終末（SAⅡ型）——受容野の境界があまり明確でなく、四肢の長軸に沿って細長く、局所的な圧迫に応じるほか、局所的あるいは遠方からの皮膚の引っ張り、水平方向の力に応答する（Dellon 1981）。

【動的触覚の受容器】
動的触覚に関係の深い受容器は、マイスナー小体とパチニ小体である。
＊マイスナー小体（RAⅠ型）——2〜9本の神経に支配されている。接触した物体のエッジの鋭さ、点字のドットのようなわずかな盛り上がりなどの検出に優れている。5〜40Hzの振動に反応し、約30Hzの振動に最も敏感に反応する。皮膚表面での微細な動きを検出する機能を担っていると考えられており、物体を把持した際、その物体と皮膚の間に負荷の変化や滑りが生じると、それら微細な滑りや負荷の急激な変化に対して応答することがわかっている（Macefieldら 1996）。
＊パチニ小体（RAⅡ型）——受容野は大きく、手のどこに加わった刺激にも応答するほど感度がよい。60〜300Hzの振動に反応し、約250Hzの振動に対して最も敏感である（Dellon 1981）。パチニ小体は、刺激が加えられる領域が広がると閾値が低下するという空間的加重効果が認められている（59ページの「2-5 微細な刺激でも刺激の加え方によっては閾値を低下させることができる—加重効果とは？—」を参照）。また、手に持った道具を使っ

第2章 体性感覚の神経生理学的基礎—手の知覚機能とその障害に関連して— 49

ているとき、道具を介して振動が手に伝えられるが、パチニ小体の応答がそこで起こっている事象を判断する基盤になっていると考えられている（Johanssonら 1979、Brisbenら 1999）。

一方、有毛部の皮膚には、4種類の機械受容器のうちマイスナー小体が存在せず、RA型の応答を示す毛包受容器がある。つまり、皮膚の無毛部と有毛部では、存在する受容器とその特徴が大きく異なっている。

1-2 体性感覚の脳内における情報処理とは？

　手の掌側の無毛部皮膚にある触覚受容器（機械受容器）と筋紡錘、関節受容器などの深部受容器の情報は、視床中継核で分かれ、中心後回にある一次体性感覚野（primary somatosensory area；SⅠ）に到達し、皮膚からの情報は（ブロードマン）3b野、1野に、運動感覚情報は3a野、2野に投射する。中心溝を挟んで、前方には運動野があり、後方には頭頂連合野がある。頭頂連合野の外側に二次体性感覚野（secondary somatosensory area；SⅡ）がある。
　3b野のニューロンは、体性感覚（触覚）のSAⅠ型およびRAⅠ型の受容器からの入力を受ける。この部位に損傷を受けると体性感覚が障害されるが、電気的に刺激されると体性感覚が引き起こされる。3a野は視床からの豊富な入力を受けるが、この領域はまた筋収縮の受容器からの入力を受けている。1野は主にRAⅠ型およびRAⅡ型の受容器からの入力を受け、2野は触覚と固有感覚の両方の入力を受ける。また、1野および2野は3b野から豊富な入力を受ける。3b野から1野への投射は主にテクスチャー（材質感）であり、2野に投射するのは大きさや形に関する情報である。このことから、1野および2野に小さな損傷を受けると、身体表面に起こる体性感覚の障害、つまり材質や大きさ、形の識別の障害がみられることが予測される（Bearら 2007、Gardnerら 2013）。
　一次体性感覚野（SⅠ）は細胞構築学的にブロードマン3a野、3b野、1野、2野の4領域に分けられ、それぞれに体部位再現地図が存在する。体性感覚情報は、これらの4領域から大脳皮質のより高次の部分である、二次体性感覚野（SⅡ）、後頭頂皮質、一次運動皮質へと同時に伝達される。
　SⅡも解剖学的に4領域に分けることができ、この4領域はそれぞれ異なる体部位再現地図をもつ。SⅡはシルビウス裂（外側溝）の上部および頭頂弁蓋に位置している。SⅡと周辺の腹側頭頂領域からなる中央部分は、主に3b野と1野からの情報入力を受け、手や顔の知覚情報の大部分を処理する。より吻側の腹側頭頂領域は、3a野からの能動的な手の動きに関する情報を受け取る。外側溝の最も尾側の体性感覚野は、頭頂弁蓋まで達している。この領域は後頭頂

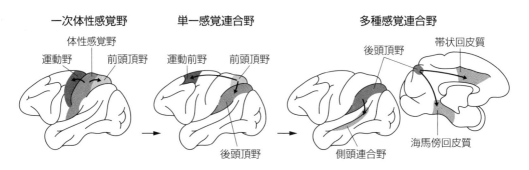

図2-2　感覚情報処理の流れ
大脳皮質における感覚情報処理は、一次体性感覚野で始まり、単一感覚連合野へと続き、多種感覚連合野に終わる。

皮質と接しており、物体の体性感覚情報と視覚情報の統合に役割を果たしている。

　SⅡは、手のどの位置に物体が触れているのかを認識する際に重要な役割を果たしている。また、物体の形やテクスチャー、振動頻度のような時間的な特性を認識するためには、SⅡのニューロンが不可欠である。SⅡのニューロンは、点字や浮き上がった文字、格子模様のような形状に反応を起こすといわれている（Gardnerら　2013）。

　頭頂間溝前壁は、主に2野後部と頭頂連合野の5野から構成される。この領域では、3b野から2野の両皮質野間の神経連絡による情報の統合だけでなく、複雑な性質をもったニューロンが記録されている。そのうちの一つが、両側の身体に受容野をもつニューロンである。Iwamuraら（1994）は、サルの頭頂間溝前壁で両手の手指に受容野をもつニューロンの存在を報告している。SⅠの3b野や1野では対側の身体が再現されている。しかし、両側受容野では、身体同側からの情報は、対側半球の同じ領域からの脳梁線維を介して入力されている。また頭頂間溝全壁では、一部の身体への触覚刺激とその近傍の空間の視覚刺激にも応答するという性質をもつバイモーダルニューロン（biomodal neuron）が見つかっている。

　頭頂間溝を取り囲むようにして存在する後頭頂領域は、運動の誘発において重要な役割を担う。ヒトでは上頭頂皮質（ブロードマン5野および7野）ならびに下頭頂皮質（39野および40野）が含まれる。

　感覚情報処理の初期段階に関与する皮質領域は、1種類の感覚のみに関与し、単一感覚連合（unimodal association）と呼ばれる。単一感覚連合からの感覚情報は、複数種類の感覚を統合する多種感覚連合野（multimodal association area）で収束する（Amaral 2013）（図2-2）。

1-3 体性感覚野が損傷されると触知覚はどのように障害されるのか？

　Gardnerら(2013)は、体性感覚野の損傷と触知覚の障害について、触覚が障害されても、運動機能が必要以上の力を出すことで触覚の機能を補うようになるが、局所麻酔下では手の動きは拙劣になって、協調した動きも困難となり、握力を発揮するにも時間を要するようになるとしている。また、触覚が障害されると、手を動かすのに視覚に頼るようになると述べている。

　手の触覚が障害されると、それだけにとどまらず、運動機能にも影響が及ぶことは周知の通りである。その一方で、触覚が障害されても、過去に経験した運動であれば、ある程度の予測をもとに実行できることが知られている。Rothwellら(1982)は、末梢神経炎によって知覚が広範囲に障害された症例の観察から、知覚の障害された手では、運動の出力の維持と数秒以上の長い手順を必要とする運動プログラムの遂行が困難になることを指摘している。しかし、障害前に行っていた車の運転は可能であったと報告している。

　前頭頂皮質(SⅠ)に損傷を受けると、知覚検査において、触覚閾値、振動の感受、関節覚、2点識別などに重大な障害が認められる。さらに、テクスチャーや物体の識別なども困難になってくる。探索課題やボールの受け渡し、細かなつまみ動作といった熟練が求められる課題でも、何らかの異常が出現する。

　一方、後頭頂皮質(5野および7野)に障害を受けた患者では、単純な触覚検査ではそれほど重大な障害はみられないのに対し、より総合的な、触覚による識別課題や探索課題、熟練を必要とする作業が非常に困難となる。このような患者では、物体を把握する際に、物体に合わせて手のフォームを形成したり、物体の方向に正しく手を向けられないという運動障害を示すようになる。また、物体に手を到達させることも困難となる。さらに、物体を把握する際、過剰な力を出してしまい、その大きさや形状を識別するために指を適切に動かすことができなくなる。SⅡに損傷がある場合も、物体の識別などの課題が困難となり、物体の大きさや形状の認識が障害される。

　ヒトの皮質部位の損傷を細かに調べるには限界があるため、それを補うべく、サルの体性感覚皮質を抑制する実験が行われている(Hikosakaら 1985、Merzenichら 1982、Merzenichら 1983a、Merzenichら 1983b、Merzenichら 1984、Wallら 1983、Wallら 1986)。たとえば、3b野だけに小さな損傷を加えると、その領域に対応する身体部位の触覚に重度の障害が生じる。また、1野を損傷すると、物体のテクスチャーを識別することができなくなる。2野では、物体の大きさや形状を識別する能力に影響が出る。さらに、SⅡを含む皮質を取り除くと、物体の形状やテクスチャーを識別することが困難になる。5野を切除すると、ざらざらしたものを識別することができず、物体に正しく手を到達することが困難になるといった運動能力の低下を示す。

このほか、岩村（2001）による、サルの皮質にムシモル（muscimol）を注入することで特定のニューロンの活動を抑制し、引き起こされる症状を調べた研究がある。たとえば、あらかじめ皮質ニューロンの受容野を調べたうえで、つまみ動作を行う第1〜3指のいずれかの指に受容野をもつニューロンが存在する部位にムシモルを注入して、局所の機能を抑制すると、注入後直ちに餌を落としたり、何度もつまみ直すなどの動作障害が生じ、視覚による代償も十分でなかったことが報告されている。第2〜5指を覆う大きな受容野をもつニューロンが存在する部位に注入した場合には、サルは手が触れているものに気づかない、あるいは、把持していることに気づかないなどの行動が観察された。また、この4本の指の背側に受容野をもつニューロンが存在する部位に注入すると、指の背側が漏斗の内側を認識できなくなることから、漏斗に手を入れて人差し指の先で餌を取ることが難しくなったことを報告し、体性感覚の情報が手の運動に直結していることを指摘している。

　サルで観察されるこのような現象はヒトでみられる障害と類似している部分があるため、このような実験結果を頭に入れておくことで、体性感覚野の損傷に起因する臨床像を理解するときの参考になる。

協同医書出版社の好評書

- ICU（集中治療室）での早期リハビリテーションは、多職種によるチームアプローチが必須。ICUで働く作業療法士には、身体および精神機能障害の評価に加え、ICU入室患者の生活を見据えた取り組みが求められています。
- 本書はICUの作業療法について、ICUにおけるリハビリテーションの基礎知識からICUの作業療法概論・診療報酬をはじめ、ICU入室患者の活動と参加につながる作業療法アプローチを実践するためにおさえておきたいICU入室前・入室中・退室後の作業療法士の取り組みについて、ICUにおける禁忌や中止基準も含め詳細に解説し、ICU作業療法の実際として、「脳血管・神経」「呼吸器」「循環器」「運動器」「その他（周術期、急変・病態悪化）」の領域について実践内容をまとめました。
- 急性期病院で働きはじめた作業療法士にとって最適の書であるとともに、急性期の作業療法を理解するための書として、多様な領域で活躍する作業療法士に役立つ一冊です。

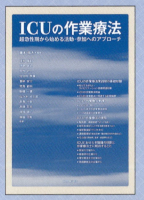

ICUの作業療法
超急性期から始める活動・参加へのアプローチ

「試し読み」できます

藤本 侑大●編著

淺井康紀・伊東寛史・笠井史人・北別府孝輔・喜納俊介・児島範明・
駒場一貴・佐々木祥太郎・髙島千敬・高橋哲也・寺村健三・森脇元希●執筆

- B5判・212ページ・2色刷　定価4,180円（本体3,800円＋税10%）
ISBN978-4-7639-2150-5

ICUでの早期リハビリテーションにおいて作業療法士は何を考え、どのように実践していくのか

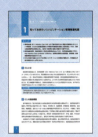 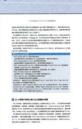 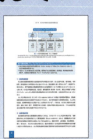 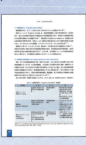 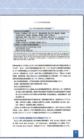 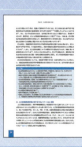

主要目次

第1章●ICUの作業療法実践前の基礎知識
1. 知っておきたいリハビリテーション医療関連知識
2. ICUの作業療法概論
3. ICUの作業療法に関連する診療報酬
TOPICS ICUの作業療法実践のためのスキルアップ資格

第2章●ICUの作業療法実践
1. ICUに行く前に
カルテからの情報収集のポイント／安全管理（開始・中止基準とリスク管理）
2. ICU入室中の作業療法実践
作業療法士の視点での評価と目標設定／認知・精神心理面の評価とアプローチ／身体機能面の評価とアプローチ／ADL・IADL面の評価とアプローチ／作業療法の効果判定（評価指標と効果）／ICUの作業療法実践のための多職種連携
3. ICU退室後の作業療法
TOPICS ICUの作業療法 ― 体制づくりのポイント ―

第3章●ICUの作業療法の実際
1. 脳血管・神経領域（SCUを含む）
2. 呼吸器領域（人工呼吸器管理患者など）
3. 循環器領域（CCUを含む）
4. 運動器領域（救急医療・重症整形外科外傷など）
5. その他（周術期、急変・病態悪化など）
TOPICS 臨床経験を学会・論文で発表しよう

第4章●ICUにおける多職種の役割と作業療法士に期待すること
1. 医師の立場から ― ICUで協働する作業療法士へ ―
2. 看護師の立場から ― ICUで協働する作業療法士へ ―
3. 理学療法士の立場から ― ICUで協働する作業療法士へ ―
4. 言語聴覚士の立場から ― ICUで協働する作業療法士へ ―
TOPICS 集中治療領域の作業療法教育

〒113-0033 東京都文京区本郷3-21-10
kyodo-isho.co.jp
Tel. 03-3818-2361／Fax. 03-3818-2368

最新情報はこちらから
  twitter   facebook   Instagram  ホームページ

協同医書出版社の好評書

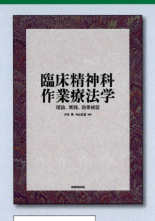

臨床精神科作業療法学
理論、実践、効果検証

大丸 幸、中山広宣 ● 編著

西村良二・橋元 隆・矢谷令子・田口真理・三重野利香・倉富 眞・空元裕汰・吉原淳子・坂井大輔・中島佳代・平澤 勉・青山克実・深町晃次・坂口信貴・堀川公平・後田純子 ● 共著

● B5・184ページ・2色刷　定価4,180円（本体3,800円＋税10％）
ISBN978-4-7639-2148-2

創造療法士としての作業療法士──

- 精神科作業療法を学ぶ人たちが、養成校レベルの教科書の次に続き、治療理論と実践方法をよりいっそう専門的に学ぶために書かれました。北九州を中心に発祥し、精神科病院での50年を超える作業療法の実践経験を通して、精神科作業療法の治療理論を洗練させると同時にその効果の検証にも取り組んだ本格的な学術書の誕生です。
- 収録された効果検証のプロセスには事例の詳細な記録と評価・検査データが網羅され、精神科作業療法学としての研究レベルでの議論にも有益な成果を提供しています。また、実践技法として、近年、作業療法領域で定着してきた「人間作業モデル（MOHO）」および「カナダモデル」を紹介しています。
- 4年制大学および大学院教育におけるテキストとしても最適であるとともに、臨床現場で精神科作業療法士とともに働く精神科医師、看護師にも興味を持って読んでもらえる実践的な内容です。

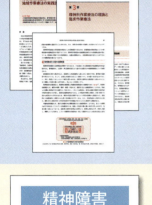

精神障害作業療法入門
改訂第2版

簗瀬 誠 ● 著

● A5・216ページ・2色刷　定価2,970円（本体2,700円＋税10％）
ISBN978-4-7639-2146-8

日常生活をていねいに再建していく
作業療法の実践者になるために

精神障害に対する作業療法を学ぶ第一歩として格好の教科書

- 本書は、精神科作業療法について、短時間で、無駄なく、最大限の学習効果をあげるための教科書です。
- 作業療法士が対応する精神疾患では最も多い統合失調症を中心に、疾患・障害に対する理解と作業療法の目的、そのための実践手順の解説に主眼がおかれています。
- 改訂版ではより具体的に「日常生活の制限−6要因モデル」による作業療法の進め方を提示し、実践例を紹介しています。読者はそれによって、退院へ繋げ、地域生活に繋げ、日常生活の安定に繋げる作業療法士としての仕事の核心部分を知ることができます。またその実践例を挟んで、作業療法の黎明期から「リカバリー」へという移り変わりも理解できるようになっており、日々の実践の意味をより深めることができます。MTDLP（生活行為向上マネジメント）の活用、地域での作業療法士の役割や多職種との連携などについても加筆されています。
- 授業での活用のみならず、臨床実習の参考書としても役立つ一冊です。

協同医書出版社
〒113-0033 東京都文京区本郷3-21-10
Tel. 03-3818-2361／Fax. 03-3818-2368
kyodo-isho.co.jp

最新情報はこちらから

twitter
facebook
Instagram
ホームページ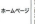

2 触覚受容器とその特徴

2-1 身体に加えられた外力はどのようにして感じるのか？

　外界からの刺激を感受するには、刺激に応じる感覚受容器、それを伝える伝導路、そしてそれを解釈する中枢神経系の働きが脳内に備わって初めて可能となる。外力が加えられると、その刺激の種類によって特定の機械受容器が応答し、インパルス（活動電位）を発射する。機械受容器で順応が速いもの（RA型受容器）は一過性の触刺激や振動の検出に優れており、順応が遅いもの（SA型受容器）は圧の検出に適している。発射されたインパルスは、受容器ごとに存在する感覚経路（第4章を参照）を通って脳内の感覚野に伝えられて、主観的な体験となる（岩村 1987、岩村 1989）。

　知覚情報を処理する一次体性感覚野は、大脳皮質の中心後回にあり、前方から3野、1野、2野に分かれている（図2-3）。視床からの感覚入力は、そのほとんどが3野に入る。

　3野の最前方、中心溝に沿った一番深いところは3a野と呼ばれ、筋や関節からの情報が投射されるが、手の場合にはそれが指ごとに再現されている。その隣の3b野は、主として皮膚からの情報を受ける。3b野の中では、各指の指先への軽い触刺激に応答するニューロンが最前方に並び、その後方に、指掌側全体に対するやや強い皮膚刺激である、軽く叩いたり、こすったり、圧迫したりといった刺激に応答するニューロンがあり、受ける刺激の違い、すなわち受容器の違いに対応した身体部位の再現（体部位局在（somatotopy））がみられる（岩村 1987、岩村 1989）。

　末梢に加えられた触刺激がわかるということは、少なくとも皮膚にある機械受容器が興奮を起こし、それが伝導路を伝わって皮質に到達し、そこでの身体部位の再現が行われていることを示しており、それが感じられないということは、その経路のどこかに障害があることが予想

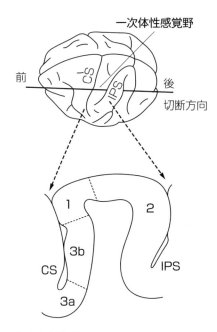

図2-3　サルの大脳皮質背側面と一次体性感覚野
CS：中心溝、IPS：頭頂間溝。下の拡大図は矢状断面。数字は細胞構築学的区分を示す。
(Iwamuraら 1983a)

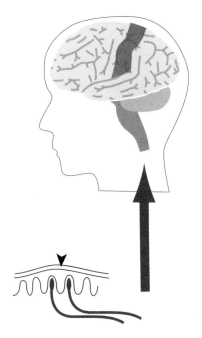

図2-4　触刺激の感受
外からの刺激を感受するためには、刺激に応じる感覚器、それを伝える伝導路と処理する皮質の機構が必要である。

される（**図2-4**）（第4章・277ページの**図4-1**を参照）。

2-2 触られた部位はどのようにしてわかるのか？

　身体を触られると、目を閉じていても触られた部位を定位することができる。こうしたことが可能なのは、大脳皮質において、末梢の各身体部位が局在的な対応関係として細かく描かれているためである。対応関係として描かれている身体部位の大きさは、各部位からの感覚入力の重要性と関連しており、また、その部位の利用される頻度も反映している（Bearら 2007）。

　一次体性感覚野の3b野は、主として皮膚からの情報を受ける。Iwamuraら（1983a）は、3a野

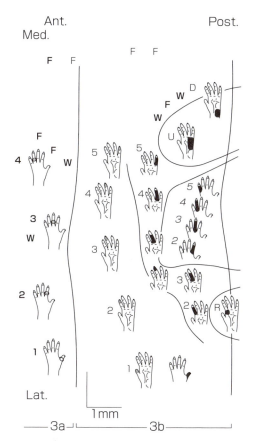

図2-5　サル一次体性感覚野、3野における手指再現
数字は指を表す。R：橈側、U：尺側の手掌、D：手背、F：前腕、W：手首関節。細字は皮膚、太字は深部刺激に応じたことを示す。
（Iwamuraら 1983a）

および3b野では外側から内側に向かって母指から小指の順序立った配列がみられることを報告している（図2-5）。

末梢の受容野とは、同一の機械受容器の興奮を起こすことのできる刺激の範囲のことであるが、皮質にも受容野が存在する。この二つは区別して理解しておかなくてはならない。皮質ニューロンの受容野とは、皮質にある単一のニューロンの興奮を起こす皮膚上の広がりのことである。SIにある皮質ニューロンの受容野は、領域によってその大きさが変化する。

3b野は、ニューロンの受容野が小さく、指の部分ごとに順序立った身体部位の再現がある。これは、単に末梢の受容器の受容野がそのまま投射しているためではなく、皮質下あるいは皮質レベルで積極的な抑制プロセスが働いているためである（岩村 2001）。3b野の単一皮質ニューロンは、受容野内において、興奮領域と抑制領域が互いに取り囲むか覆いかぶさるように重複している。そして、興奮領域の外側の皮膚に受けた触覚刺激は、その受容野内でのニューロンの反応を減弱させる可能性がある（Bearら 2007）。また、この抑制性ネットワークは、競合するいくつかの神経反応のうち最も強力な反応の情報伝達を確実にさせている。そのため、閉眼でも触られた部位がどこであるかを特定することができ、その部位を正確に定位することができる。触刺激が感受できるだけでなく、刺激部位を正確に定位することができなけ

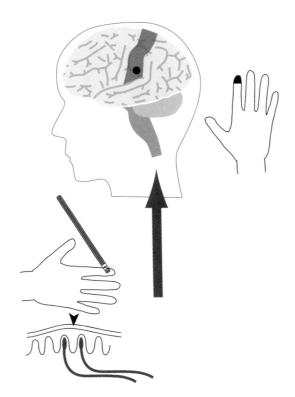

図2-6 刺激の定位
刺激を定位するためには、皮質において身体部位が再現されていることが必要である。

れば、指を使って物体を把持したり、操作したりすることは不可能である（Iwamuraら 1983a、Iwamuraら 1983b、Iwamuraら 1985、岩村 1987、岩村 1989）。

臨床で触覚を検査するときは、触れられているのがわかるかどうかということだけでなく、その部位を正しく定位できるかどうかを調べることも必要である。それを検査することで、3b野における体部位局在の状態を推測することができる（図2-6）。検査については、第3章の「(1-2) 静的触覚の局在の検査」(181ページ)、「(2-2) 動的触覚の局在の検査」(197ページ)を参照されたい。

2-3 触覚刺激の強弱はどのようにしてわかるのか？

ヒトは触られたときに、その部位だけでなく、加えられた力の強弱もわかる。これはどのような知覚情報によって判断しているのだろうか。

機械受容器のうち遅順応（slowly adapting：SA）型の受容器は、触刺激を加えるとその間中インパルスを発射し、触刺激を取り除くとインパルスの放電を止める（図2-7の左上）。つまりSA型の受容器は、触刺激に関して、それが加えられてから取り除かれるまでという刺激が持続する時間についての情報を正確に伝えている。さらに刺激を強くすると、それに応じてインパルスの放電頻度が増加する（図2-7の左下）。このようなSA型受容器からの放電頻度の違いによって、ヒトは刺激の強弱を知ることができるのである。これらの知覚が障害されると、物体を把握し続けたり、把持力の強弱をコントロールするのが困難となる。SA型の受容器は、メルケル細胞とルフィニ終末などである。

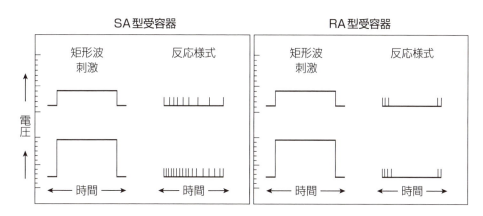

図2-7　機械受容器の応答様式
(Dellon 1981)

また、刺激の強弱から、物体の柔軟性に関する情報を得ることもできる。物体に接触したとき、指は物体から押し返され、それによって皮膚がへこんだら、硬くてしっかりしたものだと認識でき、逆に指が物体を変形させれば、柔らかいものであると認識できる。

これに対して、速順応(rapidly adapting：RA)型の受容器は、加えられた刺激にすぐに順応してしまい、たとえそれが持続的に加えられていても、インパルスの放電はすぐに消失してしまう(図2-7の右上)。さらに刺激の量を変えても、放電頻度は変化しない(図2-7の右下)。したがって、RA型の受容器は、触刺激の持続やその強さの情報を正確に伝えることはできない(Dellon 1981)。

物体に力を加えたり、力を一定に維持する場合には、SA型の受容器によって刺激の強弱を知ることで、加える力をコントロールしている。これがうまく働かないと、把握したものを落としたり、過剰な力を入れて物体を把持するようになる(第1章・19ページの「3. 触覚が鈍くなるとなぜ過剰に力を入れて把握するのか？－触覚と固有感覚の関係性－」を参照)。

2-4　順応の速い受容器はどのような情報を伝えているのか？

前述の通り、SA型の受容器が刺激の強弱あるいは物体との接触点にかかる圧力などの情報を伝えている。一方、速順応(RA)型の受容器は、加えられた刺激にすぐに順応してしまい、たとえそれが持続的に加えられていても、インパルスの放電はすぐに消失してしまう(図2-7の右上)。さらに刺激の量を強くしても、放電頻度は変化しない(図2-7の右下)。したがって、RA型の受容器は、触刺激の持続やその強度の情報を伝えることはできない(Dellon 1981)。それでは、いったいこの受容器の応答はどのような情報伝達に役立っているのであろうか。

このRA型受容器の順応という性質は、感受性の低下を意味するのではなく、動的な刺激に対する反応が大きいか小さいかということを意味している。つまり、すぐに順応することにより、手や物体が動いたときに生じた振動や動きを敏感に伝えることに役立っているのである。おそらく、RA型の受容器の興奮は、第1章で述べた貫通触に役立っている可能性がある(第1章・25ページの「4. 手は動いている面から何を感じているのか？－貫通触面を感じる手－」を参照)。

RA I 型の受容器は、皮膚上の低周波・低振幅の動きを感知する。つまり、この受容器は、物体表面を手で撫でたときの、きわめて微細な表面の特徴や低周波の振動を感受する。また、小さな突起や凹凸を感知することができるため、点字の触読の際に有効に働いている。さらに、物体を把握したときに、それが滑りやすいか、ざらざらしているかなどを感知することで、どのように力を調整すべきかを予測したり、それが滑った際にはしっかり握り直すなどの

対応が行える。そうした対応のあとは、安定して物体を握っているときには反応せず、SA型の受容器の反応により把握が維持され、把持力が調節される（Gardnerら 2013）。

RAⅡ型の受容器はパチニ小体であり、このパチニ小体のカプセル状構造は皮膚上で高周波振動を増大させ、手で道具を使用する際に重要な役割を担っている。パチニ小体によって高周波の振動が選別、増強されることによって、道具が作用している表面の状態を感知することができ、道具を介しているにもかかわらず、まるで指自体が働きかけている物体に直接触れているかのように感じることができる（Gardnerら 2013）。おそらく、これは、第1章で述べた遠隔触に重要な役割を果たしているものと考えられる（第1章・31ページの「5. 道具の操作に必要な手の知覚－遠隔触とは？－」を参照）。

2-5 微細な刺激でも刺激の加え方によっては閾値を低下させることができる －加重効果とは？－

　皮膚に触覚刺激を加える場合には、刺激強度や閾値について理解しておかなくてはならない。知覚心理学で用いられる刺激域は、**絶対閾**（absolute threshold）とも呼ばれ、感じることのできる最小の刺激強度を指す。この強度を超える刺激を**閾値上刺激**（supraliminal stimulus）といい、この閾値以下の刺激強度を**閾値下刺激**（subliminal stimulation）という。単一の刺激では活動電位が閾値に達しない場合、多数の刺激を加えることで、それらの刺激が重なり合い閾値に達する大きさとなって現れることがある。この現象は**加重**（summation）と呼ばれ、呈示される刺激の大きさや持続時間が増大すると、閾値は低下するのである。

　加重には、**空間的加重**（spatial summation）と**時間的加重**（temporal summation）がある。**空間的加重**とは、刺激が呈示される領域が広がると閾値が低下する現象である。つまり刺激を受ける面積が広がることで、わずかな刺激量であってもそれを感じることができるようになる。受容野が広い受容器であれば興奮する領域も増加して、そのために刺激検出力が高まって閾値が低下し、逆に受容野が狭い受容器であれば閾値は上昇すると考えられている。Gescheiderら（2002、2005）は、300Hzの高振動刺激を加え、加重効果について調べているが、受容野が広いパチニ小体は空間的加重効果が大きく表れ、さらに指先よりもパチニ小体の分布が多い母指球でより出現しやすいこともわかっている。

　ちなみに、加重という現象は、ただ刺激を加えれば生じるというわけではない。4種類の機械受容器の中で、高頻度刺激に応じるパチニ小体（RAⅡ型）は唯一空間的加重を示すことが明らかにされており、刺激を加えるときの接触部が大きいと活動電位の発射する閾値が低くなることが報告されている（Bolanowskiら 1988、Gescheiderら 2001、Gescheiderら 2004）。さらに、

パチニ小体が存在しない舌の背面では高頻度刺激（250Hz、3.0cm²の接触器で刺激）で空間的加重が生じないということで、パチニ小体の空間的加重効果が確認されている。空間的加重効果は身体部位によって異なり、指尖、前腕、第一足指、踵のなかでは、指尖の閾値が最も低くなることがわかっている。それに対して、マイスナー小体（RA I型）のように低頻度刺激で興奮するような受容器は、絶対閾では空間的加重が生じないことも認められている（Craig 1976）。

一方、呈示される刺激の持続時間が長くなると閾値が低下することもわかっている。この現象は**時間的加重**と呼ばれており、Gescheiderら（2002）やVerrillo（1965）によって300Hz、250Hz、500Hzなどの高頻度刺激で調べられ、パチニ小体の時間的加重効果として明らかにされている。これは、高頻度で呈示された刺激が時間的に蓄積され（持続時間が1,000msの範囲まで認められている）、そのために閾値の低下（感度の上昇）が起こると考えられている。パチニ小体以外の機械受容器では認められていない。

さらに、Verrilloら（1975）は、時間的加重は異なる頻度刺激を繰り返すことでも生じることを示している。たとえば、300Hz、25Hz、80Hzの順に、50〜500msの提示時間・間隔で刺激を加えると、最後の3番目の刺激で時間的加重の効果が表れる。つまり、この頻度刺激から考えると、最初にパチニ小体（300Hz）、次にマイスナー小体（25Hz）、そして3番目に再びパチニ小体（80Hz）となり、異なる受容器が刺激されていることになる。そして、3番目のパチニ小体への刺激呈示において時間的加重効果が出現したことになる。このように、頻度が異なる刺激を繰り返しても時間的な加重効果が生じることもわかっているが、この仕組みについての詳細は明らかにされていない。

近年、知覚機能の回復が十分でない場合、加重を行うことでその知覚機能を改善しようとする試みが行われているようである（古澤 2015）。もし治療的に空間的加重効果、時間的加重効果をねらうのであれば、パチニ小体に対応するように高い周波数の振動刺激を加えることが必要であり、さらに、256Hzの音叉で治療（加重）効果を検証していかなくてはならない（第5章を参照）。ただ、パチニ小体による時間的加重の効果は、若年者に比べて高齢者で低下することが報告されており（Gescheiderら 1994）、年齢的な限界も考慮する必要がある（95ページの「9. 加齢による知覚の変化」を参照）。しかし、加重効果を治療的に用いることができれば、知覚障害がある手に対する治療の可能性が広がることが期待される。これについては、さらなる精神物理学的研究やそれを根拠とした臨床研究が待たれるところである。

3 触覚と空間分解能

3-1 指に加えられた2カ所の刺激はどのようにして識別することができるのか？

　2点の刺激として識別できる最短距離を測定する2点識別検査は、臨床でよく行われている。2点識別閾は身体部位によって異なり、手指が最も優れ、指先では3〜5mm、体幹では35mm以上になる(Weinstein 1993)。指先で2点識別閾が優れているのには、二つの理由がある。

　まず一つは、単位面積あたりの機械受容器の分布密度が指先で高いためである。手指の掌側面には約17,000の触覚受容器があり、そのうち遅順応(SA)型は44％、速順応(RA)型は56％といわれている。指腹ではこれらの分布密度がきわめて高いため、空間分解能に優れている。前腕や背中のように指に比べて機械受容器の単位面積あたりの分布が低い場所では、2点刺激の分解能は乏しい。したがって、まず2点を識別するためには、受容器が高い密度で分布していることが必要である(Dellon 1981、Dellon 1997)(図2-8)。

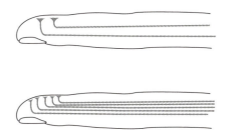

図2-8　受容器の末梢における分布密度
2点を識別するためには、下の図のように受容器と神経線維の単位が高い密度で分布していることが必要である。

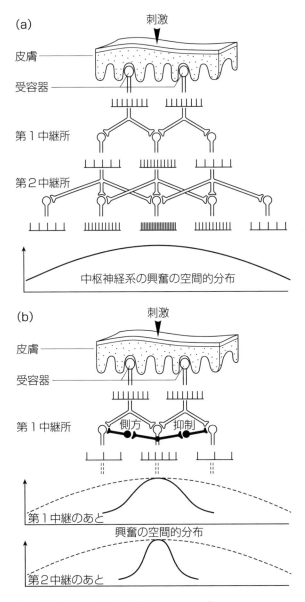

図2-9 側方抑制効果による2点識別のメカニズム
a：側方抑制がないと仮定したときには、末梢における点刺激はシナプス中継ごとに次第に拡大され、精密さを失い、より広範になって中枢神経系に再現されてしまうと考えられる。縦線は各シナプス中継レベルにおけるニューロンの活動を表す。
b：側方抑制効果（各ニューロンが抑制ニューロンを介して周辺のニューロンに及ぼす抑制効果）によって、発散による興奮の広がりは各シナプスレベルで抑えられる。その結果として、興奮の分布が示すように末梢刺激の中枢における再現の鮮鋭化が起こる。
(Zimmermann 1986)

二つめは、**神経回路の側方抑制**（lateral inhibition）（または**周辺抑制**）の処理機構が働いて空間分解能が高められているためである。この側方抑制効果が働かないと、末梢における刺激は、シナプス中継レベルごとに次第に精密さを失い、拡散してしまうと予想される（図2-9a）。しかし実際には、図2-9bに示すように、求心路のはじめのシナプス中継所では、興奮した各ニューロンは介在ニューロンを介して知覚の細胞に抑制効果を及ぼす。最大の求心入力を受けた細胞（図における中央の細胞）が、その周辺の細胞に最も強い抑制をかける。これによって、興奮の中心から離れた周辺の興奮が抑えられる。その結果として、末梢刺激の情報は鮮鋭度を増すことになり、中枢における体部位局在の鮮鋭化が起こる（Zimmermann 1986）。

末梢神経損傷で2点識別を測定する意味は、残存している、あるいは回復した受容器が指腹に分布している密度を調べるためであり、中枢性の疾患では、皮質に至るまでの抑制機構の働き具合を調べていることになる。指で2点識別閾が良好であるということは、触れた範囲に対する優れた分析能力を備えているということになる。

3-2 ひとの皮膚はどのくらい正確に空間をとらえることができるのか？ —「空間分解能」の種類と閾値—

機械的刺激が加えられた際の空間分解能を調べる指標として、前述した2点識別閾のほか、刺激点の定位の誤差、移動距離閾と呼ばれているものなどがある。空間分解能を調べるといっても、どの指標を用いるかで値は異なる。そのため、空間分解能に関する研究論文などを読むときは、どのような方法を用いて空間分解能を調べているのかを理解したうえで参照しなければならず、異なる方法を用いて導き出された結果を単純に比較することはできない。

3-2-1 2点識別閾（two-point (discrimination) threshold）

臨床では2点識別検査として実施されているものである。Moberg（1958、1962）がこの値を手の機能や触覚識別と関連づけて報告して以来、臨床的に触覚の異常を調べるための検査法として用いられ、現在では広く普及している。なお、2点識別検査の歴史的な背景や検査の実施方法については第3章で解説している。

Weinstein（1968）は各身体部位の2点識別閾の値について報告しているが、その値は触覚の受容野の大きさ、末梢に存在する受容器の数によって異なるため、受容野の小さい受容器が多

数存在する手指、足指、鼻、口唇などの身体の末端で閾値が低く、体幹部では閾値が高くなっている。また、上肢の2点識別閾において感受性が最も高いのは指で、続いて手掌、肩、上腕の順であると報告している。

3-2-2 刺激点の定位の誤差（刺激点の局在 (localization of a point stimulus)）

　空間分解能を調べる他の方法として、刺激点の定位の誤差を調べるやり方がある。この方法は2点識別閾の検査と同様に二つの触刺激を加えるが、2点識別閾では2点刺激を同時に加えるのに対し、これは継時的に2点刺激を与える。たとえばカリパス（calipers；コンパス型の計測器）などの一端で皮膚に触れることで第一刺激を加え、さらに時間を隔ててもう一端を第二刺激として呈示する。

　したがって、刺激の呈示時間差が短い場合にはマスキング（masking）^{注)}による影響を受け、逆に長い場合には、最初の刺激による興奮が収まったあとで次の刺激を受けるので、知覚した場所の記憶の影響を受けるといわれている。Weinstein（1968）は、2点識別閾よりも定位の誤差閾の値のほうが1.5～5倍も低い（感度がよい）ことを報告している。

3-2-3 移動距離閾 (shifts threshold)

　Loomisら（1978）は、空間上で刺激点がどの程度動けば、それが異なる位置に動いたことがわかるかという移動距離（shift of a point stimulus）を調べた。**図2-10**は、その結果にWeinstein（1968）が同じ部位（指、前額部、腹部、背部）で調べた2点識別と刺激点の局在の値を重ねたものである。これら3種類の空間分解能を比較すると、どの部位においても移動距離閾が最も小さい値を示し（感受性が高い）、その中でも指が最も感度がよいことがわかる。

注）触刺激の場合であれば、刺激が同時あるいは経時的に提示されることによって、テスト刺激の触感覚がまったく喪失したり、あるいは主観的強度が低下する現象のことを指す。なお、神経科学領域では、神経細胞の活動がそれまで記録されなかったものが、ある刺激によって表出するようになったことを「アンマスキング」と表現する。アンマスキングの背景には、ある刺激が加わる以前に作用していた抑制の脱抑制があると考えられており、精神物理学でいうマスキングが解除されたものという意味ではないので、注意が必要である。これについては、後出の「7. 脳の可塑性―皮質における知覚の可塑性的変化と再構築―」（81ページ）で説明している。

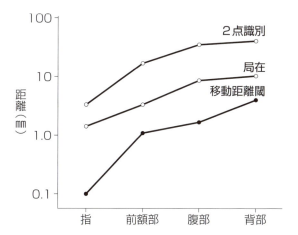

図2-10 皮膚の空間分解能
移動距離閾にWeinstein（1968）による2点識別と局在の結果を重ねたもの。3種類の空間分解能のうち移動距離閾の値が最も小さく、その中でも指の感度が最もよい。
（Loomisら 1978）

3-2-4 スリットの間隔や格子柄の方向弁別

　空間分解能を調べるには、スリットの有無やその間隔を検出させたり、格子柄の方向を区別させるなどの方法もある。指先で凹凸のあるアルファベットなどの文字を弁別するのも空間分解能に含まれるが、Johnsonら（1981）は、刺激の強さや時間など、空間以外の要素によって分解能の閾値に影響を受けにくいのがアルファベットなどの文字の弁別であるため、空間分解能の測定に適していると述べている。しかし、スリットや格子柄、文字弁別などを臨床の検査として用いるためには、統制された刺激課題の作成とその基準の決定、さらに手の機能との関連づけを調べなくてはならず、その有用性を確立するには十分な研究が必要になると予想される。
　前項で述べた移動距離閾が、2点識別や局在に比べて、身体のどの部位でもその値が小さいにもかかわらず、臨床では空間分解能を調べる検査として2点識別が普及している。それは、古くからWeberによって2点識別が用いられ、そしてMobergによって臨床の検査として確立されたことが大きな要因であると思われる。また、末梢神経損傷後の検査として、2点識別は指腹において回復してきた受容器と神経単位の分布密度を表しているというDellonら（1983）の研究成果（68～71ページを参照）や、検査結果の比較のしやすさなども影響していると考えられる。一方、被検者は、検査を受けているときの刺激の方向や強度、接点の形状などを手がかりにして応答している可能性がある、という考え方もある。これらへの対策としては、少なくとも現在推奨されている検査器具を用い、規定された方法で実施することが必要であり、検

査者としての熟練も求められる(第3章・167ページの「4-1-1 触覚の検査」を参照)。

3-3 粗さはどのようにして識別できるのか?

　ひとの手は、粗さの異なる紙やすりや生地を識別することができる。粗さを識別するときには、どのような神経機構が働いているのであろうか。

　物体の表面材質の粗滑度情報は、マイスナー小体(RA型)からのインパルスの放電頻度に変換されて中枢へ伝達されている。前述した通り、マイスナー小体は5〜40Hzの振動に反応し、30Hzの振動に最も高い感受性をもつが、順応が早くすぐに感受性を失うために、絶えず指を動かして刺激を得る必要がある。したがって、材質を識別する際にみられる、指が物体表面を撫でるような一定速度の側方方向の指走査は、マイスナー小体の感受性を高めるように働いていることが示唆される(当間 2000)。また、このときのマイスナー小体の感受性に応じた指の運動を可能にするためには、材質の粗滑度に応じて指と物体表面との摩擦力を調整する必要があるが、メルケル細胞(SA型)からの情報が、指走査における一定の摩擦力を自動的に維持するように働いていると考えられる(当間 2000)。

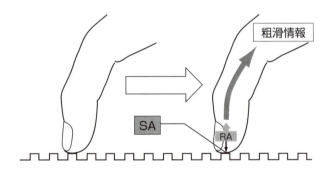

図2-11　材質の識別
凹凸のある表面上を指が動くことにより速順応(RA)型の受容器が興奮し、粗滑情報が伝えられる。この際、遅順応(SA)型の受容器は、指と表面の接触力を調節する。

つまり、粗滑の識別を行うには、指で表面をこすってRA型の受容器の興奮を起こすことが必要であり、さらに、適切な興奮を起こすためにSA型の受容器により指を押しつける力を調整する必要がある（**図2-11**）。指が物体に接触すると多数の皮膚感覚受容器が同時に刺激されるが、ひとは随意的に指をそれぞれの受容器特性に応じるように動かすことによって、特定の受容器の感受性を選択的に上げ、識別力を高めているのである（当間ら 1994）。

　物体の性質を知るための適刺激をつくり出しているのは、自らの手の動きである。したがって、特定の受容器の興奮を起こすための能動的な動きが必要であるということを理解しておくことは、知覚再学習を行ううえで重要である。

9 末梢神経回復後の触覚検査と触覚受容器の関係
―触覚検査の結果は皮下の受容器の回復をどのように反映しているのか？―

　臨床で行われている触覚検査の結果は、皮下にある受容器の回復状態をどのように表しているのであろうか。Dellonら（1983）は、その疑問を解くための興味深い研究を行っている。

　その研究では、正中神経断裂の患者3名に神経修復術を行い、知覚再教育を実施したあと、その指腹において詳細な触覚検査が行われた。実施したのは、表2-3に示す通り、動的触覚、静的触覚、256Hz・30Hzの音叉とセメスワインスタインモノフィラメント（SWモノフィラメント）による応答、120Hzの刺激による振動閾値[注]、動的2点識別（Moving two-point discrimination：M2pd）、静的2点識別（Static two-point discrimination：S2pd）の各検査である。そして、患者の許可を得たうえで、これらの検査を実施した中指の指腹から組織（5mm^2）を採取し、そこに存在する再支配を受けた受容器の数と実施した検査結果の関係を調べ、報告している。

　以下、Dellonら（1983）が報告した3症例を通して、触覚検査の結果は皮下の受容器の状態をどのように反映しているのかを読み取ってみたい。

［症例A］
＊検者の指による静的触覚刺激が感じられず、検査結果では、静的触覚の閾値を表すといわれているSWモノフィラメントの閾値もかなり上昇している。さらに、S2pdについては30mmでも識別できない状態である。これらのことから、再生神経線維は静的触覚の受容器に到達していないであろうということが予測できる。

注）音叉では厳密に閾値を測定することが困難なため、振動覚計を用いて振動刺激に対する閾値を測定した。このとき用いた振動覚計の振動刺激は120Hzであるため、これはパチニ小体の興奮を調べていることになる。

表2-3 知覚検査の結果と指腹における組織検査結果との関連

症例	知覚検査の結果									組織学的所見		
	動的触覚	静的触覚	256Hz音叉	30Hz音叉	SWモノフィラメント	120Hz振動閾値	M2pd	S2pd	マイスナー小体	パチニ小体	メルケル細胞
A：正中神経移植術後11カ月	+	−	+	+	5.46番(2.83番)	0.82μ(0.09μ)	10mm(2mm)	>30mm(3mm)	4個	1個	0個
B：正中神経修復術後27カ月	+	+強	+	+	5.46番(3.84番)	0.36μ(0.16μ)	4mm(2mm)	>30mm(3mm)	多数	1個	1個
C：正中神経修復術後11カ月	+	+強	+	+	6.45番(3.22番)	0.36μ(0.12μ)	4mm(2mm)	>30mm(4mm)	10個	1個	1個

+および−は、刺激に対する応答のあり・なしを示す。
動的触覚ならびに静的触覚は、検者の指腹により動的触覚刺激・静的触覚刺激を加えた際の応答。
括弧内は反対側の同じ部位での検査値。
再生受容器の数は、生検によって5mm^{2}内で確認されたもの。
Dellonの許可を得て、Dellonら（1983）に基づき筆者がまとめた。

▶ 検査が行われた部位の組織学的な状況はこれらの予測と一致しており、静的触覚の受容器といわれているメルケル細胞はまったく見つかっていない。

＊動的触覚については、検者の指による動的触覚刺激が感じられ、動的触覚の閾値を表すといわれている250Hzと30Hzの音叉による振動も感知できていることから、再生神経はパチニ小体とマイスナー小体に到達し、それらの受容器は回復した状態にあることが予想できる。しかし、これらの受容器の分布密度を示すM2pdが10mmであることから、受容器の数は十分には回復していないことが予測される。

▶ 組織学的所見をみてみると、再神経支配を受けたマイスナー小体とパチニ小体は確認されるものの、その数はまだ十分ではなく、検査結果の予測通りである。

[症例B、症例C]

＊両症例とも、検者の指による強い静的触覚刺激であればなんとか感じられるが、SWモノフィラメントによる静的触覚の閾値がかなり上昇していることから、再生神経線維は静的触覚の受容器に到達していないと予想される。さらに、静的触覚受容器の分布密度を表すS2pdも識別できない状態であることから、静的触覚の受容器であるメルケル細胞の回復

▶ 検査部位の組織学的所見では、ともに1個のメルケル細胞が見つかっているのみであり、検査結果の静的触覚の状況を反映している。

＊両症例とも、検者による動的触覚刺激が感知でき、256 Hzと30 Hzの音叉による振動も感じることができている。また、両症例とも、静的触覚に比べ動的触覚のほうが回復は進んでいると判断できる。SWモノフィラメントによる静的触覚の閾値の結果だけをみると、どちらの触覚も同じような回復状況のように読み取れるが、神経支配を受けた受容器の密度を示すM2pdの値をみると、症例B、症例Cともに4mmであり、動的触覚受容器の順調な分布状態の回復が予測できる。

＊120 Hzの振動計による閾値の測定結果はパチニ小体の回復状態を反映しているが、その値を反対側の値（表中の括弧内の数字）と比較すると、まだ十分に回復していないことが読み取れる。したがって、動的触覚でも、マイスナー小体の回復が先行し、それに比べるとパチニ小体の回復はやや遅れていることが予想される。

　　　▶ 組織学的な所見で確認されたパチニ小体の数はいずれの症例も1個であり、マイスナー小体に比べるとパチニ小体は回復がやや遅れているのがわかるが、これは検査結果から予想される通りである。

以上のように、Dellonら（1983）の報告は、これまでDellonが述べてきた知覚回復のパターン（**図2-12**）と、検査結果の神経生理学的解釈（**表2-4**）（Dellonら 1972、Dellonら 1974、Dellon 1978、Dellon 1980）を裏づけている。さらにDellonらは、この知覚検査と組織採取を行うまでの期間、被検者に一連の知覚再学習を実施したことを強調している。そして、この論文の中で、これらの知覚検査による回復予測と組織学的な神経の回復状態が一致した背景として、知覚再学習が重要な役割を担っていると説明している。つまり、回復した感覚神経がその

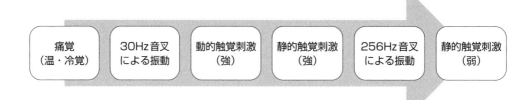

図2-12　Dellonによる末梢神経損傷後の知覚の回復パターン
末梢神経損傷後の知覚の回復は、まず痛覚（温・冷覚）が回復し、次いで30 Hzの音叉による振動、検者の指などによる強い動的触覚刺激、そして強い静的触覚刺激が感じられるようになり、その後、256 Hzの音叉による振動、さらに指などによる弱い静的触覚刺激が感じられるようになる。
(Dellon 1981)

表2-4 Dellonによる知覚検査の神経生理学的解釈

受容器の特性	末梢受容器	触覚	知覚検査	神経生理学的解釈
遅順応性	メルケル細胞	静的触覚	検者の指腹による静的触覚刺激	刺激の感受
			SWモノフィラメント	閾値
			静的2点識別	受容器の分布密度
速順応性	マイスナー小体	動的触覚	検者の指腹による動的触覚刺激	刺激の感受
			30Hz音叉	閾値
			動的2点識別	受容器の分布密度
速順応性	パチニ小体	動的触覚	検者の指腹による動的触覚刺激	刺激の感受
			256Hz音叉 振動計(120Hz)	閾値
			動的2点識別	受容器の分布密度

機能を最大限に発揮するためには、知覚再学習が適切に行われることが重要なのである。

5 運動錯覚によって明らかにされた運動感覚の情報処理

　ひとが四肢を動かすと、それに関与する関節や筋、皮膚からの求心性感覚情報が脳に入力されるが、その中でも筋紡錘からの情報が関節運動の知覚に最も重要であるといわれている。それは、振動刺激を皮膚上から腱に加えると、関与する関節は動かしていないにもかかわらず、あたかもその部位が動いたかのように感じる運動錯覚が生じるからである。

5-1　手は動いていないのに、動いているように感じてしまうのはなぜか？

　筋骨格系からの感覚情報には、関節の位置や動きの方向、筋の伸張や運動に対する抵抗などの感覚があり、それらはひとが自身の身体運動を制御したり、新しい動作を獲得するために使われている。運動を制御したり、新しい運動を学習する際には、運動に関する筋骨格系からのフィードバック情報が重要な役割を果たすことは周知の通りである。

　ひとが関節運動を行うと、筋の筋紡錘、腱のゴルジ器官、関節受容器からの感覚情報が脳に入力されるが、関節運動に伴って皮膚が伸長されることによる感覚情報も重要である。これらのうち、特に関節の運動で重要な働きをするのが筋紡錘である。

　Goodwinら（1972a、1972b）は、上腕二頭筋と上腕三頭筋へ選択的な振動刺激を加えると肘関節の運動錯覚（kinesthetic illusion）が生じることを明らかにし、筋の固有感覚が運動感覚に重要な役割を果たしていることを報告した。その後、Naitoら（1999、2001、2002a、2002b）は、上腕二頭筋や手関節伸筋の腱の筋紡錘に振動刺激を加えると、関節が動いていないにもかかわらず、あたかも関節が動いたかのような運動錯覚を引き起こすことができること、80Hzがその運動錯覚の適刺激であることを明らかにした。筋紡錘はその筋が伸ばされたときに活動する

協同医書出版社の好評書

感覚統合とその実践
第3版

Anita C. Bundy + Shelly J. Lane ●編著
土田玲子 ●監訳
川端佐代子 + 土屋左弥子 + 西方浩一 + 松島佳苗 ●共訳

● B5判・672頁　定価13,200円（本体12,000円＋税10%）
ISBN 978-4-7639-2153-6

感覚統合に関する学術的かつ臨床的な情報を集大成した唯一の書！

- 子どもの発達を考えていくうえで、ICF（国際生活機能分類）の活動と参加の考え方はますます重要となってきています。そうした流れを受けて、本書は、日常生活における感覚統合により重点を置くとともに、感覚統合療法についてアートとサイエンスの両面から学べるよう、感覚統合理論の成り立ちから、理論に直結した神経学的な基礎、臨床研究や基礎研究、評価、検査結果の解釈、介入の原則まで、詳しく解説しています。

- 膨大な知見が体系的に整理されるなか、各章の冒頭に学習のねらいがまとめられ、エビデンスに関するコラムや実践におけるヒント、具体的な事例紹介が随所に散りばめられており、読者がいっそう興味をもって読み進めていけるよう工夫されています。

- 子どもの発達に関心を寄せるすべての人に、感覚統合に関するバイブルとして手元に置いてもらいたい一冊です。

【目次】

第1部◆理論構成　感覚統合―A. Jean Ayresの理論再訪―／日々の生活における感覚統合／理論の構成―歴史的検討―

第2部◆感覚統合の問題の神経科学的基盤　感覚系の構造と機能／行為機能と行為機能の問題／感覚調整機能とその問題／感覚識別機能とその問題

第3部◆評価方法　SIPTを用いた感覚統合機能の評価／評価過程における臨床観察の活用／SIPTを用いない感覚統合の問題の評価／評価データの解釈と説明

第4部◆介入　セラピーにおけるアート／治療的介入のサイエンス―理論から直接的な介入をつくり上げる―／感覚統合理論の本質を抽出する―複雑な理論を理解可能にする―

第5部◆理論の補完と拡張およびその応用　感覚統合研究の進歩―臨床に基づいた研究―／感覚統合研究の進歩―基礎科学研究―／感覚統合理論を用いたコーチング／介入のための補完的プログラム／様々な対象に対する感覚統合の適用

第6部◆事例　感覚統合理論を用いた介入の計画と実践／介入の計画と実践―自閉症の子どもの事例―／違ったレンズで介入を見る／感覚統合の介入には効果があるか？　本書の最後を飾る複雑な問い

協同医書出版社
〒113-0033 東京都文京区本郷3-21-10
kyodo-isho.co.jp
Tel 03-3818-2361　Fax 03-3818-2368

最新情報はこちらから

 facebook   Instagram ホームページ

協同医書出版社の好評書

療育に携わる人のためのガイドブック

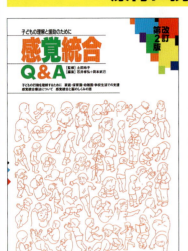

子どもの理解と援助のために
感覚統合Q&A
改訂第2版

電子書籍あり

監修 ● 土田玲子
編集 ● 石井孝弘・岡本武己

● B5判・250頁　定価3,300円（本体3,000円＋税10%）　ISBN978-4-7639-2135-2

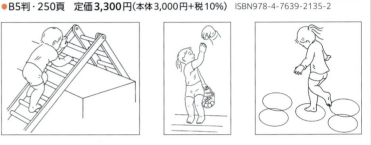

● 豊富なイラストとともに保護者の質問にセラピストが具体的に答える

現場でのニーズの高まりを見据え、第2部「家庭・保育園・幼稚園・学校生活での支援」を新設。第1部「子どもの行動を理解するために」、第3部「感覚統合療法について」では質問を大幅に増補し、子どもの抱える発達上の問題を日頃の行動の中から読み取り、子どもが必要としている援助を考えていく際の知識を幅広く解説。第4部「感覚統合と脳のしくみの話」では感覚統合理論の基礎になる脳の働きをふまえ、感覚統合の発達が子どもの学習や自尊心の育成にどのように関係するかまでを説明。発達障害の臨床に携わる人々、保育・教育関係者にとって、いっそう理解しやすい内容になっている。

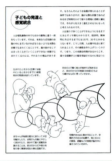
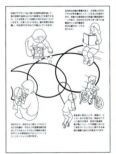

感覚統合をわかりやすく解説

子どもの発達と感覚統合

A. J. Ayres ● 著　　佐藤 剛 ● 監訳

● A5判・290頁　定価4,180円（本体3,800円＋税10%）　ISBN978-4-7639-2003-4

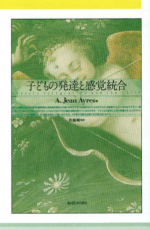

● 感覚統合療法の提唱者Ayresによる入門書

「障害の性格が明らかになればなるほど、それに対する援助が可能になる」という信念のもと、感覚統合が子どもの発達にとっていかに重要かを、保護者や専門外の人々に向けてわかりやすく解説した。
特に巻末の質疑応答では、子どもをよりよく理解するうえでの具体的な指針が得られるよう工夫されている。

協同医書出版社
〒113-0033 東京都文京区本郷3-21-10
Tel 03-3818-2361／Fax 03-3818-2368
kyodo-isho.co.jp

最新情報はこちらから

ため、80Hzの振動刺激によりこの筋紡錘が興奮を起こすと、その筋があたかも伸ばされているかのような運動情報が脳へ運ばれ、関節運動が起こっていないにもかかわらず、関節が動いたと感じるのである。

　Naito（2004）は、筋紡錘に振動刺激を加えることで生じる運動錯覚を用いて、運動感覚情報の脳内処理を詳細に調べている。それによると、刺激されている側とは反対側の一次運動野（4a野）、一次体性感覚野（1野）、さらに運動前野、帯状皮質運動野、補足運動野が賦活することがわかっている。また、運動錯覚が起きにくい周波数では、皮膚感覚のみが刺激されるので、反対側の一次体性感覚野および二次体性感覚野（頭頂後頭領域）のみが賦活され、運動関連領域は一切賦活しないという。

　運動錯覚は、実際に関節を動かさなくても運動の感覚を皮質に送ることができるため、骨折などで関節を動かすことができない状況であっても、腱やその求心路が温存されていれば、この運動錯覚を用いることで、運動の感覚を皮質に送り、その運動の局在を維持することができる。また、幻肢や痛みの治療への可能性も拡大すると考えられる（内藤 2007）。

5-2　錯覚経験に強弱をつけることはできるのか？

　運動錯覚経験を強くしたり弱くしたりすることが可能であることも報告されている。たとえば、適刺激の80Hz以外の周波数で刺激すると錯覚経験は弱くなり、10Hz以下や200Hz以上では運動錯覚は惹起されない（内藤 2004）。また、手関節背側に手関節の屈曲時に伴うような皮膚の伸張刺激を加えると、手関節が屈曲するという錯覚経験を増強することができる。一方、実際には動いていない四肢の視覚情報も運動錯覚を減弱するという（Haguraら 2007）。そのため、錯覚経験を減弱させないようにするには、錯覚を引き起こしている間は目を閉じることが必要である。

5-3　両手の運動錯覚とは？

　閉眼の被験者に両手のひらをあわせてリラックスさせ、その右手関節伸展筋の腱に80Hzの振動刺激を行うと、右手関節に屈曲錯覚が生じ、それにあわせるように左手関節も曲がる（この場合には左手関節は伸展する）ような両手の運動錯覚を経験するという（Naitoら 2002a）。さら

に、その振動刺激を停止すると、手関節が反対の伸展方向に戻るかのようなaftereffect（後作用）が生じることもわかっている（Kitoら 2006）。このとき、被験者はaftereffectを知覚しているが、脳には筋紡錘からの感覚情報は届いていない。それでも知覚が生じるのである。このaftereffectは、被験者がどの程度強い錯覚を経験していたかに依存し、その割合は先行する運動錯覚の約70〜80％になるという。

　一次運動野には、脊髄の運動ニューロンを介して屈筋に収縮命令を送り、これを興奮させる細胞が存在する。このような細胞群のうち何％かの細胞は、伸筋が延ばされた場合の求心性感覚情報を受け取る。もしこのような細胞が運動錯覚に関与しているとすると、振動刺激により動員される手関節伸筋の筋紡錘からの感覚情報が一次運動野の屈筋細胞に入力されることにより、屈筋細胞の興奮性が上昇する。内藤（2007）は、これが屈曲運動錯覚を経験する場合の神経機序であろうと述べている。さらに、筋紡錘からの感覚線維の発火は、腱が振動刺激を比較的長時間受け続ける場合およびその後しばらくの間、減少する。この効果によって、振動刺激後に手関節伸筋からの求心性感覚線維の発火が随意的発火レベル以下までに減少すると、結果として運動野の屈筋細胞への入力も減少し、この興奮性も低下することになる。この低下により、見かけ上、運動野の伸筋細胞の興奮性が上昇したことになり、これが運動感覚のaftereffectに関係すると考えることができると説明している。

5-4　物体に接触している手に運動錯覚が生じると何が起きるか？

　ひとは道具をあたかも身体の一部であるかのように操作する。我々が道具を手にするとき、それをみていなくても、その位置や動きは手の位置や動きと一致している。すなわち脳は、視覚に頼らずに手の位置や動きを通して道具の位置や動きを知ることができ、これにより物体が手と一体化しているかのような制御が可能になる。この一体化に関係する脳活動は、道具や物体を操作するときの運動制御においても、また、このときの手と物体の間に生じる運動知覚（文献では「手−物体運動錯覚（hand-object illusion）」とされている）においても、大切な役割を果たすことが容易に予想できる（内藤 2007）。

　たとえば、閉眼被験者が机上にあるボールに手を接触させている状態で、手関節伸筋の腱を振動刺激されると、手関節が屈曲するような運動錯覚を経験するが、それにあわせて、ボールが手と一緒に動いているような錯覚を感じる。これは、手関節からの動的な運動感覚情報と手がボールに接触しているという皮膚情報を脳が統合した結果生じる錯覚であるという（Naitoら 2006）。

5-5 両手で物体を持ったときに運動錯覚が生じると、物体の認識はどのように変化するのか？

　Naitoら(2008)によると、閉眼の状態で右利き被験者が体の前で長い物体(長さ21cm、重量16gのボール紙の円柱)の両端を左右の手掌で挟んで軽く持っている最中に、右手関節の伸筋腱を80Hzの振動により30秒間刺激すると、被験者は右手関節の屈曲運動錯覚に伴って、右側から物体の長さが縮むような錯覚を経験するという。同様に手関節屈筋腱が刺激されると、物体の長さが伸びるような錯覚が起きる。もちろん、実際には、持っている物体の長さは変化していない。このときの脳活動を測定した結果、この両手で物体を把持したときの運動知覚(文献では「両手-物体運動錯覚(bimanual shrinking-object illusion)」とされている)に関連して、左下頭頂葉の活動が必要であることが推測されている。Naitoら(2008)は、手の動的な運動感覚情報と両手で物体を保持するという情報とを統合し、物体との関係を通して両手間の距離を計算しているように見えると述べていて、両手による物体運動制御に関与する上頭頂葉がその運動知覚にも関与することを示唆している。

　また、内藤(2007)は、一次運動野の活動は、単に筋紡錘からの感覚情報処理にのみ関与しているのではなく、その処理の結果生じる運動感覚そのものにも関与していると述べている。これまで体性感覚情報は主として体性感覚野で処理されると考えられていたが、運動感覚については運動領野で処理が行われているのである。そして、一次運動野は最終的な運動の出力に関与するだけでなく、運動の知覚についても重要な役割を果たしているということがわかってきたのである(Naito 2004、内藤 2004)。

　さらに内藤(2004)は、体性感覚情報処理は脳の右半球優位で行われる可能性が高いということも実証している。今後は、体性感覚に関する研究などを行う際には、被験者の対象側について言及し、脳卒中片麻痺で異なる麻痺側の比較などを行う場合には、優位半球についての考察を踏まえることが求められるであろう。

6 物体の把握と知覚による制御

6-1 把握した物体の形態はどのように識別しているのか？

　物体を把握しようとするとき、まず視覚によって対象物の大きさを判断し、それにあわせて指を広げ、手の中に取り込む。しかし、対象物を落とさずに、効率よく把握するためには、把握した対象物の形態や特徴を手によって識別することが必要である。

　一次体性感覚野の2野には、触れたもののある特徴に特異的に反応するニューロンが存在する（Iwamuraら 1978）。これを特徴抽出ニューロンと呼ぶ。たとえば、手掌に対し細長いエッジが横向きに接触すると応答するが、縦方向では応答しないニューロンが存在する。さらに、球と四角いものの区別に応答するニューロン、大きさに関わるニューロン、つまみと握りの違いを区別するニューロンなど、様々なものが見つかっている（図2-13）。これらのニューロンは、ひとが触対象を識別したり、道具を操作しているときの手指の運動をガイドするのに重要な働きをしているとされる。つまり、能動的に手を動かすことにより、前述したSA型やRA型による末梢受容器の刺激応答のメカニズムが働き、それに中枢での特徴抽出ニューロンが複雑に組み合わされて、把握動作に重要な触対象の識別や手指の運動が導かれている（Iwamuraら 1981、Iwamuraら 1985）。

　末梢の機械受容器のSAⅠ型とSAⅡ型の重要な機能的特徴は、皮膚の変形や皮膚にかかる圧力を検知できることである。このため、SAⅠ型は、物体の縁や角、点、曲率を検知し、そこから物体の形や大きさ、表面のテクスチャー、柔軟性といった情報を得ることができる。

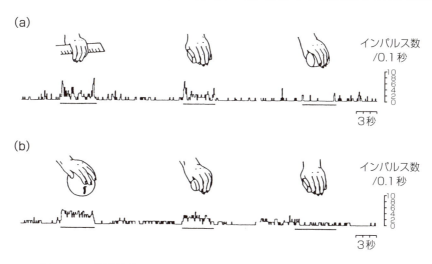

図2-13 特徴抽出ニューロン
a:四角いまたはエッジのある物体をサルが握ったときに応答するニューロン。
b:丸い(エッジのない)物体を握ったときに応答するニューロン。
(Iwamuraら 1978)

6-2 物体を把握するときの手のフォームはどのように決められるのか？

　手の中にものを把握するとき、対象物に応じた特定の手のフォームがつくれることが大切である。手は物体を把握する際、そのものと用途によって手の形を変えている。また、手をある形に維持して、その形態的特徴をうまく利用して対象物に手をあて、動作を行っている(鎌倉ら 1978、鎌倉ら 1979、Kamakuraら 1980)。こうした手のフォームはどのようにして決められるのであろうか。

　Iwamuraら(1985)は、一次体性感覚野のニューロンの中に、握り方の認識に関わるニューロンを発見している(図2-14、図2-15)。中心後回の後半部分にある1野と2野では、個別の指ではなく、手指の特定の面を刺激すると興奮を起こすニューロンがあるが、何本かの指に対応する部分の組み合わせ、たとえば指先だけの組み合わせ、指背面だけの組み合わせといったように、機能的な面に意味のある複合的な情報を受けているニューロンが多く存在する。これらのニューロンでは、細かい手の場所に関する局在性の情報は減弱するが、代わりに広い部分に接触した対象物の性質を検出することができるようになっている。こうした受容野が示す面は、何らかの機能、すなわち対象物の保持、対象物のもつ特徴の分析などに関係しているので、岩村はこれらを**機能面**(functional surface)と呼んだ(Iwamuraら 1985、岩村 1985、岩村

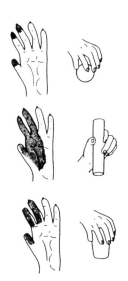

図2-14 機能面の例
受容野の例とそれらに適合する把持物体を示す。
(Iwamuraら 1985)

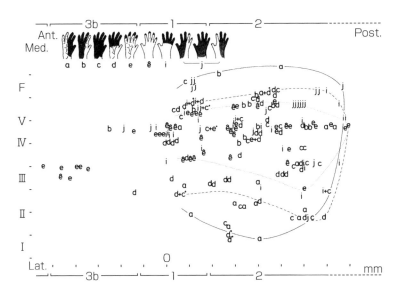

図2-15 サル体性感覚野手指領域における大きい受容野（機能面）の再現地図
a〜jはニューロンの大きい受容野の典型例である。2次元的に展開した中心後回の上におけるこれら機能面の分布を示している。いろいろなタイプが混在していることに注意。Ⅰ〜Ⅴは3野における指の再現部位を示す。Fは前腕の再現部位。
(Iwamuraら 1985)

1987、岩村 1989)。

　ひとがものに触れたりものを持ったりするとき、多くの場合、対象物の形や大きさ、材質などにより、握り方、持ち方が決まっている。言い換えれば、対象物によって最も適切な手の形が決まり、対象物に接触する皮膚の部分が決まってくるのである。

　またIwamuraら(1978)は、対象物に接触している皮膚からの情報はきわめて重要で、この情報が次の手の形を決める運動を誘発し、コントロールしていると考えられるとも述べている。手のフォームが決まらない原因には、筋力低下や関節可動域制限などに加え、知覚障害に起因している場合があることも知っておく必要がある(第1章・12ページの「2. 対象物への手の不適合が生じるのはなぜか？―知覚と手のフォームの関係―」を参照)。

6-3　容器の中から物体を取り出すにはどのような知覚情報が必要か？

　容器の中に手を入れて、中の物体を取り出そうとするとき、手は容器の中の物体と容器の両方に接触するため、物体と容器の区別ができなくてはならない(**図2-16**)。手が何かに触れているということがわかっても、さらに触れているものが何であるかがわからないとこれらの区別ができず、物体を取り出すことができなくなる。また、手を容器に入れるためには、手の背側が容器に触れるため、指掌側による物体の知覚情報のみならず、指背側による容器からの知覚情報も必要になる。ちなみに、手の背側部の知覚が障害されると、容器やポケットの中に手を入れることや手袋をはめることが困難になる。

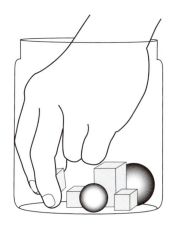

図2-16　複数の物体の識別
容器の中にある物体を取り出すためには、物体と容器が識別できなくてはならない。

このように、より複雑な手の動作を行うためには、触覚による対象物の部分的な認識だけでなく、それがどのような状況に置かれているのかという全体的な認識が必要である（岩村 2001）。知覚障害のある手に対して動作学習を行うためには、個別に物体を識別させるだけでなく、さらにより複雑な状況下で識別動作が行えることも必要である。

7 脳の可塑性
―皮質における知覚の可塑性的変化と再構築―

7-1 動物における機能再現部位の再編成とは？

　指や末梢神経を切断して末梢からの感覚入力を遮断すると、それが投射されていた一次体性感覚野における体部位再現地図は消失し、その後、隣接する皮質領域が拡大することがわかっている（Kaasら 1983、Merzenichら 1983a、Wallら 1986、Wallら 2002）。

　たとえば、実験的にヨザルの指や正中神経を手関節部で切断すると、一次体性感覚野にある3b野の正中神経支配領域の指や手掌が投影されている領域の活動が失われる。その後、他の指や隣接する手の背側の皮質再現領域が拡大してくる。このような短時間で起こる変化は、すでに存在していた神経支配のうち、側方抑制機構によって互いに抑制し合い、マスキングされていたものが、抑制がはずれて顕在化（アンマスキング）したことの結果であると考えられている。このような皮質の変化は急激に、おそらく数分以内に生じることがわかっている（Merzenichら 1982、Merzenichら 1983a、Merzenichら 1983b、Silvaら 1996）。Lundborg（2000）はそれらを図に示している（図2-17のaとb）。そして、その後の変化は神経の回復状態によって異なる。もし指の切断や末梢神経が切断されたままであれば、再神経支配は行われず、皮質の再現地図の拡大による再構築が続き、もともと正中神経から入力を受けていた皮質領域は、隣接の皮質領域の拡大によって占領されたままになる（図2-17のcとf）。しかし、挫滅損傷のような場合には、再生軸索は元のシュワン細胞のチューブの中を通って回復するため、元の皮膚領域に到達する。その結果、再現地図はほぼ元の状態に再構築される（図2-17のd）（Wall 1983、Wallら 1986）。神経が切断されたあと、縫合された場合には、再生神経は過誤神経支配を起こしながら回復するため（第3章の局在の検査を参照）、その皮膚領域は必ずしも元の軸索によって支配されることはなく、他の部分を支配していた軸索によって再支配されることになる。その結果、正中神経支配領域が投射していた再現地図は、元のような個々

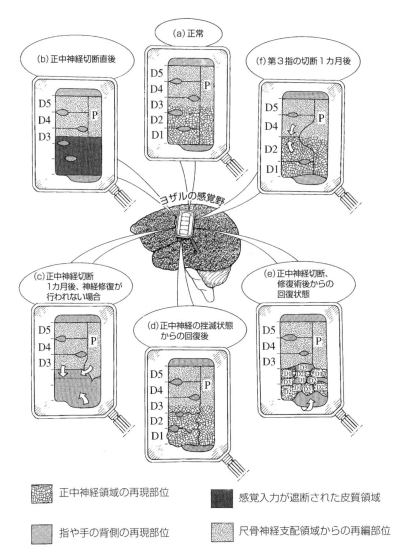

図2-17　指損傷や神経切断後の感覚遮断と軸索再生による体部位再現地図（3b野）の変化
Pは手掌、D1〜D5は第1指〜第5指を表す。
(Lundborg 2000より、筆者訳)

の指の明確な再現が失われ、不連続に分散した島状の複数の皮質区分として再現される（図2-17のe）（Wallら　1986）。

7-2 「手は自らの脳を形成する」とは？

　ひとを対象とした感覚野に関する研究は、切断、末梢神経損傷、神経移植術後、脳卒中片麻痺の患者をはじめ、さらには楽器演奏家、点字触読を行う視覚障害者における皮質の体部位再現地図や興奮性の変化について行われてきた。手の回復状況や使用状況に応じた活動によって、皮質は機能的に再構築される。また、最近の研究により、体性感覚野が単なる体部位再現の場ではなく、多様な情報処理の場であることが示されている（岩村 2014）。

　Lundborg（2000）は、機能的な観点から、手は脳を形成すると述べている。ひとが手を使用することで、脳は可塑的な変化を起こし、常にダイナミックに変化しているのである。一般的に可塑性は「形作られる性質（特性）」として定義づけられているが、脳の可塑性は、周囲の要求に対して機能を変化させる皮質のシナプスの能力を意味している。脳の可塑性による短期的な変化によって、「アンマスキング」あるいはすでに存在するシナプスが増強されると、脳の機能はすぐに作り替えられる（Wall 1977）。

7-3 知覚刺激による皮質の共活性化とは？

　末梢で知覚刺激が繰り返されると、その刺激部位が投射された皮質再現領域は拡大することが明らかにされている（Merzenichら 1984、Jenkinsら 1990）。また、ひとの指尖で異なる末梢の受容野を同時に2〜3時間刺激すると、皮質における指尖部の知覚再現領域が拡大され、2点識別の向上がもたらされることも報告されている。さらに何日間か刺激が繰り返されると、その効果が持続することも明らかにされている（Dinseら 2003）。このように、持続的な刺激によりシナプスの伝達効率が増強（あるいは減少）し、さらに長期間繰り返されることで、長期増強（long term potentiation：LTP）（あるいは長期抑制（long term depression：LTD））[注]が生じることが様々な研究で明らかにされている。

　触覚入力の減少は、その部位が投影されている皮質の再現領域の縮小をもたらすこともわかっている。たとえば、Coqら（1999）は、前足をキャスト固定されたラットでは、その部位

注）神経を一定頻度で刺激すると、シナプスの構造的・機能的な変化が起こり、シナプス伝達効率が変わる。長期増強（LTP）とは、シナプスを高頻度で刺激するとその伝達効率が上昇し、刺激終了後もそれが長期間持続する現象を指す。その反対に、長期抑制（LTD）とは、シナプスを低頻度で刺激するとその伝達効率が下降し、刺激終了後もそれが長期間持続する現象をいう。この形態的変化は、学習や記憶に寄与すると考えられている。

の皮質再現が約50％まで縮小したことを報告している。

　また、皮質における手の再現領域は、生体の過用（overuse）によっても変化が生じ、歪められることもある。そのような例として、演奏家が経験するオーバーユース症候群、機能的なジストニアなどが挙げられる（Elbertら 1995）。このような場合、皮質の手の体部位再現地図は変更され、無秩序なパターンとして再現されてしまうという（Bylら 1996、Bylら 1997）。これは、繰り返される単調な触覚刺激や手の長時間の使用に基づくものであると考えられている。

7-4　触覚刺激の共活性化は皮質にどのような変化をもたらすのか？

　末梢から繰り返し触覚（機械的）刺激が入力されると、その刺激部位に該当する皮質の再現領域は拡大あるいは分離することが明らかにされている（Merzenichら 1984、Jenkinsら 1990、Godde 1996、Godde 2000、Godde 2003）。前述したように、ひとの指尖の異なる末梢受容野を同時に2～3時間刺激すると、皮質における指尖部の知覚再現領域が拡大され、さらに2点識別の向上がもたらされる。そして、刺激が何日間か繰り返されると、その効果が持続することも明らかにされている。さらに、右利き健常者では識別知覚や知覚運動を要するスキルが向上することも報告されており（Laddaら 2014）、それを知覚障害のある脳卒中や脳損傷の患者に適用し、識別知覚や知覚運動課題、運動遂行を改善する試みが報告されている（Wuら 2006、Sullivanら 2007、Confortoら 2007、Smithら 2009、Kattenstrothら 2012）。このように、末梢から系統立った触覚刺激を入力することは**共活性化**（coactivation：CA）と呼ばれ、皮質の可塑的変化を誘導することを目的として行われている。

　共活性化（CA）を行う際には、同時刺激として加えるのか、非同時刺激とするのかで、皮質への影響は異なることがわかっている。Wangら（1995）は、訓練されたサルの第2～4指に対して閾値下（59ページを参照）で刺激を加え、それらの指の3b野の皮質再現地図を調べた。その結果、刺激が同時に加えられた指の体部位再現では統合が生じており、一方、非同時刺激が加えられた指では、その再現地図が分離していることを報告している。また、Goddeら（1996）は、ラットで触覚刺激による実験を行い、その後、右利き健常者の右示指に対して閾値上（59ページを参照）の刺激強度で、CAを同時刺激にて行い、皮質の可塑性について調べている（Goddeら 2000、Goddeら 2003）。その結果、2時間のCAが行われた指では、空間識別（2点識別）が14％改善するような変化がもたらされ、この変化は4～8時間で可逆的となったことを明らかにしている。これらの実験から、刺激実施後30分では識別閾値（2点識別閾値）の変化を起こすには十分でないが、それを3日間にわたり行った場合では、安定した改善が示されることがわかった。このような変化はCAを実施した指に限定されており、同じ手の他指や反

対手の同じ指には変化はみられなかった。このことから、CAによって、ひとの空間識別が向上すること、そして、空間識別の可塑的過程は、注意あるいは強化によらず誘導することが可能であることがわかってきた。また、Goddeらは、この実験において被験者は仕事を継続しながらCA刺激を受けることができたため、それ以外の特別な訓練や注意、強化などの必要がない状態で空間識別を改善するのに十分であったことを述べ、皮質再現地図の拡大と2点識別閾値の向上は並行していたことを報告している。

さらに、Braunら（2000）は、5名の右利き被験者に対して、一日に1時間、4週間にわたり、左の母指と小指に閾値付近（near-threshold）の持続的な同時触覚刺激を加えた。その結果、他動的に触覚刺激を行うことで、一次体性感覚野（SⅠ）におけるそれらの指の再現領域は、刺激前に比べて互いに近づいたと報告している。協同研究者のSchweizerら（2001）は、同じ実験の被験者について左手の誤局在（mislocalization；触られた指を他の指と間違えて認識する）を調べた結果を報告しているが、同時に刺激した母指と小指を互いに間違える数は増加し、隣接する指と間違える（母指を示指、小指を環指と認識する）割合は減少していた。また、この変化は、同時刺激を実施していない右手、あるいは未実施の対照群では一切生じていなかった。母指と小指のように最も離れた指同士では、本来は互いを間違える件数は低いはずであり、同時刺激を受けたあとにそれらの誤局在の数が増加したのは同時刺激が原因であると予想されるが、Schweizerらはこの現象について、おそらく知覚の同時刺激による体性感覚野の再構築を意味しているのであろうと述べている。

Pilzら（2004）は、13名の右利き健常者を対象に、同時、非同時の触覚の閾値上刺激による共活性化（CA）の効果について、fMRIを用いて調べている。刺激は、右手の示指、中指、環指に対し、毎日3時間、1週間にわたって加えられた。その結果、対側のSⅠとSⅡの強い賦活が明らかになったが、同時刺激が加えられた指、たとえば中指と環指の再現領域はオーバーラップしており、また、非同時に刺激された示指の再現領域は、中指と環指の再現領域から明らかに分離していることが示された。これにより、非同時刺激と同時刺激によるCAは、それが行われた指の皮質再現の再構築を誘導することがわかった。そして、同時にCAが行われた指の体部位再現は互いに近づく方向に移動しており、それらの指では刺激指の誤局在も同時に生じていることがわかった。それに比べ、非同時にCAが行われた指の体部位再現は離れた方向に移動し、それらの指の誤認識はほとんどなかった。つまり、非同時に加えられた触覚刺激は、その指が本来再現されている皮質の部位のみを賦活するので、容易に刺激された指を認識することができる。一方、2本の指が同時に刺激された場合には、その再現部分と関連するシナプスの連結を強化するのである。Pilzらは、同時CAが行われた2本の指の1本は、両方の指が再現されている部位で賦活されたため、刺激部位を容易に定位することができなくなり、同時CAが行われた指の間で誤局在の頻度が増加すると述べている。

このような同時刺激が繰り返されることで指の誤認識が生じる例として、視覚障害者の複数指による点字触読の例を挙げることができるが（Sterrら 1998a、Sterrら 1998b、Sterrら 2003）、これについては後述する（92ページの「8-2 点字の触読指には定位の誤認識がある？」

を参照)。

　Kalischら(2007)は、右手を利き手とする人の右母指から小指までのすべての指について、同時、非同時に、複数指に対するCA(多重指共活性化(multifinger CA))を3時間行った。その結果、同時、非同時に行われたCAで触覚閾値に変化はみられなかったものの、同時に行われたCAでは2点識別が向上するとともに、局在の誤認識が変化して、隣接指よりも遠位指に出現する頻度が高まったと報告している。一方、非同時に加えられたCAにおいては明らかな変化が認められなかったと報告している。また、Kalischら(2008)は、高齢者16名(74.4±5.6歳)に対して3時間の同時CAを利き手のすべての指の指尖に実施し、年齢差のない6名のコントロール群と比較した。その結果、CAの前後で触覚閾値に変化はなかったものの、2点識別の値はCA後に低下(向上)し、それは少なくとも96時間後まで維持されたと述べている。また、刺激されたと感じた指を判定させて誤認識を調べる検査(第3章・226ページの「4-2 指の誤局在(mislocalization)の検査」を参照)では、隣の指への誤局在はCA直後で改善されたものの、第3隣接指への誤局在(例：示指を小指と間違える)の割合はCA直後と24時間後に明らかに増加していたことを報告している。

　CAの実施に際しては、刺激を加えている間、対象者に特別に注意を向けてもらったり、反応を求めたりする必要がないため、同時、非同時のCAを適切に用いることで、誤局在が存在する高齢者や知覚障害者に対して指の局在を改善する手段として期待されている(Kalischら2008)。また、知覚再学習の手段としても用いられている(第5章・340ページの「2)触覚刺激による皮質の共活性化」を参照)。

7-5　足指を指に移行したとき知覚はどのように変化するのか？

　母指は、手の機能の中でも特に重要な役割を担っている。手の外科領域では、母指を外傷などで損失した際、その手の機能の喪失を補うために、足指を母指に移植する手術(toe to thumb transfer；母指への足指移植術)が行われることがある。このような手術が行われた場合、手に移植された足指は新たな母指として知覚を獲得できるのか、大変興味深いところである。

　Vergara-Amador(2015)は、12症例に関して、8名は第2足指を母指に、残りの4名は他の指に移植した結果について報告しているが、6～34カ月のフォローアップ後の移植指の2点識別(two-point discrimination：2pd)は6～10mm(平均8mm)であった。さらにGellisら(1977)は、足指を母指に移植したとき、その指の2pdの値は3.5mmであったと報告している。一般的に、足指の2pdの値は10mm以上であることを踏まえると、この移植指の値、とりわけGellisらの結果は、通常の母指に近い、かなり良好な知覚が獲得されたことがわかる。移植された足指が

有していた触覚受容器の数は、移植後も変わらないはずである。この値は、移植された足指からの知覚入力によって、もともと存在していた母指の皮質再現をかなりの割合で再獲得した結果であることが予想される。一方、Hadoushら（2013）は、利き手に移植された足指の触覚閾値をセメスワインスタインモノフィラメント（SWモノフィラメント）で調べているが、移植前と移植後7週、24週、42週の時点で、閾値は4.31番を示し、変化しなかったことを報告している。

　Chenら（2006）は、9～59歳の6名の母指切断者に対して、足指を移植した。そして、移植後3～8年後にfMRIを用いて皮質の変化を調べた。知覚刺激は、母指に移植された足指をタッピングすることで行われた。その結果、賦活領域はもともと存在した手の領域に位置づけられており、移植された足指が体部位再現地図の手の領域に再現されていたことを明らかにした。

　また、Chenら（2006）は、再支配された皮膚領域の体部位再現は、少なくとも2段階にわたる連続的なプロセスを経て回復すると述べている。まず、第一段階として、これは母指の断裂損傷による直接的な結果として生じるものであるが、脱神経された皮膚表面に該当する皮質領域の再現が失われ、隣接皮膚領域の再現部位の拡大が生じる。そして第二段階として、今度は移植された足指の神経再生の結果として生じるものであるが、いったんは脱神経に伴い再現が失われた領域に新しい皮質再現が起こるとしている。この第一段階から第二段階への移行（変化）は、損傷から回復後の知覚入力に関する再生状況に依存していると述べている。また、末梢の触刺激に対する知覚過敏反応がこの両方の段階で認められると述べている。まず、脱神経後の段階では、脱神経された皮膚領域に隣接する皮膚において知覚過敏が発生する。さらに再神経支配後には、その隣接領域に加え、再支配された皮膚領域からも起こるようになる（Chenら 2006）。

7-6　求心路を遮断すると何が起こるのか？

　ひとを対象とした脳の感覚野に関する研究は、様々な疾患や障害、動作などの体部位再現地図や興奮性の変化について、活発に行われてきた。最近では、前腕部の皮膚を局所的に麻酔し、一時的に求心路を遮断することで手の触知覚が向上することが報告され、それを知覚再学習に用いる研究が盛んに行われている。それをリードしているのが、Lundborgらのグループによる研究である（第5章・330ページの「3-3知覚再学習プログラム」を参照）。

7-6-1　局所的な求心路遮断による触覚機能の向上

末梢からの感覚入力が局所的に遮断（求心路遮断（deafferentation））されると、皮質での抑制機能が弱まり、その結果、感覚遮断された部位に隣接する皮質の知覚機能が高まることが報告されている（**図2-18**）（Werhahnら 2002）。たとえば、薬剤を塗布することで前腕部からの求心路を遮断すると、手の2点識別値や触覚閾値の改善を招くことが、健常者や正中・尺骨神経損傷、糖尿病性末梢神経障害、振動病、末梢神経修復後などの患者を対象に行われた研究によって明らかにされている（Björkmanら 2004a、Björkmanら 2004b、Rosénら 2006、Lundborgら 2007、Björkmanら 2008、Björkmanら 2009、Hassan-Zadeh 2009、Saleemら 2015）（第5章・342ページの「3）選択的な求心路遮断による識別機能の向上」を参照）。

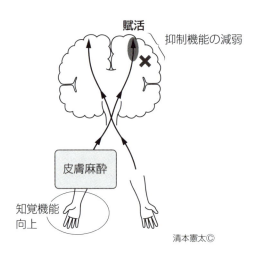

図2-18　皮膚麻酔による求心路遮断
薬剤を前腕部に塗布することで前腕部からの求心路を遮断すると、感覚遮断された皮質領域で前腕の体部位再現が失われ（×印）、その隣接する再現領域（手）の知覚機能が向上する。

7-6-2　片側腕の感覚遮断

ひとの片側の腕を阻血により感覚遮断したときに、対側肢の知覚や運動能力に劇的な変化をもたらすことも知られている。ひとの前腕周辺に駆血帯を巻き、それにより前腕を約40分間駆血すると完全な感覚遮断が起こるが、このような感覚遮断の影響は非常に早く皮質に変化をもたらし、反対側手の2点識別能力や触覚のような知覚機能だけでなく、握力の増加をもたらすことも見出されている（**図2-19**）。さらに、同様のことが、腋窩神経の麻痺、脳卒中後の片麻痺によっても起こることがわかっている（Björkmanら 2004b、Björkmanら 2005）。通常、両

側の半球間には抑制的な神経経路が存在しているが、これらの抑制シナプスが感覚遮断によって減弱され、その結果、対側での機能の増強を招くと考えられている（Werhahnら 2002、Vollerら 2006）。

また、感覚遮断による運動機能への影響についても研究されている。慢性期片麻痺患者の上部腕神経叢をブロックして、肩、上腕の感覚を遮断すると、ピンチ力などの手の運動機能の向上が認められたことも報告されている（Muellbacher 2002）。

ただ、阻血による求心路遮断は疼痛を生じ、弊害を招くため、近年では、前述したように、前腕部に薬剤を塗布することで前腕部の求心路を遮断し、それを知覚再学習に用いる方法が行われている（第5章・342ページの「3）選択的な求心路遮断による識別機能の向上」を参照）。

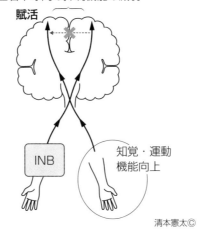

図2-19 阻血性圧迫による求心路遮断
右前腕（図の左側）に阻血性圧迫（ischemic nerve block：INB）を加えると、その遠位部の知覚機能が低下し、一時的な麻酔効果が生じる。すると、右手に対応する左大脳皮質感覚野では、手の再現領域への感覚入力が遮断される。左右大脳半球間は抑制的な神経経路が存在するが、それらが減弱するため、左大脳半球への感覚情報が減少すると右大脳半球が優位に働き、その結果、左手（非圧迫側）の知覚・運動機能が向上する。

8 視覚障害と点字触読

8-1 点字触読者の触覚識別能力が鋭敏なのはなぜか？

　点字（Braille）は、マスと呼ばれる3行×2列の枠を構成単位とし、これら六つの点（ドット）の組み合わせにより、63通りの文字を表現することができる（二進法としてみれば26＝64通りであるが、盛り上がった点が一つもない状態は文字として読み取ることができないために63通りとなる）。『点字表記辞典 第6版』（視覚障害者支援総合センター／2014）によると、単一のマスは五十音（清音）、アルファベット、数字、記号・符号、撥音（ン）、促音（ッ）、長音（ー）などを表している。ガやパなどの濁音・半濁音、キャやビャ、ピャなどの拗音・拗濁音・拗半濁音や、シェやドゥなどの特殊音は4列（二マス）で表示される。

　指で点字を触って読むという点字触読は、指の運動のコントロール、盛り上がったドットの知覚、パターン認知、語彙や意味の処理が求められる複雑な認知過程である（Sadato 2005）。熟練した点字触読者は示指を使って1分間に600文字を読むことができるが、これは声に出して読む速さにほぼ匹敵する（Bearら 2007）。視覚障害者にとって、点字触読や触探索は外界の環境を認知する非常に重要なものであるが、それによって晴眼者には及びもつかない能力を獲得することが知られている。

　点字触読は、指の触知覚の際立った能力として、多くの研究者が関心をもち研究対象としてきた（Heinrichsら 1969、Loomis 1981、Millar 1984a、Millar 1984b、Millar 1985、Millar 1987、Sterrら 1998a、Sterrら 1998b、Sadatoら 1998、Sadatoら 2002、Sadatoら 2004、Amediら 2001、Kauffman 2002）。しかし、視覚障害者の触覚の鋭敏さについては二つの仮説があり、常に競い合って議論されてきた。その一つは触覚経験の仮説、つまり、視覚障害者は長期にわたり点字触読などを行い、触覚に頼ることで触覚の鋭敏さを増大させているというもので

ある。もう一つは視覚剝奪仮説であり、視覚が失われた結果、触覚の鋭敏さを高めるという立場である。

前者の立場をとるのはHeinrichsら（1969）で、一般の健常者の指の2点識別の値が3～5mmであったのに対し、点字触読に長けた視覚障害者の指の2点識別値は1.5mmと、非常に小さい値を示したことを報告している。これを支持するのは、点字触読を行うことによって皮質の再現地図が拡大されているであろうとする考え方であり、また、指の皮質再現地図の拡大は一次体性感覚野に到達した知覚入力の量とタイプに依存することが証明されてきたことにも由来する。さらにBhattacharjeeら（2010）は、89名の晴眼者と57名の視覚障害者について調べ、両者において触知覚の感受性は変わらないが、先天盲の点字触読者は明らかに知覚処理のスピードが増していることを明らかにした。

一方、後者の立場を支持するのはGoldreichら（2003）で、47名の晴眼者（20.6～71.6歳）と43名の視覚障害者（19.7～71.0歳）に対して、晴眼者は右示指、視覚障害者は点字触読で使用する側の示指を用いて、格子柄を識別[注]させることで触覚の鋭敏さを調べた。その結果、視覚障害者は晴眼者に比べて明らかに鋭敏さに優れており、その平均的な成績は、同じ性別の23歳若い晴眼者と同レベルの鋭敏さであった。また、視覚障害者の鋭敏さは、幼児の頃の視覚の程度や光の知覚レベル、さらに点字触読の経験などで比較した結果、いずれの要因にも依存しないことがわかった。これにより、視覚障害者の触覚が鋭敏なのは、長年にわたる点字学習の成果ではなく、異なった感覚様式に関連した（クロスモーダル（crossmodal）な）可塑性に基づくものであると述べている。

Wongら（2011）は、28名の重度視覚障害者と55名の晴眼者の両手の示指、中指、環指、口唇について、接触力を一定にコンピューター制御した状態で格子柄の識別課題を行うことで、触覚による空間分解能を調べた。熟練した点字触読者は触読に示指を好んで使用し、その指の空間識別の能力は被験者の1週間の触読時間と関連していたと報告している。そして、点字触読経験を誘因とした触覚への依存が明確となり、体性感覚、あるいはクロスモーダルな皮質可塑性による経験依存型の神経機構の作用が支持されたと述べている。

Sadatoら（1998）は、ひとの脳のPETを使った研究で、早期視覚障害者の両側の一次視覚野（V1）ならびに二次視覚野（V2）が体性感覚刺激（点字あるいは非点字識別タスク）により賦活されることを示したが、単純な触刺激では視覚野は賦活されなかったと報告している。しかし、これはすべての視覚障害者についていえることではない。先天盲のV1の触覚識別課題における影響について調べると、この領域の機能には年齢的な移行があることが示されている。視覚野が再構築される年齢については、まだ十分に明らかにされていないが、Sadatoら（2002）はfMRIを用いて、15名の視覚障害者と8名の晴眼者の触覚課題時の局所的な脳血流の変化を

注) 2点識別よりも格子柄の識別のほうが空間知覚を反映しているという報告（Johnsonら 1981）があるため、格子柄の識別を行った（63ページの「3-2 ひとの皮膚はどのくらい正確に空間をとらえることができるのか？―「空間分解能」の種類と閾値―」を参照）。

測定した。その結果、視覚障害者では、16歳以前に視覚を失った者ではV1が賦活されていたが、16歳以後に視覚を失った者では、それは抑制されていたことを報告している。つまり、V1の可塑性に関しては年齢依存性があり、発達段階のどの時点で視覚を失うかによって、体性感覚情報処理へのV1の関与の度合いが異なるのである。これは、16歳以降に視覚が失われた者では、その可塑性がすでに失われている可能性があることを示唆している。そして、早期視覚障害者の視覚野が触刺激により賦活されるのは、視覚障害後、長期にわたる点字の学習によって視覚野が触刺激に応答する能力を獲得したからであると解釈した。さらに、Sadatoら（2004）は、点字触読を長期間行ってきた早期視覚障害者と晴眼者を対象に、触覚課題を行っているときの視覚野の活動をPETにより調べた。その結果、視覚障害者では、触覚課題を行っている間、V1、V2の賦活が認められ、識別を必要としない単純な刺激課題では、視覚障害者と晴眼者のいずれにおいても視覚野の賦活は認められなかったと報告している。このことから、早期視覚障害者の視覚野では、非視覚的な点字触読などの触覚を使った学習を長期間行ったことによる脳の再構築の可能性が示唆されたと述べている。

　岩村（2006）は、16歳以前に失明した場合、V1は網膜からの視覚情報が絶たれるため、視覚連合野から逆向きに降りてくるトップダウンの情報によって形の識別などの情報処理を行うようになるが、16歳以降の失明者では、V1の可塑性がすでに失われているのでこれらは起こらないと解釈している。

　視覚や触覚の情報は目や皮膚を通してもたらされるが、生理学的には別々の経路によって脳に達している。大脳皮質レベルでは、それぞれ一次視覚野（V1）、一次体性感覚野（ＳＩ）として、独立して視覚と触覚の情報処理を行っている。V1の障害は視覚障害をもたらすが、触覚障害は生じない。同様に、体性感覚野の障害は触覚識別の障害をもたらすが、視覚は障害されない。それゆえ、これら二つの経路は、皮質処理の最初の段階では独立している。しかし、岩村（2006）は、これらの感覚野は従来考えられていたように独立した排他的な構造ではなく、状況によって相互に機能の補完を行う能力があることを示唆している。

　現在、知覚再学習では、触覚以外の感覚モダリティ（視覚や聴覚など）によって体性感覚野を賦活する方法が用いられている。今後、本来の入力以外の感覚情報がどのような経路で他の感覚野に到達するのかが十分に解明されれば、知覚再学習で用いられている方法について、より明確な根拠を得ることができるであろう。

8-2　点字の触読指には定位の誤認識がある？

　点字触読の際の指の使い方には、いくつかの方法がある。一般的には、右手（あるいは左手）の示指を使用して点字に触って読み、他方の示指を読んでいる点字の行の頭に置き、行の確認

に使用している。また、示指、中指、環指の3本の指を同時に使って読む方法もある。意外にも、示指、中指、環指の3本の指を使用して点字を読む触読者（以下、3指触読者）では、触覚局在の誤りがあることが観察されている（Sterrら 1998a、Sterrら 1998b）。Sterrら（2003）は、のちにこの状態を**触覚誤局在**（tactile mislocalization；**誤局在**）と呼んだが、3指触読者と通常の示指を用いた点字触読者（以下、1指触読者）、点字触読経験のない晴眼者の指の体性感覚の皮質再現地図についてMRIを用いて調べた。その結果、3指触読者では3本の指の再現地図が拡大していたが、混乱が生じていたことも明らかになった。3指触読者は、セメスワインスタインモノフィラメント（SWモノフィラメント）による触覚閾値は晴眼者と差がなかったにもかかわらず、触られた指の認識に強い誤局在の傾向があった。晴眼者には再現地図の問題も触覚誤局在も観察されなかった。

　Sterrら（2003）は、このような知覚現象の特徴をさらに理解するため、10名の流暢な点字触読者と10名の点字未経験の晴眼者（コントロール群）を対象に、触覚閾値と触覚刺激の定位について調べた。10名の点字触読者のうち7名は子どものときに、残り3名は成人で点字触読を学習していた。いずれも触読指は右手示指であったが、そのうちの8名はガイドとして同時に中指を使用していた。その結果、点字触読者群と晴眼者群では、SWモノフィラメントによる触覚閾値に明らかな差はみられなかった。両群において、左手の触覚閾値は右手のそれより低く、両母指は他の指より感受性が低い（鈍い）ことがわかった。また、10名の点字触読者のうち3名は触刺激に対して正しい定位を行った。しかし残りの7名は右手に誤局在を生じていたものの、左手の刺激を右に定位したり、その逆を示す者はいなかった。刺激が閾値の強さで行われた際には最も定位の不正解が生じ、刺激が強いとき（閾値より2段階強いフィラメントの刺激）では正しい応答が得られた。誤局在の頻度は、触読指（示指、中指）で少なかったが、触刺激を誤って感じていた指は示指と中指であったという。つまり、点字触読者において、示指（補助的に中指）を使用している場合にはこれらの指での誤局在は少ないが、同時に不正確に位置づけられた刺激は触読指へ誤って位置づけられていたということがわかっている。

8-3　点字触読にはどの程度の触覚機能が必要なのだろうか？―糖尿病による中途視覚障害者における指の触知覚と点字触読―

　わが国の中途視覚障害の原因疾患の第1位は緑内障であるが、それに次いで多いのが糖尿病性網膜症である（中江ら 2006）。糖尿病による視覚障害者は、さらに糖尿病性末梢神経障害を合併していることが少なくない。Heinrichsら（1969）は、糖尿病による視覚障害者の手指を調べ、触覚、振動覚の閾値や2点識別値の上昇による手の操作能力の障害を指摘している。

中田（1994）は、糖尿病性網膜症による中途視覚障害者（以下、糖尿病視覚障害者）63名の手の知覚機能を調べたところ、その85.7％に何らかの知覚障害を認めたことを報告している（第5章・321ページの「2-2-5 糖尿病性末梢神経障害による手の知覚障害の特徴」を参照）。知覚障害の概要は左右対称性で、遠位、尺側ほど重度であった。最も障害されていた知覚の種類は痛覚で、次いで温覚、冷覚、触覚の順であり、256Hzや30Hzの音叉による振動（動的触覚）の障害は最も軽度であった。指腹の中で、静的2点識別、動的2点識別の異常値が最も少ないのは左右とも示指で、最も多いのが小指であると報告している。糖尿病視覚障害者にとって、手の触覚の低下は、日常生活や社会的な活動を遂行するうえでの重要な代行手段やスキルが奪われることになり（Sadato 2005）、点字の学習、インシュリンの自己注射、服薬などの動作に困難を訴えることも報告されている（中田ら 1990）。

　点字が触読できるためには触覚の役割が重要であるのは自明なことであるが、いったいどの程度の触覚機能があれば点字触読は可能なのであろうか。点字触読能力と触読に使用する指尖の触覚閾値、静的2点識別、動的2点識別の関係を調べた研究（Nakadaら 1989）では、点字が触読可能あるいは点字として識別可能群と識別できなかった群の静的および動的2点識別の値には有意な差が認められている。さらに、SWモノフィラメントによる静的触覚の閾値と点字触読能力との間に明らかな関係は認められなかったことが報告されている。そして、点字を識別するためには、少なくとも指尖の動的2点識別の値が3mm以下、静的2点識別の値が4mm以下であることが必要であると報告されている（Nakadaら 1989）。

　また、糖尿病視覚障害者では、たとえ点字触読が可能であっても、しばらく点字を読んでいるとそれが感じにくくなり読めなくなってしまう、という訴えがある。これについて、点字触読前後の指腹の知覚について調べた研究では、糖尿病視覚障害者群では開始から6分後に触覚、振動覚の閾値の上昇を認め、その後、時間を追うごとにさらなる上昇が認められ、12分後にはそれらの閾値が優位に上昇（感受性が鈍化）しているのが報告されている。一方、糖尿病以外の原因による視覚障害者群では、触読前後で触覚閾値の変化は認められていない。さらに、点字触読時、指腹に加えている接触力を調べてみると、触読開始時は両群に有意な差はなかったが、触読後、糖尿病視覚障害者群では明らかに接触力の増大が認められた。最も増大した者では、触読前に比べ4倍の接触力を示していた（中田 2003）。

　点字触読を続けると触読が困難になる原因は十分には明らかにされていないが、Mackel（1989）は、糖尿病患者では繰り返し機械的刺激を加えると、SAⅠ型の神経線維が易疲労性を示したことを報告している。点字の触読はまさに指尖部に対する機械的刺激の繰り返しであるが、糖尿病視覚障害者は継続的に点字触読を行うことで、SAⅠ型の受容器と神経線維の単位が疲労し、それにより接触力の調整が行えなくなることが推測される。そして、触覚の感受性を上げようと接触力を高めることで、機械受容器に対する疲労がさらに増大し、その悪循環が生じることで、次第に点字が読みにくくなることが予想される。このような糖尿病視覚障害者では、点字触読を継続するのは4分程度が限界で、それ以上続ける場合には休憩をとることが提案されている（中田 2003）。

9 加齢による知覚の変化

　加齢による知覚の変化に関する研究は古くから行われてきたが、具体的に知覚はどのように変化するのであろうか。知覚検査を実施する際には、知覚機能の加齢による影響を理解し、そのうえで結果を解釈することが求められる。しかし、使用された器具や検査方法が異なれば当然結果も異なる。ここでは、高齢者を対象に知覚機能を調べた研究、あるいは知覚検査を実施し若年者と比較した報告について紹介する。現在行われている臨床の検査に直接反映できるものばかりではないが、加齢による変化の傾向をつかむことは可能であると考え、現行の検査方法を踏襲していない研究についても述べている。さらに、男女差について報告しているものについては、それも加えている。

9-1　振動刺激に対する感受性は加齢により変化するのか？

　振動刺激に対する閾値は神経学的な診断に用いるため、身体各部で測定が行われてきた（Gregg 1951）。また、様々な年齢を対象として調べられ、加齢により閾値が変化することがわかっている。大河内（1972）は、10〜60歳代の被験者48名の身体各部に、接触圧力200g、直径12mmの円形状の接触盤で250Hzの振動刺激を加えたところ、10〜30歳代ではほとんど年齢による差を認めなかったが、40歳代以降では閾値の上昇を認めたと報告している。この研究は250Hzの振動刺激に対する応答について調べていることから、パチニ小体の閾値変化をみているため、動的触覚の受容器の閾値は加齢により上昇する傾向にあることが推測される。また、Verrillo（1979）は、平均年齢が10〜65歳の4群の被験者について、手掌での振動閾値を調べている。その結果、年齢が高くなるにしたがって250Hz周辺の感受性が低下するこ

と、マイスナー小体が関与するような振動刺激の検出は年齢に関係なく一定値を示すことを明らかにしている。Potvinら（1980）は、20〜80歳の右利き男性61名に対して一連の神経学的検査を行ったところ、振動の感受性は年齢による変化が認められたと報告している。一方、Kenshalo（1986）は、若年者群（19〜31歳）と比較して高齢者群（55〜84歳）の手では、256 Hzのみならず40 Hzの振動刺激に対しても、ともに感受性が低下していることを報告している。

その後も振動閾値の加齢による影響を調べた研究が行われているが、周波数が25 Hzの振動刺激では加齢による変化は認められていないものの、250 Hzの振動刺激、あるいはパチニ小体については、若年者群に比べ、高齢者群で感受性の低下が認められている（Verrillo 1979、Verrillo 1980、Verrillo 1982、Verrilloら 2002、Gescheiderら 1994）。

これらの結果から、機械受容器の感受性は加齢により低下するが、特にパチニ小体は年齢を経るごとに、その構造の変化や数の減少が明らかにされ、それにより刺激に対する空間的加重効率が低下することなどが、先行研究の共通した所見として示されている。

また、受容器の密度について、Boltonら（1966）は、ひとの小指（50指）および足の第1指（41指）から直径3 mmの生検試料を採取し、そこから得られたマイスナー小体の密度と年齢層との関係を調べた。その結果、加齢によりマイスナー小体の平均密度は減少することが明らかになった。たとえば、11〜30歳では12〜58個/mm^2、51〜70歳では4〜26個/mm^2、71〜84歳では3〜14個/mm^{2}と、年齢が上がるにつれてマイスナー小体の数が減少するというのである。また、受容器の下部を覆っている鞘が膨張し、型崩れすることも報告している。さらに、パチニ小体についても、加齢によりその数の減少だけでなく、構造上の変化が起こることも報告されている（Couna 1962）。

このように、知覚の変化として感覚受容器自体の変化が見いだされているが、篠原（2008）は、それ以外にもコラーゲン線維やエラスティン線維の減少による皮膚弾性の低下、皮膚温の低下、神経伝導速度の低下、神経線維数の減少（たとえば糖尿病による有髄線維の退化）など、受容器周辺の変化が複合して知覚の変化に関与しているのではないかと予想している。

これらのことから、高齢者に対して知覚検査を実施するにあたっては、動的触覚について十分に調べておくことが必要である。その際には、256 Hzと30 Hzの音叉を用いて、それらの振動の感受性と動的2点識別による分布密度（動的2点識別）の検査を実施することが推奨される（検査法については、第3章・192ページの「2)動的触覚の検査」を参照のこと）。

9-2 触覚閾値は加齢により変化するのか？

Desrosiersら（1996）は、60〜94歳の健常者360名に対して、セメスワインスタインモノフィラメント（SWモノフィラメント）を使用して触覚閾値を調べた。その際、知覚障害の可能性が

ある糖尿病などの疾患を有する被検者は除外され、健康な高齢者のみが選別された。その結果、年齢の上昇に伴い、触覚の感受性は低下（鈍化）していた。その対象者の多くが感受していたフィラメント番号は2.83番（緑）〜3.84番（紫）であった。また、男性に比べて女性の触覚閾値は明らかに低く、より良好な感受性を示した。同様に、Thornburyら（1981）は、SWモノフィラメントを用いて、19〜88歳の健常者55名（男性24名、女性31名）の示指の触覚閾値を調べたところ、加齢に伴って優位に上昇していたことを報告している。そして、触覚については感受性の変化の幅は広く、高齢者では若年者の平均に比べより高い閾値を示すとした。さらに、男性に比べ女性のほうがより閾値が低く、鮮明度もより鋭敏な傾向を示していたと報告している。

これらSWモノフィラメントによる触覚閾値の研究からは、加齢による触覚閾値の上昇が認められ、その傾向は女性に比べ、男性に強いといえる。

9-3　2点識別の値は加齢により変化するのか？

健常者を対象に、2点識別（two-point discrimination：2pd）の値を調べた研究で最も古いものは、Gellisら（1977）の研究である。対象は7〜86歳の105名で、検査部位は利き手の母指から小指までの各指腹、母指球、小指球、手関節、前腕、示指から環指の各中節背面、示指基節の14カ所である。検査器具はディバイダー（重さ14g）を使用している。どの検査部位においても、2pdの値が最も小さいのは20歳代の群で、最も高い値を示したのは80歳代の群であった。なお、2pdの値について男女間での差は認められなかった。また、橈側の指（母指や示指）に比べ、尺側の指（小指）のほうが識別は良好であった。母指球、小指球の2pdは、指腹の2倍、手関節は母指球、小指球の2倍、さらに前腕の値は手関節の2倍の値を示した。そして、20歳よりも低年齢では2pdの値が高かった。これらの変化の原因として、加齢に伴ってマイスナー小体の数が減少すること、また、2pdが集中力を要する検査であるため、若年者ではそれが持続しないことを挙げている。

Louiseら（1984）は、静的2点識別（S2pd）だけでなく、動的2点識別（M2pd）についても調べている（S2pdとM2pdについては第3章を参照）。対象は4〜92歳の健常者467名（男性265名、女性202名）であるが、検査部位は母指、小指の指腹、背側第1指間腔であり、検査に使用した器具はカリパスである。結果は、年齢の上昇に伴って、S2pd、M2pdの値はともに上昇していた。そして、小指に比べ母指のS2pd、M2pdの値が低く、10〜30歳代で最も値が小さくなる傾向にあったと報告している。さらに各検査部位において、一貫して女性は男性より小さい値を示していた。前出のDesrosiersら（1996）は、同じ被験者に対してS2pd、M2pdの両検査を実施しているが、いずれも加齢により値の上昇が認められたことを報告している。

Shimokataら（1995）は、10〜87歳の健常者2,036名（男性1,161名、女性875名）において、示指の2pdを調べている。彼らもカリパスを使用して検査を行っている。方法の詳細は不明であるが、使用した器具の重量を加えて検査したと記述されている。さらに、2点間の距離を2mmから開始し、次第にその間隔を広げていくという、現行とは異なる方法で実施されている。被験者を10歳ごとの区分で比較すると、年齢が上がるにつれて2pdの値も直線的に上昇しており、2点識別検査は簡便で、強力な知覚の年齢指標として用いることができると報告している。

　Kanekoら（2005）は、20〜79歳の177名に対して、示指と小指のS2pdとM2pdを検査している。使用した検査機器は、Dellonら（1992、1993）によって開発されたPSSD（第3章・151ページの「1-2 理論的な知覚検査から機能的な知覚検査へ」を参照）を使用している。その結果、どちらの2点識別も加齢による値の上昇がみられ、特に、60歳を超えるとその上昇が際立つことを報告している。

　2pdについては、検査方法や使用した器具が異なるものの、S2pd、M2pdともに加齢に伴う値の上昇が認められている。前述した通り、この主な原因としては、両2pdで調べている受容器の閾値が上昇すること、受容器の数が減少することなどが予想される。

9-4　ピックアップ検査は加齢の影響を受けるのか？

　ピックアップ検査について、開発者のMoberg（1958、1962）は検査方法を厳密に規定していないが、Amirjaniら（2007）は方法について細部にわたり統一化を図ったうえで、20〜39歳、40〜59歳、60歳以上の3群でMobergのピックアップ検査を実施し、各年齢群の成績を比較している。それによると、年齢が高い群ほどピックアップ検査の所要時間は長くなり、それは利き手、非利き手、開眼、閉眼のすべての検査項目で有意に時間の延長がみられている。また、男性のほうが、女性よりも所要時間が長い傾向にあることも明らかにしている。

　一方、Desrosiersら（1996）は、ピックアップ検査の成績を、閉眼での所要時間から開眼でのそれを差し引いた値として判定している。それによると、年齢の上昇に伴って値も高くなり、成績は低下している。さらに、閉眼による10個の物品の識別時間（Dellonのピックアップ検査変法；第3章・234ページの「4-3-2 Dellonのピックアップ検査変法」を参照）も調べているが、ほとんどの被検者は物品を識別することができたものの、左右の成績（20個の物品に関する左右の手の識別数の合計）は年齢が上がるにつれて減少する傾向にあったとしている。

　ピックアップ検査でも、加齢により、つまみ上げる動作の時間が開眼、閉眼にかかわらず遅くなる傾向にあり、また、閉眼による物品の識別時間も延長する傾向が認められ、識別知覚は

年齢とともに低下する傾向が伺える。

9-5　運動感覚は加齢により変化するのか？

　Kokmenら（1978）は、61～84歳の52名の手の中手指節（MCP）関節と足の中足指節（MTP）関節の運動覚の閾値を調べ、19～34歳の10名と比較している。その結果、MTPでは高齢者は若年者に比べ若干閾値の上昇がみられたが、MCPでは大きな差は認められなかった。また、Desrosiersら（1996）は母指の運動覚について調べている。その方法は、母指のIP関節を約1秒間に5°のスピードで10°上下させる他動運動（伸展、屈曲）を行い、その方向がわかるかどうかを調べるものであった。その結果、年齢による明らかな差は見いだされず、大多数の被検者はこの検査について完全な遂行状態を示したという。しかし、この結果については、母指の運動方向が言えるか否かという応答のみによって成績判定を行ったため、微妙な変化を調べることができなかったからであろうと推測している。また、男性は、左手と両手の合計点で女性よりも明らかによい結果を示しているが、右手に関しては差が認められていないと報告している。

　現在のところ、手の運動覚に関する加齢による変化は認められていないが、さらに詳細な判定方法を用いた十分な検討が必要である。

10 身体を使った重さの判定

10-1 ひとはどのように身体を使って重さを判定しているのか？

ひとは身体を使って重さを判定することができるが、重さを判定するときに寄与する因子には、以下のものがあるといわれている（岩村 2001）。

①物体が皮膚を圧迫することにより、皮膚、筋、関節受容器が興奮する。
②筋収縮により、筋、腱、関節、靭帯の受容器が興奮する。
③中枢に発する運動指令あるいは努力感が、運動出力に関して間接的な情報をもたらす。

たとえば、手掌を上に向けて机の上に置き、手に物体を置いたときに生じるのが①の状態である（図2-20）。この場合には、物体の重量によって皮膚などが圧迫され、その圧迫の強さによって重さを判断している。

また、図2-21のように肘関節を90°に曲げた状態で手に物体を乗せ、肘の屈伸を軽く行いながら重さを測ることがある。これは、物体の重さを確かめようとする場合に日常的によく行う動作である。この場合には、②の筋収縮による筋紡錘やゴルジ腱器官などの深部受容器の興

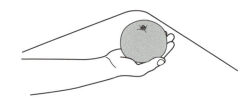

図2-20 重さの識別（その1）
皮膚の圧覚を利用して重さを判断することができる。

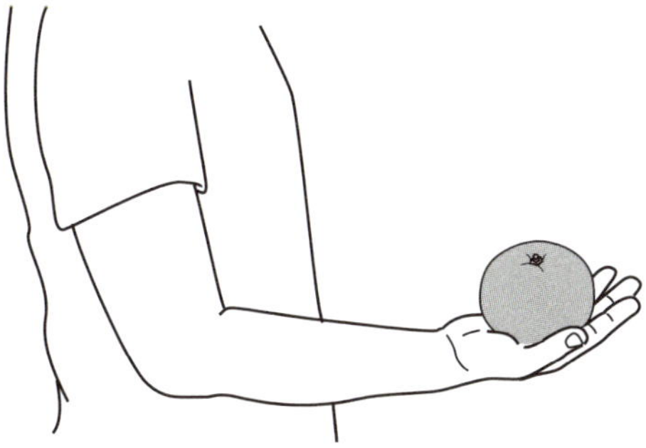

図2-21 重さの識別（その2）
一般的には、筋の抵抗感を利用して重さを判断するほうが、皮膚の圧覚を利用するより感度がよい。

奮と、そのときの③の情報が照合されて重さを判定しているのである。手に物体を乗せて肘の屈曲を行うには、物体が重ければ肘の屈筋をかなり働かせなければならず、筋の収縮による努力感(effort)あるいは抵抗感(resistance)を感じるはずである。軽ければ筋の収縮はさほど必要にはならない。

ひとはどちらの方法を使っても重量を判断することができる。精度としては後者の方法が優れているが、そのときどきの状況に応じて、識別の方略を選択することができる。このような重さを識別するために利用している筋の緊張感は、物体に対する引っ張り具合や圧縮の加減を調整するのにも使われている(Schmidt 1986)。逆に重量が識別できない場合は、一定の力で支えたり、引っ張ったり、または押しつけたりする動作が障害されている可能性がある(第1章・6ページの「1-4 識別動作と手の動き」を参照)。

10-2 ひとはどの程度の重量の違いを識別できるのだろうか？

ひとは、どの程度の重さの違いを識別できるのだろうか。金子ら(1990)は、307名の健常成人に対して、同じ体積で、異なる重量(20g、25g、30g、40g、50g)の物体を用いて、5g差、10g差、15g差、20g差、25g差、30g差となる組み合わせをつくり、閉眼にて一個ずつ手掌に乗せて、どちらが重いかを問う調査を行っている。その結果、性差、左右差、年齢差はみられず、全対象肢で5g差の正答率が83.7％、10g差が94.6％、15g差が98.9％、20g差が99.5％、25g差が99.8％、30g差が100％であったことを報告している。そして、20g差の6組の組み合わせの軽重を検査したときに、被検者の100％は6組中5組以上の正解数となることに基づき、弁別能力検査器(酒井医療(株))を開発した。

一方、Dannenbaumら（1990、1993）は、脳卒中後の片麻痺で、運動障害よりも知覚障害が主である19〜73歳の片麻痺患者6名に対して、持続的に一定の重量を加えることによる**持続的触-圧覚**[注]を調べた。台上に固定された麻痺側の示指の上に錘を乗せる箱を設置し、箱のみの重量の23g、その上に分銅を乗せて150g、250g、300gの重量にしたもの、さらに0g（箱を取り除く）を組み入れ、ランダムに20秒間ずつ重量を加えた。そして、スクリーンで視覚を遮った状態で、2秒ごとに、指に重量刺激を感じていたら「はい」、感じていなければ「いいえ」と回答するように求めた。患者群と年齢を一致させた5名の対照群は、いずれもすべての重量で100％正答した。しかし患者群は、時間が経つにつれて、23g、150g、250gの重量は感じにくくなり、持続的触-圧覚に対する感受性は低下する傾向にあった。これにより、20秒後に持続的触-圧覚を感じられなければ、あるいは接触している感じが消失したら、持続的触-圧覚の障害があると推測している。

注）接触の軽度なものを触覚、それより強いものを圧覚、両者を合わせて触-圧覚と呼ぶことがある。Dannenbaumらもそのような理解で触-圧覚と述べていると思われる。筆者は、触覚と圧覚は触刺激の強弱ではなく、その接触が持続的に加えられたものを圧覚として使い分けるべきであると考えている。

11 侵害刺激から身体を守っている仕組み
―侵害受容器とは？―

　痛覚を起こす刺激は、組織を損傷するので**侵害刺激**と呼ばれ、痛覚に関連する受容器は**侵害受容器**（nociceptor）と呼ばれる。この受容器は、皮膚、皮下組織、筋、関節、骨膜、血管周囲などに分布する自由神経終末と考えられている。

　皮膚侵害受容線維には、強い圧迫など機械的な侵害刺激のみに応じるもの（機械的侵害受容線維）と、機械的のみならず化学的あるいは熱的な侵害刺激に応じるもの（多様式侵害受容線維）とがある。前者の主要なものは細い有髄のAδ線維（直径1〜5μm、伝導速度4〜30m/s）、後者は無髄のC線維（直径0.3〜1.5μm、伝導速度0.4〜2m/s）であり、それによって興奮が伝達される（堀 1994）。

　機械的侵害受容線維は、強い機械的刺激にのみ応答するが、皮膚が傷ついているときや長時間加温されたときには、46℃以上の熱刺激にも応答することがある。

　これらの侵害受容線維によって、機械的な侵害刺激や化学的な侵害刺激などから身体を守ることができ、安全に動作を遂行することができる。なお、ここでは侵害受容線維の説明にとどめているため、防御知覚については第1章の「6. 失われたことに気づきにくい防御知覚―外傷の危険の増大と治癒の遷延―」(38ページ)を参照されたい。

12 温度の識別
―温覚、冷覚はどのように感じているのか？―

　温度覚は温かさを感じる温覚と冷たさを感じる冷覚に分かれ、それぞれ独立した感覚である。四肢および体幹の温受容器ならびに冷受容器の活動は、Aδ線維とC線維の自由神経終末によって伝えられる。皮膚上には、温点と冷点と呼ばれる温覚または冷覚のみを引き起こす、明確な小領域（直径1mm以下）が存在する。身体各部における分布は、一般に温点よりも冷点のほうが密度は高い。温度覚が障害されると、冷覚に比べ温覚が先に、より広範囲に障害されるのはこのためである。

　著しい高温、低温でない限り、皮膚温が一定に保たれた状態が続くと、温覚・冷覚は減弱し、最後には消滅する（無感温度）。この順応温よりも高温は温かく、低温は冷たく感じる。すなわち、同じ温度刺激を加えても、そのときの順応温により感受性が異なる。この現象がみられるのは、順応温がある範囲内にあり、刺激面積が十分大きいときである（たとえば、前腕の20cm^{2}に対する皮膚刺激で、刺激温度は40℃以上、20℃以下）。

　温度に特異的に反応する受容器の特徴には、以下のようなものがある（堀 1994）。
＊一定皮膚温で、温度に比例する持続的放電（静的反応）がある。
＊皮膚温の変化により、一過性の放電の増加あるいは減少が起こる（動的反応）。
＊温度刺激以外には反応しない。
＊受容器興奮の閾値は、温度感覚の閾値と一致する。
＊1個あるいは数個の冷点あるいは温点に対応する受容野があり、求心性神経線維の伝導速度は20m/s以下（Aδ線維）あるいは0.4m/s以下（C線維）である。

　また、温覚・冷覚の閾値は、以下に示すように、温度変化速度、順応温レベル、刺激面積、刺激時間などに左右される（Kenshalo 1972、堀 1994）。
＊温度変化速度——順応温が同じであれば、温度変化速度が大きいほど、温覚・冷覚を生じる閾値温は低くなる。順応温が高温または低温になると、定常状態でも温覚または冷覚を生じる。これは刺激面積と部位により異なる。
＊順応温レベル——温度変化速度が等しい場合には、順応温が低いほど温覚を生じる閾値温

は大きく、順応温が高いほど冷覚を生じる閾値温は大きい。
*刺激面積──小さいほど温覚を生じる閾値温は大きくなる。
*弁別閾──Weberの法則に従う（弁別閾の刺激強度に対する比率をWeber比と呼ぶ）。
*刺激時間──温覚・冷覚の時間的加重は、皮膚熱伝導に伴う温度変化の遅れという要因があり、解析が困難であるが、中枢神経系において加重が起こることが推測されている。

冷受容器は、20〜40℃の範囲で30℃付近にピークをもつ釣鐘型の刺激反応曲線を示す。温受容器の反応曲線も釣鐘型であるが、35℃付近から立ち上がり、43℃あたりでピークとなり、45℃以上で急激に反応しなくなる（岩村 2001）。温受容器の静的最大放電温度は、41〜47℃（平均約43℃）である。

Stevenら（1998）は、体表温度が33℃のとき、温度を上昇させるのに2.1℃/sの温度変化速度、下降させるのに1.9℃/sの温度変化速度という条件で、18〜28歳、40〜60歳、65歳以上の3群（それぞれ20名）について調べた。その結果、いずれの年齢群でも口唇、頬、前額などの温覚・冷覚が鋭敏で、下肢で低下していた。さらに、若年者に比べ、中高年、高齢者になるほど、閾値が上昇することも明らかにされている（図2-22）。

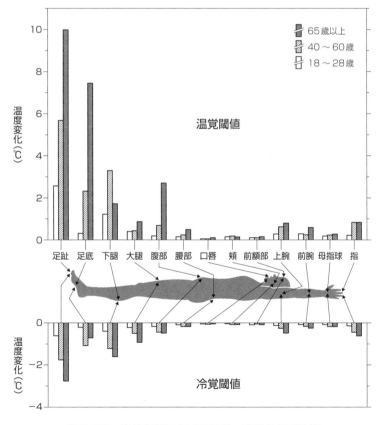

図2-22　身体各部における温覚・冷覚の弁別閾値
縦軸の温度変化は33℃からの上昇、下降を示す。
（Stevenら 1998）

13 義手のゴム手袋を自分の手のように感じる
―ラバーハンド錯覚―

　近年、机上に置かれた義手用のゴム手袋（ラバーハンド）とスクリーンなどで遮蔽された実際の手を同時に刺激されることで、そのラバーハンドをあたかも自分の手のように感じてしまうというラバーハンド錯覚（rubber hand illusion；Botvinickら 1998）が注目を浴びている。それは、この錯覚が非常に特異な知覚であるというだけではない。この現象が発見されたことで、自分の身体やその一部が自分のものであるという感覚、つまり**身体保持感覚**（sense of body ownership）が生起する機序の解明について、多くの知見が得られるようになりつつあるからである。

13-1　ラバーハンド錯覚とは？

　机上に置かれているラバーハンドと衝立（スクリーン）などで遮蔽された被験者の手に、刷毛で撫でるような刺激を同時に加える。しばらくすると、被験者は、実際の手に刺激が加えられていなくても、刷毛で撫でられているラバーハンドをみただけで、その刺激が自分の手に加えられているように感じ、そのラバーハンドがあたかも自身の身体の一部のように感じるようになる。この現象を**ラバーハンド錯覚**という（**図2-23**の上段左）。

　Botvinickら（1998）の実験では、10名の被験者のうち8名が「ラバーハンドを自分の手のように感じた」と回答している。一方で、この錯覚が生起している間に、ラバーハンドに針を突き刺すと、それを見た被験者は手を引っ込めたり、あるいは皮膚抵抗反応がピークに達したという報告がある。これは、あたかも自分の手に針を刺されたような恐れを感じたという客観的な証拠であるとされている（Ehrssonら 2008、Mohanら 2012）。

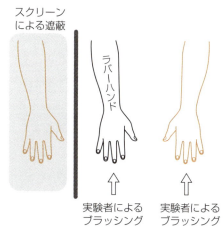

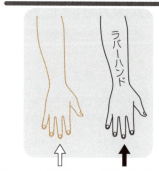

図2-23 ラバーハンド錯覚を誘発するための各種セットアップと刺激方法

13-2 ラバーハンド錯覚の誘発に必要な条件とは？

　この錯覚を誘発するのに不可欠なのは、まず、ラバーハンドに刺激が加えられている状態を注視させることである。また、ラバーハンドと実際の手に加える刺激が同期していることも必要である。たとえば、刺激を同時ではなく、ラバーハンドと本物の手を交互に刺激したり、タイミングをずらしたりすると錯覚は生起されにくくなる。さらに、ラバーハンドが実際の腕の

アライメント上に置かれていることも必要であり、ラバーハンドを180°回転した状態に置くと、錯覚の出現は弱くなってしまうことも報告されている（Armelら 2003、Ehrssonら 2004）。現在のところ、ラバーハンド錯覚の生起のしやすさについて、利き手による違いは認められていない（Haansら 2008）。なお、他者刺激は錯覚を誘発する必要条件ではなく、自己刺激によってもラバーハンド錯覚が引き起こされることもわかっている（Ehrssonら 2004）。つまり、触刺激が他者からの刺激か自己による刺激なのかは問題ではなく、同時に与えられる視覚情報との関係性が一致していることが重要なのである。

それでは、ラバーハンド錯覚を生起するにはどれくらいの時間が必要なのだろうか。Ehrssonら（2004）は同時刺激開始後11秒、Lloyd（2007）は15秒と報告している。

13-3 ラバーハンド錯覚と身体保持感覚の関係とは？

ひとは自分の身体が自分のものであるという感覚を有している。たとえば「この手は私の手だ」という感覚は、身体保持感覚（sense of body ownership）と呼ばれている。この**身体保持感覚**は、異なる感覚モダリティである、触覚、固有感覚、視覚などの感覚情報の統合に依存し、その一貫性によって保たれているといわれている。それでは、ラバーハンド錯覚が生起しているときに、なぜ自分の手ではないラバーハンドを自分の手のように感じてしまい、それに身体保持感覚をもってしまうのであろうか。

それは、身体に関連する視覚情報と触覚情報が、ある時間範囲内で相関する場合、両者の情報は視覚有意で統合され、触覚に関する情報が、みえているラバーハンドの位置に移動することにより、ラバーハンドが自己の身体に組み込まれてしまい、みているラバーハンドを自分の手だ、と感じてしまうのである。このように、身体保持感覚は、条件によっては容易に崩れてしまうようである。Petkovaら（2012）は、先天盲を含む10名の重度視覚障害者と同年齢の晴眼者群について、Ehrssonら（2005）の方法でラバーハンド錯覚の誘発実験を行った。その結果、晴眼者群は強い錯覚が体験されたのに対し、視覚障害者群ではまったく錯覚の誘発が示されなかったことから、視覚障害者では空間における自身の身体の再現地図の発達が乏しいことが示唆されるとしている。

また、ラバーハンドに身体保持感覚がシフトしているときに、実際の手の皮膚温は低下するという報告もある（Moseleyら 2008）。

13-4　ラバーハンド錯覚の神経基盤とは？

　fMRIを用いた研究では、ラバーハンド錯覚が生起しているときに、一次視覚野や外線条皮質身体領域などの視覚関連領域と、一次体性感覚野、二次体性感覚野などの体性感覚領域とともに、これら単一モダリティの処理信号を統合すると考えられる側頭−頭頂結合部、運動前野、前部島皮質が賦活しているのが観察されている（Appsら　2014）。

13-5　ラバーハンド錯覚の強さの指標とは？

　ラバーハンド錯覚の強さを測る指標として、**ラバーハンド錯覚質問紙**による主観的報告（Botvinickら　1998）と、**自己受容感覚ドリフトの測定**（proprioceptive drift measurements；Tsakirisら　2005）が用いられている。

　ラバーハンド錯覚質問紙は、**図2-23**の上段左に示した方法で誘発したラバーハンド錯覚に関する主観的な錯覚の強さを問う九つの質問に7件法で回答させるものである（**表2-5**）。ラバーハンド錯覚や身体所有感、身体イメージに関する多くの先行研究は、この指標（あるいはその改変版）を用いている。

　一方、自己受容感覚ドリフトの測定は、ラバーハンド錯覚を定量的に評価する方法である。ラバーハンド錯覚の生起前後で、実際の手の固有感覚位置を計測すると、錯覚が生じた場合は手の位置がラバーハンドの方向へ数センチほどずれることが確かめられている。このずれのことを自己受容感覚ドリフトと呼ぶ。つまり、ラバーハンド錯覚は、身体部位の位置や状態に関する感覚である自己受容感覚が変容した状態といえる。

表2-5 ラバーハンド錯覚質問紙

		実験中、私は以下のように感じた
ーーー ーー ー 0 ＋ ＋＋ ＋＋＋	1	ラバーハンドが触られているその部位にブラシが触れているように感じた。
	2	自分の感触は、ブラシでラバーハンドを触られたことで生じたように思えた。
	3	ラバーハンドが自分の手であるかのように感じた。
	4	実際の手が右（左）方向（ラバーハンドのある側）に移動したように感じた。
	5	一本以上の左（右）手あるいは腕をもっているように感じた。
	6	自分の感触は、自身の手とラバーハンドが置かれている間のどこかで生じているように感じた。
	7	実際の手をあたかもゴムのように感じた。
	8	ラバーハンドが左（右）方向（自分の手がある側）に（視覚的に）移動したように見えた。
	9	ラバーハンドの形状、皮膚の状態、ソバカス、その他の視覚的な特徴が、実際の自分の手に似始めた。

－－－：まったくそう思わない 　　－－：あまりそう思わない 　　－：ややそう思わない
0：どちらでもない
＋：ややそう思う 　　＋＋：かなりそう思う 　　＋＋＋：まったくそう思う

(Botvinickら 1998)

13-6 ラバーハンド錯覚はどのようにして誘発するのか？

ラバーハンド錯覚を誘発する方法は、先に説明したオリジナルの方法（Botvinickら 1998）に加え、いくつかの方法が試みられている。

【bilateral illusion】（図2-23の上段右）

Petkovaら（2009）は、被験者の正中線から20cm左に実物の左手、正中線から21cm右に右手用のラバーハンドを置き、そこから21cm右に実際の右手を置き、左手とラバーハンドに同時にブラシによる刺激を加える実験を行った。そして、このときの被験者30名中16名（53％）が、見せられたラバーハンドが自分の右手だと感じていたと報告し、この錯覚をbilateral illusionと

呼んでいる。この錯覚が生じるためには分単位の時間が必要で、既存のラバーハンド錯覚よりも長い時間（分単位）の刺激が必要であったと報告している。

【somatic rubber hand illusion】（図2-23の下段）

Ehrssonら（2005）は、次のような実験を行った。被験者を閉眼にし、両手を回内位で机上に置いてもらい、ラバーハンドを被験者の手の間に置く（右手の15 cm左側）。手表面をできる限り同一の触感覚にするために、被験者の両手、実験者、ラバーハンドのすべてに同一の外科用手袋を装着させる。実験者は被験者の左示指を動かし、それを右側のラバーハンドの示指MP関節部に接触させる。同時に実験者は、被験者右手の同じ部位に接触する。この結果、32名中25名に「自分の手にタッチしている」という錯覚が生じた。

13-7　ラバーハンド錯覚の臨床適用への可能性は？

ラバーハンド錯覚の臨床への適用を意識した研究も始まっている。たとえば、ラバーハンド錯覚を利用することで疼痛緩和などの効果が期待できるのではないかとして、健常成人に対して温度刺激を加える実験なども行われている。

Mohanら（2012）は、被験者16名について、ラバーハンド錯覚状態とコントロール状態のそれぞれに有害な温度刺激（47℃、48℃、49℃）を加え、引き起こされた痛みの強さを視覚アナログ尺度（visual analogue scale：VAS）で測定したところ、錯覚の強さと痛みの強さには明らかな関係はなかったと報告している。さらに、別の被験者20名に対して連続した温度刺激を加え、高温と低温による刺激によって引き起こされた痛みにおいても、ラバーハンド錯覚による影響はなく、残念ながらこれらの実験においてはラバーハンド錯覚によって実際の手に鎮痛効果を生じることは証明できなかったと報告している。

一方、Hegedüsら（2014）は、29名の健常者に指の痛みを誘発するような有害な熱刺激を用い、ラバーハンド錯覚と2種類のコントロール状態（非同期のストローク刺激と被験者に自身の手を観察させる方法）とで、客観的な痛み閾値の測定と主観的な痛みの感受性を調べた結果、非同期ストローク時よりも、錯覚が生起されているときと自身の手を観察させたときの両方でわずかな痛み閾値の上昇が示されたことから、ラバーハンド錯覚は痛み閾値を上昇させると報告している。さらに、Siedleckaら（2014）は、28名の被験者をラバーハンド錯覚の誘発状態とコントロール状態の2群に分け、実際の手に氷による低温刺激を加え、不快と感じた時間と5件法で不快感の値を回答させた。その結果、より錯覚の強い者は、不快感を示す時間が遅く、不快のレベルも低かった。

また、ラバーハンド錯覚の誘発手段として粗さの異なる素材（柔らかいコットンと粗いスポンジ）で刺激を行った研究（Schütz-Bosbachら 2009）や、ラバーハンド錯覚を用いて上肢切断者の義手に触覚フィードバックを利用するための基礎研究（Ehrssonら 2008）、視覚障害者に対してラバーハンド錯覚を調べた研究（Petkovaら 2012）、ラバーハンド錯覚中の鍼刺激に対する自律神経系の変化、末梢血流や脳の活動を調べた研究（Changeら 2013、Chaeら 2014）など、ラバーハンド錯覚に関する研究は広がりをみせている。

　ラバーハンド錯覚は、様々な治療的アイデアを抱かせる、とても興味深い現象である。今後は、麻痺側や非麻痺側における身体保持感覚の評価や異常感覚の改善など、さらなる研究成果が期待される。一方で、より意義のある研究を行うためには、この錯覚のより詳細なメカニズムや錯覚を誘発するための刺激の量や質の解明が急務である。

14 痛みの情報伝達の特異性

14-1 痛み、温度の情報はどのように伝えられるのか？

14-1-1 痛覚、温覚・冷覚の受容器

　痛覚と温覚・冷覚のような生体に加わる危険信号である受容器の多くは一次感覚神経の自由神経終末であり、神経の終末の髄鞘を欠いて裸になっている神経終末である（103ページの「11. 侵害刺激から身体を守っている仕組み—侵害受容器とは？—」を参照）。一次感覚神経の細胞体は、脊髄に入る手前にある後根神経節（dorsal root ganglion：DRG）にあり、末梢からの情報を受け取るだけではなく、神経損傷が起こったときに、神経を修復するための物質を生成したり炎症に備えるための遺伝子発現を誘導するなどの役割を有している（小山 2016）。

　自由神経終末は、触覚の受容器であるマイスナー小体やパチニ小体、メルケル細胞のように特殊な構造を認めないことが特徴である。しかし、この自由神経終末の終末部分の膜には、痛みや温度などの侵害刺激に応答する受容体というタンパク質が埋め込まれており、生体に加わる危険信号に応答して、その情報を中枢神経系に伝えるための変換器の役割を担っている。具体的には、皮膚に損傷を与えるような高温の刺激や低温の刺激に応答する侵害性温熱刺激の受容体、皮膚への切り傷や挫滅のような機械的な強い刺激に応答する侵害性機械刺激の受容体、生体のいずれかで生じた炎症や損傷した組織から漏出する発痛物質などに応答する侵害性化学刺激の受容体が、自由神経終末の末端に発現しており、侵害刺激情報を電気信号に変換している（Basbaumら 2013）（図2-24）。

　侵害性温熱刺激の受容体には、TRPチャネル（transient receptor potential channel）という電位

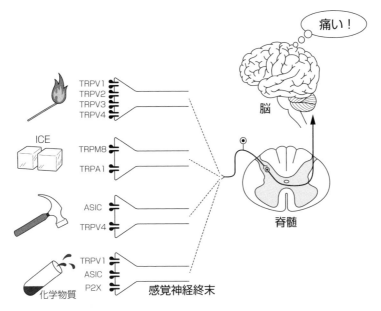

図2-24　自由神経終末で侵害刺激を受容する受容体
温熱・機械・化学刺激で受容体チャネルが活性化して陽イオンが流入する。神経細胞の脱分極から活動電位が発生し、その信号は脊髄から大脳へ伝達されて痛みとして認識される。
(富永 2005)

作動性のNa^+イオンチャネルが侵害性温熱刺激を受容して活動電位を発生させ、中枢神経系に伝達するといわれている。このTRPチャネルは、活性化する温度が異なる。温熱刺激に応答する受容体は、TRPV1（43℃以上の熱刺激）、TRPV2（52℃以上の熱刺激）、TRPV3（33℃以上の熱刺激）、TRPV4（27〜35℃の温度域）とされており、それぞれの温度の刺激が皮膚などに加わることによってイオンチャネルが開口し活動電位を発生させる。冷刺激に応答する受容体は、TRPM8（25℃以下の冷刺激）、TRPA1（17℃以下の冷刺激）で活性化すると考えられている（加塩ら 2014）。

　一方、皮膚への切り傷などの強い侵害性機械刺激に対する受容体の詳細はわかっていなかったものの、最近、Piezo1、Piezo2というタンパク質が、侵害性機械刺激の受容体として注目されており、今後の研究成果が待たれている（Gold 2013）。また、このPiezoはアロディニアに関係しているという報告もみられる（Eijkelkampら 2013）。

　組織損傷により炎症が生じると免疫細胞が集積し、生体内では炎症性サイトカインや神経ペプチドという発痛物質が産生される。このような生体内で産生される発痛物質としては、酸（H^+）やアデノシン三リン酸（ATP）、ブラジキニン（BG）やプロスタグランジン（PG）などがあり、このような物質による侵害刺激を侵害性化学刺激という。これらの発痛物質には、それぞれに応答する受容体がある。

14-1-2 痛覚、温覚・冷覚の神経線維

侵害刺激の受容体は、痛覚、温覚・冷覚を伝導する神経線維であるAδ線維、C線維に発現している。Aδ線維は、髄鞘をもつ有髄神経線維であり、C線維は髄鞘をもたない無髄神経線維である。そのため、Aδ線維は跳躍伝導が可能であり、C線維よりも神経伝導速度が速い。よって、Aδ線維は侵害刺激が加わってすぐに生じる痛みを伝え、C線維は侵害刺激が加わったあとにジワジワと感じる遅く鈍い痛みを伝えている（Basbaumら 2013）。特にC線維には機械刺激や化学刺激、温熱刺激の受容体が埋め込まれており、これらは様々な刺激に応答する構造をもったポリモーダル受容器と呼ばれている。このポリモーダル受容器は、刺激に応答するだけではなく、神経ペプチドという物質を産生・放出して周辺のポリモーダル受容器に働きかける作用があり（Kumazawa 1990）、痛みの持続や増強に関係すると考えられている。

14-1-3 脊髄後角

触覚や痛覚、温覚・冷覚は、脊髄後角の二次ニューロンとシナプスを形成する。侵害受容体から活動電位に変換された侵害受容情報は、脊髄後角の二次ニューロンに伝えられる。

脊髄は10層に分類できるが、そのうち脊髄後角にあるのがⅠ層からⅥ層で、侵害性の痛覚、温覚・冷覚、および非侵害受容性の触覚、固有感覚が、それぞれの層に伝達される（Basbaumら 2013、橋本ら 2014a）（図2-25）。Ⅰ層、Ⅱ層およびⅤ層には、侵害性の痛覚、温覚・冷覚を伝えるAδ線維、C線維からの情報に応答するニューロンが集まっている。この脊髄後角の二次ニューロンには、侵害受容特異的ニューロン（nociception-specific neuron；以下、NSニューロン）と広作動域ニューロン（wide-dynamic-range neuron；以下、WDRニューロン）がある。NSニューロンは、侵害刺激のみに応答するニューロンで受容野が狭いため、痛みの発生部位を伝えるニューロンと考えられている。一方、WDRニューロンは、侵害性・非侵害性刺激の両方の入力を受けるニューロンであり、触覚刺激から侵害刺激までの様々な刺激に段階的に興奮するため、痛みの強さを伝えるニューロンであると考えられている（橋本ら 2014b、小山ら 2015a）。また、Ⅱ層は、膠様質と呼ばれ、興奮性や抑制性の様々な種類の介在ニューロンが密集した層であり（Basbaumら 2013）、痛みの調整に関連すると考えられている（Narikawaら 2000）。

一方、Ⅲ層とⅣ層には非侵害性の触覚を伝えるAβ線維が、Ⅵ層には固有感覚を伝える神経線維に応答するニューロンが集まっている。WDRニューロンは、触覚刺激にも応答するため、Ⅲ層、Ⅳ層にも存在する。WDRニューロンは侵害性刺激の繰り返し入力によって感受性が増加するワインドアップ現象を招き、Aβ線維からの非侵害性刺激の入力がWDRニューロンを興奮させ、痛みとして伝えると考えられている（橋本ら 2014b）。

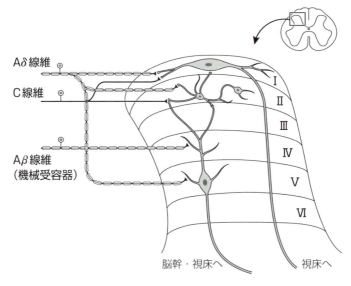

図2-25 脊髄後角の層構造
(Basbaumら 2013)

14-1-4 脊髄後角から上位中枢

　脊髄後角に伝わった侵害情報は、さらに上位の中枢神経系に伝達される。痛みは単なる感覚のみではなく、不快な情動を含む複雑な経験であることから、広範囲な中枢神経系の活動が認められる。ここでは、小山ら(2015b)を参考に、主に①視床への投射(脊髄視床路)および②下部脳幹への投射に関する経路について述べる。

1) 視床への投射―脊髄視床路―

　脊髄視床路は、視床の外側と内側に投射する部位によって分類できる。脊髄－視床外側部－大脳皮質体性感覚野という経路を外側系という。外側系は、痛みの強さや部位の識別など知覚的側面に関与する知覚系である。一方、脊髄－視床内側部－前帯状回・島皮質の経路を内側系という。内側系は、痛みによる不安や恐怖などの情動、痛みに対する認識に関与する情動系である。

2) 下部脳幹への投射

　脊髄からの侵害受容情報は、延髄から中脳に至る脳幹網様体に終止し、大脳皮質を覚醒させる系として働く。一方、痛みの調節を行う下行性疼痛抑制系の起始核である中脳中心灰白質(periaqueductal gray matter：PAG)やノルアドレナリンを介した痛みの調節を行う脳幹部への投

射など、痛みの調節に関わる領域への投射が認められる。また、橋と中脳の移行部にある腕傍核に関連した経路では、情動と本能行動の中枢である扁桃体と連絡し、侵害刺激に対する不安や恐怖といった情動反応に関係する。

14-1-5　痛みを感じる脳の領域

　痛みにより賦活する脳の領域は、知覚的側面に関与する一次体性感覚野（SⅠ）や二次体性感覚野（SⅡ）、視床だけではなく、大脳辺縁系を構成する島皮質、前帯状回や扁桃体、前頭前野や眼窩前頭皮質、前頭葉背外側部など、情動的側面や認知的側面に関する領域の賦活が知られている（Apkarianら 2013）。これらは、健常者に痛みを加えたときに賦活する領域であり、ペインマトリックスといわれている。

　一方、健常者と慢性疼痛患者では、脳の活動に違いがあるのであろうか。賦活する脳の領域は、健常者に痛みを加えた際に活性化する領域と概ね同じであるが、各領域の活性化する強弱という点で異なる部分があるといわれている。慢性疼痛患者では、①SⅠ、SⅡの活性化が常に起こるわけではないこと、②前頭前野と扁桃体の活性化が顕著であること、③視床の活動が減弱すること、などの違いがある（Apkarianら 2005、Hsiehら 1995）。さらに、SⅠやSⅡにおいて神経細胞が存在する灰白質が萎縮して非薄化すると報告されている。この現象は、治療によって痛みが減弱してくるに伴って、萎縮した灰白質が元に戻るという可塑的変化も報告されている（Apkarianら 2005）。

　これらの知見は、痛みの局在や識別に働くSⅠやSⅡ、視床の活動が減弱している一方で、痛みの情動的・認知的側面に働く前頭前野や前帯状回、扁桃体の活動が増強していることを示していると思われる。したがって、慢性的な疼痛患者では、痛みの局在や識別がはっきりせず、さらに、痛みを持続させているのは情動的・認知的側面が影響していると考えられる。実際に、慢性的な痛みには、破局的思考に代表される情動的・認知的側面によって痛みを増強させることが知られている（Vlaeyenら 2000）。

　このように、健常者が感じる痛みと慢性疼痛のような複雑な背景をもつ患者が感じる痛みでは、応答する領域の違いによって、最近では、刺激が加わっていないときの痛みに関する脳の活動（default mode network）を対象とした研究が進められており、その状態は健常者と慢性疼痛患者では異なることが明らかになってきている。

14-2 痛み調節の仕組み―痛みが強くなったり弱くなったりするのはなぜか？―

　何かに集中しているときや熱中しているとき、通常であれば痛みを感じるような刺激を受けても、それに気づかないことがある。たとえば、スポーツの試合中にけがをして、その試合中は痛くないが、試合後に強い痛みを感じるということがある。一方、慢性疼痛のように、けがや病気などによって損傷した組織が修復しているにもかかわらず、痛みが続いてしまい、強くなっていくことがある。このように、身体の中では、痛みを弱めたり強めたりするような仕組みが備わっていると考えられる。以下、痛みを調節する仕組みについて述べる。

14-2-1 痛みを弱める仕組み―疼痛抑制機構―

　痛みが強くなりすぎないように、痛みを弱める仕組みが存在する。また、その仕組みを有効に働かせるような薬剤の投与やリハビリテーションが行われる。

　リハビリテーションの中では、いわゆる「手あて」といわれるような、痛い部位をさすったり圧迫したりすると痛みを減弱するような仕組みが利用されており、減感作療法のような知覚入力などを用いた介入が行われている。そのメカニズムは明確ではないものの、脊髄レベルにおけるゲートコントロール理論が一つの機序と考えられる。しかし、脊髄レベルの抑制を支配しているのはより高次の中枢神経機構であり、脳幹や大脳皮質から指令が働いて痛みを抑制する下行性疼痛抑制系の関与も考えられる。以下、痛みを抑制する代表的な仕組みについて述べる。

1）下行性疼痛抑制

　下行性疼痛抑制とは、脳幹から脊髄後角に作用して、一次ニューロンから二次ニューロンへの伝達に抑制作用を与えて痛みを抑制する仕組みである（橋本ら 2014c、Heinricherら 2013）。これはReynolds（1969）が発見した疼痛抑制理論で、ラットの中脳中心灰白質（PAG）に電気刺激を行い続けると麻酔をすることなく開腹手術ができたという報告に基づいている。その後、脳幹から脊髄への伝達というように、中枢神経系における上位から下位への抑制の仕組みが明らかとなり、下行性疼痛抑制系といわれている（Basbaum 1979）。

　この下行性疼痛抑制系は、末梢からの刺激入力や認知・情動の状態などによって働くといわれている（熊澤 2007）。下行性疼痛抑制系の神経伝達経路としては、①脳幹から脊髄に働く抑制経路、および②大脳皮質から脊髄に働く経路、があるとされている（丸山 2014）。

まず、脳幹から脊髄に働く経路では、脳幹を中心に痛みを抑制する神経伝達物質を放出し、それらが脊髄後角の二次ニューロンに働きかけ、痛みを抑制することになる。下行性疼痛抑制系に直接関わるのは、セロトニン系とノルアドレナリン系であり、セロトニン系の経路は、PAGから延髄の大縫線核を中継して、脊髄後外側索を下行して脊髄後角に到達し、痛みを抑制する。また、ノルアドレナリン系の経路は、橋にある青斑核から脊髄後外側索を下行して脊髄後角に到達し、痛みを抑制すると考えられている（橋本ら 2014c）。

最近の知見によると、「快の情動系」といわれる中脳辺縁ドーパミン系（mesolimbic dopamine system）が、下行性疼痛抑制系を刺激して痛みの抑制に関わっているといわれている（半場 2018）。通常、痛み刺激が中脳（腹側被蓋野）に送られると、大脳基底核の線条体の近くに位置する側坐核へとドーパミンが放出される。側坐核にはドーパミンを受け取る受容体があり、この側坐核の受容体が活性化するとμオピオイド受容体を賦活させ、吻側前帯状皮質、扁桃体や海馬などの活性化をもたらす。下行性疼痛抑制系の起始核であるPAGは、μオピオイド受容体を介して活性化される前帯状回や扁桃体などによって興奮することから、μオピオイドの活性化により、下行性疼痛抑制系を賦活させて痛みが抑制されると考えられている（半場 2018）。

なお、大脳皮質から脊髄に働く経路のメカニズムは、現状、報告が少ないようである（丸山 2014）。

ちなみに、オピオイドとはモルヒネ様の物質であり、強力な鎮痛作用を有する物質である。はじめは、オピオイドを受け取る受容体が中枢神経に発現していることが明らかになった。その後、オピオイド受容体に作用するオピオイドが体内にもあると予想されて研究が進み、脳内麻薬といわれるオピオイド（エンケファリン、エンドルフィン、ダイノルフィン）が発見され、体内で合成できるということから内因性オピオイドといわれている（丸山 2014）。

2）ゲートコントロール理論

ゲートコントロール理論（gate control theory）とは、痛みの始めの中継点である脊髄後角の二次ニューロンに入力される情報に対して門（ゲート）が存在し、このゲートの開閉によって痛み刺激が通過しやすくなったり、しにくくなったりして痛みを調整しているという考え方である（丸山 2014）。痛い部位をさすったり圧迫したりすると痛みが軽減するというように、末梢からの刺激で痛みが調整されることから、リハビリテーションには関連の深い理論である。

触覚を伝える神経線維はAβ線維であり、直径が太く髄鞘を有しているため、Aα神経に次いで神経伝導速度が速い。一方、痛覚を伝える神経線維はAδ線維とC線維であり、Aδ線維は髄鞘を有しているが直径が細く、またC線維は髄鞘がなく直径が細いことから、神経伝導速度は、触覚を伝えるAβ線維よりも遅い。そのため、末梢に痛みがあるときに、同時にさすったり圧迫したりして触刺激を加えると、侵害刺激情報よりも触刺激情報のほうが先に脊髄後角にたどり着くことになる。そうすると、脊髄後角の二次ニューロンでゲートとして考えられている膠様質細胞という場所でそれが閉められ、あとから伝わってくる侵害刺激情報を抑制すると

いう考え方である。この膠様質細胞は、脊髄後角でII層にある細胞であり、痛みを抑制することに寄与していると考えられている（Narikawaら　2000）。

　しかし、ゲートコントロール理論は、MelzackとWallによって1965年に初めて報告された理論であり（Melzackら　1965）、痛みが脊髄後角のII層にある膠様質細胞という場所で調整されることで注目を浴びたものの、神経生理学的な誤りがあるということから、いくつかの修正が行われ現在に至っている。膠様質細胞には興奮性と抑制性の2種類の細胞があること、また、下行性疼痛抑制系の神経基盤である脳幹からの制御下にあることがつけ加えられており（今町　2015）、脊髄内での疼痛抑制だけではなく、より上位からの疼痛の抑制が関係していると考えられている。

3）広汎性侵害抑制調節

　広汎性侵害抑制調節（diffuse noxious inhibitory controls：DNIC）とは、別の部位に加えた侵害刺激によって本来の痛みが抑制されるという疼痛抑制理論であり、鍼灸や経皮的電気神経刺激（transcutaneous electrical nerve stimulation：TENS）など、体表から何らかの刺激を加える痛み治療法における鎮痛メカニズムと考えられている（松原　2011）。

4）プラシーボ鎮痛

　プラシーボ（placebo）とは、治療効果のない薬物であり、偽薬とも呼ばれる。そして、治療効果のない偽薬によって痛みが減少するようなことをプラシーボ効果という。それに対して、偽薬によって痛みが増加することをノーシーボ効果という（Roche　2002）。プラシーボは、本物の薬剤の効果を検証するため実験の対照に投与されることもあり、偽物というような印象をもたせるかもしれない。

　しかし、プラシーボ効果は、内因性オピオイドが関連した疼痛抑制機序をもたらすと考えられており（半場　2011）、うまく使えばリハビリテーションの中でも有効に利用することができると思われる。そもそも、プラシーボとは、「ひとを喜ばせる、楽しませる、満足させる」という意味であり、対象者が「効果がある」というような"期待"とともに、薬剤やリハビリテーションなどの介入を受け「快の情動」を伴うことで、疼痛抑制効果を高めると考えられる。

　プラシーボ効果による疼痛抑制機序は、効果がありそうだと"期待"した治療を行うことによって「快の情動」系である中脳辺縁ドーパミン系を活性化させ、下行性疼痛抑制系を賦活することで疼痛が抑制すると考えられている（Leknesら　2008、Scottら　2008）。リハビリテーションで利用するとすれば、対象者との信頼関係を構築しながら、プログラムの有効性を説明することによって、期待を介したプラシーボ効果が発動し、本来のプログラムがもつ鎮痛効果を強める可能性がある。しかし、期待を裏切るような結果に至ることもあるため、その説明は

慎重に行い、効果のない場合もあることを説明しておく必要があると考える。

14-2-2　痛みを強くする原因

　生理的状態としての痛み（急性痛）は、末梢組織に外傷や炎症があり、痛覚受容器が興奮して生じるため、何らかの組織障害を知らせ、警告信号としての重要な意味をもつ。しかし、強い痛みが持続すると、以下に述べるような神経系の変化が生じ、慢性疼痛に移行することがある（熊澤 2006）。

　痛みが持続すると、**感作**（sensitization）という「活動電位が発生しやすくなった状態」を招く。このような感作によって、軽い侵害刺激でも過剰に痛みを感じたり（痛覚過敏）、普段は痛みとして感じない触刺激や温熱刺激によって痛みを感じてしまう（アロディニア）。感作には、末梢性感作と中枢性感作があり、前者は損傷した部位から脊髄後角ニューロンまでの間で生じるものを指し、後者は脊髄後角ニューロンからより上位の中枢で生じるものを指している（Basbaumら 2013）。このような末梢性感作と中枢性感作によって痛みは強められるが、それに加えて、前述した下行性疼痛抑制系がうまく働かなくなることで、結果として痛みを増強した状態に至ることもある。

1）末梢性感作

　切り傷のような外傷による組織損傷では、血管損傷に伴い血漿内に含まれる発痛物質が血管外に放出され、周囲に存在する自由神経終末の侵害受容体を介して痛みを発生させる。同時に、切り傷のような機械的刺激で破壊された細胞や、肥満細胞、マクロファージ、好中球、リンパ球や血小板などからは、炎症物質が放出され、損傷部に集まる。この炎症物質の中に発痛物質がたくさん含まれており、その発痛物質が自由神経終末の侵害受容体を介して痛みを生じさせる（丸山 2014）。このような炎症性の変化は、外傷ではない炎症疾患においても神経を感作させることになる。

　末梢性感作とは、炎症性の変化に伴って生じる発痛物質の集積によって、侵害受容器を刺激して感受性を亢進させる状態である（Wright 2002）。末梢性感作が生じると、触れるだけで痛い、押さえると痛いという痛覚過敏や、普段は痛いと感じない刺激でも痛いというようなアロディニアの状態に至る。

　さらに、発痛物質が放出された状態でいると、次第に、その侵害受容器自体から発痛物質を放出するという、神経原性炎症という現象が生じる。発痛物質を放出する侵害受容器はC線維に発現しているポリモーダル受容器であり、サブスタンスPやカルシトニン遺伝子関連ペプチド（calcitonin gene-related peptide：CGRP）という発痛物質を放出する。この神経ペプチドは、後根神経節（DRG）で生成され、神経軸索内を通って末梢へ運ばれる（熊澤 2006）。つまり、

通常の神経伝導とは逆に、DRGで発痛物質を合成して末梢に放出し、さらなる発痛物質が損傷部周囲に集積して、疼痛を容易に引き起こす状態に至る。この状態が続くと、やがて次に述べる中枢性感作も発生し、痛みが持続する慢性疼痛の原因の一つになると考えられる。

そのため臨床では、炎症が長引くような原因を明確にし、その炎症を長引かせないよう、適切な時期と期間のスプリントによる負荷の軽減や物理療法などのリハビリテーションを行うことが必要である。ただし、過度な期間にわたる固定は、逆に疼痛を強める原因になることがあるため注意が必要である（124ページの「14-3 複合性局所疼痛症候群―神経支配に一致しない強い痛みとは？―」を参照）。

また、神経損傷に起因した末梢性感作も知られている。神経線維に生じる異所性興奮や神経線維のクロストークという現象であるが、これらについては沖田（2011）を参照されたい。

2）中枢性感作

炎症や組織の損傷によって、痛みはAδ線維、C線維を介して、脊髄後角の二次ニューロンに興奮が伝えられる。末梢組織で末梢性感作により、疼痛閾値の低下した状態が続くと、脊髄後角における神経の可塑的変化を招き、疼痛の増強と持続の原因になると考えられている。このような現象を中枢性感作という。脊髄後角の神経の可塑的変化には、①ワインドアップ現象、②長期増強（long-term potentiation：LTP）、③シナプスの再構築（軸索発芽）、④グリア細胞の活性化、などが報告されている。

◆ワインドアップ現象

ワインドアップ現象とは、Mendellら（1965）によって報告された現象である。これは、痛覚を伝導する神経線維であるAδ線維とC線維のうち、C線維に対して繰り返しの強い刺激を加えると、脊髄後角の二次ニューロンの活動電位の発生が増加する現象であり、痛みの発生、増強に関与していると考えられている（長櫓 2008、森岡 2011）。

Aδ線維やC線維のような一次ニューロンから、脊髄後角の二次ニューロンに情報を伝達するには、シナプス間隙に神経伝達物質を放出し、その物質が二次ニューロンに存在する受容体と結合することになる。この受容体には、生理的な痛みに応答する非NMDA型（AMPA受容体）と痛みの持続によって応答するNMDA型（NMDA受容体）がある。生理的な痛みの場合、痛みが生じるとC線維の中枢端からシナプス間隙に神経伝達物質が放出され、この神経伝達物質が脊髄後角の二次ニューロンのAMPA受容体に作用することで、疼痛を伝達する。しかし、末梢性感作などによって繰り返しC線維の興奮が生じ、非NMDA型受容体にも情報が伝達されると、通常ではブロックされているNMDA受容体も活性化してしまう。このNMDA受容体が活性化すると、持続時間の長い興奮性シナプス後電位を発生させ、AMPA受容体などの活動と重なって活動電位が徐々に増加して、ワインドアップ現象を引き起こす考えられている（長櫓 2008）。

◆ 長期増強

　長期増強とは、強い高頻度の刺激によってニューロンのシナプス伝達効率が上昇し、その状態が持続することで、海馬における記憶や学習のメカニズムとして研究されてきた（83ページの「7-3 知覚刺激による皮質の共活性化とは？」を参照）。痛みの場合にも同じような現象が生じることがわかっている（Hambaら　2000、長櫓　2008、森岡　2011）。受傷時に強い痛みを引き起こすと、痛みの感受性を高め持続する可能性がある。複合性局所疼痛症候群（後述）の発症には、受傷時の疼痛の強さが関連しているという報告もあり、この知見を裏づけている可能性がある（Geha ら　2008）。

◆ シナプス再構築（軸索発芽）

　触覚を伝導するAβ線維は、前述した脊髄後角のⅡ層とⅣ層に到達する。一方、痛覚を伝導するAδ線維はⅠ層、Ⅱ層、Ⅴ層に、C線維はⅡ層、Ⅴ層に到達する。ところが、慢性疼痛に至ると、末梢神経のAβ線維の中枢端が、本来の停止する部位から、痛覚を伝導するAδ線維、C線維の本来の終末部であるⅡ層に側芽を出すという報告がなされ（Woolfら　1992）、触刺激を加えると脊髄後角で痛覚の伝導路に伝えられてしまうというように、アロディニアの原因として注目された。しかし、近年では否定的な実験結果が報告されている（Hughesら　2003、Yamanakaら　2011）。

◆ グリア細胞の活性化

　中枢神経系の細胞には、ニューロンとニューロンの間を埋めている神経膠細胞（グリア細胞）がある。この神経膠細胞には、星細胞（アストロサイト）、希突起膠細胞（オリゴデンドロサイト）、小膠細胞（ミクログリア）がある。

　ミクログリアは、神経障害や強い痛みによって活性化され、炎症物質を放出するとされている。そして、この炎症物質は、一次ニューロンからの神経伝達物質の放出を促進し、シナプス伝達を亢進させて痛みを強めることになるといわれている（丸山　2014）。

3）下行性疼痛抑制系の変調

　下行性疼痛抑制系を作動させる一つのメカニズムに、前述した中脳辺縁ドーパミン系がある。これは、中脳（腹側被蓋野）に送られた侵害情報によって側坐核などに向けてドーパミンを放出し、オピオイド受容体を活性化することによって、疼痛の抑制に働いている。しかし、扁桃体や海馬などの活動による負の情動で、これらの働きが低下するといわれている（半場　2015）。また、**痛みの破局的思考**（pain catastrophizing）という痛みに対する考え方が、下行性疼痛抑制系を阻害すると報告されている（Goodinら　2009）。

　以上より、痛みによって生じる不安や恐怖という負の情動や、その情動を引き起こしやすい痛みに対する否定的な考え方や過剰なとらわれである破局的思考が強いと、下行性疼痛抑制系

の働きが弱まり、痛みを強くすると推察される。そのため、臨床では、情動や痛みに対する考え方の幅を広げるような心理的なアプローチが重要になる（第5章・365ページの「3-5 手の痛みに対する知覚アプローチ」を参照）。

14-3 複合性局所疼痛症候群―神経支配に一致しない強い痛みとは？―

　骨折などの外傷や捻挫などの組織損傷後に生じる痛みは、損傷した組織の治癒に従い疼痛が軽減する。しかし、損傷が治癒しているにもかかわらず痛みは持続し、その損傷とは不釣り合いな強い痛みを生じさせることがある。そして、この痛みは、局所的であるものの神経支配領域とは一致せず、知覚障害、運動障害、浮腫、発汗異常などを伴い、経過によって進行する。このような症候群は**複合性局所疼痛症候群**（complex regional pain syndrome：CRPS）と呼ばれている（Binderら 2013）。

　CRPSは、神経損傷を伴わないタイプⅠと神経損傷を伴うタイプⅡに分類される。前者は、四肢の骨折や捻挫など神経に損傷がない病態によって引き起こされ、**反射性交感神経性ジストロフィー**（reflex sympathetic dystrophy：RSD）と呼ばれてきた。一方、後者は、末梢神経損傷などによって引き起こされ、カウザルギーと呼ばれてきた（重冨 2007）。このCRPSは、臨床研究、基礎研究が進展しているものの未だ不明な点も多い。多彩な臨床症状を呈することから歴史的に様々な名称で報告されており（柴田 2009）、さらに診断基準の変遷があって、混乱を招いてきた。

14-3-1　CRPSの歴史的変遷と分類

　アメリカの内科医であるSilas W. Mitchellは、アメリカ南北戦争の際、神経損傷を受傷した兵士が焼けつくような激しい痛みを訴えることを観察し、1867年、その症状をカウザルギー（causalgia）と報告した。これは、現在のCRPSタイプⅡと解釈できる。一方、現在のCRPSタイプⅠである神経損傷がない痛みについては、関節の捻挫またはその他の軽微な外傷のあとに生じる骨萎縮の報告から始まり、ズデック骨萎縮（Sudeck's atrophy）または外傷後骨粗鬆症と呼ばれ、神経の損傷がないにもかかわらず生じるカウザルギー様疾患と考えられてきた（牛田ら 2014）。この神経損傷がない痛みに関して、内科医のJames A. Evansが1947年に、ズデック骨萎縮や類似する病態について交感神経の関与が大きいという考えから、反射性交感神経性ジストロフィー（RSD）という概念を導入した。

その後、アメリカの麻酔科医であるJohn J. Bonicaが1953年に、神経損傷のない疼痛や神経損傷を伴うカウザルギー、幻肢痛などの疼痛症候群のすべてを総称する名称としてRSDを定義し、神経障害性疼痛を含む病態までが含まれるようになった。しかし、1977年にアメリカの整形外科医であるLee L. Lankfordが、RSDを神経損傷の有無や部位、四肢外傷の程度によって、メジャーカウザルギー、マイナーカウザルギー、外傷性メジャージストロフィー、外傷性マイナージストロフィー、肩手症候群の五つに分け、臨床的に使いやすい分類に至った（重冨 2007）。さらに、1986年の国際疼痛学会（International Association for the Study of Pain：IASP）において、明らかな神経損傷がないものをRSDとし、神経損傷を伴うものをカウザルギーと明確に区別して定義されるようになった。

しかし、このRSDには、交感神経ブロックが奏功する交感神経依存性疼痛と、そうではない交感神経非依存性疼痛の存在が明らかとなり、1994年にIASPによって新たに定義が改訂された。このIASPの定義において、明らかな神経損傷を伴わないRSDはCRPSタイプⅠ、神経損傷を伴うカウザルギーはCRPSタイプⅡと改められ（重冨 2007）、診断基準が明確にされた。ただ、このIASPの分類による診断基準では、検査陽性者の診断（感度）には有効であるが、CRPSではないという患者を判定する指標（特異度）が低いことが問題であった（Bruehlら 1999）。そのため、2005年にIASPは新たな診断基準を提唱し、感覚障害、血管運動障害、浮腫/発汗機能障害、運動/栄養障害に関する自覚症状と他覚的所見で判断し、臨床的基準と研究的基準を設けた。この基準に続き、本邦においても厚生労働省CRPS研究班により本邦独自のCRPS判定指標の作成が行われた（住谷ら 2010）。

14-3-2　CRPSの発生頻度

CRPSの発生頻度については、症状の複雑さや診断基準の変遷により、疫学調査に困難を伴うため報告が少ない。アメリカで1990年代に行われたCRPSの大規模な疫学調査によると、1年間の発症率は10万人のうち5.46人であり、罹患率は10万人のうち20.57人と報告されている（Sandroniら 2003）。一方、オランダの大規模な調査によると、1年間の発症率は10万人のうち26.2人であり、アメリカに比べて発生頻度が高くなっている（de Mosら 2007）。これらの結果の違いは、診断基準の違いによると解釈されている。

一方、CRPSの発生頻度を要因ごとにみていくと、男性よりも女性に多く発生し、年代は61～70歳代に最も多いといわれている（de Mosら 2007、Sandroniら 2003）。また、部位は下肢よりも上肢に多く、原因疾患は骨折が最も多い。報告によって差があるものの、骨折の中では、橈骨遠位端骨折がCRPSの発生頻度の高い疾患であると考えられている（Jelladら 2014、Rattiら 2015、Gohら 2017）。

14-3-3　CRPSのメカニズム

　CRPSのメカニズムの解明は進んでいるものの、未だ明確になっていないようである。しかし、病態の解明は進んでおり、末梢および中枢神経系の変化、自律神経系の関与や不動による影響がいわれている（Bruehl 2010、Birkleinら 2015）。

1）末梢の変化と不動化の影響

　末梢における変化として、近年、CRPSの血液検査結果から、組織損傷などのあとに発現し、痛みを誘発する炎症性サイトカインおよび神経ペプチドが高値となっていると報告されている（Birkleinら 2015）。また、CRPSを有する対象者では、外傷などの組織損傷のない健常者と比較して、侵害受容器を直接刺激して痛みを引き起こす炎症性サイトカインが有意に高値であると示されている（Maihöfnerら 2005、Wesseldijkら 2008a、Wesseldijkら 2008b）。さらに、CRPSでは、侵害受容器の興奮を強める働きをもつタンパク質であるCGRPやサブスタンスP、ブラジキニンといった神経ペプチドも高値であることが示されている（Birkleinら 2001、Blairら 1998、Schinkelら 2006）。このように、外傷などの組織損傷後に、炎症性サイトカインや神経ペプチドの放出が高まることで痛みを生じさせていることが、CRPSの発生メカニズムの一つとして考えられている（Birkleinら 2015、Bruehl 2010）。そのため、まずCRPSの症状のきっかけとなった組織損傷を評価し、対処することが、この炎症性の病態を強めないために必要であると考えられる。

　一方、関節の不動化は、CRPSの発生に影響していることが知られている。Allenら（1999）によると、CRPSと診断された134名を対象に発生の原因について調査した結果、47％もの対象者が治療により平均3週間のギプスまたはスプリントによる固定を行っていたと報告している。つまり、CRPSの発生に関節の不動化が関連している可能性を示唆しており、その後、ヒトおよび動物実験から不動と痛みに関するメカニズムが明らかになってきている。関節を固定して不動化するのみであってもアロディニアを招くこと（Ushidaら 2001）、不動化した関節の皮膚に痛みを受容する侵害受容器の発現が増加すること（Sekinoら 2014）などがラットを用いた実験で示されている。ヒトにおいても健常者の関節を4週間固定することによって、固定した関節を覆う皮膚の皮膚温が上昇し、疼痛およびアロディニアが生じると報告されている（Singhら 2006、Terkelsenら 2008）。このような不動化により疼痛を発生させるメカニズムは、末梢の皮膚の変化（Sekinoら 2014）、関節固定を行った領域の皮膚を支配する脊髄後角における疼痛関連神経ペプチド（CGRPなど）の増加、脊髄後角におけるグリア細胞の活性化（Ohmichiら 2012）が報告されており、不動化は痛みを引き起こす要因になっていると考えられている。

　不動化に関連する所見として、CRPSの症状の一つである骨萎縮が知られている。骨萎縮

は、ズデック骨萎縮として歴史的にも古くから報告されてきた症状である。この骨萎縮もまた、疼痛を招く要因の一つであると考えられる。Abeら（2011）によると、足部のCRPSタイプⅠで、骨萎縮を認める症例に対して、骨吸収抑制剤を投与した結果、骨萎縮が改善し、疼痛閾値も改善することを報告している。骨吸収が亢進した高骨代謝回転を改善することで疼痛閾値を改善する可能性が示唆されており（Abe 2015、阿部ら 2013）、骨萎縮もまた疼痛閾値を低下させる要因の一つになることが示されている。

　これらの知見から、固定期間が長期化することは疼痛閾値の低下の要因になるため、セラピストは、医師に相談をして、固定期間を可能な限り最小限にすることが必要であると考える。また、固定の除去後には、疼痛閾値の低下を呈している可能性があり、段階的に知覚刺激を加えながら（第5章・365ページの「3-5 手の痛みに対する知覚アプローチ」を参照）、上肢機能の制限因子を評価し、積極的に手の使用ができるように関わる必要があると考える。

2）中枢の変化と体部位再現地図の可塑性

　末梢で持続する炎症や不動などから生じる侵害刺激が持続的に加わることは、感覚神経の神経細胞であるDRGや二次ニューロンとシナプス伝達される脊髄後角で可塑的な変化をもたらす。CRPSでは、脊髄後角において繰り返しの刺激を受けることによって、疼痛閾値を低下させる中枢性感作が生じ（詳細は118ページの「14-2 痛み調節の仕組み─痛みが強くなったり弱くなったりするのはなぜか？─」を参照）、さらには患肢に対応する大脳半球の過剰な興奮が生じるようになる（Eisenbergら 2005）。

　一方、脊髄よりもさらに中枢の一次体性感覚野（SⅠ）でも可塑的な変化が生じる。Maihöfnerら（2003、2004）は、一側上肢のCRPSタイプⅠにおいて、痛みを感じている手に応答するSⅠの体部位再現地図が縮小していることを報告している。さらに、痛みを感じている手の2点識別値の上昇、つまり触知覚の低下が生じることを示している。そして、SⅠの体部位再現は、治療によって痛みが減弱するに伴って元の大きさに戻り、同時に2点識別値の改善も認められるようになる。このような変化は、Plegerら（2005、2006）によっても報告されており、SⅠの体部位再現が元通りになることによって、触覚機能が低下し、CRPSの痛みの発生に関係していると考えられている。このSⅠの体部位再現の変化は、知覚障害のみならず、手の操作性に関わる運動障害にも影響していると思われる。

　このような末梢および中枢神経系の変化の知見に加えて、交感神経系の関与（Ackermanら 2008、Schürmannら 2000）や遺伝子および免疫系の関与（de Rooijら 2009）など、そのメカニズムの解明に向けた研究が進展している。

14-3-4　CRPSの症状

　CRPSは、灼熱痛やアロディニアといった疼痛だけではなく、浮腫や血管運動障害、ジストニアなどの運動障害といった多彩な症状（表2-6）が特徴で、その結果、関節拘縮や筋力低下といった二次的合併症を招き、日常生活に影響を及ぼす。さらには、組織損傷部の末梢だけではなく、脊髄や脳といった中枢神経系にも変化を及ぼし、知覚障害、運動障害、認知機能障害をもたらす。これらは症例ごとに症状が異なり、複雑さを呈する。

1）疼痛

　CRPSによる疼痛の特徴として、まず、契機になった組織損傷とは釣り合わないほどの疼痛が挙げられる。自発的に生じる疼痛として灼熱痛（burning pain）があり、CRPSの診断基準を満たした日本人195名の調査では64.6％が有していたと報告されている（Sumitaniら 2010）。ま

表2-6　CRPS患者と非CRPS疼痛疾患患者のCRPSチェックリストに基づく症状/徴候

評価項目		CRPS（n=195）		非CRPS疼痛疾患（n=146）	
		徴候（％）	症状（％）	徴候（％）	症状（％）
灼熱痛		NA	64.6	NA	39
知覚過敏		NA	45.6	NA	21.9
皮膚温変化		36.4	73.8	18.5	32.2
皮膚色調変化		60.5	74.4	10.3	22.6
発汗異常		36.4	48.7	5.5	13.7
浮腫		47.7	84.1	9.6	39.7
萎縮性変化	爪	25.6	26.2	4.1	5.5
	体毛	13.3	17.4	0	1.4
	皮膚	39	42.1	13	15.1
筋力低下		81	83.1	54.8	56.2
振戦		21.5	30.3	11.6	16.4
ジストニア		16.9	21	4.8	8.2
関節可動域制限		75.4	75.4	31.5	46.6
痛覚過敏		60	NA	23.3	NA
アロディニア		62.6	NA	21.2	NA

　症状とは患者本人が自覚する所見を意味し、徴候は医療者が評価する所見を意味する。
　NA：not applicable（チェックリスト中に該当する項目がないことを意味する）

（Sumitaniら 2010）

た、この自発痛は、うずくような鈍痛として表現される場合もあり（重冨 2007）、神経支配に一致せず、場合によっては罹患側全域に及ぶこともあるとされる（Rommelら 1999）。そして、通常であれば痛みとして感じないような、軽い接触や風があたるような触刺激によって疼痛が生じるアロディニアも特徴的である。このアロディニアは、前述の日本人を対象とした調査では62.5％が有すると報告されている（Sumitaniら 2010）。

2）知覚障害

知覚障害として、前項で述べたように、灼熱痛をはじめ、知覚過敏やアロディニアといった痛覚を過敏にさせるような症状が生じることは周知の事実である。その一方で、興味深いことに、触覚は減弱するような症状を引き起こすことが知られている。Rommelら（1999、2001）は、CRPSタイプⅠの約50％において、痛みを感じている部位の触覚が低下することを報告している。また、その触覚低下は痛みを感じている部位のみならず患肢や一側全体に及ぶといわれている。さらに、Maihöfnerら（2003、2004）は、治療によって疼痛が減弱すると触覚機能も改善することを報告しており、疼痛は触覚と関係している可能性が示唆されている。しかし、この機序としては、持続する疼痛によって生じる侵害受容情報が触覚などの非侵害受容性の情報伝達を阻害している可能性や、ＳⅠにおける可塑的変化によって生じていることが推察されるが、明確な原因は明らかになっていない。なお、この触覚の低下が、手で物体を把持したときの把握フォームの形成や加圧のコントロールなどの低下を招くことから、手の操作性に影響してくる可能性も考えられる。

3）浮腫、血管運動障害、発汗機能障害

浮腫は、皮膚の色調変化や光沢を伴う特徴的な状態を呈する。この浮腫は、疼痛よりも有症頻度が高く、上述した本邦におけるCRPSの大規模調査では、84.1％が症状を有していたと報告されている（Sumitaniら 2010）。一方、血管運動障害としては、皮膚の色調に変化を呈し、局所の皮膚温についても病期によって上昇あるいは低下するなどの異常を招く。さらに、発汗にも異常をもたらし、神経支配と一致しない領域で発汗を生じる。

4）運動障害

疼痛による回避行動や浮腫などにより不活動状態に至るために、二次的な関節拘縮や筋力低下による運動障害を認める（新井ら 2009）。しかし、その一方で、末梢の変化のみならず、大脳皮質における運動野、感覚野の変化からも、運動障害を招くことが報告されており（Schott 2007）、手の場合は操作性にも影響を及ぼす可能性が考えられる。

また、筋緊張異常や振戦、ジストニアといった高次の神経系の変化に起因すると考えられる

症状を有する症例も認められる（村瀬ら 2009）。

5）認知機能の異常

　CRPSでは、大脳皮質の可塑的変化に付随して、無視症状（neglect-like syndrome）を呈することが知られている（Frettlöhら 2006、Kolbら 2012）。また、患肢に対する大きさの認知にも異常をきたす場合がある（Frettlöhら 2006）。これらの症状は、頭頂葉の機能障害の影響と考えられている（Cohenら 2013、Kolbら 2012）。このようなことから、さらなる患肢の不使用につながっていく可能性が考えられる。

6）萎縮性変化

　CRPSでは、血管運動や自律神経系の変化によって、皮膚や爪、体毛の栄養に異常を呈する（Ackermanら 2008、Drummondら 2001、Wasnerら 2001）。

　以上のような症状が症例ごとに異なって生じることから、対応に複雑さを呈する。また、これらの症状に加えて、疼痛は情動や痛みに対する考え方によっても修飾されるため、いっそう複雑さを増すと考えられる。

14-4　幻肢と幻肢痛―存在しないのに感じるのはなぜか？―

　外傷などで四肢を切断すると、存在しないはずの身体部位が存在しているように感じるというような体験をすることがある。この現象は幻肢（phantom limb）と呼ばれ、この幻肢に痛みを伴う状態が幻肢痛（phantom limb pain）である。幻肢および幻肢痛の発生頻度は、報告によってばらつきがあるものの、幻肢が約80％、幻肢痛は約50％に発生するといわれている（Nikolajsen 2013）。また幻肢は、四肢切断後のみならず、脳血管障害や脊髄損傷、末梢神経損傷など求心性入力が断たれる病態においても生じると報告されている（住谷 2008、住谷 2015）。

14-4-1 幻肢のメカニズム

　幻肢は、触覚、温覚・冷覚などの皮膚感覚、四肢の関節を動かす、または動いているような運動感覚を伴う（Hunterら　2003）。皮膚感覚に関連する幻肢に関連感覚（refferd sensation）がある。この現象は、ある部分に加わった刺激が別の部位に感覚を生起するものである。前腕切断であれば、ＳⅠの体部位再現地図の隣接領域にあたる顔に触刺激が加わると、失ったはずの手に触刺激を感じるとされる（Ramachandranら　1998）。一方、運動感覚に関連する幻肢では、幻肢の肢位や大きさが一定に知覚されているわけではなく、断端部が埋まっているような短い手足に感じるなどのように様々に変化する。このような現象をテレスコーピング現象という（住谷　2008、住谷ら　2015）。

　それでは、なぜ失ったはずの身体部位が存在するように感じるのか。そのメカニズムは明確になっているわけではないものの、その一つの可能性として、末梢からの入力が断たれることによる中枢神経系の変化が考えられる（岩村　2001）。通常、ＳⅠや一次運動野（primary motor area；以下、ＭⅠ）には、体表面や体部位に一致して応答するニューロンが体部位再現地図として存在する。この体部位再現地図は、四肢の切断や神経の断裂によって求心性入力が断たれると短時間で変化するといわれている（Merzenichら　1983b）。もともと、ＳⅠの3b野の体部位再現地図は、それぞれを支配している部位で隣接する神経支配が重なり合っており、互いに抑制（masking）し合っていることによって明瞭な体部位再現を構築している。しかし、四肢の切断などによって求心性入力が断たれると、切断した領域に一致する体部位再現からの抑制がはずれ、隣接する領域が顕在化してくる（unmasking）。その結果、切断した領域を支配していた神経細胞と、体部位再現で隣接する領域が顕在化して隣接領域の神経細胞が興奮する状況になり、存在しないはずの手足に幻肢が生起されると考えられる。

　しかし、幻肢が存在する切断者のＳⅠの指の領域を電気刺激すると指の感覚を生起すること（Schadyら　1994）や、求心性入力が遮断された切断者においても断たれた領域にＳⅠの神経細胞が応答すること（Ojemannら　1995）から、断裂した神経の中枢の興奮は元のままであったという解釈もでき、ＳⅠのみではなく、もっと広い範囲の皮質が幻肢の発現に関与している可能性も考えられている（Florら　2000）。

　近年の研究成果では、幻肢を感じている切断者の脳活動部位をfMRIで調べたところ、前腕切断端に刺激を加えると、ないはずの手指に関連感覚が生じ、そのときの脳活動部位が切断した指に応答するＳⅠの領域に加えて、両側の後頭頂葉、運動前野であったと報告されている（Björkmanら　2012）。指に応答するＳⅠの領域の賦活は、切断された領域を支配する体部位再現地図が維持されていることを意味し、存在しないはずの四肢に応答する体部位再現が維持されていると解釈できる。一方、両側の後頭頂葉と運動前野の賦活は、健常者が指や手の運動をイメージしているとき（Ehrssonら　2003、Ehrssonら　2004、Ehrssonら　2005、Makinら　2008、Naitoら　2002b）と同様であり、身体図式に関連する領域が賦活すると解釈されている。つま

り、幻肢が生じているときには、運動をイメージする領域が過剰に働き、欠損した身体図式を補うように後頭頂葉と運動前野の活動を高めているとされる。岩村（2001）は、幻肢は頭頂葉にあるニューロン集団が適切な感覚入力を絶たれ、現実性を失い、異常に興奮したときに起こることを指摘しており、幻肢を生起するメカニズムは、SIのみならず、より広い範囲の中枢神経系の関与が考えられる。

14-4-2　幻肢痛のメカニズム

　幻肢に痛みを伴うのはなぜか。幻肢痛が起こるメカニズムは、切断に伴う末梢神経断端部の変化や脊髄の興奮性増大などが示されてきたものの、近年は脊髄よりも上位の中枢神経系における機能再構築が中心的な役割を果たしていると考えられている（住谷 2008、住谷 2015）。幻肢痛のある手の切断者のSIでは、切断された体部位再現が縮小し、隣接する顔の領域が拡大して占有するという機能再構築が生じているといわれている（Florら 2006）。そして、断端部で触覚を弁別するような課題を行うことによって、SIの手の領域が拡大することが示されており、そのSIの手の領域の拡大に伴って幻肢痛が減弱するようになるといわれている（Florら 1995、Florら 2006）。MIでも同様に、幻肢痛がなく、手の幻肢を随意的に動かすことができる感覚を有する場合は、MIの手の領域が維持されるといわれている。対照的に、幻肢が不随意に動いてしまい、不快感を伴うような場合は、MIの手の領域が縮小しており、隣接する顔の領域の運動によって、もともと手を支配していた領域の賦活が認められる（Farnèら 2002、MacIverら 2008）。

　しかし、SIやMIの再構築が幻肢痛の原因であるのか、付随した現象であるのかは明確ではない部分がある。そこで、幻肢痛が起こるメカニズムの一つとして考えられているのが、知覚–運動ループの破綻である（住谷 2015）。通常の四肢の運動は、運動の指令に続いて運動結果の予測（遠心性模写；第3章・225ページの図3-28を参照）と実際の運動が起こり、次に実際の運動によって得られた感覚情報がフィードバックされるという、知覚と運動の一連の関わり合いをモニターするシステムが存在する。このシステムを**知覚–運動ループ**といい、知覚と運動からなる多重感覚情報によってモニターされている（住谷 2008、住谷ら 2015）。住谷（2008）は切断肢について、知覚–運動ループの観点から「脳からは切断肢を運動する指令が常に発動されているが、実際には切断肢の運動が起こらないために感覚情報のフィードバックが欠損し、運動予測との間に解離が起きて、知覚–運動ループの整合性が得られていない」状況と考えることができると述べている。

　この知覚–運動ループは、多重感覚によって統合されているが、最も影響するのは視覚であるといわれている（Jeannerod 2003）。そのため、鏡を用いて、あたかも切断肢があるように映し出すことによって、切断肢への運動指令に対応した体性感覚情報の欠損を視覚的に代償してフィードバックすると、知覚–運動ループが再統合され痛みを軽減すると考えられている

（Finkら 1999、Harris 1999、Sumitaniら 2008）。これを裏づけるように、健常者を対象としたミラーセラピー（鏡療法）の基礎研究において、鏡に映し出した手と実際の運動に解離を起こすことによって疑似的に知覚-運動ループを破綻させると、しびれなどの異常感覚が生じると報告されている（McCabeら 2005）。そのため、幻肢痛の発現には、SIおよびMIの体部位再現地図の可塑的変化と知覚-運動ループの破綻の影響が可能性として考えられている。

引用文献

Abe Y, Iba K, Takada J, Wada T, Yamashita T (2011): Improvement of pain and regional osteoporotic changes in the foot and ankle by low-dose bisphosphonate therapy for complex regional pain syndrome type I: a case series. J Med Case Rep 5: 349.

阿部恭久, 射場浩介, 佐々木浩一, 金谷久美子, 山下敏彦, 高田潤一 (2013): 骨粗鬆症患者の腰背部痛に対するビスフォスフォネートの効果. 整・災外 56 (3): 283-287.

Abe Y, Iba K, Sasaki K, Chiba H, Kanaya K, Kawamata T, Oda K, Amizuka N, Sasaki M, Yamashita T (2015): Inhibitory effect of bisphosphonate on osteoclast function contributes to improved skeletal pain in ovariectomized mice. J Bone Miner Metab 33 (2): 125-134.

Ackerman WE, Ahmad M (2008): Recurrent postoperative CRPS I in patients with abnormal preoperative sympathetic function. J Hand Surg Am 33 (2): 217-222.

Allen G, Galer BS, Schwartz L (1999): Epidemiology of complex regional pain syndrome: a retrospective chart review of 134 patients. Pain 80 (3): 539-544.

Amaral DG (2013): The functional organization of perception and movement. In: Kandel ER, Schwartz JH, Jessell TM, Siegelbaum SA, Hudspeth AJ (eds), Principles of neural science, 5th ed, McGraw-Hill, New York, pp.356-369.

Amedi A, Malach R, Hendler T, Peled S, Zohary E (2001): Visuo-haptic object-related activation in the ventral visual pathway. Nat Neurosci 4 (3): 324-33.

Apkarian AV, Bushnell MC, Treede RD, Zubieta JK (2005): Human brain mechanisms of pain perception and regulation in health and disease. Eur J Pain 9 (4): 463-484.

Apkarian AV, Bushnell MC, Schweinhardt P (2013): Representation of pain in the brain. In: McMahon SB, Koltzenburg M, Tracey I, Turk DC (eds), Wall and Melzack's textbook of pain, 6th ed, Elsevier Sdaunders, Philadelphia, pp.111-128.

Apps MA, Tsakiris M (2014): The free-energy self: a predictive coding account of self-recognition. Neurosci Biobehav Rev 41: 85-97.

新井健一, 松原貴子, 大須賀友晃, 牛田享宏 (2009): CRPSの病態と症候／運動. 眞下 節, 柴田政彦・編, 複合性局所疼痛症候群, 真興交易医書出版部, 東京, pp.40-43.

Armel KC, Ramachandran VS (2003): Projecting sensations to external objects: evidence from skin conductance response. Proc Biol Sci 270 (1523): 1499-1506.

Basbaum AI, Fields HL (1979): The origin of descending pathways in the dorsolateral funiculus of the spinal cord of the cat and rat: further studies on the anatomy of pain modulation. J Comp Neurol 187 (3): 513-531.

Basbaum AI, Jessell TM (2013): Pain. In: Kandel ER, Schwartz JH, Jessel TM, Siegelbaum SA, Hudspeth AJ (eds), Principles of neural science, 5th ed, McGraw-Hill, New York, pp.530-555 (痛み. 金澤一郎, 宮下保司・監修, カンデル神経科学, メディカル・サイエンス・インターナショナル, 東京, 2014, pp.523-547).

Bear MF, Connors BW, Paradiso MA (2007): Neuroscience: exploring the brain, 3rd ed. Lippincott Williams & Wilkins, Philadelphia, pp.387-408, p.392, p.813, p. 814.

Bhattacharjee A, Ye AJ, Lisak JA, Vargas MG, Goldreich D (2010): Vibrotactile masking experiments reveal accelerated somatosensory processing in congenitally blind Braille readers. J Neurosci 30 (43): 14288-14298.

Binder A, Baron R (2013): Complex regional pain syndromes. In: McMahon SB, Koltzenburg M, Tracey I, Turk DC (eds), Wall and Melzack's textbook of pain, 6th ed, McGraw-Hill, New York, pp.961-977.

Birklein F, Schmelz M, Schifter S, Weber M (2001): The important role of neuropeptides in complex regional pain syndrome. Neurology 57 (12): 2179-2184.

Birklein F, Schlereth T (2015): Complex regional pain syndrome-significant progress in understanding. Pain

156 (Suppl 1)：S94-103.

Björkman A, Rosén B, Lundborg G (2004a)：Acute improvement of hand sensibility after selective ipsilateral cutaneous forearm anesthesia. Eur J Neurosci 20 (10)：2733-2736.

Björkman A, Rosén B, van Westen D, Larsson EM, Lundborg G (2004b)：Acute improvement of contralateral hand function after deafferentation. Neuroreport 15 (12)：1861-1865.

Björkman A, Rosén B, Lundborg G (2005)：Enhanced function in nerve-injured hands after contralateral deafferentation. Neuroreport 16 (5)：517-519.

Björkman A, Rosén B, Lundborg G (2008)：Recovery of nerve injury-induced alexia for Braille using forearm anesthesia. Neuroreport 19 (6)：683-685.

Björkman A, Weibull A, Rosén B, Svensson J, Lundborg G (2009)：Rapid cortical reorganization and improved sensitivity of the hand following cutaneous anesthesia of the forearm. Eur J Neurosci 29：837-844.

Björkman A, Weibull A, Olsrud J, Ehrsson HH, Rosén B, Björkman-Burtscher IM (2012)：Phantom digit somatotopy: a functional magnetic resonance imaging study in forearm amputees. Eur J Neurosci 36 (1)：2098-2106.

Blair SJ, Chinthagada M, Hoppenstehdt D, Kijowski R, Fareed J (1998)：Role of neuropeptides in pathogenesis of reflex sympathetic dystrophy. Acta Orthop Belg 64 (4)：448-451.

Bolanowski SJ Jr, Gescheider GA, Verrillo RT, Checkosky CM (1988)：Four channels mediate the mechanical aspects of touch. J Acoust Soc Am 84 (5)：1680-1694.

Bolton CF, Winkelmann RK, Dyck PJ (1966)：A quantitative study of Meissner's corpuscles in man. Neurology 16 (1)：1-9.

Botvinick M, Cohen J (1998)：Rubber hands 'feel' touch that eyes see. Nature 391 (6669)：756.

Braun C, Schweizer R, Elbert T, Birbaumer N, Taub E (2000)：Differential activation in somatosensory cortex for different discrimination tasks. J Neurosci 20 (1)：446-450.

Brisben AJ, Hsiao SS, Johanson KO (1999)：Detection of vibration transmitted through an object grasped in the hand. J Neurophsiol 81 (4)：1548-1558.

Bruehl S (2010)：An update on the pathophysiology of complex regional pain syndrome. Anesthesiology 113 (3)：713-725.

Bruehl S, Harden RN, Galer BS, Saltz S, Bertram M, Backonja M, Gayles R, Rudin N, Bhugra MK, Stanton-Hicks M (1999)：External validation of IASP diagnostic criteria for Complex Regional Pain Syndrome and proposed research diagnostic criteria. International Association for the Study of Pain. Pain 81 (1-2)：147-154.

Byl NN, Merzenich MM, Jenkins WM (1996)：A primate genesis model of focal dystonia and repetitive strain injury: I. Lerning-induced dedifferentiation of the representation of the hand in the primary somatosensory cortex in adult monkeys. Neurology 47 (2)：508-520.

Byl NN, Merzenich MM, Chenug S, Bedenbaugh P, Nagarajan SS, Jenkins WM (1997)：A primate model for studying focal dystonia and repetitive strain injury:

Chae Y, Lee IS, Jung WM, Chang DS, Napadow V, Lee H, Park HJ, Wallraven C (2014)：Decreased peripheral and central responses to acupuncture stimulation following modification of body ownership. PLoS One 9 (10)：e109489.

Chang DS, Kim YJ, Lee SH, Lee H, Lee IS, Park HJ, Wallraven C, Chae Y (2013)：Modifying Bodily Self-Awareness during Acupuncture Needle Stimulation Using the Rubber Hand Illusion. Evid Based Complement Altemat Med 2013：849602.

Chen CJ, Liu HL, Wei FC, Chu NS (2006)：Functional MR imaging of the human sensorimotor cortex after toe-to-finger transplantation. AJNR Am J Neuroradiol 27 (8)：1617-1621.

Cohen H, McCabe C, Harris N, Hall J, Lewis J, Blake DR (2013)：Clinical evidence of parietal cortex dysfunction and correlation with extent of allodynia in CRPS type 1. Eur J Pain 17 (4)：527-538.

Conforto AB, Cohen LG, dos Santos RL, Scaff M, Marie SK (2007)：Effects of somatosensory stimulation on motor function in chronic cortico-subcortical strokes. J Neurol 254 (3): 333-339.

Coq JO, Xerri C (1999): Tactile impoverishment and sensorimotor restriction deteriorate the forepaw cutaneous map in the primary somatosensory cortex of adult rats. Exp Brain Res 129 (4): 518-531.

Couna N (1962): Functional significance of the submicroscopical, histochemical, and microscopical organization of the cutaneous receptor organs. Anat Anz 111: 181-197.

Craig JC (1976): Attenuation of vibrotactile spatial summation. Sens Processes 1 (1): 40-56.

Dannenbaum RM, Dykes RW (1990): Evaluating sustained touch-pressure in severe sensory deficits: meeting an unanswered need. Arch Phys Med Rehabil 71 (7): 455-459.

Dannenbaum RM, Jones LA (1993): The assessment and treatment of patients who have sensory loss following cortical lesions. J Hand Ther 6 (2): 130-138.

de Mos M, de Bruijn AG, Huygen FJ, Dieleman JP, Stricker BH, Sturkenboom MC (2007): The incidence of complex regional pain syndrome: a population-based study. Pain 129 (1-2): 12-20.

de Rooij AM, Florencia Gosso M, Haasnoot GW, Marinus J, Verduijn W, Claas FH, van den Maagdenberg AM, van Hilten JJ (2009): HLA-B62 and HLA-DQ8 are associated with complex regional pain syndrome with fixed dystonia. Pain 145 (1-2): 82-85.

Dellon AL (1978): The moving two-point discrimination test: clinical evaluation of the quickly-adapting fiber/receptor system. J Hand Surg Am 3 (5): 474-481.

Dellon AL (1980): Clinical use of vibratory stimuli to evaluate peripheral nerve injury and compression neuropathy. Plast Reconstr Sutg 65 (4): 466-476.

Dellon AL (1981): Evaluation of sensibility and re-education of sensation in the hand. Williams & Wilkins, Baltimore, pp.27-46, pp.115-122(内西兼一郎・監訳, 知覚のリハビリテーション―評価と再教育―. 協同医書出版社, 東京, 1994, pp.27-46, pp.111-117).

Dellon AL (1997): Somatosensory testing & rehabilitation. American Occupational Therapy Association, Baltimore, pp.82-95.

Dellon AL, Curtis RM, Edgerton MT (1972): Evaluating recovery of sensation in the hand following nerve injury. Johns Hopkins Med J 130 (4): 235-243.

Dellon AL, Curtis RM, Edgerton MT (1974): Reeducation of sensation in the hand after nerve injury and repair. Plast Reconstr Surg 53 (3): 297-305.

Dellon AL, Munger BL (1983): Correlation of histology and sensibility after nerve repair. J Hand Surg Am 8 (6): 871-875.

Dellon ES, Mouery R, Dellon AL (1992): Human pressure perception values for constant and moving one- and two-point discrimination. Plast Reconstr Surg 90 (1): 112-117.

Dellon ES, Crone S, Mouery R, Dellon AL (1993): Comparison of the Semmes-Weinstein monofilament with the Pressure-Specifying Sensory Device. Restor Neurol Neurosci 5 (5): 323-326.

Desrosiers J, Hébert R, Bravo G, Dutil E (1996): Hand sensibility of healthy older people. J Am Geriatr Soc 44 (8): 974-978.

Dinse HR, Ragert P, Pleger B, Schwenkreis P, Tegenthoff M (2003): Pharmacological modulation of perceptual learning and associated cortical reorganization. Science 301 (5629): 91-94.

Drummond PD, Finch PM, Skipworth S, Blockey P (2001): Pain increases during sympathetic arousal in patients with complex regional pain syndrome. Neurology 57 (7): 1296-1303.

Ehrsson HH, Geyer S, Naito E (2003): Imagery of voluntary movement of fingers, toes, and tongue activates corresponding body-part-specific motor representations. J Neurophysiol 90 (5): 3304-3316.

Ehrsson HH, Spence C, Passingham RE (2004): That's my hand! Activity in premotor cortex reflects feeling of ownership of a limb. Science 305 (5685): 875-877.

Ehrsson HH, Holmes NP, Passingham RE (2005): Touching a rubber hand: feeling of body ownership is associated with activity in multisensory brain areas. J Neurosci 25 (45): 10564-10573.

Ehrsson HH, Rosén B, Stockselius A, Ragnö C, Köhler P, Lundborg G (2008): Upper limb amputees can be induced to experience a rubber hand as their own. Brain 131 (Pt 12)：3443-3452.

Eijkelkamp N, Linley JE, Torres JM, Bee L, Dickenson AH, Gringhuis M, Minett MS, Hong GS, Lee E, Oh U, Ishikawa Y, Zwartkuis FJ, Cox JJ, Wood JN (2013)：A role for Piezo2 in EPAC1-dependent mechanical allodynia. Nat Commun 4, 1682.

Eisenberg E, Chistyakov AV, Yudashkin M, Kaplan B, Hafner H, Feinsod M (2005)：Evidence for cortical hyperexcitability of the affected limb representation area in CRPS: a psychophysical and transcranial magnetic stimulation study. Pain 113 (1-2)：99-105.

Elbert T, Pantev C, Wienbruch C, Rockstroh B, Taub E (1995)：Increased cortical representation of the fingers of the left hand in string players. Science 270 (5234)：305-307.

Farnè A, Roy AC, Giraux P, Dubernard JM, Sirigu A (2002)：Face or hand, not both: perceptual correlates of reafferentation in a former amputee. Curr Biol 12 (15)：1342-1346.

Fink GR, Marshall JC, Halligan PW, Frith CD, Driver J, Frackowiak RS, Dolan RJ (1999)：The neural consequences of conflict between intention and the senses. Brain 122 (Pt 3)：497-512.

Flor H, Elbert T, Knecht S, Wienbruch C, Pantev C, Birbaumer N, Larbig W, Taub E (1995)：Phantom-limb pain as a perceptual correlate of cortical reorganization following arm amputation. Nature 375 (6531)：482-484.

Flor H, Mühlnickel W, Karl A, Denke C, Grüsser S, Kurth R, Taub E (2000)：A neural substrate for nonpainful phantom limb phenomena. Neuroreport 11 (7)：1407-1411.

Flor H, Nikolajsen L, Staehelin Jensen T (2006)：Phantom limb pain: a case of maladaptive CNS plasticity? Nat Rev Neurosci 7 (11)：873-881.

Frettlöh J, Hüppe M, Maier C (2006)：Severity and specificity of neglect-like symptoms in patients with complex regional pain syndrome (CRPS) compared to chronic limb pain of other origins. Pain 124 (1-2)：184-189.

古澤正道 (2015)：促通．古澤正道・編，脳卒中後遺症者へのボバースアプローチ―基礎編―，運動と医学の出版社，神奈川，pp.126-134.

Gardner EP, Johnson KO (2013)：Touch. In：Kandel ER, Schwartz JH, Jessell TM, Siegelbaum SA, Hudspeth AJ (eds), Principles of neural science, 5th ed, McGraw-Hill, New York, pp.498-529.

Geha PY, Baliki MN, Harden RN, Bauer WR, Parrish TB, Apkarian AV (2008)：The brain in chronic CRPS pain: abnormal gray-white matter interactions in emotional and autonomic regions. Neuron 60 (4)：570-581.

Gellis M, Pool R (1977)：Two-point discrimination distances in the normal hand and forearm: application to various methods of fingertip reconstruction. Plast Reconstr Surg 59 (1)：57-63.

Gescheider GA, Beiles EJ, Checkosky CM, Bolanowsky SJ, Verrillo RT (1994)：The effects of aging on information-processing channels in the sense of touch: II. Temporal summation in the P channel. Somatosens Mot Res 11 (4)：359-365.

Gescheider GA, Bolanowaski SJ, Hardick KR (2001)：The frequency selectivity of information-processing channels in the tactile sensory system. Somatosens Mot Res 18 (3)：191-201.

Gescheider GA, Bolanowski SJ, Pope JV, Verrillo RT (2002)：A four-channel analysis of the tactile sensitivity of the fingertip: frequency selectivity, spatial summation, and temporal summation. Somatosens Mot Res 19 (2)：114-124.

Gescheider GA, Bolanowski SJ, Verrillo RT (2004)：Some characteristics of tactile channels. Behav Brain Res 148 (1-2)：35-40.

Geschider GA, Güçlü B, Sexton JL, Karalunas S, Fontana A (2005)：Spatial summation in the tractile sensory system: probability summation and neural integration. Somatosens Mot Res 22 (4)：255-268.

Godde B, Spengler F, Dinse HR (1996)：Associative pairing of tactile stimulation induces somatosensory cortical reorganization in rats and humans. Neuroreport 8 (1)：281-285.

Godde B, Stauffenberg B, Spengler F, Dinse HR (2000)：Tactile coactivation-induced changes in spatial dis-

crimination performance. J Neurosci 20(4):1597-1604.
Godde B, Ehrhardt J, Braun C(2003):Behavioral significance of input-dependent plasticity of human somatosensory cortex. Neuroreport 14(4):543-546.
Goh EL, Chidambaram S, Ma D(2017):Complex regional pain syndrome: a recent update. Burns Trauma 5:2.
Gold M(2013):Molecular biology of sensory transduction. In:McMahon SB, Koltzenburg M, Tracey I, Turk DC(eds), Wall and Melzack's textbook of pain, 6th ed, Elsevier Sdaunders, Philadelphia, pp.31-47.
Goldreich D, Kanics IM(2003):Tactile acuity is enhanced in blindness. J Neurosci 23(8):3439-3445.
Goodin BR, McGuire L, Allshouse M, Stapleton L, Haythornthwaite JA, Burns N, Mayes LA, Edwards RR (2009):Associations between catastrophizing and endogenous pain-inhibitory processes: sex differences. J Pain 10(2):180-190.
Goodwin GM, McCloskey DI, Matthews PBC(1972a):The contribution of muscle afferents to kinesthesia shown by vibration induced illusions of movement and by the effects of paralyzing joint afferents. Brain 95(4):705-748.
Goodwin GM, McCloskey DI, Matthews PBC(1972b):Proprioceptive illusions induced by muscle vibration: contribution by muscle spindles to perception? Science 175:1382-1384.
Gregg EC(1951):Absolute measurement of the vibratory threshold. AMA Arch Neurol Psychiatry 66(4):403-411.
Haans A, Ijsselsteijn WA, de Kort YA(2008):The effect of similarities in skin texture and hand shape on perceived ownership of a fake limb. Body Image 5(4):389-394.
Hadoush H, Sunagawa T, Ochi M(2013):Somatosensory cortical plasticity and hand sensibility after toe-to-thumb transfer. J Hand Surg(Eur) 38(9):1001-1003.
Hagura N, Takei T, Hirose S, Aramaki Y, Matsumura M, Sadato N, Naito E(2007):Activity in posterior parietal cortex mediates visual dominance over kinesthesia. J Neurosci 27(26):7047-7053.
半場道子(2011):Think about Pain(第4回)慢性疼痛と脳．Practice of Pain Management 2(3):176-182.
半場道子(2015):痛みの慢性化のメカニズム．小川節郎・編，メカニズムから読み解く 痛みの臨床テキスト，南江堂，東京，pp.86-91.
半場道子(2018):慢性痛のサイエンス―脳からみた痛みの機序と治療戦略―．医学書院，東京，pp.38-49.
Hamba M, Onodera K, Takahashi T(2000):Long-term potentiation of primary afferent neurotransmission at trigeminal synapses of juvenile rats. Eur J Neurosci 12(3):1128-1134.
Harris AJ(1999):Cortical origin of pathological pain. Lancet 354(9188):1464-1466.
橋本龍也，齊藤洋司(2014a):脊髄後角．小川節郎・編著，ペインクリニシャンのための新キーワード135，真興交易医書出版部，東京，pp.43-44.
橋本龍也，齊藤洋司(2014b):広作動域ニューロン．小川節郎・編著，ペインクリニシャンのための新キーワード135，真興交易医書出版部，東京，pp.41-42.
橋本龍也，齊藤洋司(2014c):下行性疼痛抑制系．小川節郎・編著，ペインクリニシャンのための新キーワード135，真興交易医書出版部，東京，pp.39-40.
Hassan-Zadeh R, Lajevardi L, Esfahani AR, Kamali M(2009):Improvement of hand sensibility after selective temporary anaesthesia in combination with sensory re-education. Neuro Rehabilitation 24(4):383-386.
Hegedüs G, Darnai G, Szolcsányi T, Feldmann Á, Janszky J, Kállai J(2014):The rubber hand illusion increases heat pain threshold. Eur J Pain 18(8):1173-1181.
Heinricher MM, Fields HL(2013):Central nervous system mechanisms of pain modulation. In:McMahon SB, Koltzenburg M, Tracey I, Turk DC(eds), Wall and Melzack's textbook of pain, 6th ed, McGraw-Hill, New York, pp.129-142.

Heinrichs RW, Moorhouse JA (1969): Touch-perceptionin thresholds in blind diabetic subjects in relation to the reading of Braille type. N Engl J Med 280 (2): 72-75.

Hikosaka O, Tanaka M, Sakamoto M, Iwamura Y (1985): Deficits in manipulative behaviors induced by local injections of muscimol in the first somatosensory cortex of the conscious monkey. Brain Res 325 (1-2): 375-380.

堀 哲郎 (1994): 温・冷覚の生理学. 大山 正, 今井省吾, 和氣典二・編, 新編 感覚・知覚心理学ハンドブック, 誠信書房, 東京, pp.1196-1210.

Hsieh JC, Belfrage M, Stone-Elander S, Hansson P, Ingvar M (1995): Central representation of chronic ongoing neuropathic pain studied by positron emission tomography. Pain 63 (2): 225-236.

Hughes DI, Scott DT, Todd AJ, Riddell JS (2003): Lack of evidence for sprouting of Aβ afferents into the superficial laminas of the spinal cord dorsal horn after nerve section. J Neurosci 23 (29): 9491-9499.

Hunter JP, Katz J, Davis KD (2003): The effect of tactile and visual sensory inputs on phantom limb awareness. Brain 126 (Pt 3): 579-589.

今町憲貴, 齊藤洋司 (2015): ゲートコントロール理論の今. 小川節郎・編, メカニズムから読み解く 痛みの臨床テキスト, 南江堂, 東京, pp.70-74.

岩村吉晃 (1985): 体性感覚野の機能―手指機能面 (functional surface) の再現をめぐって―. 日本生理学雑誌 47 (2): 55-64.

岩村吉晃 (1987): 触覚 (特集: 脳研究の動向と進歩). 日本臨床 45 (9): 56-63.

岩村吉晃 (1989): 体性感覚中枢における情報処理. 遺伝別冊2 (脳研究とニューロコンピューター学習・記憶のメカニズムを探る―): 40-45.

岩村吉晃 (2001): タッチ (神経心理学コレクション). 医学書院, 東京, pp. 39-41, pp.74-76, pp.130-140, pp.133-137, pp.196-202, pp.213-214.

岩村吉晃 (2006): 大脳における視覚と触覚の統合と相互作用. 視覚の科学 27 (4): 76-80.

岩村吉晃 (2014): タッチと体性感覚野―最新の知見―. 神経研究の進歩 66 (4): 319-328.

Iwamura Y, Tanaka M (1978): Postcentral neurons in hand region of area 2: their possible role in the form discrimination of tactile objects. Brain Res 150 (3): 662-666.

Iwamura Y, Tanaka M (1981): Cortical neural mechanisms of tactile perception studied in the conscious monkey. In: Katsuki Y, Norgren R, Sato M (eds), Brain mechanisms of sensation, Wiley, New York, pp.61-70.

Iwamura Y, Tanaka M, Sakamoto M, Hikosaka O (1983a): Functional subdivisions representing different finger regions in area 3 of the first somatosensory cortex of conscious monkey. Exp Brain Res 51 (3): 315-326.

Iwamura Y, Tanaka M, Sakamoto M, Hikosaka O (1983b): Converging patterns of finger representation and complex response properties of neurons in area 1 of the first somatosensory cortex of the conscious monkey. Exp Brain Res 51 (3): 327-337.

Iwamura Y, Tanaka M, Sakamoto M, Hikosaka O (1985): Comparison of the hand and finger presentation in areas 3, 1 and 2 of the monkey somatosensory cortex. In: Rowe M, Willis WD (eds), Development, organization, and processing in somatosensory pathways: the proceedings of a satellite symposium of the International Congress of Physiological Sciences held at the Hunter Valley, Australia, September 4-7, 1983, Liss, New York, pp.239-245.

Iwamura Y, Iriki A, Tanaka M (1994): Bilateral hand representation in the postcentral somatosensory cortex. Nature 369: 554-556.

Jeannerod M (2003): The mechanism of self-recognition in humans. Behav Brain Res 142 (1-2): 1-15.

Jellad A, Salah S, Ben Salah Frih Z (2014): Complex regional pain syndrome type I: incidence and risk factors in patients with fracture of the distal radius. Arch Phys Med Rehabil 95 (3): 487-492.

Jenkins WM, Merzenich MM, Ochs MT, Allard T, Guic-Robles E (1990): Functional reorganization of primary somatosensory cortex in adult owl monkeys after behaviorally controlled tactile stimulation. J Neurophysiol 63 (1): 82-104.

Johansson RS, Valbo ÅB (1979): Tactile sensibility in the human hand: relative and absolute densities of four types of mechanoreceptive units in glabrous skin. J Physiol 286：283-300.

Johnson KO, Phillips JR（1981）：Tactile spatial resolution. I. Two-point discrimination, gap detection, grating resolution, and letter recognition. J Neurophysiol 46（6）：1177-1192.

Kaas JH, Merzenich MM, Killackey HP（1983）：The reorganization of somatosensory cortex following peripheral nerve damage in adult and developing mammals. Annu Rev Neurosci 6：325-356.

Kalisch T, Tegenthoff M, Dinse HR（2007）：Differential effects of synchronous and asynchronous multifinger coactivation on human tactile performance. BMC Neurosci 8：58.

Kalisch T, Tegenthoff M, Dinse HR（2008）：Improvement of sensorimotor functions in old age by passive sensory stimulation. Clin Interv Aging 3（4）：673-690.

鎌倉矩子，大村道子，石井晴美，三星文子，三浦頼子（1978）：健常手の把握様式―分類の試み―．リハ医学15（2）：65-82.

鎌倉矩子，松尾道子，三星文子，三浦頼子（1979）：把握以外の静的な手の使用形式―（その2）動作課題と手のフォーム―．総合リハ7（11）：859-871.

Kamakura N, Matsuo M, Ishii H, Mitsuboshi F, Miura Y（1980）：Patterns of static prehension in normal hands. Am J Occup Ther 34（7）：437-445.

Kaneko A, Asai K, Kanda T（2005）：The influence of age on pressure perception of static and moving two-point discrimination in normal subjects. J Hand Ther 18（4）：421-425.

金子 翼，村木敏明，土田裕子，長尾 徹，川田京子，西川雅子，栗岡 肇，菅原真樹子，松下純子，森本真弓，備酒睦子，荒川美香子，杉本育子（1990）：大小弁別能力検査の標準化と臨床応用，重量弁別能力検査の標準化のための予備調査．作業療法9（supple）：71.

加塩麻紀子，富永真琴（2014）：体温センサーとしてのTRPチャネル．実験医学32（4）：512-518.

Kattenstroth J-C, Kalisch T, Peters S, Tegenthoff M, Dinse HR（2012）：Long-term sensory stimulation therapy improves hand function and restores cortical responsiveness in patients with chronic cerebral lesions. Three single case studies. Front Hum Neurosci 6：00244.

Kauffman T, Théoret H, Pascual-Leone A（2002）：Braille character discrimination in blindfolded human subjects. Neuroreport 13（5）：571-574.

Kenshalo DR（1972）：The cutaneous senses. In：Kling JW, Riggs LA（eds）, Woodworth & Schlosberg's Experimental psychology: Sensation and Perception（Vol.1）, 3rd ed, Holt, Rinehart & Winston, New York, pp.117-168.

Kenshalo DR Sr（1986）：Somesthetic sensitivity in young and elderly humans. J Gerontol 41（6）：732-742.

Kito T, Hashimoto T, Yoneda T, Katamoto S, Naito E（2006）：Sensory processing during kinesthetic aftereffect following illusory hand movement elicited by tendon vibration. Brain Res 1114（1）：75-84.

Kokmen E, Bossemeyer RW Jr, Williams WJ（1978）：Quantitative evaluation of joint motion sensation in an aging population. J Gerontol 33（1）：62-67.

Kolb L, Lang C, Seifert F, Maihöfner C（2012）：Cognitive correlates of "neglect-like syndrome" in patients with complex regional pain syndrome. Pain 153（5）：1063-1073.

小山なつ，等 誠司（2015a）：脊髄における侵害情報の処理．小川節郎・編，メカニズムから読み解く痛みの臨床テキスト，南江堂，東京，pp.61-64.

小山なつ，等 誠司（2015b）：脊髄から上行路と痛みの発生機序．小川節郎・編，メカニズムから読み解く痛みの臨床テキスト，南江堂，東京，pp.65-69.

小山なつ（2016）：痛みと鎮痛の基礎知識，増補改訂新版．技術評論社，東京，pp.71-81.

Kumazawa T（1990）：Functions of the nociceptive primary neurons. Jpn J Physiol 40（1）：1-14.

熊澤孝朗（2006）：痛みの概念の変革とその治療．熊澤孝朗・編，痛みのケア―慢性痛，がん性疼痛へのアプローチ―，照林社，東京，pp.2-24.

熊澤孝朗（2007）：痛みを知る．東方出版，大阪，pp.88-101.

Ladda AM, Pfannmoeller JP, Kalisch T, Roschka S, Platz T, Dinse HR, Lotze M（2014）：Effects of combining 2 weeks of passive sensory stimulation with active hand motor training in healthy adults. PLoS One 9（1）：

e84402.

Leknes S, Tracey I (2008) : A common neurobiology for pain and pleasure. Nat Rev Neurosci 9 (4) : 314-320.

Lloyd DM (2007) : Spatial limits on referred touch to an alien limb may reflect boundaries of visuo-tactile peripersonal space surrounding the hand. Brain Cogn 64 (1) : 104-109.

Loomis JM (1981) : Tactile pattern perception. Perception 10 (1) : 5-27.

Loomis JM, Collins CC (1978) : Sensitivity to shift of a point stimulus: an instance of tactile hyperacuity. Percept Psychophys 24 (6) : 487-492.

Louis DS, Greene TL, Jacobson KE, Rasmussen C, Kolowich P, Goldstein SA (1984) : Evaluation of normal values for stationary and moving two-point discrimination in the hand. J Hand Surg Am 9 (4) : 552-555.

Lundborg G (2000) : Brain plasticity and hand surgery: an overview. J Hand Surg Br 25 (3) : 242-252.

Lundborg G, Björkman A, Rosen B (2007) : Enhanced sensory relearning after nerve repair by using repeated forearm anesthesia: aspects on time dynamics of treatment. Acta Neurochir Suppl 100 : 121-126.

MacIver K, Lloyd DM, Kelly S, Roberts N, Nurmikko T (2008) : Phantom limb pain, cortical reorganization and the therapeutic effect of mental imagery. Brain 131 (Pt 8) : 2181-2191.

Macefield VG, Häger-Ross C, Johansson RS (1996) : Control of grip force during restraint of an object held between finger and thumb: responses of cutaneous afferents from the digits. Exp Brain Res 108 : 155-171.

Mackel R (1989) : Properties of cutaneous afferents in diabetic neuropathy. Brain 112 (Pt 5) : 1359-1376.

Maihöfner C, Handwerker HO, Neundörfer B, Birklein F (2003) : Patterns of cortical reorganization in complex regional pain syndrome. Neurology 61 (12) : 1707-1715.

Maihöfner C, Handwerker HO, Neundörfer B, Birklein F (2004) : Cortical reorganization during recovery from complex regional pain syndrome. Neurology 63 (4) : 693-701.

Maihöfner C, Handwerker HO, Neundörfer B, Birklein F (2005) : Mechanical hyperalgesia in complex regional pain syndrome: a role for TNF-α? Neurology 65 (2) : 311-313.

Makin TR, Holmes NP, Ehrsson HH (2008) : On the other hand: dummy hands and peripersonal space. Behav Brain Res 191 (1) : 1-10.

丸山一男 (2014) : 痛みの考えかた―しくみ・何を・どう効かす―. 南江堂, 東京, pp.115-155, pp.181-202.

松原貴子 (2011) : 痛みを制御するシステム―疼痛抑制系―. 松原貴子, 沖田 実, 森岡 周, ペインリハビリテーション, 三輪書店, 東京, pp.35-40.

McCabe CS, Haigh RC, Halligan PW, Blake DR (2005) : Simulating sensory-motor incongruence in healthy volunteers: implications for a cortical model of pain. Rheumatology (Oxford) 44 (4) : 509-516.

Melzack R, Wall PD (1965) : Pain mechanisms: a new theory. Science 150 (3699) : 971-979.

Mendell LM, Wall PD (1965) : Responses of single dorsal cord cells peripheral cutaneous unmyelinated fibers. Nature 206 : 97-99.

Merzenich MM, Kaas JH (1982) : Reorganization of mammalian somatosensory cortex following peripheral nerve injury. Trends Neurosci 5 : 434-436.

Merzenich MM, Kaas JH, Wall JT, Nelson RJ, Sur M, Felleman DJ (1983a) : Topographic reorganization of somatosensory cortical areas 3b and 1 in adult monkeys following restricted deafferentation. Neuroscience 8 (1) : 33-55.

Merzenich MM, Kass JH, Wall JT, Sur M, Nelson RJ, Felleman DJ (1983b) : Progression of change following median nerve section in the cortical representation of the hand in areas 3b and 1 in adult owl and squirrel monkeys. Neuroscience 10 (3) : 639-665.

Merzenich MM, Nelson RJ, Stryker MP, Cynader MS, Schoppmann A, Zook JM (1984) : Somatosensory cortical map changes following digit amputation in adult monkeys. J Comp Neurol 224 (4) : 591-605.

Millar S (1984a) : Is there a "best hand" for braille? Cortex 20 (1) : 75-87.

Millar S (1984b) : Strategy choices by young Braille readers. Perception 13 (5) : 567-579.

Millar S (1985) : The perception of complex patterns by touch. Perception 14 (3) : 293-303.

Millar S (1987): The perceptual "window" in two-handed braille: do the left and right hands process text simultaneously? Cortex 23 (1): 111-122.

Moberg E (1958): Objective methods for determining the functional value of sensibility in the hand. J Bone Joint Surg Br 40-B (3): 454-476.

Moberg E (1962): Criticism and study of methods for examining sensibility in the hand. Neurology 12: 8-19.

Mohan R, Jensen KB, Petkova VI, Dey A, Barnsley N, Ingvar M, McAuley JH, Moseley GL, Ehrsson HH (2012): No pain relief with the rubber hand illusion. PLoS One 7 (12): e52400.

森岡 周 (2011): 痛みの発生メカニズム―中枢機構―. 松原貴子, 沖田 実, 森岡 周, ペインリハビリテーション, 二輪書店, 東京, pp.178-212.

Moseley GL, Olthof N, Venema A, Don S, Wijers M, Gallance A, Spence C (2008): Psychologically induced cooling of a specific body part caused by the illusory ownership of an artificial ounterpart. Pros Natl Acad Sci U S A 105 (35): 13169-13173.

Muellbacher W, Richards C, Ziemann U, Wittenberg G, Weltz D, Boroojerdi B, Cohen L, Hallett M (2002): Improving hand function in chronic stroke. Arch Neurol 59 (8): 1278-1282.

村瀬永子, 梶 龍兒 (2009): CRPSの病態と症候／ジストニア. 眞下 節, 柴田政彦・編, 複合性局所疼痛症候群, 真興交易医書出版部, 東京, pp.43-49.

長櫓 巧 (2008): ワインドアップ現象, 長期増強. 小川節郎・編著, 痛みの概念が変わった―新キーワード100＋α―, 真興交易医書出版部, 東京, pp.20-21.

Naito E (2004): Sensing limb movements in the motor cortex: how humans sense limb movement. Neuroscientist 10 (1): 73-82.

内藤栄一 (2004): 体性感覚のイメージング. 神経研究の進歩48 (2): 249-260.

内藤栄一 (2007): 身体運動像の獲得に体性感覚入力が果たす役割―ニューロイメージング研究から―. バイオメカニズム学会誌31 (4): 178-186.

Naito E, Ehrsson HH, Geyer S, Zilles K, Roland PE (1999): Illusory arm movement activate cortical motor areas: a positron emission tomography study. J Neurosci 19 (14): 6134-6144.

Naito E, Ehrsson HH (2001): Kinesthetic illusion of wrist movement activates motor-related areas. Neuroreport 12 (17): 3805-3809.

Naito E, Kochiyama T, Kitada R, Nakamura S, Matsumura M, Yonekura Y, Sadato N (2002a): Internally simulated movement sensations during motor imagery activate cortical motor areas and the cerebellum. J Neurosci 22 (9): 3683-3691.

Naito E, Roland PE, Ehrsson HH (2002b): I feel my hand moving: a new role of the primary motor cortex in somatic perception of limb movement. Neuron 36 (5): 979-988.

Naito E, Ehrsson HH (2006): Somatic sensation of hand-object interactive movement is associated with activity in the left inferior parietal cortex. J Neurosci 26 (14): 3783-3790.

Naito E, Scheperjans F, Eickhoff SB, Amunts K, Roland PE, Zilles K, Ehrsson HH (2008): Human superior parietal lobule is involved in somatic perception of bimanual interaction with an external object. J Neurophysiol 99 (2): 695-703.

中田眞由美 (1994): 糖尿病性末梢神経障害における知覚障害. OTジャーナル 28 (10): 830-837.

中田眞由美 (2003): 糖尿病による中途視覚障害者の点字触読に関する研究. 文部科学省 科学研究費補助金 (基盤研究 (C)(2)) 研究成果報告書.

Nakada M, Dellon AL (1989): Relationship between sensibility and ability to read braille in diabetics. Microsurgery 10 (2): 138-141.

中田眞由美, 清水 学, 久光順子 (1990): 重度知覚障害をもつ糖尿病視覚障害者の日常生活について. 第11回視覚障害者日常生活訓練研究大会論文集, pp.42-43.

中江公裕, 増田寛次郎, 妹尾 正, 小暮文雄, 澤 充, 金井 淳, 石橋達朗 (2006): わが国における視覚障害の現状. 網膜脈絡膜・視神経萎縮症に関する研究 平成17年度 総括・分担研究報告書 (厚生労

働科学研究費補助金 難治性疾患克服研究事業），pp.263-267.
Narikawa K, Furue H, Kumamoto E, Yoshimura M (2000)：In vivo patch-clamp analysis of IPSCs evoked in rat substantia gelatinosa neurons by cutaneous mechanical stimulation. J Neurophysiol 84 (4)：2171-2174.
Nikolajsen L (2013)：Phantom Limb. In：McMahon SB, Koltzenburg M, Tracey I, Turk DC (eds), Wall and Melzack's textbook of pain, 6th ed, Elsevier Sdaunders, Philadelphia, pp. 915-925.
大河内凱男（1972）：振動知覚能力の定量的測定とその臨床応用について．臨床神経12（9）：413-422.
Ohmichi Y, Sato J, Ohmichi M, Sakurai H, Yoshimoto T, Morimoto A, Hashimoto T, Eguchi K, Nishihara M, Arai YC, Ohishi H, Asamoto K, Ushida T, Nakano T, Kumazawa T (2012)：Two-week cast immobilization induced chronic widespread hyperalgesia in rats. Eur J Pain 16 (3)：338-348.
Ojemann JG, Silbergeld DL (1995)：Cortical stimulation mapping of phantom limb rolandic cortex. Case report. J Neurosurg 82 (4)：641-644.
沖田 実（2011）：痛みの発生メカニズム―末梢機構―．松原貴子，沖田 実，森岡 周，ペインリハビリテーション，三輪書店，東京，pp.134-177.
Petkova VI, Ehrsson (2009)：When right feels left: referral of touch and ownership between the hands. PloS One 4 (9)：e6933.
Petkova VI, Zetterberg H, Ehrsson HH (2012)：Rubber hands feel touch, but not in blind individuals. PloS One 7 (4)：e35912.
Pilz K, Veit R, Braun C, Goodde B (2004)：Effects of co-activation on cortical organization and discrimination performance. Neuroreport 15 (17)：2669-2672.
Pleger B, Tegenthoff M, Ragert P, Förster AF, Dinse HR, Schwenkreis P, Nicolas V, Maier C (2005)：Sensorimotor retuning [corrected] in complex regional pain syndrome parallels pain reduction. Ann Neurol 57 (3)：425-429.
Pleger B, Ragert P, Schwenkreis P, Förster AF, Wilimzig C, Dinse H, Nicolas V, Maier C, Tegenthoff M (2006)：Patterns of cortical reorganization parallel impaired tactile discrimination and pain intensity in complex regional pain syndrome. Neuroimage 32 (2)：503-510.
Potvin AR, Syndulko K, Tourtellotte WW, Lemmon JA, Potvin JH (1980)：Human neurologic function and the aging process. J Am Geriatr Soc 28 (1)：1-9.
Ramachandran VS, Hirstein W (1998)：The perception of phantom limbs. The D. O. Hebb lecture. Brain 121 (Pt 9)：1603-1630.
Ratti C, Nordio A, Resmini G, Murena L (2015)：Post-traumatic complex regional pain syndrome: clinical features and epidemiology. Clin Cases Miner Bone Metab 12 (Suppl 1)：11-16.
Reynolds DV (1969)：Surgery in the rat during electrical analgesia induced by focal brain stimulation. Science 164 (3878)：444-445.
Roche PA (2002)：Placebo analgesia: friend not foe. In：Strong J, Unruh AM, Wright A, Baxter GD (eds), Pain: a textbook for therapists, Churchill Livingstone, Edinburgh, pp.81-97（プラシーボ鎮痛―敵ではなく味方―．熊澤孝朗・監訳，痛み学―臨床のためのテキスト―，名古屋大学出版会，名古屋，2010, pp. 93-113）．
Rommel O, Gehling M, Dertwinkel R, Witscher K, Zenz M, Malin JP, Jänig W (1999)：Hemisensory impairment in patients with complex regional pain syndrome. Pain 80 (1-2)：95-101.
Rommel O, Malin JP, Zenz M, Jänig W (2001)：Quantitative sensory testing, neurophysiological and psychological examination in patients with complex regional pain syndrome and hemisensory deficits. Pain 93 (3)：279-293.
Rosén B, Lundborg G (2006)：Improved sensory relearning after nerve repair induced by selective temporary anesthesia―a new concept in hand rehabilitation. J Hand Surg Br 31 (2)：126-132.
Rothwell JC, Tranub MM, Day BL, Obeso JA, Thomas PK, Marsden CD (1982)：Manual motor performance in a deafferented man. Brain 105 (Pt 3)：515-542.

Sadato N (2005): How the blind "see" Braille: lessons from functional magnetic resonance imaging. Neuroscientist 11 (6): 577-582.

Sadato N, Okada T, Honda M, Yonekura Y (2002): Critical period for cross-modal plasticity in blind humans: a functional MRI study. Neuroimage 16 (2): 389-400.

Sadato N, Okada T, Kubota K, Yonekura Y (2004): Tactile discrimination activates the visual cortex of the recently blind naive to Braille: a functional magnetic resonance imaging study in humans. Neurosci Lett 359 (1-2): 49-52.

Sadato N, Pascual-Leone A, Grafman J, Deiber MP, Ibañez V, Hallett M (1998): Neural networks for Braille reading by the blind. Brain 121 (Pt 7): 1213-1229.

Saleem S, Rosén B, Engblom J, Björkman A (2015): Improvement of hand sensibility resulting from application of anesthetic cream on the forearm: importance of dose and time. Hand Therapy 20 (4): 109-114.

Sandroni P, Benrud-Larson LM, McClelland RL, Low PA (2003): Complex regional pain syndrome type I: incidence and prevalence in Olmsted county, a population-based study. Pain 103 (1-2): 199-207.

Schady W, Braune S, Watson S, Torebjörk HE, Schmidt R (1994): Responsiveness of the somatosensory system after nerve injury and amputation in the human hand. Ann Neurol 36 (1): 68-75.

Schinkel C, Gaertner A, Zaspel J, Zedler S, Faist E, Schuermann M (2006): Inflammatory mediators are altered in the acute phase of posttraumatic complex regional pain syndrome. Clin J Pain 22 (3): 235-239.

Schmidt RF (1986): Somatovisceral sensibility; Mechanoreception / Proprioception. In: Schmidt RF (ed), Fundamentals of sensory physiology, 3rd ed, Springer-Verlag, New York, pp.30-52 (体性内臓感覚；機械的感覚/固有感覚．岩村吉晃，酒田英夫，佐藤昭夫，豊田順一，松裏修四，小野武年・訳，感覚生理学，第2版，金芳堂，京都，1989，pp.31-54).

Schott GD (2007): Peripherally-triggered CRPS and dystonia. Pain 130 (3): 203-207.

Schweizer R, Braun C, Fromm C, Wilms A, Birbaumer N (2001): The distribution of mislocalizations across fingers demonstrates training-induced neuroplastic changes in somatosensory cortex. Exp Brain Res 139 (4): 435-442.

Schürmann M, Gradl G, Zaspel J, Kayser M, Löhr P, Andress HJ (2000): Peripheral sympathetic function as a predictor of complex regional pain syndrome type I (CRPS I) in patients with radial fracture. Auton Neurosci 86 (1-2): 127-134.

Schütz-Bosbach S, Tausche P, Weiss C (2009): Roughness perception during the rubber hand illusion. Brain Cogn 70 (1): 136-144.

Scott DJ, Stohler CS, Egnatuk CM, Wang H, Koeppe RA, Zubieta JK (2008): Placebo and nocebo effects are defined by opposite opioid and dopaminergic responses. Arch Gen Psychiatry 65 (2): 220-231.

Sekino Y, Nakano J, Hamaue Y, Chuganji S, Sakamoto J, Yoshimura T, Origuchi T, Okita M (2014): Sensory hyperinnervation and increase in NGF, TRPV1 and $P2X_3$ expression in the epidermis following cast immobilization in rats. Eur J Pain 18 (5): 639-648.

柴田政彦 (2009): CRPSの歴史. 眞下 節，柴田政彦・編，複合性局所疼痛症候群，真興交易医書出版部，東京，pp.13-17.

重冨充則 (2007): 複合性局所疼痛症候群（反射性交感神経ジストロフィー）．山下敏彦・編，運動器の痛み診療ハンドブック，南江堂，東京，pp.226-247.

Shimokata H, Kuzuya F (1995): Two-point discrimination test of the skin as an index of sensory aging. Gerontology 41 (5): 267-272.

篠原正美 (2008): 触覚の生理学．内川惠二・編，聴覚・触覚・前庭感覚（感覚・知覚の科学3），朝倉書店，東京，pp.102-141.

Siedlecka M, Klimza A, Łukowska M, Wierzchoń M (2014): Rubber hand illusion reduces discomfort caused by cold stimulus. PLoS One 9 (10): e109909.

Silva AC, Rasey SK, Wu X, Wall JT (1996): Initial cortical reactions to injury of the median and radial nerves to the hands of adult primates. J Comp Neurol 366 (4): 700-716.

Singh HP, Davis TR (2006) : The effect of short-term dependency and immobility on skin temperature and colour in the hand. J Hand Surg Br 31 (6) : 611-615.

Smith PS, Dinse HR, Kalisch T, Johnson M, Walker-Batson D (2009) : Effects of repetitive electrical stimulation to treat sensory loss in persons poststroke. Arch Phys Med Rehabil 90 (12) : 2108-2111.

Sterr A, Müller MM, Elbert T, Rockstroh B, Pantev C, Taub E (1998a) : Changed perception in Braille-readers. Nature 381 : 134-135.

Sterr A, Müller MM, Elbert T, Rockstroh B, Pantev C, Taub E (1998b) : Perceptual correlates of changes in cortical representation of fingers in blind multifinger Braille readers. J Neurosci 18 (11) : 4417-4423.

Sterr A, Green L, Elbert T (2003) : Blind Braille readers mislocate tactile stimuli. Biol Psychol 63 (2) : 117-127.

Steven JC, Choo KK (1998) : Temperature sensitivity of the body surface over the life span. Somatosens Mot Res 15 (1) : 13-28.

Sullivan JE, Hedman LD (2007) : Effects of home-based sensory and motor amplitude electrical stimulation on arm dysfunction in chronic stroke. Clin Rehabil 21 (2) : 142-150.

住谷昌彦（2008）：幻肢痛の脳内メカニズム．実験医学 26：2149-2152.

住谷昌彦（2015）：幻肢の感覚表象と幻肢痛．バイオメカニズム学会誌 39（2）：93-100.

Sumitani M, Miyauchi S, McCabe CS, Shibata M, Maeda L, Saitoh Y, Tashiro T, Mashimo T (2008) : Mirror visual feedback alleviates deafferentation pain, depending on qualitative aspects of the pain: a preliminary report. Rheumatology (Oxford) 47 (7) : 1038-1043.

Sumitani M, Shibata M, Sakaue G, Mashimo T; Japanese Complex Regional Pain Syndrome Research Group (2010) : Development of comprehensive diagnostic criteria for complex regional pain syndrome in the Japanese population. Pain 150 (2) : 243-249.

住谷昌彦，柴田政彦，眞下 節，山田芳嗣，厚生労働省CRPS研究班（2010）：本邦におけるCRPSの判定指標．日臨麻会誌 30（3）：420-429.

住谷昌彦，緒方 徹（2015）：Sensori-motor integrationの障害と痛み．Locomotive Pain Frontier 4（1）：14-17.

Terkelsen AJ, Bach FW, Jensen TS (2008) : Experimental forearm immobilization in humans induces cold and mechanical hyperalgesia. Anesthesiology 109 (2) : 297-307.

Thornbury JM, Mistretta CM (1981) : Tactile sensitivity as a function of age. J Gerontol 36 (1) : 34-39.

当間 忍，中島祥夫（1994）：随意運動の感覚性制御―マイクロニューログラムによる検討―．臨床脳波 36（10）：657-662.

当間 忍（2000）：手指随意運動の感覚性制御．岩崎テル子，中田眞由美，澤 俊二・選，生存と自己表現のための知覚（セラピストのための基礎研究論文集（2）），協同医書出版社，東京，pp.51-66.

富永真琴（2005）：痛みの受容メカニズム．ファルマシア 41（3）：209-213.

Tsakiris M, Haggard P (2005) : The rubber hand illusion revisited: visuotactile integration and self-attribution. J Exp Psychol Hum Percept Perform 31 (1) : 80-91.

Ushida T, Willis WD (2001) : Changes in dorsal horn neuronal responses in an experimental wrist contracture model. J Orthop Sci 6 (1) : 46-52.

牛田享宏，河合隆志，池本竜則，新井健一，井上真輔，西原真理（2014）：CRPS病態の解明 最近の進歩．末梢神経 25（1）：5-12.

Vallbo ÅB, Johansson RS (1978) : The tactile sensory innervation of the glabrous skin of the human hand. In : Gordon G (ed), Active touch, Pergamon Press, Oxford, pp.29-54.

Vergara-Amador E (2005) : Second toe-to-hand transplantation: a surgical option for hand amputations. Colomb Med (Cali) 46 (2) : 71-74.

Verrillo RT (1965) : Temporal summation in vibrotactile sensitivity. J Acoust Soc Am 37 : 843-846.

Verrillo RT (1979) : Change in vibrotactile thresholds as a function of age. Sens Processes 3 (1) : 49-59.

Verrillo RT (1980) : Age related changes in the sensitivity to vibration. J Gerontol 35 (2) : 185-193.

Verrillo RT (1982): Effects of aging on the suprathreshold responses to vibration. Percept Psychophys 32 (1): 61-68.

Verrillo RT, Gescheider GA (1975): Enhancement and summation in the perception of two successive vibrotactile stimuli. Percept Psychophys 18 (2): 128-136.

Verrillo RT, Bolanowski SJ, Gescheider GA (2002): Effect of aging on the subjective magnitude of vibration. Somatosens Mot Res 19 (3): 238-244.

Vlaeyen JW, Linton SJ (2000): Fear-avoidance and its consequences in chronic musculoskeletal pain: a state of the art. Pain 85 (3): 317-332.

Voller B, Flöel A, Werhahn KJ, Ravindran S, Wu CW, Cohen LG (2006): Contralateral hand anesthesia transiently improves poststroke sensory deficits. Ann Neurol 59 (2): 385-388.

Wall JT, Felleman DJ, Kaas JH (1983): Recovery of normal topography in the somatosensory cortex of monkeys after nerve crush and regeneration. Science 221 (4612): 771-773.

Wall JT, Kaas JH, Sur M, Nelson RJ, Fellman DJ, Merzenich MM (1986): Functional reorganization in somatosensory cortical areas 3b and 1 of adult monkeys after median nerve repair: possible relationships to sensory recovery in humans. J Neurosci 6 (1): 218-233.

Wall JT, Xu J, Wang X (2002): Human brain plasticity: an emerging view of the multiple substrates and mechanisms that cause cortical changes and related sensory dysfunctions after injuries of sensory inputs from the body. Brain Res Brain Res Rev 39 (2-3): 181-215.

Wall PD (1977): The presence of ineffective synapses and circumstances which unmask them. Philos Trans R Soc Lond B Biol Sci 278 (961): 361-372.

Wang X, Merzenich MM, Sameshima K, Jenkins WM (1995): Remodelling of hand representation in adult cortex determined by timing of tactile stimulation. Nature 378 (6552): 71-75.

Wasner G, Schattschneider J, Heckmann K, Maier C, Baron R (2001): Vascular abnormalities in reflex sympathetic dystrophy (CRPS I): mechanisms and diagnostic value. Brain 124 (Pt 3): 587-599.

Weinstein S (1968): Intensive and extensive aspects of tactile sensitivity as a function of body part, sex and laterality. In: Kenshalo DR (ed), The Skin Senses: proceedings, Thomas, Springfield, pp.195-219.

Weinstein S (1993): Fifty years of somatosensory research: from the Semmes-Weinstein monofilaments to the Weinstein Enhanced Sensory Test. J Hand Ther 6 (1): 11-22.

Werhahn KJ, Mortensen J, Van Boven RW, Zeuner KE, Cohen LG (2002): Enhanced tactile spatial acuity and cortical processing during acute hand deafferentation. Nat Neurosci 5 (10): 936-938.

Wesseldijk F, Huygen FJ, Heijmans-Antonissen C, Niehof SP, Zijlstra FJ (2008a): Six years follow-up of the levels of TNF-α and IL-6 in patients with complex regional pain syndrome type 1. Mediators Inflamm 2008: 469439.

Wesseldijk F, Huygen FJ, Heijmans-Antonissen C, Niehof SP, Zijlstra FJ (2008b): Tumor necrosis factor-α and interleukin-6 are not correlated with the characteristics of Complex Regional Pain Syndrome type 1 in 66 patients. Eur J Pain 12 (6): 716-721.

Wong M, Gnanakumaran V, Goldreich D (2011): Tactile spatial acuity enhancement in blindness: evidence for experience-dependent mechanisms. J Neurosci 31 (19): 7028-7037.

Woolf CJ, Shortland P, Coggeshall RE (1992): Peripheral nerve injury triggers central sprouting of myelinated afferents. Nature 355 (6355): 75-78.

Wright A (2002): Neurophysiology of pain and pain modulation. In: Strong J, Unruh AM, Wright A, Baxter GD (eds), Pain: a textbook for therapists, Churchill Livingstone, Edinburgh, pp.43-64 (痛みの神経生理学と痛み調節. 熊澤孝朗・監訳, 痛み学―臨床のためのテキスト―, 名古屋大学出版会, 名古屋, 2010, pp.47-71).

Wu CW, Seo HJ, Cohen LG (2006): Influence of electric somatosensory stimulation on paretic-hand function in chronic stroke. Arch Phys Med Rehabil 87 (3): 351-357.

Yamanaka H, Kobayashi K, Okubo M, Fukuoka T, Noguchi K (2011): Increase of close homolog of cell adhesion molecule L1 in primary afferent by nerve injury and the contribution to neuropathic pain. J Comp Neurol 519(8):1597-1615.

Zimmermann M(1986):Neurophysiology of sensory systems; Properties and operation of sensory neurons and aggregates of neurons. In:Schmidt RF(ed), Fundamentals of sensory physiology, 3rd ed, Springer-Verlag, New York, pp.82-87(感覚系の神経生理学;感覚ニューロンおよびニューロン群の性質と動作.岩村吉晃,酒田英夫,佐藤昭夫,豊田順一,松裏修四,小野武年・訳,感覚生理学,第2版,金芳堂,京都,1989,pp.83-88).

第3章
知覚評価
検査項目の選択と実施、結果の解釈

　知覚評価は臨床で頻繁に行われているが、その結果が治療計画や治療プログラムに反映されているとはいえないようである。その理由としては、知覚障害は運動障害のように具体的に見えにくく、どのような検査項目を選択したらよいか、また、実施した検査の結果をどのように解釈したらよいか、さらには、その解釈をどのように治療プログラムに反映したらよいか、悩むところが多いからであろう。

　この章では、各知覚検査についてただ解説するだけでなく、知覚障害についてセラピストが感じることの多い問題を挙げ、知覚検査の意義を解説し、さらに、検査結果をどのようにとらえ、治療に結びつけたらよいかということを一連の流れの中で理解できるようにした。ぜひ、知覚検査を検査のための検査に終わらせることなく、その結果を十分に次の治療や動作獲得のステップに結びつけるという目的意識をもって読み進めてもらいたい。

　冒頭には知覚評価の歴史的変遷について記した。現在様々な検査法が存在するが、それぞれの検査法にはそれを開発したひとの深遠な思い、哲学ともいえるものが込められている。歴史に学び、適切な検査を選ぶ目を養っていくためにも、その偉人たちの思いを感じ取ってほしい。

1 知覚評価の歴史的変遷

　日々の臨床で実施されている知覚評価は、長年にわたる臨床実践、研究活動の積み重ねによって築かれてきたものである。ここに至るまでには、ひとの知覚機能や知覚障害による動作の困難を理解しようと、まさに「知覚障害」と対峙してきた偉人たちのたゆまぬ努力があった。我々は、その偉人たちのおかげで、常にその少し先を見渡すことができるという恩恵を受けている。ここでは、その偉人たちの足跡をたどりながら、現在行われている知覚検査、特に触知覚に関する検査を中心にその変遷を概観し、さらに知覚評価の今後について展望してみたい。

1-1　触錯覚から生まれた2点識別検査

　知覚評価の歴史を築いてきた偉人のトップバッターとして挙げられるのは、Eric Mobergである。彼は、**2点識別検査**（two-point discrimination test；以下、**2pd**）を手のリハビリテーション領域に広く普及させたスウェーデンの手外科医である。しかし、最初に2点識別検査を用いたのはErnst Heinrich Weberであるため、この検査はWeberの2点識別検査と呼ばれることもある。Anemaら（2008）によると、Weberは、受容器が高い密度に分布する（高受容体密度）領域に置かれた2点の触覚刺激間の距離は、低受容体密度領域で特定された距離よりも拡大されて感じるということを明らかにした。つまりWeber（1834）は、同じ2点間の距離であっても、前腕のような受容器の密度が低い領域よりも、指先のように受容器の密度が高い領域のほうが拡大されて感じるという触錯覚（tactile illusion）を示すために触覚の2点刺激間の距離を調べたといわれており、現在のように、知覚の機能を調べる検査として用いたのではなかったのである（Boyes 1976）。その2点の刺激間の距離を**tactile gnosis**（物体を正確に把握するという手の機

能に欠かせない精密-知覚把握(precision-sensory grip)のための知覚；以下、(触覚による)識別知覚)を調べる検査方法として確立し、臨床での実施を強く提唱したのがMobergである。Mobergは当初、手の機能に関する有益な情報を与えてくれる検査として、Weberの2点識別検査とSeddonのコインテストを挙げていた。しかし、これらは主観的で、被検者の協力が得られない場合には誤った結果に陥る可能性があると考えた。それに対して、ニンヒドリンやヨウド澱粉反応による発汗検査は客観的で信頼性があり、最も優れた検査であると報告している(Moberg 1958)。その後、手の識別知覚を調べるための方法として、指書字検査(digit-writing)、Seddonのコインテスト、2pdを比較し、その結果、最も妥当性があるのは2pdであるとした(Moberg 1962)。

のちに、2pdは手外科領域を中心に盛んに用いられるようになり、神経修復術の治療成績の判定などにも用いられるようになっていった。当時、2pdを行ううえでの重要なポイントとして、刺激として加える力の量をコントロールすることが強調されているが、適切な力の量は"最小"とし、毎回同じ強度にすることが求められていた。それに対し、Moberg(1976)は、検査器具としてペーパークリップを使用していたが、その先端が皮膚に触れたところで、ブランチ(皮膚蒼白部)がかろうじて見えるか見えないかという程度にすべきであると述べている。

一方、**Lars Önne**は、神経縫合術を行った49名の患者の指尖において、von Freyの触毛検査(von Frey's hair test)、Mobergのピックアップ検査(pick-up test)、five-object test(鉱石、コイン、鉛筆、ガーゼ、指尖による刺激を識別する検査)、2pd、発汗検査を行ったところ、2pdが最も有用な検査であり、手の機能を表す信頼できる知覚情報を提供することができると報告した(Önne 1962)。そして、2pdの回復は、20歳までは年齢と同じ値で、そこから31歳までの回復は様々であり、それ以上の年齢になると回復は不良となって30mmあるいはそれ以上になることを報告している。つまり、神経縫合後の指尖の2pd値の回復は、ほぼ年齢と同じ数値になることを明らかにしたわけである。たとえば、年齢が20歳の患者であれば、指尖の2pdの回復は20mmとなる。これに基づいて、神経縫合術後5年目の理想的な神経修復の成績を患者の年齢に対する2pdの値としてグラフで示し、神経縫合後の成績の良し悪しを判断するために用いるようになった(Önneのライン)。のちにDellon(1981)は、自身が知覚再教育を実施した神経縫合後の患者の2pd値をこのÖnneのライン上にプロットし、知覚再教育を実施した患者の成績はこのラインよりも下にあること、つまり、理想的な回復とされているものよりもさらに優れていることを示し、知覚再教育の効果を明らかにしている。

1-2 理論的な知覚検査から機能的な知覚検査へ

知覚検査の研究的、臨床的な有用性について、**A. Lee Dellon**が果たした絶大な功績は誰もが

認めるところである。それまでの知覚検査は、その当時の生理学的な知見に基づいてはいるものの、決して手の知覚機能を表すものではなく、非常にわかりにくいものとして敬遠されていた研究テーマであった。

　Dellon（1978）は、従来の静的2点識別検査（Static two-point discrimination test：S2pd）がみているのは遅順応型の機械的受容器の活動であり、手の知覚機能を理解するには速順応型の機械的受容器の活動を調べることが望ましいとして、動的2点識別検査（Moving two-point discrimination test：M2pd）を開発し、その実施を強く提唱した。そして、M2pdの健常値は2mm（あるいは3mm）であり、性別による差はないこと、左右差もほとんどないこと、さらに末梢神経損傷患者では、S2pdに比べ、M2pdのほうが先行して回復すること、などを報告した。

　その後Dellonは、知覚に関する膨大な数の神経生理学的、臨床的な論文を読破し、さらに自らの基礎的研究、臨床的研究を加え、『Evaluation of Sensibility and Re-Education of Sensation in the Hand』を1981年に上梓し、それまで難解とされてきた知覚の評価と知覚再教育までを、科学的根拠に基づいて、明快に、わかりやすい表現で解説した。この本は、世界中の手外科医やセラピストから大変な衝撃をもって迎えられ、注目を浴びた。Dellonの並大抵でない知的好奇心とエネルギッシュな行動力によって生み出された数々の研究成果と、非凡な発信力によって、この領域は飛躍的に発展した。もしDellonの存在がなければ、知覚検査は主観的で、その検査結果も十分に解釈されず、それをどのように治療プログラムに反映させたらよいのかわからないという状態にとどまっていたかもしれない、といっても過言ではない。なお、本書の日本語版は、1994年に『知覚のリハビリテーション―評価と再教育―』（内西兼一郎・監訳／協同医書出版社）として出版された。

　DellonがM2pdを提唱して以降、静的、動的の2種類の2pdが盛んに行われるようになっていたが、検査器具としてはノギスや紙クリップなど様々なものが用いられていた。そこでMackinnonとDellonは、2pdが容易に検査できるTwo-point discrimination testerを開発した（Mackinnon 1985）。従来のものより刺激針（prongs）が長くなったことで、刺激部位を容易に観察でき、M2pdの際にも滑らかに皮膚上を滑らせることが可能になった。また、M2pdの健常値を判定するために2点間の距離を4mmにした検査針が加えられ、さらに、手の中で器具を回転して使用できる形態のため、検査中に検査針の距離を容易に変更できるようにもなった。これはのちにディスク・クリミネーター（Disk-Criminator／通称：ディスクリミネーター）と呼ばれるようになり、今日では世界中で用いられる2pd用の器具となっている。その後、ディスクリミネーターの検査器具としての信頼性の報告もなされている（Novak 1993）。しかし、Rosén（2010）は、この器具では健常者の2pd値の変化をより詳細に調べることは困難であるとして、4.6mmから0.7mmまでの範囲について、0.3mm間隔で検査できるものを開発し、研究に使用している。

　一方、Bell-Krotoskiら（1988）は、5名の被検者を対象に、検査の際に加えている力を刺激量として調べることで、2pdの問題点を報告した。それによると、ブランチ（皮膚蒼白部）を基準に検査の際に加えている刺激量をコントロールしたとしても、その強さは検査者によって大き

く変動すること、指のブランチは皮膚の状態により異なった強さで生じること、さらに、2点刺激と1点刺激では力の量自体が異なること、などが指摘されている。つまり、ブランチによって刺激量をコントロールすることに疑問を投げかけたのである。

これに対してMoberg（1990、1991）は、自身が2pdを開発、報告した当初、詳細にその検査方法について記述しなかったことを悔やみ、改めてその詳細を解説し、自作の2pdの検査器具を紹介した。そして、あらゆる知覚検査を実施してみたが、それらは期待に応えるものではなく、唯一、実施する価値があるのは従来の2pdのみであると述べている。さらに、2pdは固有感覚機能の判定としても用いることができ、精密－知覚把握に必要な触覚による識別知覚の機能を表していると報告した（詳細は187ページの「(1-3)静的触覚の分布密度（静的2点識別）の検査」を参照）。

その後も、2pdは刺激強度が一定でない、M2pdは刺激速度がコントロールされていないという批判が続いた。それに対してDellonら（1992）は、コンピューターで触覚刺激の強度を管理しながら、静的・動的による1点刺激、2点刺激の識別が検査できる機器として**Pressure-specifying sensory device（PSSD）**を開発し、その有用性について報告した。さらに、PSSDを使用して、15～70歳の示指と小指のS2pd、M2pdの健常値も報告している。

のちに、手根管症候群の症例（Dellon 1997a）や、健常者を対象にした口腔、中咽頭部の検査結果（Sinhaら 2003）、年齢ごとの標準値（Kanekoら 2005）をはじめ、PSSDに関する数多くの報告がなされている。

現在、知覚検査における2pdは、刺激量の定量化などに問題があり、それを改善するための検査器具も提案されてはいるものの、いまだに議論が続いているところである。Lundborgら（2004）は、2pdを研究や治療の効果判定などに用いる場合には、加えた力や検査方法について詳細に言及すべきであると指摘している。しかし、触覚閾値検査だけでは解明できない知覚の問題に対する解釈の一つとして、たとえば、皮質の体部位再現の変化や知覚再学習の効果を検証するなど、現在も引き続き、この検査結果は重要な意味をもっていると考えられている（Lundborgら 2004、Jerosch-Herold 2015）（第5章・338ページの「3-3-3 知覚再学習・段階2（触覚回復後）」を参照）。

1-3 馬尾からモノフィラメントへ
―触覚閾値検査の発展―

触覚の検査が実施される中で、その閾値を定量化しようとする試みが古くから行われてきた。**Max von Frey**は皮膚刺激の定量化を試みた研究者であり（von Frey 1896）、馬尾を使った"von Freyの刺激毛"は広く知られている。von Freyは圧覚や痛覚の閾値を調べる器具をいくつ

か開発したが、中でも有名なのが最後に作った馬尾による圧覚計（今日では「触覚計」と称されているものであるがvon Freyの論文の表記をそのまま記載する）である。

一方、von Freyの圧覚計と並び称されるのが、**セメスワインスタインモノフィラメント**（Semmes Weinstein monofilament）である。開発者のSidney Weinsteinは、戦争で受けた熱傷の体験から、皮膚感覚について興味をもち、研究者として痛みの研究や知覚に関する研究に従事するようになっていった。そして、von Freyの馬尾による圧覚計には様々な問題点があることに気づき、それを改良したいと考えた（Weinstein 1993）。その問題点とは、馬尾の毛を集めることの困難さ、馬尾の毛の直径の不均一さ、繰り返しの使用や湿気による性質の変化などである。

Weinsteinによると、von Freyの圧覚計には1本の馬尾が用いられおり、その長さを変えることで刺激量を変化させるため、その都度、器具の調節が必要であったという。Weinsteinは父親の仕事の関係で幼い頃からプラスチックのフィラメントに精通していたこともあり、それを用いることで、刺激強度の範囲をより広げて検査できるようにした。つまり、von Freyの圧覚計のように一本の毛の長さを変化させて用いるアナログ方式の装置ではなく、常に一定の刺激量を加えることのできるデジタル方式による器具の組み合わせを選んだのである。彼の兄がロッド（柄）を作り、穴を開け、それにフィラメントを接着剤で固定した。開発当初、圧覚検査（pressure test）と呼んでいたようであるが、製品化のために検査を特定する名称が必要となり、共に研究していたJosephine Semmesの名前を加え、**Semmes-Weinstein Pressure Aesthesiometer**という名称をつけた。その後、この検査器具はセメスワインスタインモノフィラメント（Semmes Weinstein monofilament；以下、**SWモノフィラメント**）と呼ばれるようになる。SemmesとWeinsteinらは、SWモノフィラメントを用いて脳の貫通損傷後の体性感覚の変化について調べており（Semmesら 1960）、またWeinsteinらは、ひとの触覚閾値、さらに2pdを調べ、性別、左右差、各身体部位の値について報告している（Weinsteinら 1961、Weinstein 1962、Weinstein 1968）。これらの報告は、現在でも非常に多くの論文に引用されている。その流れとは別に、末梢神経損傷を対象にSWモノフィラメントを用いた臨床研究、基礎研究が作業療法士により行われていく。

1-4 セメスワインスタインモノフィラメントの結果の解釈

Kilulu M. von Princeは、末梢神経損傷に対してSWモノフィラメントによる検査を行い、その結果を報告した最初の作業療法士として、その功績が高く評価されている。また、現在のSWモノフィラメント検査の基盤を築いた一人でもある。彼女は、SWモノフィラメントによ

る検査を触・圧覚検査(light touch and pressure test)と称しているが、この検査に加えて、Weberの2点識別検査、ニンヒドリン発汗検査、Mobergのピックアップ検査、Seddonのコイン検査などを約125名の患者に行い、それぞれの検査や記録の方法などについて詳細に報告した(von Princeら 1967)。そして、指尖、母指、手掌におけるSWモノフィラメントの標準値と尺度についても述べている。von Princeらの偉大な功績は疑いようもないことであるが、残念なことに、2.83、4.31などのフィラメント番号の数値(log表示)を、加えている力の刺激量(mg)として記述していたため、これについてはしばらく混乱が続くことになる。

整形外科医のGeorge E. Omerは、von Princeの功績を高く評価し、作業療法士のJanet L. Wernerと共に、SWモノフィラメントによる臨床研究をさらに進めた。そして、触覚刺激に対する応答のみでなく、SWモノフィラメントによる刺激点をどのくらい正しく定位できるかどうかという判定をするために、**ポイント局在**(point localization)と**領域局在**(area localization)を検査の尺度に加えた(186ページを参照)。ポイント局在とは、被検者が手に持って示す棒状物体の先が、検者が刺激した皮膚上の点に接触する場合を意味し、領域局在とは、その棒状物体が刺激点よりもずれてはいるが、刺激が加えられた手の区画領域内にある場合をいう(Wernerら 1970)。

その後、SWモノフィラメントの尺度は、刺激強度による触覚閾値の標準値を示すだけでなく、マッチ棒の炎による温熱に対する手の防御知覚、触覚刺激の定位、2pdや材質の識別能、さらには深部圧覚や日常生活における手の使用に関する尺度が盛り込まれて報告された。現在普及しているのは、**Judith A. Bell-Krotoski**の解釈に基づいたものである。Bell-Krotoskiは、1976年から1978年までの間に、SWモノフィラメントを用いて150症例、200件に及ぶ触覚閾値を調べ、2pd、固有感覚、温度覚、痛覚、立体覚、書字覚などの検査結果との関連を調べた。SWモノフィラメントによる検査結果の解釈については**表3-3**(177ページ)に示してあるが、これはBell-Krotoskiによる解釈を許可を得て筆者がまとめたものであり、Bell-Krotoski(1990a)によるオリジナルの表はグラフ化された別のものである。

のちにLevinら(1978)やBell-Krotoskiらによって、SWモノフィラメント自体の分析が行われた。Levinは、2組のSWモノフィラメントを使って、工学的なアプローチから分析を試みた。その結果から、SWモノフィラメントの固定の仕方、先端の形状に関する問題点、フィラメントのたわませ方、温度や湿度による影響などについて報告している。

知覚検査、特にSWモノフィラメントに関するBell-Krotoskiの研究的な功績は計り知れず、峻烈を極めた研究への取り組みがあったからこそ、触覚閾値の検査手技がここまで発展を遂げたといえる。Bell-Krotoski(1987)は、28組のSWモノフィラメントを調達し、その刺激強度の反復可能性(repeatability)を調べた。そして、モノフィラメントの長さと直径が規定通りであれば、常に一定の刺激強度(力)で検査することができ、手による検査時の振動も制御可能であり、正確で反復可能な検査器具であることを報告している。さらに、Bell-Krotoskiら(1995)は、ナイロンモノフィラメントを用い、Weinsteinのオリジナルの仕様書と同様の直径、長さ(38mm)からなる全セットを作製し、刺激強度の研究を行った。そして、131被検者(262手、

182足)に対する検査を行い、その結果、性別、手の左右を問わず、足底を除く全身のスクリーニングレベルの標準値として2.83番(0.068g)のフィラメントが最適であることを明らかにした。ただし、足底は例外で、その標準値は3.61番(0.408g)であると報告している(175ページの**表3-2**を参照)。

　Bell-Krotoskiの研究によって、SWモノフィラメントの刺激強度は次の方法で確認可能であることがわかっている。長期間にわたって使用していたり保管状態が悪かったりなど、何らかの理由で確認を要する場合には、まず、モノフィラメントの長さが38mmかどうかを確かめ、次に、市販の測定器でモノフィラメントの直径を測定する。もし、長さと直径が正確であれば、そのモノフィラメントによって加えられた刺激強度は確定された範囲内に収まっていることになる。

　SWモノフィラメントの各段階で設定された刺激強度は、そのばらつきがミリグラム単位に抑えられており、他の装置では刺激強度をそこまでコントロールすることができないとされている。また、SWモノフィラメントは、その先端形状の違い、たわませたときの不適切な接触などについて若干の制約はあるものの、刺激量がコントロールされているため、末梢神経機能の臨床検査としては客観的で、反復可能性の高い検査が実施できるといわれている。こうした中、Bell-Krotoskiらは、Weinsteinと彼の息子で物理学者であるCurt Weinsteinと議論を重ねることで、SWモノフィラメントの検査器具としての問題点を掘り下げていった(Bell-Krososkiら1993)。Weinsteinはそれらの改善を図るために、新たな検査器具として**Weinstein Enhanced Sensory Test**(WEST™)を開発した(Weinstein 1993)。新しい器具は、まず、ポケットの中に収まって携帯しやすい形状に改良された。また、1本の柄に必要な5段階のモノフィラメントが取り付けられたことで、検査中に何度もモノフィラメントを交換する必要がなくなって容易に検査が実施できるようになり、検査時間が短縮した。さらに、モノフィラメント部が折れたり、損傷しにくくなった。そして、最も検査として重要な点であるが、モノフィラメントの先端が球状になったことで、安定して皮膚に接触し続けることができるようになり、たわませたときに皮膚上を滑ってしまうという難点が改良された。

　その後も、SWモノフィラメントを用いた触覚閾値に関する研究が継続され、健常者を対象としたSWモノフィラメントのばらつきと手指の活動による検査への影響(Massy-Westropp 2002)、閾値の判定(Bell-Krotoskiら 1995)、検査時の手関節の肢位による触覚閾値への影響(Gillensonら 1998)などが報告されている。さらに、手根管症候群に対する異常値の判定(MacDermidら 1994)、WEST™によるシャルコー・マリー・トゥース病患者に対する検査結果(Schreudersら 2008)が報告されている。そして2014年には、健常者におけるWEST™とPSSDの結果の一貫性、健常値の検出などの比較研究(Uddinら 2014)が報告されており、SWモノフィラメントそのものを対象とした研究から、知覚障害の病態に関する研究、介入に関するアウトカム研究まで、SWモノフィラメントを使用した研究は膨大な数にのぼる。

　本来、SWモノフィラメントは、末梢神経損傷、中枢神経疾患を問わず、触覚閾値を調べる検査法であるが、近年、末梢神経損傷のための検査器具であるという認識が高まってしまった

感があり、残念なことである。しかし見方を変えれば、知覚検査としてSWモノフィラメントが普及したのは、長年にわたり末梢神経損傷の知覚障害と対峙してきたBell-Krotoskiを中心とするハンドセラピストたちのひたむきな努力と情熱の証であるともいえる。

1-5 絞扼性神経障害に対する知覚検査

「1-2 理論的な知覚検査から機能的な知覚検査へ」で述べたように、Dellonが手の機能におけるM2pdの意義を報告し、その実施を提唱して以来、手のリハビリテーション領域では、従来のS2pdに加えてM2pdの検査が盛んに行われるようになった。その中でRichard H. Gelbermanらは、健常成人20名を対象として、末梢神経の神経幹に実験的に圧迫を加えた状態をつくり、4種類の知覚検査（SWモノフィラメントと音叉による閾値検査、S2pdとM2pdによる受容器の分布密度の検査）を実施し、それを客観的な神経症状（感覚・運動神経伝導速度）や主観的な訴え（痛みやしびれ）と比較することで、各知覚検査の感度と神経圧迫に対する症状の変化を調べるという、大変興味深い研究を行った（Gelbermanら 1983）。その結果、SWモノフィラメントや音叉による閾値検査は、S2pdやM2pdによる受容器の分布密度の検査に比べ、より早い段階から変化が出現し、検査としての感度が高いことが明らかになった。この研究により、絞扼性神経障害を早期に予測・診断するには、S2pdやM2pdなどの分布密度の検査よりもSWモノフィラメントや音叉による閾値の検査が有用であり、閾値を調べることの意義が明確にされた。

この実験研究を受けて、同じ研究グループのRobert M. Szaboらにより手根管症候群の23手に対して手術（横手根靱帯の切離術）が行われたが、そのアウトカム評価として、術前、術後にSWモノフィラメント、振動（120Hz、256Hz）、S2pd、その他の神経学的検査が行われ、それらの変化が報告された（Szaboら 1984）。その際、術前に知覚の異常を検出したのは、頻度の高いものから順に、振動計による検査（87%）、SWモノフィラメント（83%）、ファーレンテスト（70%）と駆血検査（70%）、神経叩打検査（61%）で、S2pdは22%と低かった。術後、最も改善を示した検査は、振動計（または音叉）による検査（63%）であった。これらの結果は、Gelbermanら（1983）の実験研究と同様の結果を示しており、2pdによる受容器の分布密度の検査に比べて、振動やSWモノフィラメントによる閾値の検査はより知覚異常の検出に優れ、術後早期からその変化をとらえることができ、回復の経過を追うのに有用であると報告された。これ以降、手根管症候群などの絞扼性神経障害の診断、経過観察、予後予測においては、SWモノフィラメントによる閾値や音叉による振動の感受性を調べることが定説となっている。

1-6 その他の知覚検査
―持続的な触・圧覚の検査―

　Ruth M. Dannenbaumは、理学療法士として中枢神経障害を自身の臨床・研究の活動領域としていたが、Dellonの提唱する検査法や知覚再教育の方法を脳卒中後の片麻痺患者に対していち早く取り入れ、貴重な研究を行っている。その一つに、重度知覚障害のある片麻痺患者への持続的な触・圧覚を調べ、健常者のコントロール群と比較したものがある（Dannenbaumら 1990）。この報告は、従来の触覚閾値を調べたものではなく、静的な刺激による持続的な触・圧覚（23g、150g、250g、350gの重さを2～20秒間持続的に加えたもの）を調べたものである。同時に、持続的な刺激を加える装置（mechanical touch-pressure applicator）も開発し、紹介している。実験の対象者が6名と少数ではあるが、時間経過によって持続的な加重、特により軽い加重が感じにくくなる傾向が明らかにされた。
　その後、脳卒中後の知覚障害に対する検査と治療に関する総説を発表するが、そこでは片麻痺患者に知覚検査を実施する際の注意点、たとえば、注意障害がある場合の検査の方法や、閉眼の状態ではなくスクリーンで視界を遮断すること、二者択一の質問によって注意を集中させておくことなど、具体的で臨床的な方法を紹介している（Dannenbaumら 1993）。
　さらに、Dannenbaumら（2002）は、1990年に行った脳血管障害に対する持続的な加重（触・圧覚）刺激の経時的変化に関する研究テーマを追い続け、**動的な触・圧覚検査**（Moving touch-pressure test：MTP）と**静的な触・圧覚検査**（Sustained touch-pressure test：STP）を開発し、その信頼性について明らかにした。そして、MTPは物体の探索、STPは把持の際の巧緻性という機能的な役割にそれぞれ関連があると報告している。
　このあと、残念ながら持続的な触・圧覚について調べた報告は見当たらないが、これらの研究は加重により知覚が変化する機構を解明する鍵を握ると考えられ、脳卒中のみならず、末梢神経損傷についても、持続的な接触刺激と加重時間とを関連づけた研究が期待される。

1-7 触知覚と手関節位置覚の識別検査

　脳卒中後の片麻痺患者の半数以上で、触覚による日常物品を感じる能力や空間のどこに四肢があるのかを知る能力が障害されている（Carey 1995、Careyら 2011）。そこで、Careyら（1996、1997）は、手の触覚と手関節の固有感覚を調べることができる独自の検査法を開発し、標準化した。触知覚による識別の検査（tactile discrimination test：TDT）は、段階づけられた

素材（テクスチャー）を識別するものである。手関節位置覚の検査（wrist position sense test：WPST）は、手と前腕が器具で固定されて手関節のみが屈曲・伸展方向に自由に動かせる状態で、検者が他動的に手関節を動かして止め、その角度を被験者が差し棒などを置くことで再現する方法である。いずれも定量化され、信頼性と妥当性の高い検査であると報告されている。

さらにCareyら（2002）は、35名の脳卒中患者の麻痺側、非麻痺側に対して独自の検査と通常行われている臨床的な検査を実施し、その結果を比較するという興味深い研究を行っている。それによると、TDTで障害ありと判定された20名のうち25％は、従来の検査では障害なしと判定されていた。また、TDTで障害なしと判定された15名のうち40％が、従来の検査で障害ありと判定されていた。また、固有感覚については、WPSTで非麻痺側の固有感覚に障害ありと判定された9名全員が、従来の臨床検査では障害なしと判定されたと報告されている。

Careyらは脳卒中後の体性感覚障害の検査とその訓練について勢力的に研究活動を行っており、今後の成果が期待されている。

1-8 ローゼンスコア

Birgitta Rosénらは、形状や材質の識別能力を検査するスタイ検査（Shape-Texture Identification test：STI-test）を開発し、その内容的妥当性、構成概念妥当性、評価者間信頼性に関する研究報告を行った（Rosén 1996、Rosénら 1998）。この検査は、正中神経損傷、尺骨神経損傷の手にも対応できるように作られている。使用する円盤状の器具には、形状の異なる大小のブロックと個数・間隔が異なるドット（突起）が配置されており、それらを示指、小指で識別することで検査を実施する。その後、スタイ検査は製品化され、正中神経、尺骨神経修復後の知覚回復の成績などに関する研究（Rosénら 2000a）、2pdとスタイ検査の感受性の比較（Rosénら 2000b）、評価者間信頼性（Rosén 2003a）の研究成果が報告された。

さらにRosénら（2003b）は、末梢神経修復後の新しい評価モデルを開発し、報告している。その中で、新しい評価モデルについて、神経縫合後の評価では、①神経の機能回復、②脳の新しい知覚入力を解釈する能力、③基本的なスキルの機能、④寒冷に対する不耐性や過敏などの症状を明らかにすべきであるとして、これらを検査項目に盛り込み、知覚、運動、疼痛や不快感を総合的に判定できるものとして紹介した。特に、②に挙げた能力について強調し、functional sensibility（機能的な知覚）とtactile gnosis（識別知覚）を明確に区別したことは、その後の知覚検査の流れを考えるうえでも押さえておかなければならないポイントとされた。Bell-Krotoskiは、知覚の明瞭度の判定（明瞭度を調べた検査）と実際の知覚に依存する手の機能（手の機能のための検査）を区別しているが、Rosénは、一般的にこれらはしばしば混同して用いられており、**機能的な知覚**とは手が行えること、たとえば把握や手を目的的に使用するときの

知覚機能のことであり、**識別知覚**とはアクティブタッチ、つまり形状や材質の識別能力に基づく特異的な知覚機能のことであると両者を区別しており、スタイ検査はこのうちの識別知覚を調べるものであると説明している。

また、これに先立ち、正中神経断裂、尺骨神経断裂縫合後の知覚、運動、疼痛や不快感に対する評価結果を、術後3カ月、6カ月、12カ月、24カ月、36（48）カ月、60カ月追跡調査し、95％の信頼区間として、各期間の総合得点の推定値を示している（Rosénら 2000c）。のちにRosénは、これを「**ローゼンスコア（Rosén-score）**」と名づけ、評価モデルとして特定しやすくした。なお、中田ら（2012）は、Rosénの許可を受け、ローゼンスコアの日本語版を発表している。

1-9　知覚過敏の検査

古くから、外傷手の知覚過敏については、タッピングや振動などの刺激を加える方法が行われ、セラピストはその効果を経験的に感じていた。しかし、その効果を判定する方法がなかった。そこで、**Elizabeth J. Yerxa**、**Luis M. Barber**らは、外傷手の知覚過敏に対する減感作（desensitization）プログラムの効果を調べるための方法として、**Downey Hand Center Hand Sensitivity Test（DHCHST）**を開発するに至った（Yerxaら 1983、Barber 1990）。のちにThree-Phase Desensitization Kitの名称で商品化され、知覚過敏に対する検査として、また知覚過敏に対するアプローチとしても使用されている（254ページの「4-5 知覚過敏の検査－Three-Phase Desensitization Kitによる検査－」、第5章・327ページの「3-2-1 知覚過敏に対する減感作療法（desensitization）」を参照）。知覚過敏に対する減感作の奏効機序については、まだ十分に解明されたとはいいきれないが、この検査は、減感作を実施するための有用なツールになり得ると考えられる。

1-10　知覚評価の発展とその実施

知覚の機能やその障害は視覚的にとらえることが難しいため、多くの研究者、臨床家は、それを正確に、的確に、さらには手の機能やその障害と関連づけて診ようと情熱を傾け、試行してきた。そして、その方法について議論を戦わせ、より有用性の高いものを目指して改良が加えられてきている。検査の信頼性や妥当性、客観性を追求すると、その検査方法や器具は大が

かりなものとなってしまい、臨床での使用から次第に遠ざかる傾向がある。

　我々セラピストの目的は、臨床で、様々な損傷、疾患によって障害された知覚やそれに伴う動作障害を診て、その問題を理解することである。また、知覚検査は主観的であるといわれているが、いくつかの知覚検査を組み合わせて実施することにより、詐病を見抜くことも可能である。そのためには、各知覚検査のねらいを理解し、目的に見合った方法で実施していくことが求められる。また、検査中の被検者の応答や表情、検査以外の場面での動作などについても観察眼を養うことが必要である。そして、その視点の先には、知覚障害に対するアプローチを常に見据えていなければならない。最新の神経生理学、精神物理学、脳科学の知見を取り入れ、様々なレベルから、知覚をみて、いかせるようになりたいものである。

　ここまで、知覚評価の歴史的変遷について概観してきた。それは、知覚検査の開発者や研究者がどのようなことを考え、歩んできたのかを知ることは、妥当な知覚検査を選択し、それを実施し、その結果を的確に解釈するための一歩になると考えたからである。知覚に光をあてることは、滑らかで無駄のない、精緻なひとの手の動きを理解し、それを再び獲得してもらう手段を考案することに通じるはずである。

2 手・上肢の知覚障害の診かた

　手には、外界にあるものに触れ、それに直接働きかけるという役割があり、上肢のそれ以外の部分には、手を目的のところに到達させるという役割がある。したがって、上肢の知覚障害を検査するに際しては、手とそれ以外の部分とを分けて、それぞれの機能に応じて検査を実施していく。

　外界に直接触れ、働きかけを行う手に必要な知覚機能は、対象の特徴を識別することと手を安全に使うことである。手を目的の場所に到達させるために必要な知覚機能は、関節の位置や運動方向、力や筋の抵抗感覚などがわかることである。

　これらを検査するには、まず日常生活活動の聴取や観察から開始する。そして、知覚に問題があると考えられる場合（第1章・12ページの「2. 対象物への手の不適合が生じるのはなぜか？－知覚と手のフォームの関係－」、19ページの「3. 触覚が鈍くなるとなぜ過剰に力を入れて把握するのか？－触覚と固有感覚の関係性－」を参照）、手の操作機能をみるためにMobergのピックアップ検査（Moberg 1958、Moberg 1962）を行い、手の到達機能をみるために母指さがし試験（平山 1986）を行うことで、知覚障害の概略をとらえることができる（図3-1）。その結果から障害が予想される場合には、要素的な感覚（触覚、痛覚、温・冷覚、固有感覚）の検査を詳細に行う必要がある。触覚は静的触覚と動的触覚に分けて検査する。触覚を有効に使って動作が行われていない場合には、さらに閾値、局在、2点識別を調べていく。なお、痛覚、温・冷覚の検査は常に必要である。

　また、障害部位や範囲を知るといった補助診断の目的や急性期に検査を実施する場合には、逆に、知覚モダリティの要素的な検査から実施し、知覚機能の回復が進むにつれて、スクリーニング検査であるMobergのピックアップ検査や母指さがし試験、日常生活活動の評価へと進め、手・上肢機能の実用性を判断していく。

　手・上肢の知覚検査は、基本的には、①知覚モダリティの検査、②触覚による識別知覚の検査、③機能の検査、の三つのカテゴリーに分けることができる（図3-2）。ただし、この階層は、必ずしも検査を実施する順番を示しているわけではない。末梢神経損傷などでは、神経の回復

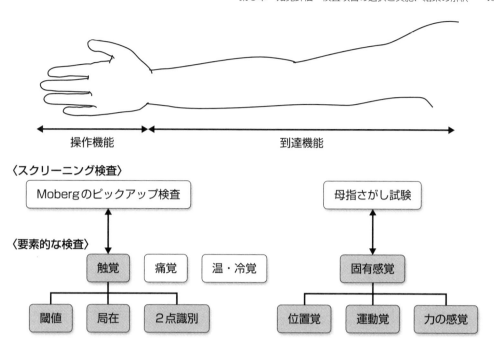

図3-1 手・上肢の知覚障害の診かた

図3-2 手・上肢の知覚と検査のカテゴリー

に応じて、この順番に実施する場合が多いと考えられるが、障害の状況や時間的なタイミングによっては、図の上段に示した③から実施し、その結果によって、②や①が必要になる場合も考えられる。常に視点を別のカテゴリーに移したり、あるいは同時に眺めながら検査をする必

要があり、そのためにも、このようなカテゴリー分けを常に頭に入れておく。

まず、知覚モダリティの検査であるが、これは閾値検査（threshold test）と呼ばれることもある。知覚のモダリティ（種類）には、痛覚、温・冷覚、触覚、固有感覚があるが、こうした知覚モダリティを要素的に取り出して調べる検査である。医学的な診断の補助として知覚の障害部位や程度、その範囲を知るなどの目的があるときは、このモダリティの検査から実施することになる。なお、主観的かつ客観的に手の障害がないことが自明であれば検査を省くこともあるが、経過観察の指標を得る必要がある場合には詳細に調べておくことも大切である。

次に、触覚による識別知覚の検査へと進む。手は、それ自体が優れた知覚器官である。ひとは手で物体に触れることで、それが何か、どのような性質をもっているのかを瞬時に知ることができる。Mobergはそれをtactile gnosis（触覚による識別知覚；識別知覚）と呼び、手の重要な機能として強調している（Moberg 1958、Moberg 1962）。また、識別知覚を「タッチ（touch）によって、その対象を"みる"能力」と定義しており、識別知覚は手が物体を正確に把握する**精密‐知覚把握**に欠かせないものであると述べている（Moberg 1990）。一方、Rosénら（2003b）は、触覚識別について「視覚を用いず、触覚によって小さな物体を特定し、つまみ上げ、保持し、操作するために求められる、形態、肌理などを分析する能力」と定義している。つまり、識別知覚は、手を実用的に使うための基盤となるものであるといえる。これを調べるのが、Mobergのピックアップ検査、Dellonのピックアップ検査変法、スタイ検査（ローゼンスコアの一部）などである。

知覚機能の回復が進むにつれて、要素的な診かたから、手の複合的な知覚機能である識別知覚、そして最終的には、机上のコップに手を伸ばして中身をこぼさずに持ち上げ、口元まで運ぶ、あるいは、視覚に頼らず襟元のボタンをかけるといった動作、運動機能も含めて、手の機能を総合的に調べる機能検査（functional tests）へとボトムアップしていく。逆に、手の動作の観察などから知覚の問題が推測される場合は、それを確認するためにトップダウン式に、手の総合的な機能検査や識別知覚の検査、さらに要素的な検査が必要になることもある。

本章ではこれらに加えて、客観的な検査（objective tests）である、しわ検査、発汗検査、さらに知覚過敏検査についても述べる。臨床では、検査の対象者に意識障害や認知症があったり、幼児のために適切な反応が期待できない場合があり、さらには、詐病が疑われ、より客観的に症状や障害を確認したいなどの状況が生じることがある。そのような場合には、先に挙げた三つのカテゴリーにおける検査と客観的な検査を行うことによって、結果の解釈を確認したり、補強したりすることができる。

3 知覚検査の実施に際して

3-1 知覚検査を実施する場所と時間帯

　職場復帰などを目指す中で実際の職務上の動作を確認したいといった特殊な場合を除き、通常の検査は静かで、快適な環境を選んで実施する。騒音だけでなく、ひとの動く気配も感じないことが望ましい。知覚検査は、それを受ける被検者も、実施する検者も、共に集中力を要するものである。したがって、両者にとって比較的余裕がある時間帯を選んで実施したいものである。睡眠が十分にとれていなかったり、筋力トレーニングなどで身体を激しく動かしたあとなどは、被検者が知覚検査を受けるには好ましくない状況である。また、検査直前に被検者が行っていた活動は検査結果に影響を与える可能性があるため、直前の活動について聞き取り、その影響を考慮することも重要である（Bell-Krotoski 2011）。もし検査に影響が及ぶ可能性がある場合には、時間を空けてから検査を実施する。

　知覚検査は、検者にとっても、非常に繊細な手の動きや検査器具の正確な操作が求められる。検者も知覚検査直前に重い荷物を持ったり、上肢に強い負荷が加わるような動作を行っていると、手がふるえてしまい的確な検査が実施できない可能性があるので、検査前にそうした行動は避けるべきである。また、手のふるえや余分な動きが加わることを可能な限り避けるため、検査器具を使用する場合には、利き手に持って、検査部位に接近して実施する。

3-2　検査に先立って調べておくこと

　検者は、検査部位やその周辺部位の血行、皮膚温、発汗、外傷・熱傷(痕)、胼胝、角質化など皮膚の状態を、視診、触診により確認しておく。また、被検者が自身の知覚についてどのように認識しているのかを聴取しておくことも忘れてはならない。それが、患者への指導や治療プログラムの立案に役立つことも多い。

3-3　実施上の注意

　高齢者や中枢性障害のある者に対して知覚検査を実施する場合には、注意を持続しやすくするために、閉眼で行うよりもスクリーンなどで手元を隠して視覚を遮断して行うほうがよい。また、知覚障害が重度の場合には、ときどき被検者が応答できる部位(たとえば、知覚が正常な部位や障害程度の軽い部位)に刺激を行ったり、「これはどのように感じますか?」などと声をかけたりすることで、検査がまだ続行していることへの理解を促しながら実施する。

4 知覚検査の実際

4-1 知覚モダリティの検査

4-1-1 触覚の検査

　末梢神経障害、中枢神経障害にかかわらず、多くの場合、知覚検査は、神経病変の部位、範囲、程度、あるいは神経損傷や回復状況を調べるために行われている。しかし、筆や綿棒などで触覚を調べることによる「触覚重度鈍麻」などの検査結果からは、知覚障害に対する具体的な治療的方略を見いだすことはできず、その動作上の問題を改善したり、それを再獲得するためのアプローチを行うことは困難である。

　ひとの手は、本来、箸を巧みに操作したり、紙幣をすばやく数えることができるなど、優れた操作能力を備えている。その細かく、巧みな動作を可能にしている要素の一つが、触覚である。この触覚の状態を詳しく調べていくことで、患者の動作が拙劣である原因が、そもそも対象物を知覚（認識）できていないのか、それとも、対象物を知覚してはいるが不適切な触行動をとっていることにあるのかなど、治療プログラム立案にあたっての基本戦略を見極めることにつながっていくのである。

　触覚にはサブモダリティとして静的触覚と動的触覚がある（Dellon 1981）。手の触覚機能を調べる際には、触覚を静的な触覚と動的な触覚に分けて検査することで（**図3-3**）、動作の問題を引き起こしている原因を触覚の機能から推定することができる。静的触覚に問題があれば、物体の把握に際し、的確な把握フォームがつくれず、その把持力の調節がうまくいっていない可能性があることがわかるし、動的触覚に問題がみられれば、材質の識別や物体操作にあたって接触面・貫通触面からの情報を動作にいかせていないことが予想されるのである。また、触

表3-1　末梢神経障害と中枢神経障害における

	静的触覚		
	触覚の回復	検査表示	検査結果の解釈
閾値	フィラメント　4.56～6.65	赤	(末)神経の伝導性が損なわれていること、または、再生軸索は回復途上であることを示唆する。 (中)一次体性感覚野(3b野)へ興奮が伝達されていないことを示唆する。
閾値	フィラメント　4.31	紫	(末)神経の伝導性は温存されていること、または、再生軸索が遅順応型の受容器へ到達したことを示唆する。 (中)3b野へ興奮が伝達されていることを示唆する。 正常値：2.83(3.61)番
局在		○刺激　●反応	(末)刺激部位を同定できない場合には過誤神経支配が疑われる。 (中)3b野における体部位の再現が不良であることが予想される。 正常値：3mm以内
分布密度		10mm	(末)2点識別値が大きいことは、検査部位における回復した遅順応型の受容器/神経線維の分布密度が低いこと、または、局在が不良であることを示唆する。 (中)3b野における体部位の再現や皮質に至る周辺抑制機構が不良であることを示す。 実用値：10mm以下
分布密度		3～5mm	(末)2点識別値が小さくなることは、遅順応型の受容器/神経線維の分布密度が高まったこと、あるいは局在が改善したことを示唆する。 (中)3b野における体部位の再現や周辺抑制機構が良好であることを示唆する。 正常値：3～5mm(指腹)

静的触覚ならびに動的触覚の回復順序を上から下に示す。

静的触覚ならびに動的触覚の検査方法と結果の解釈

	動的触覚		
	触覚の回復	検査表示	検査結果の解釈
閾値	30Hz		(末)神経の伝導性は温存されていること、または、再生軸索が速順応型の受容器(マイスナー小体)へ到達したことを示唆する。 (中)3b野へ興奮が伝達されていることを示唆する。
閾値	256Hz		(末)神経の伝導性は温存されていること、または、再生軸索が速順応型の受容器(パチニ小体)へ到達したことを示唆する。 (中)一次体性感覚野(3b野)へ興奮が伝達されていることを示唆する。
局在		刺激 ↑反応	(末)刺激線を再現できない場合には過誤神経支配が疑われる。 (中)刺激を再現できない場合には、3b野における体部位再現が不良であることが予想される。 正常値：3mm以内(指腹)、15mm以内(手掌)、40°以内の傾き
分布密度		6mm	(末)動的2点識別値が大きいことは、回復した速順応型受容器/神経線維の分布密度が低いこと、または、局在が不良であることを示唆する。 (中)3b野における体部位の再現や皮質に至るまでの周辺抑制機構が不良であることを示唆する。 実用値：6mm以下(指腹)
分布密度		4mm	(末)動的2点識別値が小さいことは、速順応型受容器/神経線維の分布密度が高いこと、または局在が良好であることを示唆する。 (中)3b野における体部位の再現や皮質に至るまでの周辺抑制機構が良好であることを示唆する。 正常値：3〜4mm(指腹)

(末)…末梢性の神経障害
(中)…中枢性の神経障害
実用値…正常には至らないものの、実用的な値を意味する。

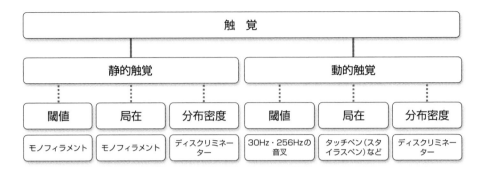

図3-3 触覚の種類とそれを調べるための検査と器具

覚を閾値、局在、分布密度（2点識別）という三つの側面からみることで、触覚がどのような状態にあるのかが明らかになり、治療へのつなげ方をより具体的に思い描きながら触覚の障害に向き合っていくことができる。

なお、同じ触覚検査を実施したとしても、末梢神経障害と中枢神経障害ではその結果の解釈が異なる。それぞれの疾患において出された検査結果がどのような意味をもっているかについて、**表3-1**に示す。

また、第2章の「4．末梢神経回復後の触覚検査と触覚受容器の関係－触覚検査の結果は皮下の受容器の回復をどのように反映しているのか？－」（68ページ）では、触覚検査の結果が皮下にある受容器の状態をどのように表しているのかについて、解説している。

1) 静的触覚の検査

どのようなときにこの検査を行うのか

- 知覚障害（静的触覚）の部位、範囲、程度を知りたい。
- 末梢神経の損傷あるいは回復状況を予測したい。
- 手の識別機能について予測したい。
- 物体の把握、接触における静的触覚の影響を調べたい。
  など

臨床でみられる問題点

- 手が何を持っているか、あるいは何かを持っていること自体がわからない。
- 把握した物体を落としてしまう。
- 触れている物体の性質や特徴がわからない。
- 物体を把握したときの手のフォームに歪みや崩れがある。
- 過剰な力を入れて物体に触れる、あるいは把握する。
- 把持力のコントロールが困難である。
  など

◆ なぜ行うのか─静的触覚を調べる意義─

　ひとが物体を把握する際には、物体のもつ柔らかい、硬い、滑りやすい、重いなどの性状に応じて把持力を調節し、把持した物体が落ちない程度に力を加えている。このような調整の役割を担っているのが静的触覚である。静的触覚が障害された手では、力のコントロールは困難となり、物体を落としたり、過度に力を込めて物体を把持するようになり、その結果、物体の操作は拙劣になってしまう。また、物体を把握するときの手のフォームに歪みを生じてしまう。したがって、このような問題がみられたら、静的触覚の異常が疑われるため、それを定量的に調べておかなければならない。それは、治療的なアプローチを行う前後で静的触覚の回復度合いを比較したり、値の範囲を確認し、必要に応じて別の問題を探るためである。

　静的触覚を詳細に調べていくことで、手の動作の問題がどこにあるのかを具体的に推測していくことができる。筆や綿棒などで触覚を調べることからは、知覚障害に対する具体的な治療的方略を見いだすことはできず、その動作上の問題を分析したり、それを再獲得するための具体的アプローチを立案することは困難である。

(1-1) 静的触覚の閾値の検査

◆ なぜ行うのか―静的触覚の閾値を調べる意義―

前述した通り、触覚を診るにあたっては、**閾値、局在、分布密度**を調べることで、その全体像が見えてくる。触覚が閾値に達する前にその局在や分布密度を調べても、基盤となる神経の伝導性の回復や受容器の成熟性を確認しないまま、より高度なレベルの回復を調べることになり、障害の状態を正確に把握できなくなってしまうため、まずは静的触覚の閾値の検査から開始する。

静的触覚をつくり出しているのは主にメルケル細胞とルフィニ終末であるが、末梢神経損傷では、静的触覚の閾値を検査することで、それらの興奮とその伝導性が保たれているかどうかがわかる。また、中枢神経障害では、この検査によって、一次体性感覚野（3b野）へ興奮が伝達されているか否かを調べることができる（Dellon 1981）。

◆ 検査器具

静的触覚の閾値を調べるためには、セメスワインスタインモノフィラメント（Semmes Weinstein monofilament；SWモノフィラメント／酒井医療（株））を使用する（**図3-4**）。これは、太さの異なる20種類のモノフィラメントからなる検査器具（Weinstein 1968）であるが、研究目的で使用する場合を除き、臨床ではその中の指定された5本〈2.83番（緑）、3.61番（青）、4.31番（紫）、4.56番（赤）、6.65番（赤）〉を使って検査する。なお、番号が大きくなるほどモノフィラメントは太くなる（モノフィラメントの太さを示す断面の直径については**表3-2**を参照のこと）。

この検査器具に取り付けられている刺激用のモノフィラメントの長さと直径が正確に調整されていれば、常に触覚刺激として加える力（force）がコントロールされるため、結果の反復可能性（repeatability）に優れていると報告されている（Bell-Krotoskiら 1987、Bell-Krotoski 1991）。なお、国内の販売元の検査器具であれば、長さと直径は出荷時に調整されている。

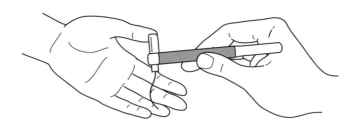

図3-4　SWモノフィラメントによる検査

◆ 検査方法（資料1-1）

被検者には机に向かって楽な姿勢で椅子に座ってもらい、机に敷いたタオルやクッションの

資料1-1

静的触覚の閾値の検査

ID	氏名	記録日	記録者

【検査前の準備】
○ SWモノフィラメント（5本セットまたは20本セット）、視覚遮蔽板（スクリーン）、タオルまたはクッションを用意する。
○ 被検者には机に向かって楽な姿勢で椅子に腰かけてもらう。机の上にタオルやクッションを置き、その上に対象手を置いてもらう。被検者の前腕中央付近に遮蔽板を置き、被検者から対象手が見えるようにスクリーンを開けておく。

【検査手順】
(1) 被検者にSWモノフィラメントを見せながら、この先端で軽く触ることを説明し、それを感じたらすぐに「はい」と言うように伝え、説明内容を理解できたかどうかを確認する。その後、スクリーンを閉め、検査を開始する。
(2) はじめに2.83番を用い、手掌、指、手背へと調べ、正常と異常の領域を大まかにつかむ。
(3) 同じ番号のモノフィラメントで指尖から開始し、近位部へと進む。検者はSWモノフィラメントを持ち、被検者の手から2.5cmの高さにかまえ、1.5秒かけて検査部位の皮膚に垂直にモノフィラメントを下ろし、1.5秒かけてモノフィラメントがたわむまで力を加え、さらに1.5秒かけて元の位置に戻す。
(4) 2.83番と3.61番（20本セットの場合には1.65～4.08番）では、同じ場所を3回刺激し、そのうち1回でも応答があれば感知できたとみなす。4.31番、4.56番、6.65番（20本セットの場合には4.17～6.65番）は、1回のみの刺激で感知できなければ次の段階（より太いモノフィラメント）へと進む。
(5) すべて終了したら、同様に反対側の検査を実施する。

【記録】
○ 被検者が感じることのできたSWフィラメントの番号に応じて、以下の〈障害度の判定〉に照らし、指定された色で検査用紙にマッピングする。6.65番が感知できない場合には、赤色とし、さらに斜線を引く。
○ 記録の際は、検査用紙を上下逆さにし、手のイラストが向かい合った被検者の手と同じ向きになるように置くとよい。

〈障害度の判定〉

番号	色	閾値の決定方法	判定	得点
2.83	緑	3回刺激し、1回でも感知できればよい。	触覚正常	5
3.61	青	3回刺激し、1回でも感知できればよい。	触覚低下	4
4.31	紫	刺激は1回のみ。感知できればよい。	防御知覚低下	3
4.56	赤	刺激は1回のみ。感知できればよい。	防御知覚脱失	2
6.65	赤＋斜線	刺激は1回のみ。モノフィラメントはたわませなくてよい。	測定不能	1

Bell-Krotoskiによる判定。右列の「得点」はRosénらによる検査値を得点化したもの。

【検査結果と観察所見】（特記事項があれば記録する）

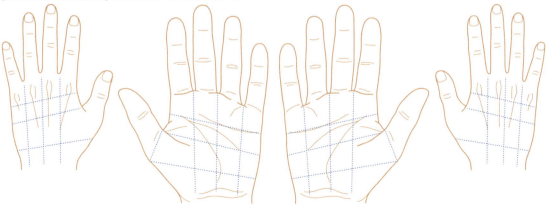

[各区画の合計得点]
《左手》掌側（　　）/30 ［指部（　　）/14、手掌部（　　）/16］
　　　　背側（　　）/30 ［指部（　　）/14、手背部（　　）/16］
《右手》掌側（　　）/30 ［指部（　　）/14、手掌部（　　）/16］
　　　　背側（　　）/30 ［指部（　　）/14、手背部（　　）/16］
特記事項：

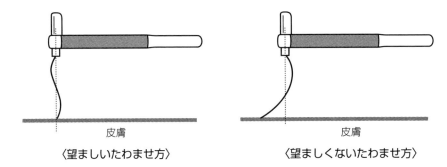

図3-5 静的触覚の閾値検査におけるSWモノフィラメントのたわませ方

左：モノフィラメントは、その先端の刺激点と柄の接合点が同じ軸上になるように皮膚にあて、それを圧縮するように力を加える。その際、可能な限り検査手（指）は検査台に対して水平に置く。
右：モノフィラメントが皮膚上を滑りやすく、その先端部のエッジがあたってしまっている。

上に対象手（指）を置いてもらう。以下の手順で進めるが、検査実施時には、被検者の前腕中央付近に遮蔽板（スクリーン）を置き、被検者から対象手（指）が見えないようにする。

(1) 被検者にSWモノフィラメントを見せながら、この先端で軽く触ることを説明し、触られたと感じたら、すぐに「はい」と言うように説明する。

(2) はじめに2.83番を用い、手掌、指、手背へと調べを進め、2.83番を感じられる領域とそれ以外の領域を大まかにつかむ。

(3) 指尖から開始し、近位部へと進めるが、使用するSWモノフィラメントは途中で変えず、同じ番号のものを用いる。検者はモノフィラメントを被検者の手から2.5cmの高さにかまえ、1.5秒かけて検査部位の皮膚に垂直に下ろし、1.5秒かけてモノフィラメントがたわむまで力を加え、さらに1.5秒かけて元の位置に戻す。モノフィラメントのたわませ方は、まず皮膚に接触しているその先端と器具の柄に挿入されている部分が同じ軸上になるように置き、続いてそれを圧縮するように力を加える（**図3-5**）。検者は反対の手に、モノフィラメントの番号に該当する色鉛筆を持ち、被検者が感知できた部位について記録用紙の該当する区画に「✓」をつけていく。すべて終了したら、次の段階のモノフィラメントと色鉛筆に持ち換え、「✓」がついていない検査部位について同様に進めていく。

(4) 2.83番と3.61番（20本セットの場合には1.65〜4.08番）では、同じ場所を3回刺激し、そのうち1回でも応答があれば感知できたとみなす。4.31番、4.56番、6.65番（20本セットの場合には4.17〜6.65番）は、1回のみの刺激で感知できなければ次の段階（より直径の太いもの）へと進む。

(5) 被検者が感じることのできたSWモノフィラメントの番号に応じて、指定された色（**表**

表3-2 SWモノフィラメントの実測値

番号	力(g)	直径(mm)	番号	力(g)	直径(mm)	番号	力(g)	直径(mm)
1.65	0.0045	0.064	4.08	1.20	0.229	5.18	15.20	0.483
2.36	0.0229	0.076	4.17	1.48	0.254	5.46	28.90	0.559
2.44	0.0276	0.102	4.31*	2.05	0.305	5.88	76.00	0.711
2.83*	0.068	0.127	4.56*	3.64	0.356	6.10	126.00	0.813
3.22	0.166	0.152	4.74	5.51	0.381	6.45	283.00	1.016
3.61*	0.408	0.178	4.93	8.53	0.406	6.65*	448.00	1.143
3.84	0.693	0.203	4.07	11.80	0.432			

5段階の検査を行う際には、＊印のついた番号のSWモノフィラメントを使用する。

(Bell-Krotoski 2011の実測値に基づいて作成)

3-2)で記録用紙にマッピングする（検査区画に感知したSWフィラメントに該当する色を塗る）。6.65番が感知できた場合には赤色を塗り、それが感知できない場合には赤色に加え斜線を引く（Bell-Krotoski 1991、Bell-Krotoskiら 1995、Bell-Krotoski 2002）。

(6) Rosénら（2000a、2000b）によるSWモノフィラメント検査結果の得点化に基づき（後出の**表3-3**の右列を参照）、各検査区画の得点を総計しておく。手は掌側・背側とも30区画に分けられる。たとえば、検査結果に異常がなければ、掌側全体で5ポイント×30区画で150点という得点となり、指末節部のみに限れば5ポイント×5区画で25点という得点になる。

なお、検査結果を得点化しておくことで、手や指部（掌側・背側）、手掌部・手背部について、その左右差や個々の部位の閾値の変化について、検査期間ごとに結果を比較したり、その経過を追うことができる（**図3-6**）。

◆ **検査にあたっての注意**

SWモノフィラメントは、常に皮膚面に対して垂直にあて、皮膚上を滑らすことなくたわませられるよう練習が必要である。また、被検者に刺激を予測されないように、刺激のタイミングを変化させながら実施する。

SWモノフィラメントはデリケートな器具なので、検査実施に際しては、器具の柄の部分を持ち、決してモノフィラメントの部分に触ってはならない。この部分は、温度や湿度の変化に弱いため、注意深く管理する（Weinstein 1993）。モノフィラメント部分が折れたり、曲がったりしたときに、それを戻すためにお湯につけたりすることは、モノフィラメントの性質が変化してしまうので厳禁である。その場合には必ず新しいものと交換する。

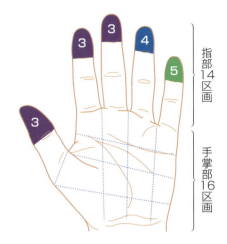

図3-6　触覚閾値得点化の例
皮膚線を利用して手（掌側）を30区画に分けたとき、指部は14区画、手掌部は16区画で、合計30区画となる。たとえば、検査対象が指尖のみであれば、それぞれの区画のマッピングした色に応じて該当する得点を入れる。この図における掌側の指末節部の合計は18点になる。手背部も同様である。

◆ 通常の方法で検査が実施できない場合

高齢者や中枢神経障害のある被検者において、反応時間が遅い、反応にばらつきがあり、あいまいであるなど、検査での応答が不明確な場合には、刺激を加えた場合とそうでない場合をランダムに行い、刺激が与えられたのはどちらかを回答してもらう、という方法で実施できる。たとえば、「1回目はこれです」「2回目はこれです」と言いながら、SWモノフィラメントで触れたり、触れなかったりして、「触られたのはどちらだと思いますか？」などと聴取しながら実施する。その場合、実施方法とその理由について記述しておく。

◆ 判定基準

Bell-Krotoskiら（1995）の研究では、ひとの触覚閾値の標準値は性別によらず、足底以外の全身のスクリーニングレベルは2.83番（0.068g）であることが明らかにされている。なお、足底の標準値は3.61番（0.408g）である。SWモノフィラメントで身体部位の触覚閾値を調べる際は、これらの値を目安にすることができる。

なお、受容器が触覚刺激に応答するためには、最低限4.31番（2.05g）のモノフィラメントを感知できることが必要である。たとえ触覚があまり良好でなくとも、4.31番の感知が可能であるかどうかを調べ、応答があれば、それを最大限にいかすための方略を考えることが次の段階となる。

◆ 結果をどうとらえ、治療につなげるか

検査結果をマッピングしたものと、以下に示すBell-KrotoskiによるSWモノフィラメント検

査結果の解釈とを対応させて、静的触覚の閾値が障害されている部位、範囲、程度を把握する。そのうえで、4.31番のモノフィラメントによって判断できる静的触覚回復の有無に着目し、それを目安にすることで、後述する検査、あるいは知覚再学習を計画することができる。

【Bell-Krotoskiによる検査結果の解釈】

Bell-Krotoski（2002）は、末梢神経損傷の患者150症例における200手に行った検査結果に基づき、SWモノフィラメントの閾値レベルと他の検査結果との関連を以下のように示している（表3-3）。ただ、知覚の低下あるいは脱失の影響をより詳細に解釈することは、その損失部位やその範囲、あるいは筋力の低下があるかどうかという被検者の状況や機能によっても異なると述べている。

表3-3　Bell-KrotoskiによるSWモノフィラメント検査結果の解釈

番号	色	閾値の決定方法	判定	解釈	得点
2.83	緑	3回刺激し、1回感知できればよい。	触覚正常	触覚と圧覚が正常範囲。	5
3.61	青	3回刺激し、1回感知できればよい。	触覚低下	指腹に書かれた数字や文字、物体の識別はほぼ正常か適応的。防御知覚は良好。2点識別良好。知覚障害に気づかない。	4
4.31	紫	刺激は1回のみ。感知できればよい。	防御知覚低下	手をあまり使用しなくなる。物体の操作が困難。物品を手から落とすようになる。握力が弱くなったと訴える。痛みや温度は感知可能。操作技能も残存。2点識別は7mm～10mm。知覚再学習開始。	3
4.56 6.65	赤	刺激は1回のみ。感知できればよい。6.65番はたわませなくてよい。	防御知覚脱失	手を使用しなくなる。温度の識別低下。視覚の届かない範囲の物体の操作不可能。外傷を受けやすくなる。痛覚や深部圧覚は感知可能。外傷予防の患者指導必須。	2
6.65 不可	赤＋斜線	刺激は1回のみ。6.65番はたわませなくてよい。	測定不能	識別性知覚の喪失。痛覚は脱失または残存。他の識別性知覚の喪失。外傷予防の患者指導必須。	1

Bell-Krotoski より許可を得て筆者がまとめた。右列の「得点」はRosénら（2000a、2000b）による検査値を得点化したもの。

○2.83番(緑)を感知できる部位(Rosénによる得点化：5点)＝触覚正常
　軽い触覚が識別できることで、圧覚についても正常範囲にある。このレベルを確認しておくことは、触覚の正常な領域と低下した領域を分ける意味で最も重要である。

○3.61番(青)を感知できる部位(Rosénによる得点化：4点)＝触覚の低下
　触覚の低下があったとしても、運動状態は良好で触覚による識別能力も十分活用でき、かなり手を使うことができると推測できる。指腹に書かれた数字や文字の識別、物体の識別[注1]は、どちらもほぼ正常か適応範囲である。温覚・冷覚の識別も良好であり、防御知覚も明らかに問題がない。2点識別の検査値もかなり良好に保たれていることが多い。そのため患者は、知覚障害があることに気づいていないことも考えられる。

○4.31番(紫)を感知できる部位(Rosénによる得点化：3点)＝防御知覚の低下
　このレベルを示す患者は、あまり手を使わなくなり、物品によっては操作するのが困難となり、物品も落とすようになる。また、握力が弱くなったと訴えることもある(実際の握力低下とは異なる)。外傷を予防するのに必要な痛みや温度は感じることができ、物品の操作技能もわずかに残存していることが推測される。**知覚再学習**[注2]はこの段階で開始する。2点識別は、7～10mmの距離まで識別可能である。

○4.56番と6.65番(赤)を感知できる部位(Rosénによる得点化：2点)＝防御知覚の脱失
　このレベルを示す患者は、日常生活ではほとんど手を使用せず、温度の識別については脱失とまではいかないが低下しており、視覚の届かない範囲での物体の操作は不可能である。容易に外傷を受けやすくなり、身の回りにある鋭利な器具や機械類さえも危険因子となる。しかし、針で刺された痛みや深部圧覚(皮下組織による圧迫感など)は感じることができるため、完全な知覚の喪失ではない。このレベルでは、手を保護する(外傷予防)ための患者指導が必要となる。

○6.65番(赤)を感知できない部位(Rosénによる得点化：1点)＝測定不能
　SWモノフィラメントによる検査が不能であれば、痛覚は感じることもあれば感じないこともあると考えられる。他の識別性の知覚は失われてしまっていると推測される。このレベルでは、**無知覚手**(insensitive hand)に生じる熱傷や外傷といった組織損傷のリスクを回避するため、手を保護するための指導が必須である。詳細については、第1章の「6. 失われたことに気づきにくい防御知覚―外傷の危険の増大と治癒の遷延―」(38ページ)を参照されたい。

注1) Bell-Krotoski(2002)の原文では、graphesthesia(書字覚)とstereognosis(立体認知)と表現されているが、末梢神経損傷では使われない用語のため、それぞれ「指腹に書かれた数字や文字の識別」「物体の識別」と解釈した。

注2) Bell-Krotoski(2002)は**知覚再教育**という用語を使用しているが、本書では「知覚再学習」とした。詳細については本書冒頭の「◆用語について」(vページ)を参照のこと。

【末梢神経障害による知覚障害の回復の予測】

末梢神経障害については、SWモノフィラメントによるマッピングと末梢神経の支配領域とを比較することで、どの神経がどのレベルでどの程度損傷されているかを予測することができる。なお、**絞扼性神経障害**（entrapment neuropathy）の早期診断には、後述する2点識別の検査よりも静的触覚の閾値を調べるほうが、早期に神経の変化をとらえることができる（Gelbermanら 1983、Szaboら 1984）。

末梢神経損傷の知覚再学習を行うための指標となるのは、SWモノフィラメントの4.31番である。末梢神経損傷時に4.31番が感じられれば、その部位からの求神路（受容器と神経線維）は温存されている可能性が示唆される。また、末梢神経断裂後に神経縫合術が行われ、ある程度の知覚が回復してきている段階で4.31番が感じられれば、再生軸索が触覚受容器に到達した可能性があることを意味している。なお、4.31番より太いSWモノフィラメントが感じられても、それは必ずしも興奮の伝導を意味するわけではない。隣接部の触覚や背側部などが圧迫されることによって感じている場合がある。2.83番がわかるようになれば、神経の伝導性と受容器の成熟はほぼ正常に回復したとみなすことができる。

SWモノフィラメント検査による末梢性障害に関する解釈については、**表3-1**（静的触覚の「閾値」欄）を参照されたい。SWモノフィラメントの4.31番が感じられたら、次にその部位が正しく定位できるかどうか、静的触覚の**局在**（あるいは**静的2点識別**）を調べておく。

【中枢神経障害による知覚障害の回復の予測】

中枢神経障害では、SWモノフィラメントによる検査結果をマッピングをすることで、障害の部位や範囲、程度の確認が行える。4.31番かそれよりも細いSWモノフィラメントが感知できれば、触刺激に対する末梢受容器の興奮が中枢へ伝達されていることを示している。また、定期的に閾値を調べることで、より詳細に回復、増悪の変化を知ることができる。筆や綿棒などによる検査では、閾値の変化をとらえることは困難である。

SWモノフィラメント検査による中枢性障害に関する解釈については、**表3-1**（静的触覚の「閾値」欄）を参照されたい。SWモノフィラメントの4.31番が感じられたら、次にその部位が正しく定位できるかどうか、静的触覚の**局在**（あるいは**静的2点識別**）を調べることで、さらに触覚の回復度合いを追うことができ、それに応じて静的触覚を有効に活用するための知覚再学習プログラムを進めることが可能になる。

なお、中枢性障害では、末梢に刺激が加えられたあとでも、その刺激が残ることがある。このような場合には、刺激間のインターバルを長くするとよい。こうした刺激残像は、皮質の損傷によってニューロンの抑制が変化したことを示すといわれている（Dannenbaumら 1988、Dannenbaumら 1993）。

【手の動作の問題と静的触覚との関係】

第1章の「1．知覚情報をつくっているのは自らの手の動き－手の動きと識別の関係－」（2

ページ)、「2. 対象物への手の不適合が生じるのはなぜか？―知覚と手のフォームの関係―」(12ページ)、「3. 触覚が鈍くなるとなぜ過剰に力を入れて把握するのか？―触覚と固有感覚の関係性―」(19ページ)で述べたように、ひとは手に触れた物体の性質、特に、柔らかい、硬い、弾力性がある、などの性質を静的触覚によって識別している。静的触覚はまた、物体を把握するときのフォームの決定にも関与しており、さらに把握の維持や、その把持力を調節するという重要な役割を担っている。

SWモノフィラメント検査における末梢神経障害、中枢神経障害における解釈を**表3-1**(静的触覚の「閾値」欄)に示す。いずれの疾患であっても、SWモノフィラメントの4.31番が感じられたら、次にその部位が正しく定位できるかどうか、静的触覚の**局在**(あるいは**静的2点識別**)を調べておく。

◆ 他の検査器具による結果の解釈について

世界的に使われているのはSWモノフィラメントであるが、それ以外にも、モノフィラメントを使用した検査器具が開発され、市販されている(Bell-Krotoski 1990b)。たとえば、Weinstein(1993)によって開発されたWeinstein Enhanced Sensory Test(WEST™；**図3-7**)、Bell-Krotoski(2011)によるBK CLEAR Lighted Monofilament™(**図3-8**)がある。いずれも、現在のところ日本に販売代理店はない。

【WEST™】

この章の冒頭、「1. 知覚評価の歴史的変遷」で述べたように、WeinsteinはSWモノフィラメントに検査器具としての問題点を解消するための様々な改良を加え、より使いやすくしたWEST™を開発した(**図3-7**)。WEST™はポケットなどに入れて携帯可能である。さらに、1本の柄に5段階のモノフィラメントが取り付けられているため、一つの検査を終えるたびに別のフィラメントを取り出したり交換したりすることなく、すぐに次の段階の検査に移行することが可能であり、検査時間が短縮できる。また、ダメージにも強く、床に落としたとしてもフィラメントが折れにくくなっている。

SWモノフィラメントは、皮膚にあてたときにその尖端が皮膚の上で滑ってしまうという使

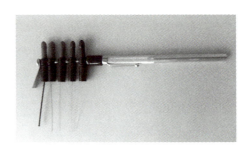

図3-7　Weinstein Enhanced Sensory Test(WEST™)

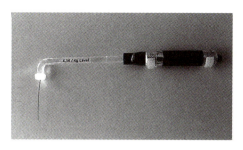

図3-8 BK CLEAR Lighted Monofilament™
4.56番/4g Levelを点灯させた状態を示す。

いにくさがあるが、WEST™は先端が球状になっており、滑りにくい構造になっている。そのため、刺激量は力（g）でのみ表示され、圧（g/mm^2）では表示することができないので、注意が必要である。さらに、WEST™は購入したあとも、製品の刺激量の精度を調べ、調整するためのキャリブレーションのサービスが保証されているので、精度の一貫性を保つことができる。5段階のSWモノフィラメントと同じ刺激量（力）で検査できるため、SWモノフィラメント検査と同様の解釈が可能である（Weinstein 1993）。しかし、SWモノフィラメントほどは普及しておらず、静的触覚の閾値に関する研究や臨床報告の多くはSWモノフィラメントが用いられているため、本書ではSWモノフィラメントを中心に解説している。

Schulzら（1998）は、WEST™を使用して健常成人の指尖での標準値を調べた結果は、基本的にはSWモノフィラメント検査で得られた所見を支持していたが、特に56歳以上の被検者において閾値の上昇、特に男性において触覚が低下するのが認められたと報告している。

【BK CLEAR Lighted Monofilament™】

SWモノフィラメントに関する研究の第一人者であるBell-Krotoski（2011）によって開発されたモノフィラメントである（図3-8）。SWモノフィラメントと同様の5本セットに加え、足底用（5.07番）が追加された6本セットがある。これは、1本のハンドル（持ち手）にそれぞれのフィラメントが固定された部品を差し込み、交換して使用するものである。モノフィラメントのつけ根部分にライトがついており、先端まで明るく照らすことができるため、モノフィラメントのたわんでいる状態や皮膚への接触状況を確認しながら検査することが可能である。

この器具の大きな特徴はライトがついていることで、それ以外はSWモノフィラメントと同一であり、結果も同様に解釈できる。

（1-2）静的触覚の局在の検査

◆ なぜ行うのか―静的触覚の局在を調べる意義―

SWモノフィラメントを用いて静的触覚の閾値を調べ、それが4.31番以下の閾値で残存していたり、回復してきたとしても、それは末梢の受容器で起こった興奮が中枢の機能局在の地図

まで到達していることを意味するが、それだけでは触覚の回復としては十分でない。刺激部位を正確に定位できなければ、物体に触れた箇所や触られた部位がわからず、触覚を有効に利用することはできないからである。閾値の検査に続く次のステップとして、末梢で起こった興奮が脳に描かれた地図のどこに到達したかを確認しなくてはならない。

　第2章で述べた通り、脳の機能局在再現地図は描き換えられたり、島状に分散してしまうなど、変化が起こることがわかっている。つまり、興奮の伝達が回復したら、その興奮が伝えられているのは地図上の元の場所なのか、あるいは別の場所なのかを調べることで、機能局在が元のままなのか、変更されてしまったのかを推測することができる。局在能の標準値に照らし合わせて、ずれが生じていれば、知覚再学習による局在の修正を行う。

◆ **検査器具**

　静的触覚の局在を調べるには、一般的にSWモノフィラメントの4.31番が用いられている。前述した通り、触覚受容器の興奮が起こり、伝導性が回復したことを確認できるモノフィラメントが4.31番だからである。

　筆者は4.17番を用いて局在能の標準値を調べ、局在の判定に用いている。なぜなら、2.83〜4.08番のモノフィラメントは3回まで刺激を加重して検査を行うが、4.17番は、1回のみの刺激で、繰り返しの加重を行わないモノフィラメントのうちの最も細いものだからである（Nakada 1993）。本来であれば、触覚の標準値である2.83番のモノフィラメントを用いて、刺激を正確に定位できるかどうかを調べるのが妥当であるが、いったん障害された触覚が元の正常な閾値まで回復するのは困難な場合が多いというのもその理由である。したがって、ある程度静的触覚の閾値の回復が進んだら、4.17番のモノフィラメントで局在能を判定する。

　なお、被検者の応答を記録する際には、視覚を遮断したうえで、刺激を感じた点について、対象手にフェルトペンで印をつけてもらう。

◆ **検査方法**（資料1-2）

　被検者の姿勢や対象手の置き方などについては、閾値を調べるときと同様にする。局在を調べるにあたっては、SWモノフィラメントの4.31番を感知できることが前提となるため、あらかじめ4.31番を感知できるかどうかを確認するとともに、感知できる部位を把握しておく。

(1) 実際に検査を始める前に、まずは遮蔽板のスクリーンを開けた状態で、被検者に4.31番（または4.17番）のモノフィラメントを見せ、それで対象手（指）のどこかに触ることを伝える。そして、触られたと思ったらすぐにもう一方の手に持っているフェルトペンのキャップ部を利用し、刺激を感じた場所を対象手に示してもらうように伝える（検査前なので印はつけない）。

(2) 閾値を調べるときと同様の方法でモノフィラメントをたわませて検査部位の皮膚に刺激を与え、続いて被検者が正しくその箇所を指せることを確認する（1カ所についてのみ）。

(3) その後、スクリーンを閉じて対象手（指）が被検者から見えないようにしたうえで、モノ

資料 1-2

静的触覚の局在の検査

ID	氏名	記録日	記録者

【検査前の準備】
- 4.31番（または4.17番）のSWモノフィラメント、フェルトペン、視覚遮蔽板（スクリーン）、タオルまたはクッションを用意する。
- 対象手の各検査区画の中央（区画を4等分した交点）に刺激を加えるための目印（ドット）を描いておく。検査区画は静的触覚（閾値）の検査と同様にする。
- 被検者には非対象手にフェルトペンを持ってもらう。
- 被検者には机に向かって楽な姿勢で椅子に腰かけてもらう。机の上にタオルやクッションを置き、その上に対象手を置いてもらう。被検者の前腕中央付近に遮蔽板を置き、被検者から対象手が見えるようにスクリーンを開けておく。

【検査手順】
(1) 検者は4.31番（または4.17番）のSWモノフィラメントを持ち、被検者に見えるようにかまえ、「これからこの器具を使って、あなたの手のどこかに触れます。触られたと思ったら、すぐにもう一方の手に持っているフェルトペンでその場所を指してください。キャップは閉めたままで構いません。それでは、まず練習してみましょう」と伝える。
(2) 局在を調べるには、触覚の閾値として4.31番を感知できることが前提となるため、閾値を検査するときと同様のやり方で検査区画のうちの1カ所を刺激し、被検者が刺激を感じた箇所を正しく指せることを確認する。
(3) 確認後、「はい、それで結構です。それでは、検査を開始します」と言ってスクリーンを閉め、検査を開始する。このとき、フェルトペンのキャップをはずす。
(4) モノフィラメントで検査区画をランダムに刺激する。検者は、被検者がフェルトペンでつけた印に応じて、その反応を記録していく。
(5) すべて終了したら、同様に反対側の検査を実施する。

【記録】
- 被検者が印をつけた反応点について、以下の〈障害度の判定〉に照らし、指定された記号で検査用紙に記入する。Fair、Poorについては、検者の刺激点から被検者の反応点までを矢印で結ぶ。
- 記録の際は、検査用紙を上下逆さにし、手のイラストが向かい合った被検者の手と同じ向きになるように置くとよい。

〈障害度の判定〉

Good（◎）	指末節	標準値である5mm以内で刺激点を定位可能。
	母指末節	標準値である7mm以内で刺激点を定位可能。
	末節以外の指部	標準値である10mm以内で刺激点を定位可能。
	手掌	区画の範囲内で刺激点を定位可能。
Fair（○）	指部	区画の範囲内で刺激点を定位可能。
	手掌	隣接する区画の範囲内で刺激点を定位可能。
Poor（⊗）	指部	区画の範囲外で刺激点を定位。
	手掌	隣接する区画の範囲外で刺激点を定位。

いずれもSWモノフィラメントの4.17番で調べた標準値に基づく。

【検査結果と観察所見】（特記事項があれば記録する）

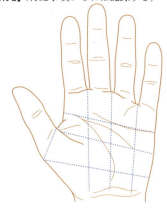
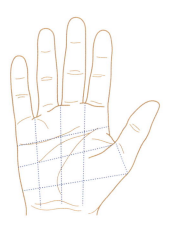

特記事項：

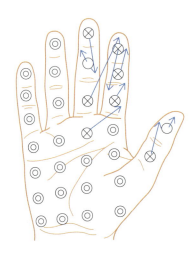

図3-9　静的触覚の局在の記録方法の例
判定基準とその表記については図3-10を参照のこと。

フィラメントで検査区画の中央をランダムに刺激していく。刺激後はすぐに被検者に刺激を感じた場所に印をつけてもらうようにし、検者はその反応部位を記録用紙に記入していく。局在が悪い場合には、検者が加えた刺激点から被検者の示した点までを矢印で結んでおく（Nakada 1993）（図3-9）。

(4) 局在がばらつく傾向がみられたら、検査区画の中央以外の部位にも刺激を行い、随時、刺激部位を増やす。

◆ 検査にあたっての注意

被検者には、刺激を感じたら、その感触が消えないうちに、速やかにその部位を反対側の手に持ったフェルトペンで印をつけてもらうことが大切である。反対側の手は対象手の近くに置いて、すぐに対応できるよう構えてもらう。

次第に反応が遅れたり、悩むことが続く場合には、集中力が持続していないことが考えられるため、被検者に確認し、疲労感などの訴えがあった場合には、その状況に応じて検査を延期したり、休憩をとる。その際、延期となったことや休憩をとったこととあわせて、その前後に観察された事象を記しておく。しかし、一連の検査を異なる状況に分散して実施するのは望ましくないため、極力避けるようにする。

◆ 通常の方法で検査が実施できない場合

対象手とは反対の手の運動機能に問題があり、刺激部位を指し示すことが困難な場合には、まず、その旨を記録用紙に記入する。そして、検者が同一部位、あるいは異なる部位に刺激を2回加え、それが同一箇所か、あるいは異なる箇所かを尋ねることで局在を確認することができる。たとえば、まず「1回目はこれです」、続いて「2回目はこれです」と言いながらそれぞ

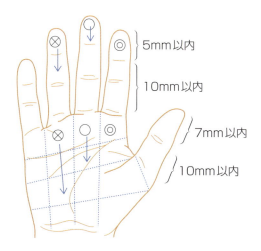

図3-10　静的触覚の局在の判定基準と表記方法
SWモノフィラメントの4.17番を使用した場合の判定基準は以下の通りである。
Good（◎）指末節：標準値である5mm以内で刺激点を定位可能。
　　　　　母指末節：標準値である7mm以内で刺激点を定位可能。
　　　　　末節以外の指部：標準値である10mm以内で刺激点を定位可能。
　　　　　手掌：区画の範囲内で刺激点を定位可能。
Fair（○）　指部：区画の範囲内で刺激点を定位可能。被検者の反応点まで矢印を引く。
　　　　　手掌：区画の範囲外であるが、隣接する区画の範囲内で刺激点を定位可能。被検者の反応点まで矢印を引く。
Poor（⊗）　指部：区画の範囲外であるが、隣接する区画の範囲内で刺激点を定位可能。被検者の反応点まで矢印を引く。
　　　　　手掌：隣接する区画の範囲外で刺激点を定位可能。被検者の反応点まで矢印を引く。
（Nakada 1993より、一部改変）

れ刺激を加えると適切なインターバルがとれ、さらに「1回目と2回目は同じ場所に感じましたか？　それとも、違う場所に感じましたか？」と伝えると比較しやすくなる。その際、同一部位、5mm離れた部位、同一区画内など、**図3-10**の判定基準を用いて刺激し、記録しておくと、その解釈も容易になる。

◆ 判定基準

　SWモノフィラメントの4.31番が感知できたら、その局在を調べることは定説になっているが、現在のところ、4.31番で刺激したときの局在の標準値は明らかにされていない。前述した通り、Nakada（1993）は、4.17番のモノフィラメントを使って健常者の局在を調べ、報告している。4.17番を用いた理由は、1回のみの刺激によって感知することが求められる最も細いモノフィラメントだからであり、局在能を調べるには加重を行わない刺激量が適当であると判断

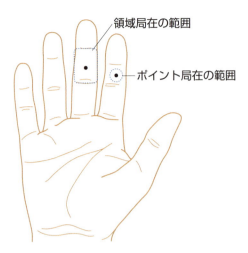

図3-11　Omerによるポイント局在と領域局在の判定基準
被検者が直径10mmの棒状物体で検者の刺激点（図の●）を指し示したときに、それが棒状物体の直径範囲内で示せればポイント局在とし、刺激区画の範囲内で示せれば領域局在と判定する。
（Omer 1980より、許可を得て作成）

したからである。それを基準にすると、示指から小指の末節では5mm以内、母指末節は7mm以内の誤差で刺激点を定位することが可能であり、**図3-10**に示すGood（◎）の判定であれば、標準値の範囲内と考えられる。この範囲内で定位できない場合、末梢神経損傷であれば、その原因は過誤神経支配によるものと推測される。また、脳卒中後の片麻痺や高齢者では、一次体性感覚野の3b野の機能局在地図が変化していることが疑われ、誤局在（mislocalization）が生じている可能性がある。その場合には、後述する誤局在に関する検査（226ページ）を実施し、その結果に応じて、誤局在に対する知覚再学習を進める（第5章・340ページの「2）触覚刺激による皮質の共活性化」を参照）。

なお、Omer（1980）は、ポイント局在（point localization）と領域局在（area localization）という判定基準を用いている。被検者に直径10mmの棒状物体を対象手とは逆の手で持ってもらい、それで刺激部位を指してもらう。それが刺激点をカバーしていればポイント局在、刺激区間内であれば領域局在と判定する方法である（**図3-11**）。ただ、Omerはそれぞれの局在の意味やその記録方法について詳細に述べていないため、ここでは用語の解説のみにとどめておく。

◆ 結果をどうとらえ、治療につなげるか

検査結果を記入した観察所見に照らし、静的触覚の局在が障害されている部位、範囲、程度を把握する。それをもとに知覚再学習による局在の修正のタイミングを見計らい、実施を検討する。

末梢神経損傷では、神経が再生する過程で過誤神経支配（misdirection）が生じることがある。神経が再生し、受容器の再支配が起こったとしても、過誤神経支配が生じていると被検者は局

在に混乱を生じ、回復した触覚の機能を十分に活用することができない。たとえば、示指の指腹を刺激されたにもかかわらず被検者がその刺激を中指指腹に感じるような場合（観察所見でPoor（⊗）のレベル）、損傷前に中指の指腹にある受容器を支配していた神経線維が神経縫合後に誤って回復し、その再生軸索が示指指腹にある受容器を再支配した可能性が示唆される（**表3-1**の静的触覚の「局在」欄を参照）。刺激部位を正しく定位できないと、2点識別の回復にも影響をもたらし、指先を細かく使用する動作に困難をきたすことが考えられる。

　一方、中枢性障害、高齢者などでは、刺激を感受できるが部位を定位することが困難であったり、不正確なことがあり、その場合には、一次体性感覚野における3b野の体部位再現の状態、あるいは、そこに至るまでの感覚の伝達経路が障害されている可能性がある（**表3-1**の静的触覚の「局在」欄を参照）。また、体部位再現地図は末梢からの刺激に依存して常に描き換えられているため、再現地図の縮小、局在の歪み、中枢の受容野の変化により、刺激された部位やその指を正しく定位できず、たとえば示指を刺激されたのに、それを隣接指あるいは最も離れた小指と感じていることもある。

　末梢神経障害、中枢神経障害のいずれの場合にも、加えられた触刺激を正確に定位できず、局在が良好でなければ、触覚を手の動作にいかすことはできない。しかし、検査を通じて、局在がFair（○）およびPoor（⊗）のレベルにあることがわかれば、神経の可塑性により、神経支配領域の再学習や体部位再現地図の修正が可能と見込まれるため、後述（第5章を参照）の知覚再学習（静的触覚の局在の修正）を行う（Dellon 1981、Callahan 1990、中田 1999）。

（1-3）静的触覚の分布密度（静的2点識別）の検査

◆ なぜ行うのか―静的2点識別を調べる意義―

　閾値がSWモノフィラメントの4.31番以下で残存または回復しており、また、局在についてもさらなる回復が見込まれるレベルにあることが確認できたら、手の実用的な機能の獲得のために、回復した受容器の分布密度や皮質への投射の状態について調べておく必要がある。

　末梢神経損傷の場合、静的2点識別を調べることで、再生軸索が触覚受容器に到達し、その一定レベルの閾値に達した受容器が指腹にどの程度の密度で分布しているのかという、回復した受容器の分布密度を予測することができる。**静的2点識別**（Static two-point discrimination：S2pd）は、遅順応（SA）型の受容器の分布密度を測定しているとされる（Dellon 1981）。

　中枢性疾患では2点識別を検査することで、一次体性感覚野の3b野への投射が良好であるかどうかを調べることができる。2点識別の値が小さい（識別できる2点間の距離が狭い）ということは、皮質への投射が良好に行われているというだけでなく、皮質に至るまでの側方抑制機構が十分に働いており、空間的な位置関係を把握する分解能が高まっていること、中枢にあるニューロンの受容野が小さく変化したことを示唆している。手であれば、細やかな識別機能は損なわれていない、あるいは、その回復が期待できる可能性を示す。

　なお、静的2点識別の検査は、静的触覚の局在を修正するために行われる知覚再学習の前後

に実施することで、その効果判定に用いることができる（第5章を参照）。

◆ 検査器具

静的2点識別の検査には、ディスクリミネーター（Disk-Criminator／酒井医療（株））を使用する。これはMackinnonとDellonによって開発されたもので、2種類のディスクに、先端が丸くなっている刺激針が取り付けられている。ディスク1には2mm、3mm、4mm、5mm、6mm、7mm、8mmおよび25mmの間隔で、ディスク2には9mm、10mm、11mm、12mm、13mm、14mm、15mmおよび20mmの間隔で、2本の刺激針と1本のみの刺激針が取り付けられている。そのため、ディスクを手に持ったまま回転させることで、あらかじめ設定されている2点刺激と1点刺激を正確に、容易に加えることができ、また、紙クリップやノギスなどの器具を用いたときよりも検査値のばらつきが少ないことが報告されている（Mackinnonら1985、Dellonら 1987、Crosbyら 1989）。

◆ 検査方法（資料1-3）

現在、いくつかの検査方法があるが、ここではRosénによる方法（240ページを参照）について述べる。

被検者の姿勢や対象手の置き方などについては、閾値や局在を調べるときと同様にする。検査に先立ち、健側（非麻痺側）の指腹に2点と1点の刺激を加え、それらを理解してもらうことが重要である。このとき、1点と2点の違いを識別するのではなく、刺激点が2カ所であることを認識できるか、確認することが大切である。

静的2点識別の検査では、指末節の中央長軸と同一方向に2点刺激を加える。ときおり1点刺激を交えることで、2点の刺激として識別していることを確認する。いずれの刺激についても、ブランチ（blanch；皮膚蒼白部）が生じるぎりぎりの強さで加え、ブランチが生じた瞬間に加圧をやめる（Moberg 1976、Moberg 1990）（図3-12）。2点刺激は5mmの間隔から開始し、徐々に距離を狭め、2点と識別できる最短距離を測定する。

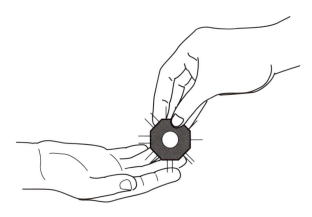

図3-12　静的2点識別の検査

資料1-3
静的触覚の分布密度（静的２点識別）の検査

ID	氏名	記録日	記録者

【検査前の準備】
○ ディスクリミネーター（1セット）、視覚遮蔽板（スクリーン）、タオルまたはクッションを用意する。
○ 被検者には机に向かって楽な姿勢で椅子に腰かけてもらう。机の上にタオルやクッションを置き、その上に対象手を置いてもらう。被検者の前腕中央付近に遮蔽板を置き、被検者から対象手が見えるようにスクリーンを開けておく。

【検査手順】
(1) 検査に先立ち、被検者の健側指（非麻痺指）末節の中央長軸と同一方向に2点と1点の刺激を加え、「これが2点です」「これが1点です」と説明し、「これから2点あるいは1点で触りますので、その都度、2点と感じたら"2点"、1点と感じたら"1点"、どちらかわからない場合には"わからない"と言ってください」と説明する（対象手が正中神経損傷の場合には健側示指を、尺骨神経損傷の場合には健側小指を用いる）。加わる刺激とそれに対する応答の仕方を被検者が理解したことを確認できたら、スクリーンを閉じて検査を開始する。
(2) 2点刺激は5mm間隔から開始し、指末節の中央長軸と同一方向に、ブランチ（皮膚蒼白部）が生じるぎりぎりの圧で2点刺激と1点刺激を加える。
(3) 2点刺激と1点刺激はそれぞれ5回ずつランダムに計10回加え、そのうち7回以上正答したら、順次2点間の距離を狭め、2点と識別できる最短距離を測定する。
(4) 2点刺激と1点刺激のランダム化は、以下の〈1点刺激と2点刺激のランダム化の例〉を参照して行う。
(5) すべての指について検査が終了したら、同様に患側（麻痺指）の検査を実施する。2点間の距離は15mmから開始する。

〈1点刺激と2点刺激のランダム化の例〉

1221112122	2121112122	2111212221
2111212122	1122211221	1211222121

【検査結果と観察所見】（特記事項があれば記録する）

《右手》　　　　　　　　　　　　　　　　　　　《左手》

母指	示指	中指	環指	小指	小指	環指	中指	示指	母指
mm	mm	mm	mm	mm	mm	mm	mm	mm	mm

特記事項：

このとき被検者には、与えられた1点刺激あるいは2点刺激に対して、「1点」あるいは「2点」と回答してもらうだけでなく、どちらか判断できない場合には「わからない」と回答してもらうように求めることが望ましい（Moberg 1990、Moberg 1991）。

すべての指について検査が終了したら、患側（麻痺側）の検査を15mmの間隔から開始する。

◆ 検査にあたっての注意

Moberg（1991）は、2点識別を検査するときには、被検者の指や手関節をしっかり固定させるとともに、検者の手は被検者の手にできるだけ接近させ、手のふるえや余分な振動を生じさせないないように、自身の手を安定させことを強調している。また、そのような方法で行われた2点識別検査は再現性があり、信頼できる結果が得られると報告している。なお、2点識別検査は異なる被検者間の結果を比較するための絶対的な基準として用いることはできないが、患者個人の変化の推移をみていくための基準には十分になり得ると述べている。

また、検査を実施するに際しては、検者はトレーニングが必要で、手による余分な振動が加わらないようにし、検者の手はしっかり固定し、加える刺激量はブランチを生じる力を目安にすべきであると述べている。しかし、皮膚の角質化などによりブランチを生じる強さは異なり、また、1点刺激と2点刺激とではブランチが生じる力の強さは異なるとの批判（Bell-Krotoski 2011）があることを理解し、あいまいな部分を可能な限り検者の技術で補う努力も必要である。

Weinstein（1968）、Gillisら（1977）は、2点識別（静的）検査値の左右差について調べているが、

表3-4　静的2点識別の検査と検査値の決定方法

提唱者	器具	開始の2点間距離	刺激量の目安	刺激の回数	値の決定方法
Moberg (1958、1990、1991)	ペーパークリップ（1991年に実験用の2pd検査器具を報告）	10mm	皮膚蒼白部の出現	ランダムの2点刺激、1点刺激を10回	10回のうち7回の正答
Dellonら (1987)	ディスクリミネーター	6mmから開始 最初の2点刺激、1点刺激が正答しなければ、距離を拡大して実施	不快感や痛みを感じない強さ	最初に2点刺激、次いで1点刺激を1回ずつ加える	最終段階では3回中2回の正答
ASHT (2015)	ディスクリミネーター　など	12mmでオリエンテーションを実施し、正答後に8mm（例）で開始 正答6回以下の場合には距離を拡大して実施	皮膚蒼白部の出現	2点刺激、1点刺激をランダムに5回ずつ加える	7回以上の正答

身体の各部で特に左右差は見つかっていない。

　静的2点識別の検査は、その方法がいまだに統一されておらず、検査値の決定方法（使用器具、開始時の2点間の距離を含む）について、**表3-4**に示す様々な方法が用いられている。批判的な指摘もあるが、本検査は現在も、研究や臨床の検査として頻繁に使用されている。Lundborgら（2004）は、2点識別検査の結果を報告する際は、加えた圧や値の決定などの方法について明確に記しておかなければならないと述べている。静的2点識別の検査を実施し、報告する際には、その実施方法の詳細、特に、検査器具、開始時の距離、刺激量、刺激の回数、値の決定方法について明記すべきである。そして、2点識別検査に関する文献を読む際にも、これらの項目について確認したうえで、きちんと明記されているものを自身の研究、臨床に適用すべきである。

　この検査はかなりの集中力を要することから、被検者の疲労感やイライラ感を引き起こす可能性があるため、被検者の応答をみながら実施する。また、次の刺激までに少し間を空けたり、検査指を交代するなどの配慮が必要なこともある（Önne 1962）。

◆ 判定基準

　指腹では、静的2点識別の値が3〜5mmであれば正常、10mm以内であればその手は実用的であると報告されている。また、1〜2mmの値のエラーは許容され、3mm以上の変化が重要であるとされている（Moberg 1962、Moberg 1976、Moberg 1990）。

　アメリカ手外科学会（ASSH 2011）は、指尖での2点識別が5mmであれば正常とみなされ、感覚神経の機能は損傷されていないが、12mm以上であれば神経の裂傷あるいは重度な絞扼を受けていることを示すと述べている。

　発達的に従来の2点識別検査（静的2点識別検査）の値を調べた研究では、小児の指尖において、早い者で5〜6歳、遅くとも9〜10歳でこの値は正常化すると報告されており（加藤1960）、小児を対象とした際には年齢を考慮する必要がある。

◆ 結果をどうとらえ、治療につなげるか

　検査結果に照らし、静的2点識別が障害されている部位（指）やその程度を把握する。それをもとに、障害の状況、回復を予測するが、静的2点識別の回復が遅れている場合には、局在に問題が残っている場合がある。静的触覚の局在が調べられていなければ、その検査を行い、局在の修正を検討する。また、第5章で述べている求心路遮断による知覚再学習を進めることも検討する（第5章・342ページの「3）選択的な求心路遮断による識別機能の向上」を参照）。静的触覚の分布密度（静的2点識別）に関する正常値、ならびに末梢神経損傷と中枢神経障害に対する解釈については、**表3-1**（静的触覚の「分布密度」欄）を参照されたい。

　末梢神経損傷における静的2点識別の改善は、遅順応（SA）型の受容器と神経線維の回復を示している。静的2点識別の値が小さくなるということは、閾値に達し、正しい局在能をもった受容器と神経線維の単位が増加したことを示唆する。したがって、これらの値の減少は、順

調な回復が推測される。Mobergは、静的2点識別が手の識別知覚と最も関係があると述べており、この値が10mm以上になると、その指の位置覚が障害されていることを明らかにしている（Moberg 1976、Moberg 1990）。このような場合、物体の把握フォームが崩れたり、把持力のコントロールが困難になることが予想されるため、後述のピックアップ検査（229ページの「4-3 手の識別知覚（tactile gnosis）の検査」を参照）などで問題を確認し、必要な知覚再学習（第5章を参照）を実施する。

中枢神経障害では、静的2点識別を検査することで、一次体性感覚野の3b野への投射が良好であるかどうかを調べることができる。静的2点識別の値が小さいということは、皮質の局在が維持されているというだけでなく、皮質に至るまでの側方抑制機構も保たれていることを示唆している。

末梢神経損傷、中枢神経障害のいずれも、指尖の静的2点識別が6mm以上の範囲では、柔らかい、硬いなどを識別する機能が損なわれている可能性がある。静的2点識別の回復が十分でなければ、局在の修正や材質の識別などの知覚再学習を検討する（第5章を参照）。

2）動的触覚の検査

どのようなときにこの検査を行うのか
- 知覚障害（動的触覚）の部位、範囲、程度を知りたい。
- 末梢神経の損傷あるいは回復状況を予測したい。
- 手の識別機能について予測したい。
- 物体の操作機能における動的触覚の影響を調べたい。
- 道具の操作における動的触覚の影響を調べたい。
  など

臨床でみられる問題点
- 材質（特に粗滑、凸凹）を識別することが困難である。
- 探索や識別の際、動作スピードが速く、粗雑な印象がある。
- 手の動きは比較的良好であるが、手に持った2枚のカードをずらしたり、二つのボールを手の中で回転することが困難である。
- 手の動きは比較的良好であるが、物体の操作が拙劣である。
- 箸や筆記具など、手に持った道具や器具をうまく使うことができない。
  など

◆ **なぜ行うのか—動的触覚を調べる意義—**

紙やすりや生地などの材質を識別したり、手が物体や道具を操作する際には、動的触覚が重

要な役割を担っている。第1章の「4. 手は動いている面から何を感じているのか？―貫通触面を感じる手―」(25ページ)と「5. 道具の操作に必要な手の知覚―遠隔触とは？―」(31ページ)で述べたように、ペットボトルのキャップの開閉や筆記用具での書字動作など、ひとは動的触覚（振動）を感じ、それをいかしながら様々な動作を遂行している。そのため、これらの動作に関する手の機能を適切に評価するためには、従来の静的触覚の検査だけでは不十分である。動的触覚を詳細に調べていくことで、手の動作に問題がある場合、それが何に起因しているのかを具体的に推測していくことができるのである。

(2-1) 動的触覚の閾値の検査

◆ なぜ行うのか―動的触覚の閾値を調べる意義―

静的触覚の閾値の検査のところでも述べたように、触覚を診るにあたっては、閾値、局在、分布密度を調べることで、その全体像をとらえることができる。触覚が閾値に達する前にその局在、分布密度を調べても、その基盤となる神経の伝導性や興奮の伝達の回復を確認しないまま、より高度なレベルの回復を調べることになり、障害の状態を正確に把握できなくなってしまうため、まずは動的触覚の閾値の検査から開始する。

動的触覚をつくり出しているのはマイスナー小体とパチニ小体であるが、末梢神経損傷では、動的触覚の閾値を検査することで、それらの興奮とその伝導性が保たれているかどうかがわかる。また、中枢神経障害では、この検査によって、一次体性感覚野（3b野）へ興奮が伝達されているか否かを調べることができる（Dellon 1981）。

◆ 検査器具

動的触覚の閾値を調べるには、30 Hzと256 Hzの音叉（酒井医療（株））を使用する。

◆ 検査方法（資料2-1）

被検者には机に向かって楽な姿勢で椅子に座ってもらい、机に敷いたタオルやクッションの上に対象手（指）を置いてもらう。以下の手順で進めるが、検査実施時には、被検者の前腕中央付近に遮蔽板（スクリーン）を置き、被検者から対象手（指）が見えないようにする。

(1) 音叉による振動刺激によって指や関節が動いてしまわないように、手指を側面から固定したり、手の下にタオルなどを重ねて敷くことで検査指を安定させる。
(2) 音叉を軽く弾いて振動させて、被検者に音叉を見せながら、その柄で軽く触れることを伝える。
(3) 30 Hzの音叉を軽く弾いて振動させたのち、健側手（非麻痺手）にあて、振動がどのようなものか感じてもらう。振動しているのが感じられたようであれば、同様の振動を感じたら、すぐに「はい」と言うように説明する。
(4) スクリーンを閉じて、検査を開始する。まず、30 Hzの音叉を振動させ、その柄の端

資料2-1
動的触覚の閾値の検査

ID	氏名	記録日	記録者

【検査前の準備】
○ 音叉（30Hzと256Hz、各1本）、視覚遮蔽板（スクリーン）、タオルまたはクッションを用意する。
○ 被検者には机に向かって楽な姿勢で椅子に腰かけてもらう。机の上にタオルやクッションを置き、その上に対象手を置いてもらう。被検者の前腕中央付近に遮蔽板を置き、被検者から対象手が見えるようにスクリーンを開けておく。

【検査手順】
(1) 音叉を軽く弾いて振動させて、被検者に音叉を見せながら、その柄で軽く触れることを伝える。
(2) 30Hzの音叉を軽く弾いて健側手（非麻痺手）にあて、振動がどのようなものかを感じてもらいながら、「どのように感じますか？」と聞く。振動しているのが感じられたようであれば、「今のように振動しているのがわかったら、すぐに"はい"と言ってください」と伝える。
(3) スクリーンを閉じて、検査を開始する。健側手（非麻痺手）のいずれかの部分に振動している30Hzの音叉の柄の端（end）をあて、被検者が振動が感じて「はい」と言ったら、続いて、患側手（麻痺手）の同じ部位に音叉をあてて応答を調べる。
(4) 被検者の応答があったら、「感じている振動は先ほどと同じですか、違いますか？」と聞き、健側と比較して、振動の感受性の程度を判定する。健側手と同程度に感知できたら「＋」（正常）と記載し、健側手よりも感じ方が弱ければ「↓」（低下E）と記載する。
(5) 振動を感じない場合には、振動させた音叉の二股に分かれた先端（prong end）の片方をあて、感知できるかどうかを調べる。この状態で振動しているのがわかった場合には「↓↓」（低下P）と記載する。まったく感じられなければ「－」（脱失）と記載する。
(6) 検査は指尖から開始して近位部へと進み、掌側の検査区画（指部14区画・手掌部16区画）ごとに障害度を判定し、記録していく。
(7) 次いで、256Hzの音叉を使って同様に実施する。

【記録】
○ 被検者の感受性に応じて、〈障害度の判定〉に照らし、指定の記号で記入する。
○ 記録の際は、検査用紙を上下逆さにし、手のイラストが向かい合った被検者の手と同じ向きになるように置くとよい。

〈障害度の判定〉

正常（＋）	音叉の柄の端で振動を感知可能、または、健側と同程度に感知可能。
低下E（↓）	音叉の柄の端（end）で振動を感知可能であるが、健側より弱い。
低下P（↓↓）	二股に分かれた先端（prong end）の片方で振動を感知可能。
脱失（－）	二股に分かれた先端の片方でも振動を感知することが不可能。

【検査結果と観察所見】（特記事項があれば記録する）

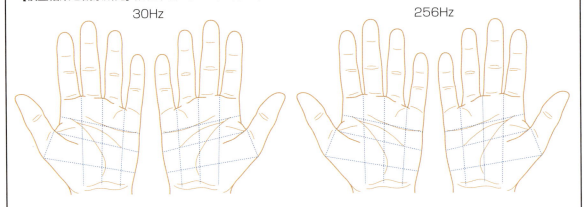

特記事項：

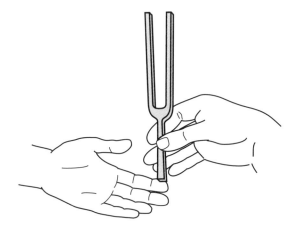

図3-13 音叉の柄の端(end)のあて方

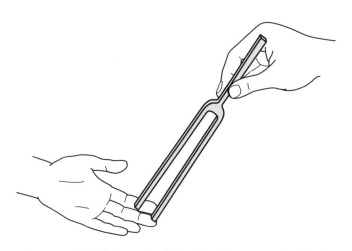

図3-14 振動が感じにくい場合の音叉(prong end)のあて方

(end)を軽く健側手(非麻痺手)のいずれかの部分にあてる。被検者が「はい」と答えたら、次に、患側手(麻痺手)の同じ部位に音叉をあてて応答を調べる(図3-13)。健側手と同程度に感知できたら「＋」(正常)と記載し、健側手よりも感じ方が弱ければ「↓」(低下E)と記載する。

(5) 振動を感じない場合には、振動させた音叉の二股に分かれた先端(prong end)の片方を軽くあて、感知できるかどうかを調べる(図3-14)。この状態で振動しているのがわかった場合には「↓↓」(低下P)と記載する。まったく感じられなければ「−」(脱失)と記載する。

(6) 検査は指尖から開始して近位部へと進み、掌側の検査区画(指部14区画・手掌部16区画の計30区画)ごとに障害度を判定し、記録していく。

(7) 次いで、256Hzの音叉を使って、同様の方法で検査を実施する。

◆ 検査にあたっての注意

被検者は、振動を感じて応答するのではなく、音叉をあてられたことや音叉の冷たさに反応する場合がある。そこで、振動させた音叉をあてたあと、ときどき、途中でその振動を止めたり、あるいは振動していない音叉をあてることで、振動を的確に感受しているかどうか被検者の応答を確認しながら実施する。

◆ 結果をどうとらえ、治療につなげるか

末梢神経損傷、中枢神経障害のいずれも、音叉による検査結果に照らし、動的触覚の閾値が障害されている部位、範囲、程度を把握する。それをもとに、障害の回復を予測し、さらなる知覚検査（動的触覚の局在、分布密度の検査）や知覚再学習の計画を立てていく。

動的触覚の受容器であるマイスナー小体は5～40Hzの振動に反応し、30Hz付近で最も感度がよく、パチニ小体は60～300Hzの振動に反応し、256Hz付近で最も感度がよい（Dellon 1981）。それぞれの音叉による振動が感じられれば、その振動によって興奮する受容器と神経単位、中枢までの伝導経路は障害されていないことになる。なお、動的触覚の閾値の検査の末梢神経障害と中枢神経障害に対する解釈の違いについては、**表3-1**（動的触覚の「閾値」欄）を参照されたい。

末梢神経損傷、中枢神経障害では、30Hzと256Hzという2種類の音叉を用いて検査、比較することで、動的触覚の回復を早期に、的確に推測することができる。ちなみに、末梢神経損傷では受容器・神経単位の回復パターンが異なる。より広範囲に障害されるのは256Hzの振動であり、回復はその逆で30Hzの振動に反応する受容器・神経単位が先行する（Dellon 1981、成田ら 1986、中田 1994）。

平均年齢が65歳の高齢者群では、高頻度刺激に対する感受性の低下が起きる。30Hzと256Hzの音叉を使用した研究ではないが、刺激周波数が25Hzの場合は加齢による影響はみられないものの、特に250Hzでは感受性が低下することが明らかにされている（Verrillo 1980）。これは、パチニ小体の層状構造部分が加齢とともに成長し、高周波を通すフィルターの機能が変化すること、また、年齢とともにパチニ小体の数が減少し、刺激の空間的加重効果が低下することなどが原因と考えられている（岩村 2001）。したがって、256Hzの音叉を使用して検査を行うときには、加齢の影響を踏まえて結果を解釈しなくてはならない（第2章・95ページの「9-1 振動刺激に対する感受性は加齢により変化するのか？」を参照）。

なお、指で物をつまみ上げるときの力を調節するにあたっては、対象の表面の性質、すなわち皮膚と対象間の摩擦（滑り）の大きさを知る必要がある。これは主としてマイスナー小体によって行われている（岩村 2001）。したがって、物体表面の滑りを感じる目安となる30Hzの音叉の感受性が悪いと、把持した物体を落としてしまうなど、物体の把握機能にも影響が出ることが予測される。

30Hzと256Hzの音叉による振動が感じられたら、次に動的触覚の局在、分布密度を調べておく。

(2-2) 動的触覚の局在の検査

◆ なぜ行うのか―動的触覚の局在を調べる意義―

たとえ30 Hzと256 Hzの振動が感知でき、動的触覚が閾値に達していたとしても、刺激された部位を正確に定位できなければ、動的触覚を活用して指先を使った細かな動作を正確に行うことはできない。静的触覚と同様、動的触覚においても閾値を調べ、それが残存していたり、障害後に回復してきていることがわかったら、次の段階として、局在がどの程度のレベルにあるのか、また、再生軸索の混乱が生じていないか、中枢の体部位再現の局在に歪みはないかなど、その局在能について調べておかなければならない。

静的触覚の局在の検査で述べた通り、末梢神経損傷では、神経が再生する過程で**過誤神経支配**（misdirection）を生じることがある。したがって、30 Hzと256 Hzの振動を音叉の柄の部分で感知できるようになったら、その局在を調べておく。また、中枢神経系の障害において局在を調べることは、一次体性感覚野（S I）の3b野における体部位再現の機能を調べていることになる（**表3-1**の動的触覚の「局在」欄を参照）。

◆ 検査器具

動的触覚の局在を調べるための刺激を加える際には、タブレット型端末などに用いるタッチペン（スタイラスペン）や鉛筆の頭部についた消しゴムを用いる。被検者に刺激を感じた線を再現してもらうにあたっては、フェルトペンなどを使用し、対象手に実際に描いてもらう。詳細に検査を実施する場合には、検者と被検者がそれぞれ色の異なるフェルトペンを用いて、刺激線と再現線を描き込むようにする。

◆ 検査方法（資料2-2）

被検者の姿勢や対象手の置き方などについては、閾値を調べるときと同様にする。局在を調べるにあたっては、動的触覚として30 Hz、256 Hzによる音叉の刺激を感知できることが前提となるため、あらかじめ動的触覚が感知できるかどうかを確認するとともに、感知できる部位を把握しておく。

(1) 実際に検査を始める前に、まずは遮蔽板のスクリーンを開けた状態で、被検者にタッチペンのペン先や鉛筆頭部の消しゴムを見せ、それで対象手（指）のどこかに触って動かすことを説明する。そして、その動きを感じたと思ったら、被検者がもう一方の手に持っているフェルトペンですぐに刺激の場所や向きを指し示すように伝える。

(2) 近位から遠位方向に鉛筆を10 mm動かして刺激を加え（**図3-15**）、続いて被検者が正しくその場所と長さ、動きの方向を再現できることを確認する。

(3) その後、スクリーンを閉めて対象手（指）と健側手（指）の両方が被検者から見えないようにし、まず、健側手の各検査区画の中央にランダムに1回ずつ刺激を加える。被検者は、視覚が遮断された状態で、感じた刺激の長さと動きの方向をフェルトペンなどで対象手

資料2-2

動的触覚の局在の検査

ID	氏名	記録日	記録者

【検査前の準備】
○ タッチペン（スタイラスペン）または消しゴム付き鉛筆、フェルトペン、視覚遮蔽板（スクリーン）、タオルまたはクッションを用意する。
○ 詳細に検査を実施したい場合には、検者と被検者はそれぞれ色の異なるフェルトペンを使用する。
○ 被検者には、非対象手にフェルトペンを持ってもらい、机に向かって楽な姿勢で椅子に腰かけてもらう。机の上にタオルやクッションを置き、その上に対象手を置いてもらう。被検者の前腕中央付近に遮蔽板を置き、被検者から対象手が見えるようにスクリーンを開けておく。

【検査手順】
(1) 検者はタッチペン（または消しゴム付き鉛筆）を被検者に見えるようしてかまえ、「このペンを使って、あなたの手のどこかに触って動かします。動きを感じたと思ったら、すぐにもう一方の手に持っているフェルトペンで、その場所を指して同じように動かしてください。キャップは閉めたままで構いません。それでは、まず練習してみましょう」と伝える。
(2) 近位から遠位方向に10mm動かして刺激を与える。被検者が刺激を感じた箇所を示せることを確認し、指示通りに描くことが確認できたら、「はい、それで結構です。それでは、検査を開始します」と言ってスクリーンを閉じ、検査を開始する。このとき、フェルトペンのキャップをはずしておく。
(3) まず健側手の各検査区画の中央に、ランダムに1回ずつ刺激を加える。被検者は、視覚が遮断された状態で、感じた刺激の長さと動きの方向をフェルトペンで対象手に描き込む。検者は、加えた刺激線と被検者の示した再現線とのずれや傾きを記録用紙に記入していく。
(4) すべて終了したら、同様に対象手（患側手）の検査を実施する。

【記録】
○ 被検者の再現線の位置、傾きに注意して、手のイラスト上に描き写す。再現線が検査区画よりはみ出た場合には、その旨を記しておく。
○ 記録の際は、検査用紙を上下逆さにし、手のイラストが向かい合った被検者の手と同じ向きになるように置くとよい。

【標準値】
［指部］──刺激線に対して同一方向、3mm以内の誤差で刺激線を再現できる。
［手掌部］──刺激線に対して15mm以内の誤差、40°以内の傾きで刺激線を再現できる。

【検査結果と観察所見】（特記事項があれば記録する）

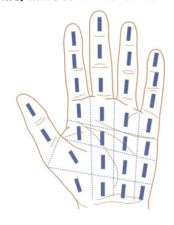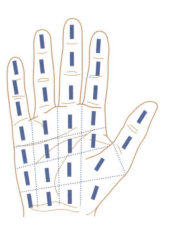

特記事項：

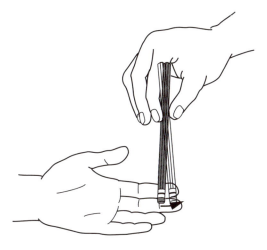

図3-15　動的触覚の局在の検査

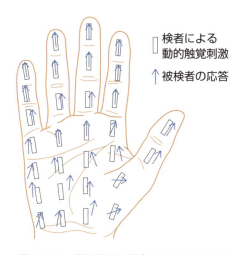

図3-16　動的触覚の局在の記録方法の例

に描き込む。続けて、対象手（患側手）でも同様に実施する。検者は、加えた刺激線と被検者の示した再現線とのずれや傾きを記録用紙に記入していく（Nakada 1993）（図3-16）。

◆ 検査にあたっての注意

被検者には、刺激を感じたら、その感触が消えないうちに、すぐにその部位をフェルトペンなどで定位してもらうことが必要である。

被検者があくびをしたり、反応が遅くなったりなど集中が途切れてきたと感じたら、「疲れてきましたか？」「もう少しで終わります」などと声かけを行う。それでも集中できない場合には中止する。同じ検査を異なる状況に分散して実施することは望ましくないため、可能な限り、次回は改めて最初から検査を行うようにする。

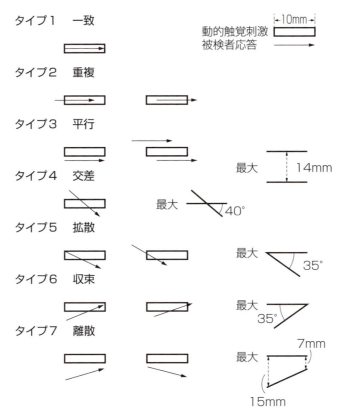

図3-17　健常者による動的触覚刺激の再現タイプ
（Nakada 1993より、一部改変）

◆ 通常の方法で検査が実施できない場合

　対象手とは反対の手の運動機能に問題があり、刺激部位を指し示すことが困難な場合には、検者が同一部位、あるいは異なる部位に刺激線を2回描き、それが同一箇所であるのか、それとも異なるか、異なる場合にはどのように感じるのかなどを尋ねることで局在を確認することもできる。その際には、**図3-17**を参照しながら、刺激線と種々のタイプの再現線を描くことで、動的触覚の局在の程度を確認することができる。

◆ 判定基準

　動的触覚の局在についてはほとんど研究されておらず、Nakada（1993）によって健常者の再現タイプが報告されているのみである。それによると、指であれば、ほとんどの健常者が刺激線に対して一致しているか、あるいは、同一方向かつ3mm以内の誤差で再現することができる。手掌では、刺激線に対して15mm以内の誤差、40°以内の傾きで再現することが可能である（**図3-17**、**図3-18**）。したがって、指と手掌では別の基準で判定し、これ以上の誤差で刺激が再現された場合には、動的触覚が正しく定位されていないことが予測される。

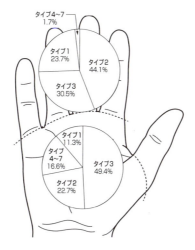

図3-18　健常者による動的触覚刺激の再現タイプ別の出現率
（Nakada 1993より、一部改変）

◆ **結果をどうとらえ、治療につなげるか**

　30Hzと256Hzの振動が感知でき、動的触覚が閾値に達していても、過誤神経支配や誤局在などのために刺激を正しく定位できない場合には、動的触覚を十分に利用することはできない。そのため、検査結果に照らし、動的触覚の局在が障害されている部位、範囲、程度を把握することが大切である。局在能が正しくなければ動的2点識別の値に影響を及ぼすため、指腹については、次の段階として動的2点識別の検査を実施する。

　末梢性疾患、中枢性疾患のいずれの場合にも、加えられた刺激を正確に定位できない場合には、後述（第5章を参照）の知覚再学習（動的触覚の局在の修正）を行うことが必要になる（Dellon 1981、中田 1999）。

（2-3）動的触覚の分布密度（動的2点識別）の検査

◆ なぜ行うのか―動的2点識別を調べる意義―

　30Hzと256Hzの音叉による振動を健側手と同程度に感じることができるレベルに動的触覚の閾値が残存または回復しており、また、その局在についてもさらなる順調な回復が見込まれることが確認できたら、手の実用的な機能の獲得のために、回復した受容器の指腹における分布の密度や皮質への投射の状態について調べておく必要がある。

　Dellon（1978）は、論文発表当時、従来の2点識別（静的2点識別）は遅順応型の受容器と神経単位の状態を調べているにすぎないため、それに加えて、動的触覚である速順応型の受容器と神経単位の分布密度を検査することで手の機能を予測することが重要であるとして、動的2点識別（Moving two-point discrimination：M2pd）の検査を開発し、実施を強く提唱した。

　末梢神経損傷の場合、動的2点識別を調べることで、健側と同程度の閾値には達していない

ものの、回復した動的触覚の受容器、神経線維の単位が、その検査領域にどの程度の密度で分布しているのかという、回復した受容器の分布密度を予測することができる。中枢性疾患では2点識別を検査することで、一次体性感覚野の3b野への投射が良好であるかどうかを調べることができる。2点識別の値が小さいということは、皮質への投射が良好に行われているというだけでなく、皮質に至るまでの側方抑制機構が十分に働いており、空間的な位置関係を判断する分解能が高まっていることを示唆している。手であれば、物体表面の材質や小物品の形態などを認識する大まかな識別機能は損なわれていない、または温存されている可能性を示す。

脳血管障害では、静的2点識別が正常であるにもかかわらず、動的2点識別で異常を示した症例が報告されている。皮質性の中等度の障害の場合では、動的2点識別は静的2点識別に比べ、より鋭敏な検査であるとされる（Dannenbaumら 1993）。

なお、動的2点識別の検査は、動的触覚の局在を修正するために行われた知覚再学習の効果判定に用いることができる（第5章を参照）。

◆検査器具

動的2点識別の検査には、静的2点識別と同様、ディスクリミネーター（Disk-Criminator／酒井医療（株））（Mackinnonら 1985、Dellonら 1987、Crosbyら 1989）を使用する。

◆検査方法（資料2-3）

被検者の姿勢や対象手の置き方などについては、閾値や局在を調べるときと同様にする。検査にあたっては、被検者に、音叉の30Hz、256Hzの振動を感知できる部位に2点と1点の刺激を動かしながら加え、あらかじめ2点と1点の動的刺激の違いを理解してもらうことが重要である。

動的2点識別の検査では、指末節の中央長軸に対して直角に交差するように2点をあて、長軸方向に沿って、末節部中央から指尖部まで、皮膚を軽く圧しながら約2秒間かけて静かに動かす（Dellon 1990a）（図3-19）。ときおり1点刺激を交えることで、動的な2点刺激を2点の刺激として識別していることを確認する。動的触覚の受容器は静的触覚の受容器と異なり、加えられた刺激の強さに反応するわけではないので、開発者のDellonは皮膚にディスクリミネー

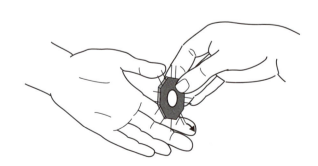

図3-19　動的2点識別の検査

資料2-3

動的触覚の分布密度(動的2点識別)の検査

ID	氏名	記録日	記録者

【検査前の準備】
○ ディスクリミネーター(1セット)、視覚遮蔽板(スクリーン)、タオルまたはクッションを用意する。
○ 被検者には机に向かって楽な姿勢で椅子に腰かけてもらう。机の上にタオルやクッションを置き、その上に対象手を置いてもらう。被検者の前腕中央付近に遮蔽板を置き、被検者から対象手が見えるようにスクリーンを開けておく。

【検査手順】
(1) 検査に先立ち、被検者の健側指(非麻痺指)に2点と1点の動的刺激を加え、あらかじめその刺激の違いを理解してもらう。そして、「これから2点あるいは1点で動かしながら指先に触りますので、その都度、2点と感じたら"2点"、1点と感じたら"1点"、どちらかわからない場合には"わからない"と言ってください」と説明する。続けて、「これが2点です」「これが1点です」と言いながら実際に動的刺激を加え、それに対する応答の仕方を被検者が理解したことを確認できたら、スクリーンを閉じて検査を開始する。
(2) 検査では、指末節の中央長軸に対して直角に交差するように2点をあて、長軸方向に沿って、末節部中央から指尖部まで、皮膚を軽く圧し、指腹表面の隆線をざらざらと感じながら約2秒間かけて静かに動かす。2点刺激は5mm間隔から開始し、ときどき1点刺激を交えて刺激する。被検者がすばやく応答しているうちは、1回ずつの刺激を加え、正答したら、2点間の距離を徐々に狭め、2点と識別できる最短距離を測定する。
(3) 被検者の応答が遅れたり、正答できない場合には、1点刺激を交えながら、2点間の距離を変えないまま同じ刺激を3回加え、そのうち2回正答できる距離を調べる。開始時の5mmの2点刺激が識別できない場合には、2点間の距離を徐々に広げて実施する。
(4) すべての指について検査が終了したら、同様に反対側の検査を実施する。

【検査結果と観察所見】(特記事項があれば記録する)

《右手》　　　　　　　　　　　　　　　　　《左手》

母指	示指	中指	環指	小指	小指	環指	中指	示指	母指
mm	mm	mm	mm	mm	mm	mm	mm	mm	mm

特記事項:

ターをあてる強さについては厳密に規定していない。ただ、あまり強く押しつけすぎると、被検者にとってはかえって2点刺激を判別しにくく、また、検者にとっても器具を動かしにくくなるため、指腹表面の隆線をざらざらと感じながら滑らかにすべらせるとよい。2点刺激は5mm間隔から開始し、徐々に距離を狭め、2点と識別できる最短距離を測定する。

被検者の回答の仕方については、静的2点識別と同様、「1点」あるいは「2点」と回答してもらうだけでなく、どちらかわからない場合には「わからない」と回答してもらうように求めることが望ましい。

被検者の反応が良好なうちは、1点刺激をときどき交えながら、2点刺激は1回のみでよいが、反応が遅くなったり、誤答し始めたら、2点間の距離を変えないまま同じ刺激を3回加え、そのうち2回正答できる最短距離を調べる。開始時の5mmの2点刺激が識別できない場合には、2点間の距離を徐々に広げて検査する（Dellon 1981）。

◆ 検査にあたっての注意

この検査は、被検者も検者も共に集中力を必要とするため、十分な時間を確保し、精神的にも余裕をもって実施する。また、検査に際しては、常に同じスピードで動的に2点刺激を滑らかに加えなければならないため、検者の手はできるだけ被検者の近くに置き、安定させた状態で実施する。また、被検者は指を持ち上げて刺激をより強く受けようとすることがある。その場合には、被検者の指を固定したり、指を動かさないように注意することも必要である。

◆ 判定基準

動的2点識別の正常値は、45歳以下であれば3mm以内、46歳以上であれば4mm以内である（Dellon 1997b）。また、年齢にかかわらず、動的2点識別が6mmの指は、正常ではないものの、硬貨の縁のギザギザが識別可能であると報告されている。さらに、動的2点識別は、後述する指尖による物体を識別する能力（229ページの「4-3 手の識別知覚（tactile gnosis）の検査」を参照）と最も関連性が高いことが報告されている（Dellon 1981、Dellonら 1983）。なお、Dellon（1978）は、4歳から83歳までの活動的な32名について、その39手の指尖の動的2点識別の値を調べ、利き手と非利き手の間には差がないことを報告している。

《動的2点識別の判定基準》（Dellon 1997b）

[45歳以下]　　　　　　　　　[46歳以上]

動的2点識別 $\leq$ 3mm　正常　　動的2点識別 $\leq$ 4mm　正常

　　　　　 $\geq$ 4mm　異常　　　　　　　　 $\geq$ 5mm　異常

[年齢問わず]

動的2点識別 $\leq$ 6mm　物体識別良好

◆ 結果をどうとらえ、治療につなげるか

検査結果に照らし、動的2点識別が障害されている指とその程度を把握する。それをもと

に、障害の増悪や回復を予測し、次の検査計画や知覚再学習のプログラムを検討する。

末梢神経損傷における動的2点識別の改善は、速順応（RA）型の受容器と神経線維による局在能回復の状態を表している。動的2点識別の値が小さくなるということは、回復した受容器と神経線維の単位が増加したことを示唆する。一方、中枢性疾患では、一次体性感覚野の3b野における体部位の再現や皮質に至るまでの側方抑制機構が働いていることを示唆する（**表3-1**の動的触覚の「分布密度」欄を参照）。

末梢神経損傷、中枢神経障害のいずれも、動的2点識別の変化は2mm以上の値の変化をもって判断する。つまり、2mm以上値が下降することで改善、2mm以上値が上昇することで悪化が示唆されると考えるのである。

先の判定基準で示したように、45歳以下の場合、指尖の動的2点識別が4mm以上であれば正常とはいえず（46歳以上であれば5mm以上）、細かな材質の違いを識別する機能が損なわれている可能性がある。しかし、6mm以下であれば、物体識別検査において、特定の物体を認識することはかろうじて可能である（Dellonら 1983、Dellon 1997b）。より正確な識別機能の獲得を目指すためには、第1章で述べた貫通触や遠隔触を感じる知覚再学習の実施を検討する。また、値の変化が遅れている場合には、第5章で述べる求心路遮断による知覚再学習が推奨されている。

◆静的2点識別と動的2点識別の比較

Louisら（1984）は、4歳から92歳までの健常者467名（男性265名、女性202名）という大きな集団を対象に、母指と小指の指腹、第1指間腔の背側について静的2点識別と動的2点識別の値を調べ、以下の結果を報告している。健常者の静的2点識別、動的2点識別の傾向を知ることは、検査結果を解釈する際の参考になると考えられるため、ここに紹介する。

* いずれの検査部位においても、静的2点識別に比べて動的2点識別のほうが小さい値を示した。
* 正中神経領域の指のほうが、尺骨神経領域の指より値は小さかった。
* 利き手と非利き手の値に有意な差はなく、利き手による影響はない。
* 各検査部位において、女性は一貫して男性より値は小さく、40歳代以降に限り有意な差が認められた。
* 年齢の上昇と両2点識別の値の減退は、統計的に明らかな関係があった。
* 全般的にみると、年齢が上がるにつれて2点識別の値は大きくなり、10歳代から30歳代では最も値が小さくなる傾向があった。

この研究は三人の研究者によって検査が行われた。検査結果の値は研究者により異なっていたが、平均値では大きな差はみられなかった。

4-1-2　防御知覚の検査

どのようなときにこの検査を行うのか

- 防御知覚障害を的確に把握し、その部位、範囲、程度について患者の自覚を促したい。
- 外傷や熱傷などを予防するための患者指導を行いたい。
- 動作の安全性を確認し、患者の職務や日常生活で必要な改善策を検討したい。
など

臨床でみられる問題点

- 手の物体との接触箇所に角質化、胼胝が認められる。
- 手や前腕などに、擦過傷や外傷、熱傷の既往あるいは痕跡がある。
- 創傷の治癒に時間がかかる。
- 防御知覚障害があることを自覚していない。
- 実際には感じていないのに、思い込みなどの影響を受けて、温かさや痛さを感じてしまう。
- 職務上、常に熱傷や外傷の危険に曝されている。
など

　ここでは、外傷や熱傷から生体を守る知覚としての温・冷覚、痛覚の検査方法を中心に述べる。

　防御知覚である温・冷覚、痛覚（**図3-20**）が障害されている場合、外傷や熱傷などの危険が増すため、その予防のための患者指導を行う必要がある。また、触覚が障害されていなかったり、ある程度残存していると、手を使ううえで大きな問題は生じないため、温・冷覚や痛覚を喪失していても自覚しておらず、重大な熱傷などを被って初めてその重大さに気づくことが多い（中田 1994）。したがって、たとえ触覚に問題がなくても、必ず検査を実施しておく必要が

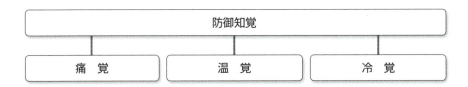

図3-20　防御知覚の種類

ある。

　検査を行う前に、「温かい感じ、冷たい感じ、痛いという感じは感じますか？ それはどのようなときですか？」などと、被検者がどのように障害を認識しているかについて具体的に聴取しておくと、検査実施後の患者指導に有用である。また、防御知覚は、実際には感じていなくても、検査の際に加えられる刺激が温かい（冷たい）とわかると、心理的に誘導されやすく、そのように感じてしまうことがある。そのため、他の検査項目とは異なる検査手順で検査を進める。

　なお、防御知覚については、第1章の「6-1 組織損傷から生体を守る防御知覚とは」（39ページ）を参照されたい。

1）温覚と冷覚の検査

◆ なぜ行うのか─温覚と冷覚を調べる意義─

　温覚や冷覚が障害されていると、調理の蒸気や油はねなどで負った熱傷に気づかずに放置してしまい、重症化してから気づくことも多い。また、たとえ低温であっても、長時間の接触により低温熱傷を招く可能性もある。こうした危険を回避し、適切な患者指導を行っていくために、どの程度の温・冷覚が残存しているのか、また錯感覚がないかについて調べていく。

　温度情報が生体で用いられる目的は、①皮膚のどの部位が、どの程度刺激されているかを知ること、②皮膚と深部組織を含めた全身の温熱状態を知り、体温調節系への入力信号とすること、である（堀 1994）。ここで示す検査方法は①を目的にしているが、温度感覚がより広範囲に障害されている場合には、②の体温調節機能への影響も考慮しなくてはならない。

　痛覚と同じように、温・冷覚は直径の細い神経線維によって興奮が伝えられるため、末梢神経損傷後、神経線維の中で最も早期に回復するといわれているが（Dellon 1981）、慢性的な神経損傷の場合にはこれらの回復は遅れることもある。

◆ 検査器具

　一定の温度刺激が加えられる温覚計（ユフ精器（株））を使用すると、簡便かつ正確に検査することができる。この器具は、中央部にあるロータリースイッチを回し、必要な温度に合わせることで、器具先端の感温部を3℃（冷感）と48℃（温感）の2段階に設定することができる。

◆ 検査方法（資料3-1）

　被検者には机に向かって楽な姿勢で椅子に座ってもらい、机に敷いたタオルやクッションの上に対象手（指）を置いてもらう。以下の手順で進めるが、検査実施時には、被検者の前腕中央付近に遮蔽板（スクリーン）を置き、被検者から対象手（指）が見えないようにする。

　温覚、冷覚の刺激は、指尖から開始して近位部へと進み、指部14区画・手掌部（手背部）16区画の検査区画ごとに障害度を判定して記録する。

資料3-1

防御知覚（温覚・冷覚）の検査

ID	氏名	記録日	記録者

【検査前の準備】
○ 温覚計、視覚遮蔽板（スクリーン）、タオルまたはクッションを用意する。
○ 被検者には机に向かって楽な姿勢で椅子に腰かけてもらう。机の上にタオルやクッションを置き、その上に対象手を置いてもらう。被検者の前腕中央付近に遮蔽板を置き、被検者から対象手が見えるようにスクリーンを開けておく。

【検査手順】
(1) 温覚計を示して「これから、この器具の先端を手にあてます」と伝えたあと、スクリーンを閉じて、まずは患側（障害側）から検査を開始する。このとき、加える刺激が温かいか冷たいかは言わないでおく。
(2) 48℃に設定した温覚計を各検査区画の中央にランダムに1回ずつあて、どのように感じるかを聞き取る。被検者から「温かい」という応答があったら、「今のように温かい感じがしたら、すぐに"温かい"と言ってください。温かさに強弱があったり、温かさとは異なる感じがする場合は、感じた通りに答えてください。わからない場合には"わからない"と言ってください」と伝える。
(3) 温かい刺激であることがわからない場合でも、「では、これはどのように感じますか？」と聞きながら、そのまま次の区画の検査へと進める。温かさと異なる感じを答えた場合は、被検者の表現をそのまま明記するなど、検査区画ごとに被検者の応答を聞き取りながら記録していく。
(4) 患側（障害側）が終わったら、健側（非障害側）で同様に実施する。その際、温覚の低下については、部位ごと、あるいは患側と健側の感じ方に差がある場合には、その違いを反映させるために、より低下しているほうに「↓↓」を使って記録する。
(5) 温覚の検査が終了したら、温覚計を3℃に設定し、温度が安定したのち、同様の手順で冷覚を検査する。

【記録】
○ 指部14区画・手掌部（手背部）16区画について、〈障害度の判定〉に照らし、指定の記号で記入する。
○ 記録の際は、検査用紙を上下逆さにし、手のイラストが向かい合った被検者の手と同じ向きになるように置くとよい。

〈障害度の判定〉

温・冷覚あり（＋）	温・冷覚が感じられる。
温・冷覚低下（↓）	温・冷覚を感じられるが弱い。
温・冷覚脱失（－）	温・冷覚が感じられない。
錯感覚（＊）	温かさ・冷たさとは異なる感じ方を示す（特記事項に表現を明記）。

【検査結果と観察所見】（特記事項があれば記録する）

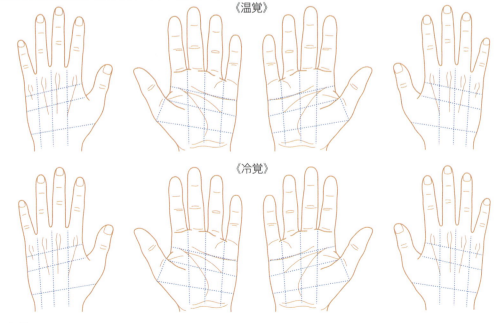

《温覚》

《冷覚》

特記事項：

(1) 被検者に温覚計を見せながら、その先端を手にあてることを伝える。その際、加える刺激が温かいものであるとか、冷たいものであることは言わないでおく。検査の進め方としては、患側（障害側）から実施し、原則、遠位部から近位部へと進める。

(2) スクリーンを閉じて被検者から対象手（指）が見えないようにしたあと、まずは48℃に設定した温覚計を検査区画の皮膚に対して垂直に約1秒間あて（図3-21）、「これはどのように感じますか？ 感じたままを言ってください」と聞く。

(3) 温覚刺激が感じられる被検者は、「何だか温かいです」と回答できる。その場合には、「今のように温かいと感じたら"温かい"と言ってください。温かさが強かったり、弱かったりする場合には、感じた通りに答えてください。わからない場合には"わからない"と言ってください」と伝える。そして、各区画の中央に1回ずつあて、被検者の応答を聞き取り、記録していく。

(4) 温覚刺激が感じられない被検者は、「触られているのはわかります」と回答する。その場合には、「では、これはどのように感じますか？」と聞きながら、そのまま次の区画の検査へと進める。温覚刺激がわかる部位になると、被検者は「あっ、温かく感じます」などと回答するので、その部位は温覚あり（＋）と判断し、それまでの部位は温覚脱失（－）と判定する。そして、「今のように温かいと感じたら"温かい"と言ってください。温かさが強かったり、弱かったりする場合には、感じた通りに答えてください。感じなければ"わからない"と言ってください」と伝え、検査を続ける。

(5) 患側（障害側）が終わったら、健側（非障害側）で同様に温覚の検査を行う。

(6) 温覚の検査が終了したら、温覚計を3℃に設定する。器具先端の温度が3℃まで低下し、安定するまで時間を要するため、その間に痛覚の検査を行うと効率よく検査が行える。

(7) 検査器具の先端が適温になっているのを確認したあと、温覚と同様に冷覚の検査を行う。この場合も、刺激については何も伝えず、「これはどのように感じますか？ 感じたままを言ってください」と聞く。

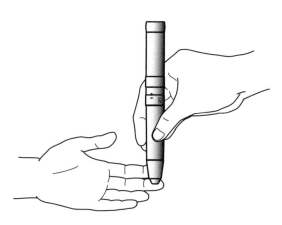

図3-21　温覚、冷覚の検査

(8) 冷覚刺激が感じられる被検者は、「今度は冷たい感じがします」などと答える。その場合には、「今のように冷たいと感じたら"冷たい"と言ってください。冷たさが強かったり、弱かったりする場合には、感じた通りに答えてください。わからない場合には"わからない"と言ってください」と伝え、検査を続ける。

(9) 冷覚刺激が感じられない被検者は、「触られているのはわかります」と答えたり、あるいは「温かいのはわかります」と言う場合もある。いずれの場合も、「では、これはどのように感じますか？」と聞きながら、そのまま検査を進める。冷覚刺激がわかる部位になると、被検者は「あっ、今度は冷たく感じました」などと回答するので、その部位は冷覚あり（＋）と判断し、それまでの部位は冷覚脱失（－）と判断する。そして、「今のように冷たいと感じたら"冷たい"と言ってください。冷たさが強かったり、弱かったりする場合には、感じた通りに答えてください。感じなければ"わからない"と言ってください」と伝え、検査を続ける。

(10) 患側（障害側）が終了したら、健側（非障害側）で同様に冷覚の検査を行う。

(11) 後述する判定基準に従って、指定の記号を用いて結果を記録する。その際、温・冷覚の低下について、部位ごと、あるいは患側と健側の感じ方に差がある場合には、その違いを反映させるために、より低下している部位に「↓↓」を用いて記録する。

◆ 検査にあたっての注意

刺激を温・冷覚と異なる感覚（ビリビリ感、痛みなど）、あるいは、あべこべの感覚（温刺激を冷たいと感じるなど）としてとらえていないかを確認する。他の感覚を誘発している場合には、それを被検者の表現通りに記述する。

温・冷覚は心理的に誘導されやすいため、「温かく感じますか？」などと聞かずに、「これはどのように感じますか？」と言って検査を進め、被検者が感じ始める部位を探していく。同じ理由から、患側（麻痺側）から開始し、次いで健側（非麻痺側）へと進める。

なお、細い針で温熱または冷却刺激を加えても、温度の変化を感じることは難しいので、温・冷覚の検査にはある程度の広さ（面）をもった刺激が必要である。

◆ 知っておくべきポイント

温覚と冷覚はそれぞれ独立した感覚であり、性質の異なる2種類の受容器（温受容器と冷受容器）がある。過去にルフィニ終末、クラウゼ終末が温度覚の受容器であるといわれていたが、現在では否定されている。冷覚はAδ線維、C線維の自由神経終末によって、温覚はC線維の自由神経終末によって、それぞれ伝えられる。しかし、温度刺激に対して絶対的な感度があるわけではなく、身体が順応している温度よりも高い温度に対しては温かさを、低い温度に対しては冷たさを感じるのである。そのため、温度覚ではなく、温・冷覚（または温覚・冷覚）と呼ぶのが望ましい。

温覚の識別閾のほうが冷覚の識別閾よりも大きいといわれている。また、加齢によって閾値

は上昇すると報告されている（Stevensら 1998）（第2章を参照）。また、温・冷覚の閾値は、以下の三つの要因によって規定されるといわれている。

* 順応温度——順応している温度が低いほど高温との温度差を生じるため、温覚を生起する閾値は高くなり（すなわち、刺激値は大きくなる）、逆に、順応している温度が高くなるほど低温との温度差が広がるため、冷覚を生起する閾値が高くなる。
* 温度変化速度——温度が変化する速度が速いほど温・冷覚を生じる閾値は低くなる（刺激値は小さくなる）。身体の順応温度が高い（または低い）状態で温度変化の速度がない（定常状態）場合には温覚（または冷覚）になる。
* 刺激面積——相対的に、刺激面積が小さいほど温覚の閾値は高くなり、刺激面積が大きくなると閾値は低下する。冷覚も同様である（Kenshalo 1972、清水 2008）。

したがって、検査で温覚、冷覚が感じられない場合でも、日常生活の中で温かさ、冷たさを感じる状況について具体的に聞き取っておくと、防御知覚に関する患者指導に役立つことがある。たとえば、「寒い日の外出で手が冷たくなっているときに、温かいお茶のペットボトルなどを手にすると、温かく感じることはありますか？」「冷蔵庫から何か物を取り出したときに、その冷たさを感じることはありますか？」など、そのときの状況を明確にイメージしながら記憶をたどってもらえるような聞き方をする。

◆ 判定基準

広範囲に温・冷覚刺激を加えたときの健常値は、温覚で24～45℃、冷覚で12～37℃である。本書で解説している温覚計は刺激部位が狭く、標準値として48℃、3℃の温・冷覚刺激を用いているため、以下のように判定する。

《温覚計の判定基準》

［温覚］

温覚あり（＋）：48℃の刺激で温かさを感じる。

温覚低下（↓）：48℃の刺激で温かさを感じるが、温覚ありの部位よりも弱く感じる。

温覚脱失（－）：48℃の刺激で温かさを感じない。

錯感覚（＊）　：温覚とは異なる感じ方を示す（被検者の具体的な表現を記述する）。

［冷覚］

冷覚あり（＋）：3℃の刺激で冷たさを感じる。

冷覚低下（↓）：3℃の刺激で冷たさを感じるが、冷覚ありの部位よりも弱く感じる。

冷覚脱失（－）：3℃の刺激で冷たさを感じない。

錯感覚（＊）　：冷覚とは異なる感じ方を示す（被検者の具体的な表現を記述する）。

◆ 結果をどうとらえ、治療につなげるか

検査の結果、温・冷覚が脱失（または低下）しているにもかかわらず自覚がない場合には、被検者にそのことを伝え、注意を喚起することが大切である。温・冷覚障害に対する積極的な

治療方略は今のところ報告されていないため、これらの障害に対しては、被検者の日常生活や職務上における動作の安全性を確認し、熱傷に対する予防的な指導を実施する。

たとえば、温・冷覚が弱い、あるいは感じない場合には、防御知覚の障害が示唆されるため、被検者には障害されている知覚とその程度、範囲を具体的に説明する。さらに、日常生活や職務におけるリスクとその予防について、患者指導を行う（第1章・41ページの「6-5 熱傷・外傷予防の患者指導」を参照）。

2）痛覚の検査

◆ なぜ行うのか─痛覚を調べる意義─

痛覚が障害されていると、日常生活で負った擦過傷などに気づかないため、適切な処置をしないまま放置してしまい、炎症を起こす可能性がある。また、痛みを感じないために安静にできず、創傷部を動かしてしまい、なかなか治癒に至らないことも多い。そのため、外傷を重度に、頻回に受けやすいという悪循環に陥りやすい。こうした事態を避け、適切な患者指導を行っていくために、痛みを感じることができるのか、また、過敏な状態や錯感覚がないかを調べていく。

痛覚刺激に対応する受容器は、自由神経終末（刺痛：Aδ線維、灼熱痛：C線維）である。末梢神経の回復は、神経線維の太さと関連し、一般的に細い神経線維から先に回復するといわれている。末梢神経の損傷後、知覚モダリティの中では痛覚を伝える神経線維の回復が最も早いことから、損傷神経の回復状態を調べるために最初に検査しておくべきである（Dellon 1981）。

◆ 検査器具

痛覚を調べるためには、定量型知覚計（痛覚計）のA型（1～10g加重用）とB型（10～20g加重用）（ユフ精器（株））を使用する。A型には1g、2g、4g、6g、8g、10gの重さに設定できる分銅が、B型には10g、12g、14g、16g、18g、20gの重さに設定できる分銅が内蔵されている。セットされている分銅を適宜はずすことで、任意の加重による痛覚刺激を加えられるようになっている。通常、臨床ではA型を用いて、セットされている分銅をすべてはずし、10gの加重による痛覚刺激によって検査する。

◆ 検査方法（資料3-2）

被検者には机に向かって楽な姿勢で椅子に座ってもらい、机に敷いたタオルやクッションの上に対象手（指）を置いてもらう。以下の手順で進めるが、検査実施時には、被検者の前腕中央付近に遮蔽板（スクリーン）を置き、被検者から対象手（指）が見えないようにする。検査の進め方は、原則、遠位部（指尖）から近位部へと進め、指部14区画・手掌部16区画の検査区画ごとに障害度を判定して記録する。

⑴ 痛覚計A型（1～10g加重用）にセットされている分銅をすべてはずし、まずは10gの加

資料3-2

防御知覚（痛覚）の検査

ID	氏名	記録日	記録者

【検査前の準備】
○ 定量型知覚計（痛覚計）のA型（1〜10g加重用）とB型（10〜20g加重用）、ノック式ボールペン、視覚遮蔽板（スクリーン）、タオルまたはクッションを用意する。
○ 被検者には机に向かって楽な姿勢で椅子に腰かけてもらう。机の上にタオルやクッションを置き、その上に対象手を置いてもらう。被検者の前腕中央付近に遮蔽板を置き、被検者から対象手が見えるようにスクリーンを開けておく。

【検査手順】
(1) 痛覚計A型を示して「これから、この器具を手にあてますが、どのように感じたか、感じたままを言ってください」と伝えたあと、スクリーンを閉じて、まずは患側（障害側）から検査を開始する。
(2) 痛覚計A型を各検査区画の中央にランダムに1回ずつあて、どのように感じるかを聞き取る。「痛い」あるいは「先の尖ったものをあてられた感じがする」などの応答があったら、「今のように痛みを感じたら、すぐに"痛い"と言ってください。痛みに強弱があったり、痛みとは異なる感じがする場合は、感じた通りに答えてください。わからない場合には"わからない"と言ってください」と伝える。
(3) どのように感じるか、先ほどと同程度か、を確認しながら検査を進めるが、ときどきノック式ボールペンの先端部（芯は出さない）をあて、刺激を正しく感じているかの確認を行う。刺激に対して痛覚を感じていない場合でも、「では、これはどのように感じますか？」と聞きながら、そのまま検査を進める。「今、チクッとしました」などと痛みを訴えた場合には、その部位を痛覚あり（＋）と認め、「今のように感じたら、すぐに"痛い"と言ってください」と伝え、残りの検査区画の検査を続ける。痛みと異なる感じを答えた場合は、被検者の表現をそのまま記録する。
(4) 10gの加重で痛みを感じない場合には、痛覚計B型に変えて、痛みが感じられるところまで、加重量を増加しながら検査する。20gの加重でも痛みを感じない場合は、痛覚脱失（－）と判定する。
(5) 10gの加重で痛みを過敏に感じる場合には、痛覚計A型で10gよりも加重を減らして検査する。
(6) 患側（障害側）が終わったら、健側（非障害側）で同様に実施する。その際、痛覚の低下について、部位ごと、あるいは患側と健側の感じ方に差がある場合には、その違いを反映させるために「↓↓」を用いて記録する。

【記録】
○ 指部14区画・手掌部（手背部）16区画について、〈障害度の判定〉に照らし、指定の記号で記入する。
○ 記録の際は、検査用紙を上下逆さにし、手のイラストが向かい合った被検者の手と同じ向きになるように置くとよい。

〈障害度の判定〉

痛覚あり（＋）	10gで痛みを感じる。
痛覚低下（↓）	10gで痛みは感じられるが弱い。あるいは、10g以上の加重で痛みを感じる（痛みを感じた加重量（g）を明記）。
痛覚脱失（－）	20gで痛みが感じられない。
痛覚過敏（＋＋）	健側手と比べて過敏な状態で、8g以下の加重で痛みを感じる（痛みを感じた加重量（g）を明記）。
錯感覚（＊）	痛みとは異なる感じ方を示す（特記事項に表現を明記）。

【検査結果と観察所見】（特記事項があれば記録する）

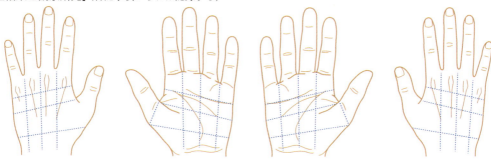

特記事項：

重による痛覚刺激を加えられるように準備する。

(2) 被検者に痛覚計A型を見せながら、「これから、この器具の先端を手にあてますが、どのように感じたか、感じたままを言ってください」と伝える。スクリーンを閉じて被検者から対象手(指)が見えないようにしたあと、静かに刺激を加えるが、器具の中の分銅が押し上がり、10gの加重が十分に加わるようにする(図3-22)。そして、刺激がどのように感じられるかを被検者に尋ね、「痛みを感じる」あるいは「鋭いもので刺されている」などの回答から、痛覚("痛みの感じ")を感じていることを確認する。

(3) 刺激に対して的確な応答が得られたら、「これから、今のように触りますので、痛みを感じたらすぐに"痛い"と言ってください」と告げ、検査区画の中央部に対して静かに刺激を加える。そして、どのように感じるか、先ほどと同程度か、を確認しながら検査を進める。ときどきノック式ボールペンの先端部(芯は出さない)などで刺激を加え、痛覚刺激として感じているかどうかを確認しながら行う。

(4) 刺激に対して「触られています」などと回答し、痛覚を感じていないと思われる場合には、「では、これはどのように感じますか？」と聞きながら、そのまま次の区画の検査へと進める。「今、チクッとしました」などと痛みを訴えた場合には、その部位を痛覚あり(＋)と判断する。そして、「今のように痛みを感じたら、すぐに"痛い"と言ってください。痛みが強かったり、弱かったりする場合には、感じた通りに答えてください。感じなければ"わからない"と言ってください」と伝え、残りの検査区画について検査を続ける。

(5) 10gの加重で痛みを感じない場合には、痛覚計B型(10〜20g加重用)に変えて、痛みが感じられるところまで加重量を増加しながら検査する。20gの加重でも痛みを感じない場合は、痛覚脱失(−)と判定する。

(6) 10gの加重で痛みを過敏に感じる場合には、痛覚計A型で10gよりも加重を減らして検査する。

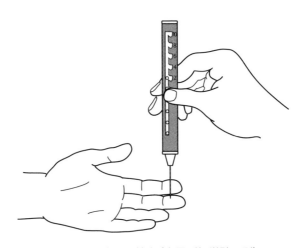

図3-22 痛覚の検査(定量型知覚計A型)

⑺ 患側（障害側）が終わったら、健側（非障害側）で同様に検査を行う。
⑻ 後述する判定基準に従って、指定の記号を用いて結果を記録する。その際、痛覚の低下について、部位ごと、あるいは患側と健側の感じ方に差がある場合には、その違いを反映させるために、より低下している部位に「↓↓」を用いて記録する。

◆ 検査にあたっての注意

検査中、痛覚刺激を触・圧覚としてではなく、痛覚として感じているかを確認しながら行う。また、感じている痛覚がどのような種類のものであるかを聴取して、具体的に記述しておく。たとえば、鋭い痛みなのか鈍い痛みなのか、ずっと続く感じなのか指先に広がっていく感じなのかなど、被検者の表現を記載する。

痛覚は刺激量（何グラムの刺激を用いたか）と刺激針の形状（鋭さ）によって応答が変化する（赤松 1986）。そのため、痛覚の有無を確認する際には、同じ痛覚計、同じ刺激量で検査を行い、加えた刺激量を明記しておく。

◆ 判定基準

以下に従って判定する。

《定量型知覚計の判定基準》

痛覚あり（＋）：10gの加重で痛みを感じる。
痛覚低下（↓）：10gの加重で痛みは感じられるが弱い、あるいは10g以上の加重で痛みを感じる（痛みを感じた加重量（g）を明記）。
痛覚脱失（－）：20gの加重で痛みを感じられない。
痛覚過敏（＋＋）：健側手と比べて過敏な状態で、8g以下の加重で痛みを感じる（痛みを感じた加重量（g）を明記）。
錯感覚（＊）：痛みとは異なる感じ方を示す（被検者の具体的な表現を記述する）。

◆ 結果をどうとらえ、治療につなげるか

検査の結果、痛覚が脱失（または低下）しているにもかかわらず自覚がない場合には、被検者にそのことを具体的に伝え、注意を喚起することが大切である。痛覚障害に対する積極的な治療方略は今のところ報告されていないため、これらの障害に対しては、被検者の日常生活や職務、趣味活動などにおける動作の安全性を確認し、外傷などに対する予防的な指導を実施する（Wood 1969、Brand 1979、Brand 1981）（具体的には、第1章・41ページの「6-5 熱傷・外傷予防の患者指導」、および第5章を参照）。

4-1-3　固有感覚の検査

どのようなときにこの検査を行うのか

- 上肢の到達機能と保持機能の障害を調べたい。
- 筋緊張を高める原因が固有感覚に由来しているのかどうかを知りたい。
- 触覚の回復が望めないため、固有感覚による代償の可能性を探りたい。
　など

臨床でみられる問題点

視覚で確認しないと、
- 手や腕の位置がわからない。
- 目的の箇所に手を正確に到達させることができない。
- 手を特定の位置にとどめておくことができない。
- 物体の重量を比較したり、判断したりすることができない。
- 両手を対象性（あるいは非対称性）に動かす、保持することが困難である。
- 手の動作開始時に、肩など、近位部の筋緊張を高める傾向がある。
　など

　手を目的のところに到達させたり、特定の位置に保持するためには、空間における手の位置や関節の運動方向、筋収縮に対する抵抗感覚などがわかる必要がある。この役割を担っているのが固有感覚である。固有感覚には、位置の感覚、運動の感覚、力の感覚（筋の抵抗感覚）がある（図3-23）。

　各関節の固有感覚を調べる前に、まずはスクリーニング検査として母指さがし試験（平山ら1986）を行う。母指の位置がわかることは、手を使って動作を行ううえで大変重要な意味をもつ。異常があった場合には、さらに関節ごとに位置覚、運動覚を調べておく必要がある。力の感覚の検査については、母指さがし試験の方法を工夫することで実施できる。なお、検査する

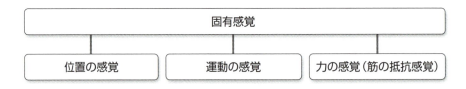

図3-23　固有感覚の種類

関節の順序について特に決められたものはないが、固有感覚は体の近位関節ほど鋭敏であるといわれているため、原則、近位方向から遠位方向に実施する。

1）母指さがし試験

◆ なぜ行うのか―母指の位置の認識を調べる意義―

母指さがし試験は、母指に代表される空間での手の位置が認識できているかどうかを調べるものである。上肢を使用するとき、手の位置、とりわけ母指の位置の認識は大変重要であり、その情報なくして手を自由に使うことは不可能である。その意味で、母指さがし試験は、簡便でありながら、大変有用な検査法である。

母指の位置の認識が悪い場合には、安易に視覚を使って到達動作を行わせてはならない。なぜなら、視覚に頼って到達動作を行うことを学習してしまうと、固有感覚を働かせて手の位置を認識することを妨げてしまう可能性があるからである。固有感覚の障害が回復する見込みがない場合にはそれもやむを得ないが、そうでなければ、視覚による代償は避けるべきである。

母指さがし試験における母指の位置の認識は、身体内空間知覚によるものである。これには肩、肘、腕、母指からの固有感覚情報が必要であり、また、これらが統合されることが必要とされている。母指に至るまでのどの関節からの情報が不足しても、あるいは個々の情報は十分であったとしても、それらを統合する場が障害されれば、母指さがし試験は異常を呈すると考えられている（平山ら 1986）。

◆ 検査方法（資料4）

被検者には楽な姿勢で椅子に座ってもらい、検者は被検者の対象手の側に立つ。検者は、一方の手で被検者の対象手の手指を背面から包むように握る。その際、母指をはずして保持し、検者の他方の手で被検者の対象手の肘付近を持ち、いったん空間内で被検者の上肢（母指）の位置を変えたあと、任意の位置に固定する。この上肢を「**固定肢**」と呼ぶ。固定したのち、検者は被検者に固定肢の母指先を反対側の母指と示指とでつかむように伝える（**図3-24**）。この動かす上肢を「**運動肢**」と呼ぶ。固定肢の手の位置は、運動肢が無理なくつかめる範囲とする。なお、事前に開眼にて運動肢の指鼻試験・指耳試験を行い、正常に遂行できることを確認しておく。

具体的には以下の手順で行う（平山ら 1986）。

(1) 検査に先立ち、まず開眼注視下にて検者が固定肢を動かして止め、その母指先を反対側の運動肢の母指と示指で被検者につかんでもらい、被検者が確実に母指をつかめることを確認する。

(2) 次いで被検者に目を閉じるよう伝え、固定肢を他動的に十分に動かして固定し直したあとに、検査を実施する。このとき、固定肢には力を入れさせず、十分にリラックスさせておく。固定肢の位置を1回の検査ごとに変更して繰り返し、数回以上の結果を総合し

資料4

平山の母指さがし試験

ID	氏名	記録	記録者

【検査前の準備】
○ 被検者の上肢(左右)について、開眼にて指鼻試験・指耳試験を行い、正常に遂行できることを確認しておく。
○ 被検者には楽な姿勢で椅子に座ってもらい、検者は被検者の対象手の側に立つ。

【検査手順】
(1) 検者は、一方の手で被検者の固定肢(検査する側)の手指を背面から覆うように保持し(母指は覆わずにはずす)、他方の手で固定肢の肘付近を下から支える。
(2) 固定肢をリラックスさせ、空間内で動かしたあと、任意の位置に固定する。
(3) 「目を開けたままで構いませんので、この腕の親指を反対の手の親指と人さし指でつかんでください」と被検者に告げる。このときの母指をつかもうとする側の上肢を運動肢と呼ぶ。固定肢の手の位置は、運動肢が無理なくつかめる範囲とする。
(4) 正しく遂行できることが確認できたら、同様のことを閉眼にて行う。固定肢の位置を1回の検査ごとに変えて、数回繰り返した結果を総合して障害度を判定する。
(5) 固定肢と運動肢を変え、(1)〜(4)について同様に実施する。

【記録】
○ 母指さがしに異常のないときは、円滑、迅速に母指をつかむことができるが、異常のあるときは、〈障害度の判定〉に照らし、記録していく(固定肢側の異常としてとらえる)。
○ 検査は数回繰り返し、最も出現頻度の高い障害度を総合判定として記入する。

〈障害度の判定〉

1度	数センチずれるが、直ちに修正して目標(母指先)に到達する。
2度	数センチ以上ずれ、固定肢の母指周辺を探り、運動肢が固定肢の一部に触れるとそれを伝うようにして母指先に到達する。
3度	10cm以上ずれ、運動肢は空間を探り、容易に目的の固定肢に到達しない。運動肢が偶然に固定肢に触れなければ、母指先をつかむことを断念してしまう。

【検査結果と観察所見】(特記事項があれば記録する)

	右手(固定肢／検査肢)			左手(固定肢／検査肢)		
	試行1	試行2	試行3	試行1	試行2	試行3
判定	□異常なし □異常あり (　　度)	□異常なし □異常あり (　　度)	□異常なし □異常あり (　　度)	□異常なし □異常あり (　　度)	□異常なし □異常あり (　　度)	□異常なし □異常あり (　　度)
総合判定			度			度

特記事項：

(平山ら 1986を参考に作成)

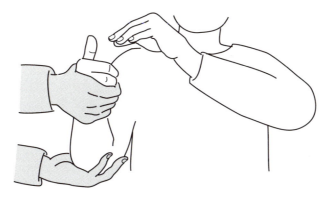

図3-24　母指さがし試験

　　て障害度の判定を行う。
(3) 固定肢と運動肢を変えて同様に検査する。

◆ 判定基準

　母指さがしに異常のないときは、円滑、迅速に母指をつかむことができるが、異常のあるときは、その固定肢側の異常としてとらえ、その程度により障害度を次のように判定する（平山ら 1986）。

* 1度——数センチずれるが、直ちに修正して母指先に到達する。
* 2度——数センチ以上ずれ、固定肢の母指周辺を探り、運動肢が固定肢の一部に触れるとそれを伝うようにして母指先に到達する。
* 3度——10cm以上ずれ、運動肢は空間を探り、容易に目的の固定肢に到達しない。運動肢が偶然に固定肢に触れなければ、被検者は母指先をつかむことを断念してしまう。

　判定については、数回以上の結果を総合して行うとされている。**資料4**では3回の結果を書き込めるようになっているが、実際の臨床では、実施した結果をすべて書き込み、最も多く出現した障害度を最終的な総合判定として記録することが推奨される。

◆ 検査にあたっての注意

　検査の実施に際しては、固定肢には力を入れさせず、肩から母指まで十分にリラックスさせておかなければならない。そして、固定肢を動かすときには、できる限り上肢全体の緊張を落としておくことが必要である。過度に上肢や母指に力を入れる被検者がいるが、固有感覚は筋を緊張させたときのほうが感受性は高まるといわれており（Schmidt 1986）、こうした被検者はそれを利用して、筋の抵抗感覚の感受性を上げ、母指の位置を認識しやすくしているのである（Nakadaら 1997）（第1章・22ページの「3-3 過剰な把持力は固有感覚による代償である」を参照）。

◆知っておくべきポイント

母指さがし試験が問題なく遂行されるためには、以下の四つの要素が関与すると考えられている（平山ら 1986）。

＊他動的に固定された上肢からの感覚情報――固定位置覚すなわち関節定位覚と称されているものである。これは、固定肢の末梢神経から頸髄、脳幹、視床を経て反対側の大脳頭頂葉に達し、そこで統合されるものと考えられる。

＊運動肢が運動を遂行するための運動機能――反対側の前頭葉運動野から運動肢に至る上位および下位運動ニューロンを主体とするものである。

＊運動肢における固有感覚――反対側の頭頂葉に中枢をもち、これには小脳系や錐体外路系も関与すると考えられる。

＊両側の頭頂葉機能を連絡せしめる交連線維

もし第二の要素が障害されれば運動麻痺をきたすが、母指さがし試験では検査前のチェック（「◆検査方法」の(1)）でこの系は健全とみなされる。第三の要素が障害されれば、運動肢は正しく円滑に身体の他の部位をつかめなくなり、特に閉眼時には視覚による補整ができないため、いっそう円滑さを欠く。しかし、事前に運動肢の指鼻試験・指耳試験が正常に遂行できることを確認するため、この系の障害も除外される。

したがって、第一の要素が、また時として第四の要素が障害される場合、母指さがしに異常をきたすものと思われる。この第一の要素、すなわち関節定位覚は被検者の意識に上らない感覚で、一連の動作がうまく遂行されないことによって初めて知ることができる。

母指さがし障害は、末梢神経レベルから頸髄、脳幹、視床を通じ、頭頂葉に至るまでの各レベルの病変で生じ得るが、その感覚経路については不明である（平山ら 1986）。

◆結果をどうとらえ、治療につなげるか

母指さがし試験に異常があった場合には、異常が出現した固定肢について、関節ごとに固有感覚の検査（位置覚、運動覚、力の感覚）を詳細に実施する。

母指さがし試験で母指が探せない原因は、固定肢からの感覚情報の不全によるものである。平山ら（1986）は、この固定肢を被検者自身が能動的に固定した場合には母指さがし障害は現れないため、関節定位覚の障害であると説明している。

母指さがし障害が特定の関節と明らかに関係を有するか否かについては、関与することはないとされている（平山ら 1986）。平山ら（1986）は、母指さがし障害例で、一度母指さがしに成功したあと、固定肢を動かさなければ、その後の母指さがしは成功することを確認したうえで、最も母指さがしに影響を及ぼす関節について調べた。すなわち、いったん母指さがし動作を成功させたのち、空間内における母指の位置をできる限り変えずに、固定肢の1関節のみを他動的に動かして固定したあと、母指さがしを行った。その結果、肩、肘、手関節のいずれの関節一つを動かしても、同じように母指さがしは再び障害されるようになった。したがって、母指さがし試験は、特定の関節が母指さがしに影響を与えるのではなく、身体内空間知覚によ

る身体軸に対する母指の正確な位置の認知が必要となることから、関節定位覚の検査であると述べている。

2）固有感覚（位置覚、運動覚、力の感覚）の検査

◆ なぜ行うのか―固有感覚を調べる意義―

手を目標物まで正確に到達させたり、その動作を保持するには、固有感覚によって関節の位置や運動方向、筋の抵抗感覚を知ることが必要である。また、物体を保持したときに重量を識別するためには、筋の抵抗感覚を使って判断することが求められる。こうした手の実用的な機能を獲得できているかどうかを確認するために、固有感覚の状態について調べておく必要がある。

◆ 位置覚（位置の感覚）の検査方法

検査器具は用いず、被検者に閉眼になってもらい、検者が関節を他動的に動かして、その位置がわかるかどうかを調べる。たとえば肘関節であれば、被検者には楽な姿勢で椅子に座ってもらい、検者は被検者の対象肢の側に立つ。このとき検者は、被検者の上腕を、母指とそれ以外の指列を使って軽く側面から保持し、固定する。これは、筋を圧迫しないようにするためである。そして同様に、手関節部を側面から保持する。手関節の掌側、背側から挟み込んで保持すると、関節を動かしたときの圧迫感により位置を判断してしまう可能性があるからである。さらに、検査している関節以外（この場合は肩関節や手関節）の動きを制限する。それらの動きによって該当関節の位置を予測させないためである。

(1) 検者は「これから肘の関節を動かしますが、自分では動かさず、力を抜いたままでいてください」と言って、被検者の上肢をリラックスさせる。関節を動かしたときに抵抗感がある場合には、再び声をかけてリラックスを促す。
(2) 開眼の状態で、静かに関節を何回か繰り返し動かしたのち、それを止め、被検者にその位置を反対側の上肢を使って再現してもらう（図3-25）。被検者が検査内容について正しく理解し、対応できていることを確認したら、「それで結構です」と伝える。
(3) 被検者に「今度は目を閉じたままで、同じことを行います」と告げて、閉眼を促し、同様に実施する。
(4) 運動機能の問題で反対側の上肢を使って位置を再現できないことが確認された場合には、口頭でその位置や角度を言ってもらうか、あるいは、検者が固定した上肢を元の位置に戻してから、「私が動かしたところと同じ位置に腕を動かしてください」と伝え、検者が止めた関節の位置や角度を対象肢で再現してもらう。このときも、まず開眼で実施し、検査内容を正しく理解できているかを確認してから実施する。
(5) 通常、実施したうちの正答した回数を記録する。たとえば、5回のうち3回正答した場合には「3/5回」などと記載する。

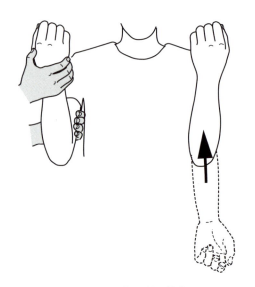

図3-25 位置覚の検査

(6) 他の関節についても、同様に、該当部を保持して関節運動を行ったのち、その位置を反対側で再現してもらう。

◆ 運動覚（運動の感覚）の検査方法

検査器具は用いず、被検者に閉眼になってもらい、検者が関節を他動的に動かして、その運動方向がわかるかどうかを調べる。たとえば肘関節であれば、被検者には楽な姿勢で椅子に座ってもらい、検者は被検者の対象肢の側に立つ。このとき検者は、被検者の上腕を、母指とそれ以外の指列を使って軽く側面から保持し、固定する。これは、筋を圧迫しないようにするためである。そして同様に、手関節部を側面から保持する。手関節の掌側、背側から挟み込んで保持すると、関節を動かしたときの圧迫感により運動方向を判断してしまう可能性があるからである。さらに、検査している関節以外（この場合は肩関節や手関節）の動きを制限する。それらの動きによって該当関節の位置を予測させないためである。

(1) 検者は「これから肘関節を動かしますが、自分では動かさず、力を抜いたままでいてください」と言って、被検者の上肢をリラックスさせる。関節を動かしたときに抵抗感がある場合には、再び声をかけてリラックスを促す。

(2) 開眼の状態で、最初は運動方向の違いがよくわかるように、関節を屈曲方向、伸展方向へ大きく動かす。関節を何回か動かしたのち、屈曲方向に動かして止め、これが「上です」と伝え、伸展方向に動かしたときに「これが下です」と説明する。そして、静かに関節を何回か大きく動かして止めたのち、「これはどちらでしょうか？」と聞く。検査内容を正しく理解し、対応できていることを確認したら、「それで結構です」と伝える。

(3) 被検者に「今度は目を閉じたままで、同じことを行います」と告げて、閉眼を促し、最初に何回か関節を大きく動かしたあと、「これはどちらでしょうか？」と言いながら関節

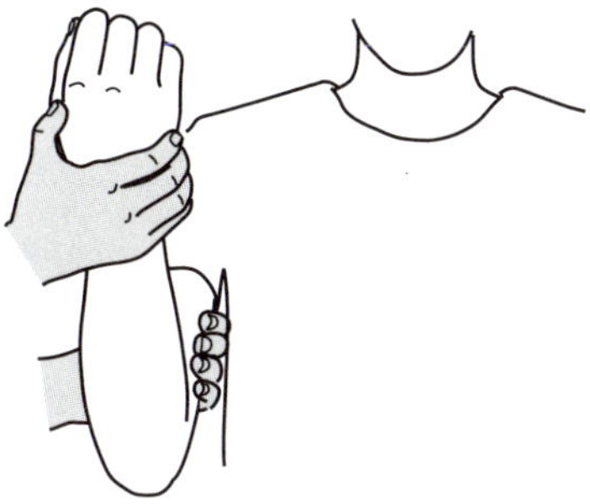

図3-26　運動覚の検査

を動かして止め、「上」か「下」かを答えてもらう（図3-26）。
(4) 通常、実施したうちの正答した回数を記録する。たとえば、5回のうち3回正答した場合には「3/5回」などと記載する。
(5) 結果は動きの大きさや速度で変化するため、最初の検査で正答が得られれば、次は動かす速度を一定に保ったまま、それよりも動かす角度を小さくする（後述の「◆固有感覚の判定基準」を参照）。角度を小さくするとわからなくなるときには、動きの大きさや速度を変えて、どのくらいであれば運動方向を認識できるかを調べる。
(6) 関節の動かし方（大きさや速度）を変えて実施した場合には、その状況を明記したうえで、結果を記録する。

◆力の感覚（筋の抵抗感覚）の検査方法

現在のところ、各身体部位における力の感覚を調べる方法がないため、重量の弁別を行うことで、その判断のもとになっている力の感覚を推測する。既存の重量検査器具を使用する場合には、弁別能力検査器（酒井医療（株））を用いる。この検査器具には同型7種（10g、30g、50g、70g、90g、110g、130g）の円柱型の錘（重量弁別ケース）が用意されているが、これは、健常者において同じ体積で異なる重量の物体を弁別した際、差が20gのときに正答率が99.5％であったことに基づいて作られている（金子ら 1990）。被検者には楽な姿勢で椅子に座ってもらい、前腕を回外、肘関節を90°屈曲してもらう。
(1) 7種類の重さの円柱があることを目で確認してもらい、そのうちのいずれかを手のひらに乗せることを伝え、「前」のものと「後」のものではどちらが重いかについて答えてもらうことを説明する。
(2) 患側（麻痺側）、健側（非麻痺側）があれば、健側を先に実施する。被検者に閉眼になってもらったあと、検者は「これから手のひらに錘を乗せます。これが"前"のものです。手を軽く握り、上下に動かして重さを感じてください」と伝え、その重量（10g）を確認してもらう（図3-27）。重さを判断する時間は、円柱一つにつき5秒以内とする（検者は声を出さずに数える）。軽く握ることができなければ、検者が介助して軽く握らせる。

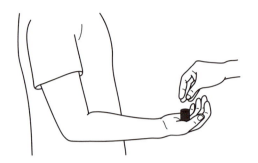

図3-27 力の感覚の検査(重量弁別)

(3) 次に「これが"後"のものです」と言って、30gの円柱を手掌に乗せ、軽く握らせる。そして、「前」のものと「後」のものではどちらが重いかを尋ねる。
(4) 続けて、「30gと10g」、「50gと30g」、「30gと50g」、「50gと70g」、「70gと50g」の順で、合計6組の比較を行い、正答数を記録する。

◆ 固有感覚の判定基準

　位置覚、運動覚、力の感覚の検査に関する標準値などはあまり報告されていないが、触覚は身体の遠位部ほど鋭敏なのに対し、固有感覚はより近位部のほうが敏感であるといわれている(Schmidt 1986)。たとえば、指の指節間関節では5〜15°の運動を識別するのに対し、肩関節は1°以下の他動運動を識別でき、2°以内の誤差で動かされた角度を再現できるといわれている(Omer 1974、Omer 1980)。したがって、近位部の大関節ほど、関節の位置や運動方向を認識することに鋭敏であるといえる。位置覚、運動覚を調べるにあたっては、身体の部位によって固有感覚の感受性が異なることを念頭に置いて、検査部位が近位部なのか遠位部なのかに注意しながら関節を動かし、その結果を解釈しなければならない。

　重量の弁別について、金子ら(1990)は、9〜84歳の307名の健常者による標準値の研究をもとに、差が20gとなるように組み合わせた6組の円柱(錘)を弁別させたとき、健常者ではそのうち5組について正答すれば正常であると報告している。

　手は外界に働きかけるための操作器官であり、肩や肘の関節などは手を目的の場所に移動させるための到達器官である。これらのことを考えると、上肢のより遠位部では触覚が優れ、より近位部では固有感覚が鋭敏であるということは、上肢の機能にとって非常に合目的的であるといえる。

◆ 固有感覚検査の結果をどうとらえ、治療につなげるか

　固有感覚は、筋・関節・皮膚からの求心性の信号の適切な組み合わせによって、空間における四肢の位置、関節の位置や運動方向、力などを知ることができる。受容器としては、関節受容器、筋受容器や皮膚受容器があり、共同してこれらの知覚に関与していると合意されているが、特に関節受容器は関節の位置と方向、動きの速さを感受し、その情報を中枢に伝える。筋

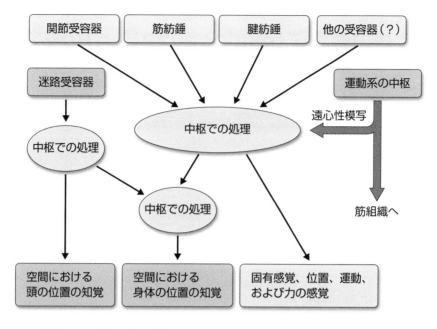

図3-28 固有感覚の起源
固有受容器からの求心性入力は、遠心性模写（あるいはcorollary discharges）と統合され、位置、運動、および力を知覚する。
(Schmidt 1986)

紡錘の受容器も関節の位置と運動に関与する。力の受容器は筋紡錘と腱紡錘であると考えられている。これらの受容器のほかに、関節を覆う皮膚の受容器も固有感覚に関与していると考えられ、特に遅順応（SA）型のルフィニ終末は皮膚の伸展によって興奮し、速順応（RA）型のパチニ小体も関節の動きを感受していると考えられている（Schmidt 1986）（図3-28）。

なお、母指さがし試験の実施と同様、位置覚、運動覚の検査を行う際には、できる限り上肢をリラックスさせた状態で調べなくてはならない。その一方で、リラックスさせた状態では感じられないが、筋を緊張させた状態にすると感じられるという場合がある。これは、固有感覚は筋を緊張させたほうが鋭敏になるためであり（Schmidt 1986）、その場合には、検査時の詳しい状況（たとえば、肘関節の検査では、肘関節の周囲筋を軽く緊張させると肘の屈曲、伸展方向の運動がわかりやすくなる、など）を観察して記述しておくと、触覚の回復が十分でないケースで固有感覚を使った知覚再学習を行う際に有効な情報となる（第5章・357ページの「2）残存知覚、知覚の残存部位による識別知覚の再学習」を参照）。

4-2 指の誤局在(mislocalization)の検査

どのようなときにこの検査を行うのか

- 指の局在が認識できるかどうかを調べたい。
- 指の局在に誤りがあるとき、その傾向（誤認するのは隣接指か、それ以上離れた指か）を調べたい。
- 指の局在の誤りに対する知覚再学習の効果を調べたい。
  など

臨床でみられる問題点

- 触られた指を正しく認識できない。
- 触られた指を（隣接指より）離れた指と間違えてしまう。
  など

◆なぜ行うのか―指の誤局在を調べる意義―

指の局在については、健常者でも隣接指との誤認識が出現する場合がある。これは、一次体性感覚野の3b野のニューロンの受容野が隣接指でオーバーラップしているためであると考えられている。しかし、一次体性感覚野の3b野に障害を受けた場合や高齢者では誤認識の頻度が上がり、特に離れた指（遠隔指）との誤認識が増加する。その場合には、触覚刺激を同時・非同時に加える共活性化（coactivation：CA）で、皮質再現の再構築が導かれることがわかっている（第2章・84ページの「7-4 触覚刺激の共活性化は皮質にどのような変化をもたらすのか？」を参照）。知覚再学習としては、CAを用いて皮質の可塑性を誘導し、指の誤局在(mislocalization)を改善することで、手の皮質再現部位を修復することが行われている（第5章・340ページの「2）触覚刺激による皮質の共活性化」を参照）。また、誤局在を改善する知覚再学習を実施した場合の効果判定には、指の誤局在の検査を用いることができる（Schweizerら2001、Braunら 2005、Braunら 2011）。指の局在を誤る頻度が高い場合は、指の皮質再現のオーバーラップの範囲が広い可能性がある。Schweizerら（2001）は、誤局在の分布を調べることは、知覚再学習によって生じた一次体性感覚野の機能的な再構築における変化を検出するための有意義なツールであると述べている。

◆検査器具

誤局在を調べるには、触覚受容器の興奮が起こり、それが一次体性感覚野の3b野まで到達していることを意味するSWモノフィラメントの4.31番を用いる。被検者の触覚の閾値が4.31

番よりも低い（感受性がよい）場合には、その閾値に該当するモノフィラメントを使用して検査を行う。なお、指によって閾値が異なる場合には、すべての指で感知できるモノフィラメントを用いる。

◆ **検査方法**（資料5）

被検者には机に向かって楽な姿勢で椅子に座ってもらい、前腕を回外位にして、机に敷いたタオルやクッションの上に対象手（指）を置いてもらう。以下の手順で進めるが、検査実施時には、被検者の前腕中央付近に遮蔽板（スクリーン）を置き、被検者から対象手（指）が見えないようにする。また、あらかじめ各指の指尖中央部にフェルトペンなどで印をつけておき、使用するモノフィラメントの番号を検査用紙に記録しておく。

(1) 実際に検査を始める前に、まずは遮蔽板のスクリーンを開けた状態で、被検者に4.31番のSWモノフィラメントを見せ、それでいずれかの指先に触ることを説明する。そして、触られたと思ったら、それがどの指か、「人さし指」「中指」というように指の名前を回答するように伝える。

(2) 閾値を調べるときと同様の方法でSWモノフィラメントをたわませて、ランダムに5本の指それぞれの検査部位の指尖に刺激を加え、被検者が正しくその指を呼名できることを確認する。

(3) 正しく回答できることを確認できたら、スクリーンを閉じて被検者から対象手（指）が見えないようにしたあと、各指につけた印の部位をランダムに、それぞれ合計20回ずつ刺激する。

(4) 被検者の指ごとの回答数を把握するために、記録用紙の該当欄に「正」の字で記録していく。たとえば、最初の母指の刺激に対して「親指」と正答した場合には、回答した指の「母指」欄（網かけ部）に「一」と記入し、続く2度目の刺激に対して「人さし指」と誤答した場合には、回答した指の「示指」欄に「一」と記入する。

(5) 正答した数については網かけ部を合計するかたちで、また、誤答指の数については、刺激された指からの距離ごとに、刺激指から何番目に該当するかというカテゴリーに分けて集計する。

(6) 必要に応じて健側手（指）についても同様に実施する。また、2回目の検査を実施した場合には、1回目と比較して、その変化を記録する。

◆ **判定基準**

指の誤局在は健常者でも出現するが、誤局在の標準的な出現頻度は、刺激された指からの距離によって異なる。健常者では、刺激された指に近い指に対する誤局在が多く、遠い指に対しては少なくなる。誤局在は、右利きの場合、利き手に比べて非利き手における出現は少なく、また、指の中では環指が最も少なく、母指が多い傾向にある（Schweizerら 2000）。したがって、経時的に検査を行い、刺激された各指における誤局在の出現頻度と、刺激指からの距離に

資料5

誤局在の検査

| ID | | 氏名 | | 記録日 | | 記録者 | |

【検査前の準備】
○ 4.31番（または被検者の閾値に該当する番号）のSWモノフィラメント、フェルトペン、視覚遮蔽板（スクリーン）、タオルまたはクッションを用意する。
○ 触覚の閾値として4.31番のSWモノフィラメントを感知できることが誤局在を調べる前提となるため、事前に4.31番が感知できるかどうかとその部位を確認しておく。触覚の閾値が4.31番よりも回復している場合は、その閾値に該当する段階のモノフィラメントを用いて検査を行う。いずれの場合も、使用したモノフィラメントの番号を明記しておく。指によって閾値が異なる場合には、すべての指で感知できるモノフィラメントを用いる。
○ 被検者には机に向かって楽な姿勢で椅子に腰かけてもらう。机の上にタオルやクッションを置き、その上に対象手を置いてもらう。被検者の前腕中央付近に遮蔽板を置き、被検者から対象手が見えるようにスクリーンを開けておく。

【検査手順】
(1) 検者は4.31番のモノフィラメントを持ち、被検者に見えるようにかまえ、「これから、この器具を使ってあなたの指先に触ります。触られたと思ったら、すぐにどの指に触れられたか、"親指"、"人さし指"といった指の名前で答えてください。それでは、まず練習してみましょう」と伝える。そして、閾値を検査するときと同様のやり方で、ランダムに5本の指の指尖を刺激し、正しく回答できるかどうかを確認する。
(2) 被検者が触られた指を正しく回答できることを確認できたら、スクリーンを閉じて検査を開始し、各部位をランダムに刺激していく（各指尖につき合計20回ずつ）。
(3) 被検者の指ごとの回答数を把握するために、記録用紙の該当欄に「正」の字で記録していく。
(4) 正答した数と誤答指の数について、カテゴリーごとに集計する。
(5) 必要に応じて健側手（指）についても同様に実施する。また、2回目の検査を実施した場合には、1回目と比較して、その変化を特記事項として記録する。

【検査結果と観察所見】

[1回目] 使用したSWモノフィラメント《　　　番》

		被検者の回答				
		母指	示指	中指	環指	小指
刺激指	母指	正答	1番目	2番目	3番目	4番目
	示指	1番目	正答	1番目	2番目	3番目
	中指	2番目	1番目	正答	1番目	2番目
	環指	3番目	2番目	1番目	正答	1番目
	小指	4番目	3番目	2番目	1番目	正答

[カテゴリー集計]

	1回目	2回目
正答		
1番目		
2番目		
3番目		
4番目		

[特記事項]

[2回目] 使用したSWモノフィラメント《　　　番》

		被検者の回答				
		母指	示指	中指	環指	小指
刺激指	母指	正答	1番目	2番目	3番目	4番目
	示指	1番目	正答	1番目	2番目	3番目
	中指	2番目	1番目	正答	1番目	2番目
	環指	3番目	2番目	1番目	正答	1番目
	小指	4番目	3番目	2番目	1番目	正答

（Braunら 2005 より、一部改変）

応じた各カテゴリーにおける誤局在の出現頻度を比較することで変化を追う。

◆ **結果をどうとらえ、治療につなげるか**

指の触刺激による認識を改善するための知覚再学習を行う際、その実施前後に誤局在の検査を行い、それらの結果を比較することで、知覚再学習の効果を判定する。改善の目安は、誤局在を示す指において、その出現頻度が低下することと、遠位の指（刺激された指から離れた指）に対する誤局在の出現頻度が低下することである。

4-3　手の識別知覚（tactile gnosis）の検査

どのようなときにこの検査を行うのか

- 物体の性状、形状などの特徴を識別できるかを調べたい。
- 物体を把持した状態を維持できるかを調べたい。
- 物体の性状に合わせて把持力を変えることができるかを調べたい。
- 物体を把持したまま、それを移動させることができるかを調べたい。
- 物体を手の中で操作することができるかを調べたい。
- 手の知覚機能がどの程度実用的であるかを推測したい。
- 手による動作がうまく遂行できないとき、その原因は知覚障害にあるのか、運動障害にあるのかを推測したい。
- 知覚再学習の効果判定を行いたい。
  など

臨床でみられる問題点

- 小さな物品を探索してその特徴を識別し、特定することができない。
- 物体に合わせた適切な手のフォームを形成することができない。
- 指先を使って小物品をつまみ上げることが困難である。
- つまみ上げた物体を把持し、別の場所に移動しようとすると落としてしまう。
- 手の中にある物品を操作することができない。
  など

Moberg（1962）は、手の触覚による識別知覚を調べる検査として**ピックアップ検査**（Pick-up

test)を報告している。その後、Dellon（1981）は、識別知覚を調べる目的であれば、物体をつまみ上げて移動するよりも物体の識別能力に照準を合わせて検査すべきだとして改良を加え、物体を識別するための手の能力を診る検査を加えた**ピックアップ検査変法**（Modified picking-up test）を考案した。彼は、できるだけ物体の温度や手触りの要素を使って識別することを避け、検査物品の難易度を均一にすることでより意義のあるものになると考え、物体の大きさや形状に特化して検査物品を特定した（Dellon 1981）。さらに、指先を使って物体を認識する能力を調べることに特化させた**物体識別検査**（Object recognition test）と手の機能との関連について報告している（Dellonら 1983）。ここでは、Mobergのピックアップ検査、ならびにDellonのピックアップ検査変法と物体識別検査について解説する。

なお、筆者らはピックアップ検査とピックアップ検査変法を改良し、手の運動機能の状態に合わせて使い分けられる**つまみ上げ検査**を報告している（NOMAハンド・ラボ 2008）。これは『NOMA手・上肢機能診断』における検査の一つとして、NOMAハンド・ラボの公式ホームページよりPDF版をダウンロードして使用可能である。章末に参考資料として、検査手順と記録紙を紹介しているので参照されたい。

◆ なぜ行うのか―ピックアップ検査およびその変法の意義―

Moberg（1958、1962）は、ピックアップ検査を手の識別知覚を調べる検査法として簡単に紹介しているのみで、具体的な物品名やその個数、実施方法などについて詳細には報告していない。しかし、この検査は、物品を探してつまみ上げ、移動するという動作を運動機能と知覚機能とに分けて観察することで、手の機能を調べることができる有用な検査法である。たとえば、手の動作に問題があった場合にその原因が運動障害によるのか知覚障害によるのかわからないときや、知覚に障害がある場合にその手を使ってどの程度の動作を遂行することができるのかを判断したいとき、さらに、知覚障害に対する再学習の効果を判定したいときなどに用いることができる。

疾患、損傷の急性期であれば、詳細な知覚モダリティを調べる検査から開始するが、それ以外の場合には、この検査をスクリーニングとして用いることで、全体的な知覚障害の問題点を明らかにすることができる。

一方、Dellon（1981）のピックアップ検査変法は、まず、手でつまみ上げた小物品を移動し、その後、閉眼で指先に置かれた物品の特徴を識別し、呼名するものである。物品を識別するには、それを保持しながら指を動かさなくてはならない。そのためには、適切な手のフォームをつくって物品を落とさないようにしなければならないが、それができたとしても、力を入れすぎないようにしつつ、指先を繊細に動かして物品を転がしたり、撫でたりしながら、その特徴を探ることが必要である。つまり、物品を落とさないギリギリの力で、緩やかに保持できなければならないのである。ピックアップ検査変法のうち特に物体の認識能力を調べる物体識別検査（Dellonら 1983）を行うことで、これらの動きに求められる非常に高度な静的触覚、動的触覚の機能がどのくらい回復しているかを確認することができる。

4-3-1 Mobergのピックアップ検査

◆ 検査物品と用具
安全ピン、鍵、ペーパークリップ、コイン、釘、ボルト、ナットなどの小物品（後述のDellonのピックアップ検査変法の12物品の使用が推奨される）と、それらを入れるための容器、ストップウォッチ、フェルトマット（書道用の下敷き）を用意する。

◆ 検査方法
被検者には楽な姿勢で机に向かって椅子に座ってもらう。机上にフェルトマットを敷き、その上に検査物品を均等に散らばせる。検査の対象手とは反対側のマットのわきに容器を置く。

(1) 被検者に、開眼のまま、一方の手でできるだけ早く小物品をつまみ上げて容器に入れるよう説明する。このとき、反対側の手を容器に添えて軽く押さえること、複数の物品を同時につまみ上げてはいけないことを伝える。

(2) 検査に先立ち、すべての物品を一つずつつまみ上げて容器に入れられるかどうかを確認する。このとき、つまみ上げることが困難な物品があれば、その物品名と状況を記録し、検査物品から除外する。

(3) 健側（非麻痺側）、患側（麻痺側）がある場合には、健側から実施する。検者は、すべての物品をつまみ上げて容器に入れるまでに要した時間を計測する（図3-29）。

(4) その後、閉眼で、同じことを健側から行い、かかった時間を計測する。探索やつまみ上げ、移動が困難な物品があれば、その物品名と状況を記録する。

(5) 最後に、閉眼で、対象手についても同様に行い、時間を計測する。必要に応じて、(4)と同様、探索、つまみ上げ、移動が困難であった物品名とその状況を記録する。

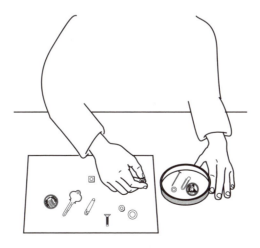

図3-29　Mobergのピックアップ検査

(6) いずれの検査も2回以上行い、それぞれ平均値を求める。

◆ **判定基準**

閉眼時に要した時間から開眼時に要した時間を差し引き、その時間差が小さいほど識別知覚は良好であるといえる。Moberg（1958、1962）は、健側と対象手（右手・左手）、開眼と閉眼の遂行時間、つまみ上げる際に使用している指などを比較するよう述べている。しかし、具体的な比較については言及していないため、以下、例を挙げて解説する。

たとえば、検査結果が**表3-5**に示すようなものであった場合、開眼での健側と対象手の成績はそれぞれ8秒と9秒で、その差は1秒と大きな違いはない。開眼時の成績はその手の運動機能を表しているため、運動機能は両者で差がないということがわかる。しかし、識別知覚の機能を表す閉眼時の成績を比べると、健側の10秒に対して対象手は42秒で、その差は32秒と大きな開きがある。また、健側における閉眼と開眼の差は2秒であるのに対し、対象手のほうは33秒とその差が大きい。つまり、健側と対象手の間で運動機能にはあまり差はないが、対象手の識別知覚が低下していることが読み取れるのである。次に**表3-6**をみてみると、対象手の閉眼での成績が42秒と遅れが目立っているが、開眼での成績と比べてみると、その差は4秒と比較的小さい。また、開眼での健側と対象手の成績を比較すると、こちらは28秒とかなり差があることがわかる。つまり、対象手は運動機能に問題があるものの、その識別知覚は比較的保たれていることがわかる。

また、この検査における一連の動作の過程を詳細に観察することで、より有益な識別知覚の状況を知ることができる（詳細については、次項「◆結果をどうとらえ、治療につなげるか」を参照）。

なお、物品移動にかかる時間についての詳細な報告はないが、大まかな目安として、物品9

表3-5　Mobergのピックアップ検査結果の例A

	健側（非麻痺側）	対象手（患側、麻痺側）	健側と対象手の時間差
開眼	8秒	9秒	1秒
閉眼	10秒	42秒	32秒
閉眼と開眼の時間差	2秒	33秒	

表3-6　Mobergのピックアップ検査結果の例B

	健側（非麻痺側）	対象手（患側、麻痺側）	健側と対象手の時間差
開眼	10秒	38秒	28秒
閉眼	13秒	42秒	29秒
閉眼と開眼の時間差	3秒	4秒	

個をつまみ上げて移動する時間は閉眼時で5〜8秒であると報告されている（Lister 1977）。つまり、1物品の移動時間については1秒弱を大まかな目安にすることができる。

◆ 結果をどうとらえ、治療につなげるか

　物品をつまみ上げてから、それを落とさずに把握し続け、容器の中に移すという一連の動作（図3-30）を通して、その運動機能と知覚機能を推測することができる。開眼時の結果には前者が、閉眼時の結果には後者が反映されている。

　表3-5で示したように、開眼時に健側と比較して対象手に遂行時間の遅れがなく、閉眼時に遅れていれば、識別知覚の低下が推測されるため、さらに静的触覚、動的触覚の検査を実施し、それらを用いた識別知覚の再学習などを行う。一方、表3-6のように、開眼時に遂行時間の遅れがある場合には、物体をつまみ上げ、それを保持する運動機能に関する評価を行う必要がある。

　閉眼時の観察事項として、以下の5点がある（中田 1997）。問題が観察された場合には、さらに母指さがし試験、静的・動的触覚の検査など詳細な検査を実施し、後述する知覚再学習や知覚による動作改善のためのプログラムを検討する（第5章を参照）。

①手の到達

　物品が置かれている位置にスムーズに手を到達させることができるかを観察する。問題がある場合には、母指さがし試験を実施する。その成績によって、固有感覚などを用いた識別学習（第5章・351ページの「（4-2）固有感覚などを用いた識別知覚の再学習」を参照）を行う。

②物体の探索・識別

　手のどの部位を使ってどのような動作で探索しているか、物体の置かれている位置やその向

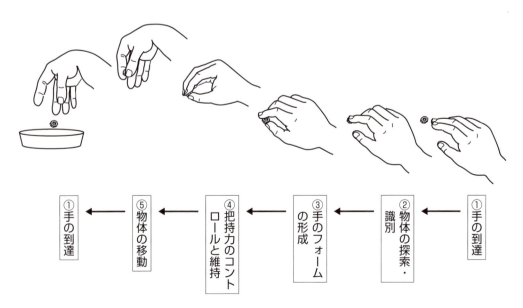

図3-30　Mobergのピックアップ検査（閉眼時の動作過程）

きが判別できているか、その物体の特徴などがわかっているか、探索・識別が困難な物品は何でその状況はどのようなものかを観察する。探索・識別の際に使用しない指や部位があったり、物体の上から手を押しつけて探っているなどの問題がある場合には、静的触覚、動的触覚の検査を実施する。これらの触覚が十分でない場合には、触覚による探索・識別の知覚再学習を実施する。

　③手のフォームの形成

　物体をつまみ上げるときに手はどのようなフォームを形成するか、また、形成されたフォームはその物体を把持するのに適当かを観察する。適切なフォームがつくれず、それが歪んでいたり、不安定であるなどの問題がある場合には、静的触覚の検査を実施する。そして、探索・識別の知覚再学習や知覚を使った把握フォームの獲得練習などを行う。

　④把持力のコントロールとその維持

　物体をつまみ上げるときに適切な力を加えているか、また、その把持力が維持できているかを観察する。過剰な把持力を加えていたり、物体を落としてしまったりなどの問題がある場合には、静的触覚の検査を実施する。静的触覚の障害が把持力を調節できない原因であれば、静的触覚を使った識別練習などの知覚再学習を検討する。

　⑤物体の移動

　物品を移動するために肩、肘、前腕などを動かした際、その関節の動きに影響されずに把持力を維持することができているか、途中で物品を落下することなく容器まで移動できるか、などを観察する。手を移動させたときに手のフォームや把持力が変化するなどの問題がある場合には、静的触覚の検査、母指さがし試験を実施し、触覚や固有感覚の機能を確認する。物体の移動中に把持したものを落としてしまったり、逆に過剰に把持力を高めてしまうことの原因が触覚や固有感覚であれば、それに関する知覚再学習を検討する。

4-3-2　Dellonのピックアップ検査変法

◆ 検査物品と用具

　物品として、翼付きナット（蝶ナット）、ボルト、鍵、釘、六角ナット（大）、5セント硬貨（直径21.21mm、重量5.0g）、10セント硬貨（直径17.91mm、重量2.3g）、座金（ワッシャー）、安全ピン、ペーパークリップ、六角ナット（小）、四角ナット（小）を用意し、ストップウォッチ、フェルトマット（書道用の下敷き）を準備する。

　なお、サイズの類似から5セント硬貨は5円硬貨で、10セント硬貨は1円硬貨で代用する。

◆ 検査方法

　被検者には楽な姿勢で机に向かって椅子に座ってもらい、最初は開眼で机の上に置かれた物品を容器に入れてもらうこと、次に閉眼でそれぞれの物品が何かを答えてもらうことを伝

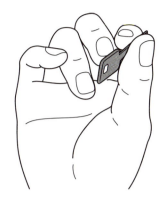

図3-31　Dellonのピックアップ検査変法の物体識別検査

える。
(1) はじめに、検査する物品やその名称を確認するために、開眼で練習を行う。
(2) 机の上にフェルトマットを敷き、その上に12個の物品を均等な間隔に置く。
(3) まず開眼で、物品を容器の中に入れる通常のピックアップ検査を実施し、その時間を測定する。もし、運動機能が不十分で実施できない場合には、これ以上検査は行わない。
(4) 次に被検者は閉眼となり、手を机上に置き、母指、示指、中指の3指で3点つまみの形をつくる。被検者には指を自由に動かしてよいことを伝える。
(5) 母指、示指、中指の3本の指の間に物品を一つずつ置き、それを識別するように伝え、12個の物品の呼名までの時間をそれぞれ計測する(**図3-31**)。
(6) 30秒以上経過しても名称を告げることができない場合には、その物品については中止する。
(7) 各物品について、2回ずつ識別を行い、識別できた物品の数(number of objects recognized：NOR)とその識別に要した時間(秒)の平均値(mean recognition time：MRT)を求める。

なお、Dellonのピックアップ検査変法とは(1)～(6)の検査工程を指し、物体識別検査と呼ぶときには(4)～(6)の検査工程とその施行を指す(Dellon 1981、Dellonら 1987)。

◆ 判定基準

Dellon(1981)はピックアップ検査変法の健常値を**表3-7**、**表3-8**のように明らかにしており、これらの値と比較することで、被検者の手の識別知覚の能力を判定することができる。物体識別検査では、識別知覚に問題がなければ、1物品につき1～2秒程度で識別することが可能である。

Amirjaniら(2011)は、この検査は、手根管症候群において、識別に関する妥当性、再テスト信頼性に優れているとし、手根管症候群の患者に対する手の機能障害、さらにその変化を調べる検査としての有用性を報告している。また、手の巧緻性の検査としても推奨している。

表3-7　ピックアップ検査変法（移動）の健常値（n=8）

1回目		2回目	
平均値（秒）	範囲（秒）	平均値（秒）	範囲（秒）
13	10〜19	11	9〜16

（Dellon 1981）

表3-8　ピックアップ検査変法（識別：物体識別検査）の健常値（n=8）

物品名	1回目		2回目	
	平均値（秒）	範囲（秒）	平均値（秒）	範囲（秒）
1. 翼付ナット	1.7	1〜3	2.0	1〜3
2. ボルト	1.4	1〜2	1.5	1〜2
3. 鍵	1.5	1〜3	1.6	1〜2
4. 釘	1.7	1〜4	1.5	1〜2
5. 六角ナット（大）	1.8	1〜3	1.4	1〜2
6. 5セント硬貨	1.8	1〜3	2.0	2
7. 10セント硬貨	1.7	1〜5	1.3	1〜2
8. 座金	1.8	1〜3	1.7	1〜3
9. 安全ピン	1.6	1〜2	1.6	1〜2
10. ペーパークリップ	2.3	1〜5	2.1	1〜3
11. 六角ナット（小）	2.1	1〜3	1.6	1〜3
12. 四角ナット（小）	1.6	1〜3	1.6	1〜3

（Dellon 1981）

◆ **結果をどうとらえ、治療につなげるか**

　静的触覚、動的触覚の閾値の回復が順調であっても、そのことが、識別できた物品の数（NOR）と識別に要した時間の平均値（MRT）の成績につながるとは限らない。したがって、ピックアップ検査変法の成績が健常値と比較して時間を要していた場合には、積極的な知覚再学習が必要である。そのためにも、NORやMRTの成績のみならず、物体を識別しているときの手のフォームや指の動き、把持力、使用している指とその部位などについても同時に観察しておくことが大切である。さらに、他の物品と間違えた場合には、何と間違えたのか、どのような特徴を認識していたのか、いなかったのか、などについても聞き取っておくことで、知覚再学習を行う際の有用な情報となる。

　Dellonら（1983）は、NORとMRTについて様々な知覚検査との関連を調べたところ、前者を最も正確に予測できるのは動的2点識別（M2pd）であり、後者は静的2点識別（S2pd）であったことを報告している。そして、物体識別に使用した3本の指のうちM2pdが6mmの指が1本

でもあれば、たとえS2pdが25 mm以上であったとしても、使用した12物品すべてを識別することが可能であったとしている。しかし、S2pdが15 mm以下まで回復していなければ、物体を落としたり、どれくらいの強さで把持してよいかわからないため、適切なつまみ動作を行えず、MRTは遅くなると述べている。したがって、物体をつまんで識別するためには、M2pd、S2pdの機能が重要であり、知覚再教育（再学習）によって2点識別を改善することが重要であると結論づけている。

4-4　手の実用性の評価―ローゼンスコア―

どのようなときにこの検査を行うのか

- 神経修復後の手の機能回復の経過を追いたい。
- 修復術後の手の機能回復が不十分なとき、知覚、運動、痛み/不快のどの側面に問題があるのかを知りたい。
- 手の総合的な機能回復を調べたい。
  など

臨床でみられる問題点

- 神経修復後の機能回復が順調であるかどうかが判然としない。
- 知覚機能と運動機能の回復がアンバランスであるように見える。
- 手の全体的な機能回復がどのような状態にあるのかわからない。
  など

◆なぜ行うのか―ローゼンスコアを調べる意義―

ローゼンスコア（Rosén-score）は、正中神経や尺骨神経（またはその両方）が手関節部位で断裂し、神経修復術を受けた患者の、末梢神経や手の総合的な機能回復を評価し、回復状況の指標を得るものである（Rosénら 2000a）。RosénとLundborgによって開発された独自の検査方法（スタイ検査）に、既存の手の機能の検査項目を加え、それを過去の研究成果に基づいてスコア化した（Rosén 1996、Rosénら 2000b、Rosén 2003、Rosénら 2003）。そして、検査値を回復予測値と比較することで、神経修復後の治療成績を経時的に判定し、予後予測ができるようにしたものである。

ローゼンスコアは、知覚機能、運動機能、痛み/不快感の三つの側面の検査から構成されている（図3-32）。知覚機能の検査には、セメスワインスタインモノフィラメントによる触覚検

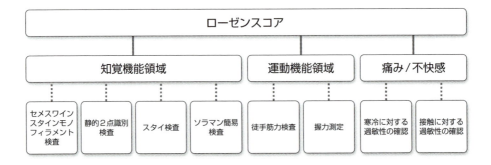

図3-32　ローゼンスコアの構成
知覚領域と運動領域における手の機能に加え、痛み/不快について調べることで、手の総合的な機能回復を評価する。

査、静的2点識別の検査、スタイ検査（Shape-Texture identification：STI-test）、ソラマン簡易検査（Sollerman test）が含まれている。運動機能の検査には、徒手筋力検査、握力検査の二つがあり、痛み/不快感の検査では、寒冷に対する過敏性と接触に対する過敏性について被検者自身の主観の聞き取りが行われる（後出の**資料6**「ローゼンスコア記入用紙」を参照）。

ローゼンスコアは、対象手（患側手）の各スコアを用いてその回復予測を行うものであるため、基本的に記録用紙は対象手について記入するが、必要に応じて比較のために健側手についても検査を実施する。

なお、スタイ検査、ソラマン簡易検査、痛み/不快感の聞き取りは、知覚検査としてそれぞれ単独で実施することもできる。たとえば、スタイ検査は指腹による物体の形状や性状の識別知覚について知りたいときに、ソラマン簡易検査は知覚による手指の細かな動作の遂行状況を調べたいときに使用することが可能である。

4-4-1　知覚機能領域の検査

知覚機能については、感覚神経の回復状況を触覚の閾値と2点識別検査によって、識別知覚をスタイ検査によって、手の巧緻性をソラマン簡易検査によって、それぞれ調べる。

1）セメスワインスタインモノフィラメント検査

◆ **検査器具**

静的触覚の閾値の検査（172ページ）で用いるセメスワインスタインモノフィラメント（SWモノフィラメント／酒井医療（株））の5本セット〈2.83番（緑）、3.61番（青）、4.31番（紫）、4.56番（赤）、6.65番（赤）〉を使用する。

◆ **検査方法**

被検者には机に向かって楽な姿勢で椅子に座ってもらい、机に敷いたタオルやクッションの上に対象手(指)を置いてもらう。以下の手順で進めるが、検査実施時には、被検者の前腕中央付近に遮蔽板(スクリーン)を置き、被検者から対象手(指)が見えないようにする。

(1) 被検者にSWモノフィラメントを見せながら、この先端で軽く触ることを説明し、触られたと感じたら、すぐに「はい」と言うように説明する。検査は、健側から開始し、被検者が問題なく応答できることを確認したのち、患側(対象手)へと進む。

(2) はじめに2.83番のモノフィラメントを用い、神経支配に応じた3カ所の検査部位(正中神経損傷の場合は母指指腹、示指指腹、示指基節部、尺骨神経損傷の場合は小指指腹、小指基節部、手根部尺側)について、指尖から近位部へと検査する(図3-33)。

(3) 検者は、モノフィラメントを被検者の手から2.5cmの高さにかまえ、1.5秒かけて検査部位の皮膚に垂直に下ろし、1.5秒かけてモノフィラメントがたわむまで力を加え、さらに1.5秒かけて元の位置に戻す。モノフィラメントのたわませ方は、まず皮膚に接触してい

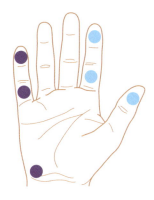

図3-33 検査部位
正中神経損傷の場合は●について、尺骨神経損傷の場合は●について検査する。

表3-9 SWモノフィラメント検査の成績判定

感知できたモノフィラメント	得点
検査不可	0点
6.65番	1点
4.56番	2点
4.31番	3点
3.61番	4点
2.83番	5点

【健常値】15点(3カ所×5点)

るその先端と器具の柄に挿入されている部分が同じ軸上になるように置き、続いてそれを圧縮するように力を加える。

(4) 2.83番と3.61番では、同じ検査部位を3回刺激し、そのうち1回でも応答があれば感知できたとみなす。4.31番、4.56番、6.65番は、1回のみの刺激で感知できなければ次の段階（より太いモノフィラメント）へと進む（Bell-Krotoski 2002）。

(5) 患側（対象手）の検査部位3カ所について、被検者が感じることのできたモノフィラメントの番号を表3-9に従ってそれぞれ得点化し、合計してローゼンスコア記入用紙の得点欄に記入する。

[例] 正中神経損傷の場合
母指指腹が検査不可（0点）、示指指腹が検査不可（0点）、示指基節部が6.65番（1点）を感知できた場合、これら検査部位3カ所の合計得点は1点となる。これを健常値（15点）で除した値「0.07」（1/15；小数点第3位以下を四捨五入）を得点欄に記入する。

なお、検査にあたっての注意点については、172ページの「(1-1) 静的触覚の閾値の検査」を参照されたい。

2) 静的2点識別検査

◆ 検査器具
静的触覚の分布密度（静的2点識別）の検査（187ページ）で用いるディスクリミネーター（酒井医療（株））を使用する。

◆ 検査方法
被検者の姿勢や対象手の置き方、遮蔽板（スクリーン）を設置するタイミングについては、セメスワインスタインモノフィラメント検査のときと同様にする。

(1) 検査に先立ち、被検者の健側指末節の中央長軸と同一方向に1点と2点の刺激を加え、「これが1点です」「これが2点です」と説明し、「これから1点あるいは2点で触りますので、どちらに感じたか、"1点"あるいは"2点"と感じた通りに言ってください。わからない場合には"わからない"と言ってください」と説明する。このとき、対象手が正中神経損傷の場合には健側示指を、尺骨神経損傷の場合には健側小指を用い、開眼の状態で被検者が刺激の違いを理解し、正しく応答できることを確認する。

(2) スクリーンにより視覚を遮断する。そして、正中神経損傷の場合には健側の示指を、尺骨神経損傷の場合は健側の小指を検査する。

(3) 2点刺激は5mm間隔から開始する。指末節の中央長軸と同一方向に、ブランチ（blanch；皮膚蒼白部）が生じ始めるぎりぎりの圧で2点刺激と1点刺激を加え、それが生じたらすぐに器具を持ち上げて、指から離す。

(4) 2点刺激と1点刺激はそれぞれ5回ずつランダムに計10回加え、そのうち7回以上正解し

表3-10　2点識別検査における刺激のランダム化の例

1122212112	2112212112	2211211221
1222112211	2111121222	2111212122
2111211222	1211211222	1211121222

「1」は1点刺激を、「2」は2点刺激を指す。

(Jerosch-Herold 2001)

表3-11　静的2点識別検査の成績判定

識別できた2点間の最短距離	得点
16mm≦	0点
11〜15mm	1点
6〜10mm	2点
≦5mm	3点

【健常値】3点

たら、順次2点間の距離を狭め、2点と識別できる最短距離を測定する。2点刺激と1点刺激のランダム化は、**表3-10**を参照して行う。

(5) 次いで、患側（対象手）を検査する。2点間の距離は15mmから開始する。

(6) 両側の検査が終了したら、ローゼンスコアの得点を求めるため、対象手の検査値を**表3-11**にあてはめて点数化し、それをローゼンスコア記入用紙の得点欄に記入する。

[例] 正中神経損傷の場合

示指が識別できる最短距離が16mm以上であった場合、得点は0点となる。これを健常値（3点）で除した値「0」(0/3)を得点欄に記入する。

なお、検査にあたっての注意点については、187ページの「(1-3)静的触覚の分布密度（静的2点識別）の検査」を参照されたい。

3) スタイ検査

スタイ検査（Shape-Texture Identification test：STI-test、形状/材質識別検査）は、Rosénら（Rosénら 1998、Rosen 2003）によって開発されたもので、指尖における識別能力を調べるための検査である。前述したMobergのピックアップ検査やDellonのピックアップ検査変法は、母指、示指、中指などを使用するため、基本的には正中神経支配領域について検査するものであるが、スタイ検査は、示指、小指、またはその両方について検査を実施するため、正中神経支配領域、尺骨神経支配領域、あるいはその両方の神経支配領域の識別知覚について検査を行うことができる。また、神経修復術後の患者について、識別知覚検査に対する感受性、再テス

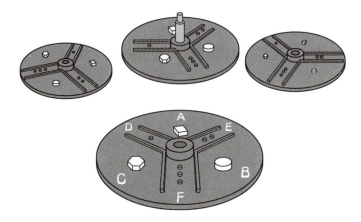

図3-34 スタイ検査器具
下段に示したのは説明のための見本用ディスクで、3種類のブロック（A：正方形、B：円形、C：六角形）と3種類の突起（D：1個、E：2個、F：3個）が設置されている。このディスクは見本として常に被検者に提示される。上段の3枚は検査用ディスクである。見本用ディスクと同種類のブロック、突起が取り付けられており、中央、左、右の順にブロックが小さく、突起の間隔が狭くなる。

ト信頼性、標準値が調べられており、検査としての有用性が明らかにされている。

◆ 検査器具

スタイ検査器具（図3-34／酒井医療（株））を使用する。器具は見本用ディスク（1枚）と検査用ディスク（3枚）からなる。見本用ディスクには3種類のブロック（正方形、円形、六角形）と3種類の突起（1〜3個）が設置されており、検査用ディスクにも同様のものがブロックの大きさや突起間の距離を変えて取り付けられている。

形状の識別に使用される正方形、円形、六角形のブロックは、3枚の検査ディスクにそれぞれ直径15mm、8mm、5mmのものが用意されている。材質の識別についても、一列に配置された1〜3個の突起（直径1mm、高さ0.5mm）が、同じ3枚の検査ディスクにそれぞれ15mm、8mm、4mmの間隔で置かれている。検査時には、それらを指尖で触りながら、見本用ディスクを参照に、そこに示されたのと同じ形状や材質（突起の数）を答える。

◆ 検査方法

検査に先立ち、患側（対象手）の知覚障害領域の指腹（正中神経損傷であれば示指、尺骨神経損傷であれば小指）で、SWモノフィラメントの4.31番が感知できるかどうかを確認する。触れる（あるいは触れられる）ことで被検者が不快を感じる場合には、スタイ検査を適用しにくいため、先に減感作（第5章・327ページの「3-2-1 知覚過敏に対する減感作療法（desensitization）」を参照）を行う。

被検者には机に向かって楽な姿勢で椅子に座ってもらう。以下の手順で進めるが、検査実施時には、被検者の前腕中央付近に遮蔽板（スクリーン）を置き、被検者から対象手（指）が見えないようにする。

(1) 検査は常に健側から開始する。健側から行うことで、被検者が検査を理解し、適切に実施できるかどうかを確認する。
(2) 検査は、最も大きなサイズ（直径15 mm）のブロックと一番広い間隔（15 mm）で配置された突起が取り付けられている検査ディスクから開始し、次いで、直径8 mmのブロックと間隔8 mmの突起が設置されたディスク、さらに、直径5 mmのブロックと間隔4 mmの突起が設置されたディスクへと進めていく。
(3) 検査を始めるあたり、まず、見本用ディスクを被検者の見えるところに置く。セラピストは、実際に使用する検査ディスクを示しながら、「これから、ディスクに取り付けられているブロックや突起を触ってもらいます。その触ったものが、手元にある見本用ディスクのどれと一致するかについて、その場所に書いてあるアルファベットで答えるか、見本用ディスクを指さして教えてください」と説明する。
(4) スクリーンにより視覚を遮断した状態で、まずは検査用ディスクの最も大きなサイズのブロックを触ってもらい（**図3-35**）、それと同じ形状を見本用ディスクの中から選んで回答してもらう。
(5) 3種類のブロックを正しく識別できたら、より小さなブロックが設置されている検査ディスクへと進む。すべて正解できない場合には、同様の手順で突起の識別を開始する。
(6) 突起の識別が終了したら、患側（対象手）について同様に調べる。いずれも提示は1回のみとする。
(7) 検査が終了したら、**表3-12**に従って形状と材質（突起の数）の識別について得点化し、

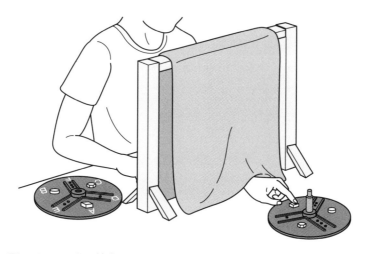

図3-35 スタイ検査
被検者は、見本用ディスクを手元に置き、示指または小指でブロックや突起を触ってその形状を識別する。

表3-12　スタイ検査の成績判定

形状	■	●	⬢
直径15mm	すべて正解：1点 1〜2種類正解：0点		
直径8mm	すべて正解：1点 1〜2種類正解：0点		
直径5mm	すべて正解：1点 1〜2種類正解：0点		
材質	●	●●	●●●
間隔15mm	すべて正解：1点 1〜2種類正解：0点		
間隔8mm	すべて正解：1点 1〜2種類正解：0点		
間隔4mm	すべて正解：1点 1〜2種類正解：0点		

【健常値】6点

ローゼンスコア記入用紙の得点欄に記入する。

[例] 正中神経損傷の場合
示指による識別が、形状・材質のいずれも1〜2種類の正解にとどまる場合、6種類の検査の合計得点は0点となる。これを健常値（6点）で除した値「0」（0/6）を得点欄に記入する。

4）ソラマン簡易検査

ソラマン検査（Sollerman test）は、Sollermanによって手指の操作機能を調べる検査として開発されたものである（Sollerman 1980a、Sollerman 1980b、Sollermanら 1995）。オリジナル版では、鍵を鍵穴に差し込んで90°回転する（課題1）、ナイフとフォークで粘土を切る（課題11）、紙を折って封筒に入れる（課題14）など、手を使用する20種類の課題を遂行することによって検査が行われる。

ローゼンスコアでは、ソラマン検査の20課題のうち、特に指先の細かな動きとその知覚を必要とする3課題（課題4・8・10）が採用されており、それらをソラマン簡易検査として実施する。

◆ 検査器具

ソラマン簡易検査キット（図3-36／酒井医療（株））を使用する。このキットには、小銭入れとボルトが取り付けられている検査板、4種類のコイン、4種類のナット、そして、大きさの

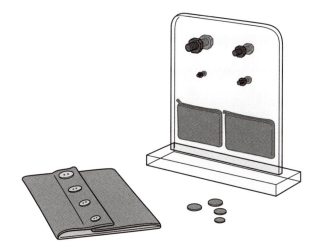

図3-36　ソラマン簡易検査キット
右の検査板には、課題4で使用する小銭入れと課題8で使用するボルト（ナットを含む）が取り付けられている。下部に示すコイン4枚は、検査時には2枚ずつ小銭入れに入れておく。左は課題10で使用するボタン操作板。大きさの異なる4種類のボタンが取り付けられている。

異なる4種類のボタンが取り付けられているボタン操作板が含まれている。課題の遂行にかかった時間を計測するため、ストップウォッチを用意する。

◆ **検査方法**

患側（対象手）で、以下の三つの課題を各1回ずつ実施する（**図3-37**）。課題ごとの遂行状況を**表3-13**に照らして得点化し、合計したものを健常値で除した値をローゼンスコアの記入用紙の得点欄に記入する。

【課題4：小銭入れからのコインの取り出し】

(1) 小銭入れが二つ取り付けられた検査板を被検者と向き合うように机上に置く。小銭入れには4種類のコインをそれぞれ2個ずつ、被検者に見せながら入れておく。
(2) 被検者に、小銭入れからコインを一つずつ取り出して机上に置くように依頼する。
(3) 課題を遂行しているときの把握フォームが、指腹つまみ（母指と示指あるいは母指と示指と中指の指腹によるつまみ）になっているかどうかを確認する。
(4) 被検者が4個のコインすべてを取り出して机上に置くまでの時間を計測し、観察される動作の困難さやフォームの歪みとあわせて、得点化する。

【課題8：ナットのボルトはめ】

(1) 4種類のボルトが取り付けられた検査板を被検者と向き合うように机上に置き、4種類のナットを検査板の前に置く。
(2) 一つずつナットをつまみ上げて、そのナットと組みになっているボルトにはめるよう、被検者に伝える。ナットはボルトからはずれない程度にはめ込むだけでよい。

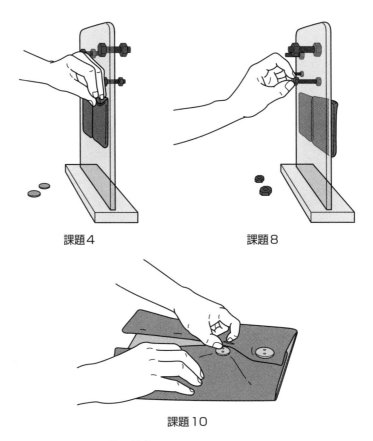

図3-37 ソラマン簡易検査
課題4：小銭入れからコインを取り出す。課題8：正しい組み合わせでボルトにナットをはめる。課題10：4個のボタンをかける。

表3-13 ソラマン簡易検査の成績判定

課題の遂行状況	得点
20秒以内に、正しい把握フォームで、問題なく遂行できる。	4点
20秒以内には遂行できないが40秒以内に、わずかに歪みがあるものの正しい把握フォームで、多少の困難を伴いながらも遂行できる。	3点
40秒以内には遂行できないが60秒以内に、正しい把握フォームではないやり方で、非常に困難ながらも遂行できる。	2点
60秒以内に、部分的に遂行できる（把握フォームの正確性は問わない）。	1点
課題をまったく遂行することができない。	0点

【健常値】12点（3課題×4点）

⑶ 課題を遂行しているときの把握フォームが、母指と示指（あるいは母指と示指と中指）を使った指腹つまみ、鍵つまみ（示指橈側面と母指指腹によるつまみ）になっているかどうかを確認する。

⑷ 被検者が4種類のナットをすべてボルトにはめるまでの時間を計測し、観察される動作の困難さやフォームの歪みとあわせて、得点化する。

【課題10：ボタンかけ】

⑴ ボタン操作板を、最も大きなボタンが被検者の遠位に位置するように机上に置く。

⑵ 大きさの異なる4種類のボタンをすべてかけるよう、被検者に伝える。かける順番は任意でよい。

⑶ 課題を遂行しているときの把握フォームが、母指と示指（あるいは母指と示指と中指）による指腹つまみ、鍵つまみになっているかどうかを確認する。

⑷ 被検者が4種類のボタンすべてをかけ終えるまでの時間を計測し、観察される動作の困難さやフォームの歪みとあわせて、得点化する。

［例］正中神経損傷の場合

課題4において、正しい把握フォームではないが60秒以内に3個のコインを取り出せた場合、部分的な遂行となるため得点は1点となる。課題8において、正しい把握フォームではないが50秒かけてナットをすべてのボルトにはめることができた場合、得点は2点となる。課題10において、正しい把握フォームではないが50秒かけてボタンをすべてかけ終えた場合、得点は2点となる。以上の得点の合計（5点）を健常値（12点）で除した値「0.42」（5/12）を得点欄に記入する。

4-4-2　運動機能領域の検査

　運動機能については、運動神経の再支配状況を徒手筋力検査によって、手のパワーを握力検査によって、それぞれ調べる。

1）徒手筋力検査

◆ 検査器具

特になし。

◆ 検査方法

　正中神経損傷では母指の掌側外転について、尺骨神経損傷では小指の外転と内転、示指の外転について、以下のように手内筋の徒手筋力検査を実施する（Brandsmaら 1995）。

表3-14 徒手筋力検査における手内筋の成績判定

運動範囲	抵抗	得点
すべての可動域にわたり可能	強い抵抗に抗せる	5点
すべての可動域にわたり可能	弱い抵抗に抗せる	4点
すべての可動域にわたり可能	抵抗なし	3点
一部の可動域にわたり可能	抵抗なし	2点
関節運動不可	筋収縮のみ触診可能	1点
関節運動不可	筋収縮が感じられない	0点

【健常値】正中神経損傷： 5点（1カ所×5点）
　　　　　尺骨神経損傷：15点（3カ所×5点）

【正中神経損傷の場合】

＊母指の掌側外転――被検者の前腕は回外位、手関節は伸展位にする。被検者には手の掌側面に対して垂直に母指を外転するように求める。抵抗を加えることが可能であれば、MP関節の位置で母指のつけ根に抵抗を加える。

自動運動の可動範囲、抵抗に基づき判定した筋力を表3-14に従って得点化したあと健常値で除して、ローゼンスコア記入用紙の得点欄に記入する。

【尺骨神経損傷の場合】

＊小指の外転――検者は被検者の手を回外位で支える。検者は支えている手で被検者の小指球筋を触診する。さらに、IP関節伸展位、MP関節軽度屈曲位の状態で、被検者に小指のMP関節を外転するように求める。これによって小指伸筋の代償を防ぐことができる。抵抗に抗することが可能であれば、小指のつけ根に抵抗を加える。

＊小指の内転――被検者に環指に対して小指の内転を保つように求める。MP関節は伸展位を保つ。可能であれば、小指と環指を離して、小指の基部に抵抗を加える。

＊示指の外転――前腕を回内・回外の中間位の状態で、被検者に示指を外転するように求める。このとき、指のIP関節は伸展を保ったまま、MP関節を軽度屈曲位にする。抵抗を加えることが可能であれば、示指の基部に抵抗を加える。

自動運動の可動範囲、抵抗に基づき判定したそれぞれの筋力を表3-14に従って得点化し、合計したものを健常値で除して、ローゼンスコア記入用紙の得点欄に記入する。

　［例］正中神経損傷の場合
　　母指の掌側外転について、すべての可動域にわたり遂行が可能だが抵抗に抗せない場合、短母指外転筋の筋力は「3点」となる。これを健常値（5点）で除した値「0.6」（3/5）を得点欄に記入する。

2）握力測定

◆ 測定器具

ジェイマー型握力計を使用する（酒井医療（株））。この握力計は握る幅を5段階に変えることができるもので、大きさの異なるものを把握したときの握力を知ることができる。ハンドルの位置を変えずに測定する際は、握り幅の2段階目（2番目に狭い幅）に合わせ、握力を測定する。

◆ 測定方法

被検者には楽な姿勢で椅子に腰かけてもらう。握力計のハンドル位置は2段階目に設定しておく。

(1) 被検者は、まず健側の腕を体側に沿って垂らし、肘を90°に屈曲、前腕と手関節は中間位の状態で握力計を握る（**図3-38**）。検者は握力計を上下から挟み込むようにして軽く支え、器具が落下してしまうのを防ぐ。

(2) 被検者に「勢いよくギュッと握ったりせずに、滑らかに最大限の力で握力計を握ってください」と伝え、測定を開始する。

(3) 握力を最大限に発揮するに伴い、手関節は伸展するが、手関節の伸展が30°以上になった場合、あるいは伸展以外の動きが生じた場合には、その状態を記録しておく。

(4) 同様に患側でも測定する。

(5) 健側、患側の測定をそれぞれ3回ずつ実施して、平均値を求める。その際、健側と患側の測定を交互に繰り返すと、疲労を防ぐことができる。患側の平均値を健側の平均値で除したものを握力値としてローゼンスコア記入用紙の得点欄に記入する。

[例] 正中神経損傷の場合

健側手の握力（3試行の平均値）が63kgで、患側手の握力（3試行の平均値）が24kgであった場合、患側の数値を健側の数値で除した値「0.38」（24/63）を得点欄に記入する。

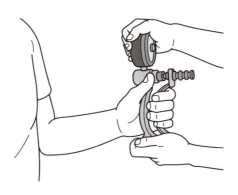

図3-38　ジェイマー型握力計による測定

4-4-3　痛み/不快感の検査

寒冷時あるいは接触時に生じる手の痛みや不快感に対する耐えがたさについて、主観を聴取することで調べる。

1）寒冷に対する耐性の確認

◆ 検査方法
(1) 寒さ、冷たさに対する耐性について、被検者自身の主観的な訴えを次のように聴取する。
(2) 「日常生活で寒さ（冷たさ）を感じる状況に置かれたとき、あなたが自分の手について感じる表現として最もふさわしいものを、次に読み上げる四つの文章の中から選んでください」と伝える。このとき、状況の例として、「非常に寒い日に外出したとき」や「冷蔵庫（冷凍庫）の中のものを取り出すとき」などを挙げる。
(3) 表3-15の耐寒性の状態を表す文章を一つずつ読み上げ、被検者の回答に基づいて得点化し、ローゼンスコア記入用紙の得点欄に記入する。また、のちに手の使い方を指導する際の参考にするため、被検者が語る内容について、その表現をそのまま書き取っておく。
［例］正中神経損傷の場合
寒さ（冷たさ）について、被検者から「問題ない」「ほとんど問題にならない」という内容の回答があった場合、得点は「3点」となる。これを健常値（3点）で除した値「1.0」（3/3）を得点欄に記入する。

表3-15　寒冷に対する耐性と接触に対する過敏性の成績判定

耐寒性と過敏性の状態	得点
非常に耐えがたい。手を使うことができない。	0点
耐えるのにかなりの我慢を必要とする。できれば避けたいが、手を使うことはできる。	1点
少々の我慢は必要だが、耐えられる。できれば避けたいというほどではなく、手を使うことはできる。	2点
問題ない。または、ほとんど問題にならない。	3点

【健常値】3点

2）接触に対する過敏性の確認

◆ 検査方法
(1) 接触に対する過敏性について、被検者自身の主観的な訴えを次のように聴取する。

(2)「日常生活で誰かに触られた(何かに触れる)とき、あなたが自分の手について感じる表現として最もふさわしいものを、次に読み上げる四つの文章の中から選んでください」と伝える。このとき、「たとえば、このような状況です」と言って断ってから、被検者の手全体をひと撫でする。

(3) **表3-15**の過敏性の状態を表す文章を一つずつ読み上げ、被検者の回答に基づいて点数化し、ローゼンスコア記入用紙の得点欄に記入する。また、のちに手の使い方を指導する際の参考にするため、被検者が語る内容について、その表現をそのまま書き取っておく。

[例] 正中神経損傷の場合

触られる(触れる)ことについて、被検者から「耐えるのにかなりの我慢を必要とする」「できれば避けたいが、手を使うことはできる」という内容の回答があった場合、得点は「1点」となる。これを健常値(3点)で除した値「0.33」(1/3)を得点欄に記入する。

4-4-4 総合判定

◆ 総合得点の算出(資料6)

実施した知覚機能領域の4検査、運動機能領域の2検査、痛み/不快感の2検査の結果より、各領域の平均値を割り出し、総合得点を算出する(以下、それぞれの「◆検査方法」で例示した得点をもとに解説する)。

まず知覚機能領域について、SWモノフィラメント検査(0.07点)、静的2点識別検査(0点)、スタイ検査(0点)、ソラマン簡易検査(0.42点)の得点を合計し、検査数で除した値「0.12」(0.49/4)を平均値の欄に記入する。

次に、運動機能領域について、徒手筋力検査(0.6点)、握力測定(0.38点)の得点を合計し、検査数で除した値「0.49」(0.98/2)を平均値の欄に記入する。

そして、痛み/不快感について、寒冷に対する耐性(1.0)、接触に対する過敏性(0.33)の得点を合計し、検査数で除した値「0.67」(1.33/2)を平均値の欄に記入する。

以上の各領域の平均値を合計した「1.3」(0.12＋0.49＋0.67＝1.28；小数点第2位以下を四捨五入)をローゼンスコア記入用紙の総合得点欄に記入する。

最後に、ローゼンスコアの回復予測グラフ上の該当する検査日(術後の月数)のところに、総合得点の値をプロットする。網かけ部は回復予測の95％信頼区間であり、プロットされた値の推移を読むことで、回復の状況、予後を推測することができる。上記の例でいうと、「1.3」という総合得点は、95％信頼区間に収まっているものの、やや低い傾向にあることがわかる。

◆ 結果をどうとらえ、治療につなげるか

ローゼンスコアの回復予測グラフは、正中神経あるいは尺骨神経修復後、または両神経修復

資料6

ローゼンスコア記入用紙

ID	氏名	記録者	検査日

《知覚機能領域》

感覚神経支配	◎セメスワインスタインモノフィラメント検査 ［正中神経損傷：母指指腹、示指指腹、示指基節部］（健常値15点） ［尺骨神経損傷：小指指腹、小指基節部、手根部尺側］（健常値15点） 検査不可⇒ 0点　　6.65番を感知⇒ 1点　　4.56番を感知⇒ 2点 4.31番を感知⇒ 3点　　3.61番を感知⇒ 4点　　2.83番を感知⇒ 5点	得点（3検査部位の合計÷健常値）
	◎静的2点識別検査 ［正中神経損傷：示指　/　尺骨神経損傷：小指］（健常値3点） 識別距離が16mm以上⇒ 0点　　識別距離が11〜15mm⇒ 1点 識別距離が6〜10mm⇒ 2点　　識別距離が5mm以下⇒ 3点	得点（距離に応じた得点÷健常値）
識別能力	◎スタイ検査 ［正中神経損傷：示指　/　尺骨神経損傷：小指］（健常値6点） 1〜2種類正解⇒ 0点　　すべて正解⇒ 1点	得点（6検査の合計÷健常値）
巧緻性	◎ソラマン簡易検査 課題遂行不可⇒ 0点　　　　　　　60秒以内に一部遂行可能⇒ 1点 40〜60秒以内に遂行可能⇒ 2点　20〜40秒以内に遂行可能⇒ 3点 20秒以内に遂行可能⇒ 4点　（健常値12点）	得点（3課題の合計÷健常値）
	知覚機能領域の平均値（各検査得点の合計÷4）	

《運動機能領域》

運動神経支配	◎徒手筋力検査 ［正中神経損傷：母指の掌側外転］（健常値5点） ［尺骨神経損傷：小指の外転と内転、示指の外転］（健常値15点） すべての可動域にわたり可能で、強い抵抗に抗せる⇒ 5点 すべての可動域にわたり可能で、弱い抵抗に抗せる⇒ 4点 すべての可動域にわたり可能で、抵抗なし⇒ 3点 一部の可動域にわたり可能で、抵抗なし⇒ 2点 関節運動不可で、筋収縮のみ触診可能⇒ 1点 関節運動不可で、筋収縮が感じられない⇒ 0点	得点（各筋の合計÷健常値）
握力	◎ジェイマー型握力計による握力測定 健側、患側の測定を3回ずつ実施して、平均値を算出	得点（患側の平均÷健側の平均）
	運動機能領域の平均値（各検査得点の合計÷2）	

《痛み/不快感》

寒冷への耐性	◎寒冷に対する耐性の確認 被検者の主観を聴取（健常値3点）	非常に耐えがたい／手を使うことができない⇒ 0点 耐えるのにかなりの我慢を必要とする／できれば避けたいが手を使うことはできる⇒ 1点	得点（訴えに応じた得点÷健常値）
接触への過敏性	◎接触に対する過敏性の確認 被検者の主観を聴取（健常値3点）	少々の我慢は必要だが耐えられる／できれば避けたいというほどではなく手を使うことはできる⇒ 2点 問題ない／ほとんど問題にならない⇒ 3点	得点（訴えに応じた得点÷健常値）
	痛み/不快感の平均値（各検査得点の合計÷2）		

【総合得点】知覚機能領域、運動機能領域、痛み/不快感の平均値の合計

ローゼンスコアの回復予測グラフ
該当する検査日（術後の月数）のところに、総合得点の値をプロットする（網かけ部は回復予測の95％信頼区間）。プロットされた値の推移を読むことで、回復の状況、予後を推測することができる。

（Rosénら 2000c、Rosénら 2001より、許可を得て作成）

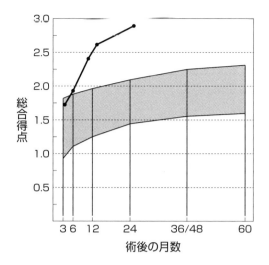

図3-39　早期の知覚再学習プログラム実施例の回復状況
（Svensら 2009）

後の成人の症例45名を5年間フォローアップした研究に基づいて作成されたものである（Rosénら 2000a、Rosénら 2001）。このグラフの網かけ部は、それらの症例の回復における95％信頼区間を示している。グラフ上に、3カ月、6カ月、12カ月、24カ月、36（48）カ月、60カ月の時点で実施したローゼンスコアの総合得点をプロットすると、神経修復後の回復のフォローアップ（Rosénら 2014）や知覚再学習プログラムの効果判定（Svensら 2009）などを行うことができる。

　図3-39は、正中神経修復後、ミラーセラピーと知覚代償による早期知覚再学習を実施した症例の変化である（Svensら 2009）。これをみると、95％の回復予測を大きく上回って高いレベルの回復を示している。総合得点の満点は3.0であるが、この症例は術後約24カ月でその得点にほぼ到達し、回復のスピードが速いことがわかる。これにより、実施された治療プログラムが有用であったことが予想される。

4-5 知覚過敏の検査 —Three-Phase Desensitization Kitによる検査—

どのようなときにこの検査を行うのか

- 知覚過敏の状況とその程度を調べたい。
- 知覚過敏を訴える患者が、どのような刺激に対して、どのように感じているのかを理解したい。
- 知覚過敏に対する減感作療法を開始したい。
- 知覚過敏に対する減感作療法の効果を判定したい。
- 治療的アプローチの参考にするために、知覚過敏を類別化しておきたい。
  など

臨床でみられる問題点

- 知覚過敏のある部位に触られることを恐れる。
- 知覚の過敏状態をどのように観察したらよいかわからない。
- 知覚過敏状態に対して、どのようにアプローチを開始したらよいかわからない。
- 過敏状態の変化をどのように記録したらよいかわからない。
  など

　手などの知覚に過敏状態があると、運動機能などに問題がなくても患者はまったく手を使用したがらず、セラピストが状態を把握するために接触しようとしても拒まれることが多い。知覚過敏は、臨床でセラピストを悩ませる困難な問題の一つである。なぜ過敏状態が発生するのか、また、それに対してどのようにアプローチしたらよいのかという問題についてはまだ十分に解明されておらず、知覚過敏に対する治療方略は手探りの状態にあるのが現状である。しかし、問題の解決を図るためには、まず、患者の訴えの状態を調べ、記録し、治療的アプローチに関する効果判定を積み重ねていくことが求められる。そのスタートとして、知覚過敏の検査を行い、その状態、変化を把握しなければならない。

　手の外傷や切断端などに出現する知覚過敏に対して、その部位を叩いたり、振動刺激などを加える治療方法が古くから行われてきた。セラピストは経験的にその効果を感じていたが、その効果を判定する方法がなく、また、知覚過敏に対する減感作（desensitization）も個々の経験に基づくかたちで行われていた。

　Yerxaら（1983）は、知覚過敏の状態を知り、それに対して適切な刺激を順序づけて加えられ

るように体系化し、さらにその効果を調べるための検査方法を開発した。これは当初、開発したアメリカ・カリフォルニア州にある施設名が冠され、Downey Hand Center Hand Sensitivity Test（DHCHST／ダウニーハンドセンター手の知覚過敏テスト）と呼ばれており、それに基づく減感作の治療法が減感作療法（Barber 1990）である。のちにBarberによって検査器具が製品化され、現在はThree-Phase Desensitization Kit（減感作3種キット）として市販されている。このキットを使用して行う減感作の治療法（第5章・328ページの「3-2-2 Three-Phase Desensitization Kitによる減感作療法」を参照）は、Three-Phase Desensitization Treatment（減感作3種療法）と呼ばれている。

◆ なぜ行うのか―Three-Phase Desensitization Kitで調べる意義―

　知覚障害の中でも知覚過敏は非常にとらえにくいものであるが、Three-Phase Desensitization Kitによる検査を行うことで、知覚過敏の状態を調べ、順序づけることができる。また、過敏状態がひどい患者は、触れられることを極端に嫌がる。そのため、検査に際しては十分な説明が必要であるが、このキットは過敏部に対して患者自身が刺激を行うため、恐怖心を感じずに実施することが可能である。

　Three-Phase Desensitization Kitは、3種類の刺激を用い、それぞれを10段階に順序づけることができるため、変化を具体的にとらえることが可能である。また患者も、どの物体（刺激）に、どのように触れると過敏に感じるかがわかるようになる。たとえば、非常にデリケートに触るほうが過敏に感じることがある一方で、逆に強く押さえるとあまり過敏に感じないということもある。検査を通じて、生活の中で触れる物体への対処や触り方を患者自身が工夫できるようになり、手の使用に対する恐怖心を緩和できる可能性もある。

　知覚過敏の感じ方にはかなり個人差があるため、知覚過敏に対する減感作（desensitization）を行う際には、あらかじめ入力する刺激の順序づけを行っておく必要がある。この順序づけについては、減感作療法の効果を判定するためにも用いることができる。

◆ 検査器具

　以下の3種類の刺激を加えることのできるThree-Phase Desensitization Kit（**図3-40**／販売元：North Coast Medical Inc.）を使用する。それぞれの刺激は、使用する物品あるいは道具の組み合わせによって順序づけられている。

【素材刺激】

　キットのDowel texturesを用いる。これは、10本の木製の棒（円筒型、長さ15cm×直径1.3cm）の一端に生地（幅5cm）が1種類ずつ巻かれているものである。

　生地の素材は、①モールスキン、②フェルト、③ポリクッション、④ベルベット、⑤粗い布、⑥面ファスナー（ループ側）、⑦クッションフォーム、⑧麻布、⑨ラグ（敷物などに使われる粗い布地）、⑩面ファスナー（フック側）、の10種類である。なお、①③⑦の素材は、スプリントのパッティング材として用いられているものである。

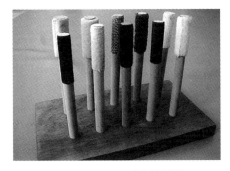
Dowel textures(素材刺激)

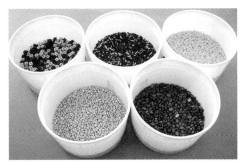
Contact particles(接触刺激)

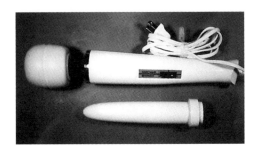
Vibrator(振動刺激)

図3-40　Three-Phase Desensitization Kit
Dowel textures(素材刺激)：後列左のモールスキンから前列右の面ファスナー(フック側)まで、10種類の生地が木製の棒に巻かれている。
Contact particles(接触刺激)：1cm角のプラスチックブロック、プラスチックで絶縁されたコードの切片、乾燥外米(後列左より)や、乾燥とうもろこし、豆(前列左より)など、形状や材質の異なる小片が1種類ずつ容器に入っている(図は10種類のうちの5種類)。
Vibrator(振動刺激)：83Hz・100Hz用(上)、23Hz・53Hz用(下)のバイブレーターを使用する。

【接触刺激】
　キットのContact particlesを用いる。これは、片手が入るサイズの10個の容器の中に、形状や材質の異なる小片を1種類ずつ分けて入れたものである。
　容器に入っている小片は、①コットン、②タオルの端切れ、③乾燥外米(タイ米のように細長いもの)、④乾燥とうもろこし、⑤豆、⑥マカロニ、⑦プラスチックで絶縁されたコードの切片、⑧小石(小)、⑨小石(大)、⑩1cm角のプラスチック製ブロック、の10種類である。

【振動刺激】
　キットのVibratorを用いる。23Hzと53Hzの振動数を出せるもの(電池式)と、83Hzと100Hzの振動数を出せるもの(電動式)の二つがあり、あわせて4種類の振動刺激を発生させることができる。これに2種類の接触方法(間欠的、持続的)を組み合わせ、10分間のうちに、以下の9種類の振動刺激を加えるようにする(⑩は順序づけのための基準)。

①83 Hzを接触させずに近づける。
②83 Hzを接触させずに近づける。23 Hzを接触させずに近づける。
③83 Hzを接触させずに近づける。23 Hzを間欠的に接触させる。
④83 Hzを間欠的に接触させる。23 Hzを間欠的に接触させる。
⑤83 Hzを間欠的に接触させる。23 Hzを持続的に接触させる。
⑥83 Hzを持続的に接触させる。23 Hzを持続的に接触させる。
⑦100 Hzを間欠的に接触させる。53 Hzを間欠的に接触させる。
⑧100 Hzを間欠的に接触させる。53 Hzを持続的に接触させる。
⑨100 Hzを持続的に接触させる。53 Hzを持続的に接触させる。
⑩振動刺激に対して問題なし。

◆ 検査方法（資料7）

被検者には机に向かって楽な姿勢で椅子に座ってもらう。3種類の刺激をどのような順序で実施するかについては規定されていないが、振動は素材・接触に比べて強い刺激であるので、最後に実施するのが望ましいと考える。それぞれについて、最も過敏に感じないものから最も過敏に感じるものまで順序づけを行う。

【素材刺激】
(1) 検者が10本の中から任意に1本を取り出して被検者に渡し、それで過敏領域を軽く擦ったり、軽く叩いたりするように求める。
(2) 続いて、残りの9本の中から再び任意に1本を取り出して、同様のことを依頼し、どちらがより過敏に感じ、耐えられないかを尋ね、それを選んでもらう。このとき、たとえばより過敏に感じるものを右側に置くなどして、選んだ刺激を順序づけていく。
(3) 上記を繰り返し、最も過敏に感じないものから最も過敏に感じるものまでを順番に並べ、被検者による順序づけを行う。
(4) 検者は(3)の順序づけについて記録する。

【接触刺激】
(1) 検者が10個の容器の中から任意に1個を選んで被検者の前に置き、その中に手を入れて小片を触ったり、手を前腕遠位部まで差し込んだりするように求める。
(2) 続いて、残りの9個の容器の中から再び任意に1個を選んで被検者の前に置き、同様のことを依頼し、どちらがより過敏に感じ、耐えられないかを尋ね、それを選んでもらう。このとき、小片を数個取り出し、たとえばより過敏に感じるものを右側に置くなどして、選んだ刺激を順序づけていく。
(3) 上記を繰り返し、最も過敏に感じないものから最も過敏に感じるものまでを順番に並べ、被検者による順序づけを行う。
(4) 検者は(3)の順序づけについて記録する。

資料7

知覚過敏の検査

ID	氏名	記録日	記録者

【検査前の準備】
- 素材刺激として、木製の円筒（長さ15 cm）の一端に以下の10種類の生地（幅5 cm）が巻かれたものを用意する――①モールスキン、②フェルト、③ポリクッション、④ベルベット、⑤粗い布、⑥面ファスナー（ループ側）、⑦クッションフォーム、⑧麻布、⑨ラグ、⑩面ファスナー（フック側）。
- 接触刺激として、10個の容器の中に以下の10種類の小片を入れたものを用意する――①コットン、②タオルの端切れ、③乾燥外米、④乾燥とうもろこし、⑤豆、⑥マカロニ、⑦プラスチックで絶縁されたコードの切片、⑧小石（小）、⑨小石（大）、⑩プラスチック製ブロック。
- 振動刺激として、あわせて4種類の振動数を出せるバイブレーター（23 Hzと53 Hzの振動数を出せるもの、83 Hzと100 Hzの振動数を出せるもの）を用意する。
- 被検者には机に向かって楽な姿勢で椅子に腰かけてもらう。

【検査手順】
《素材刺激》
(1) 検者が10本の中から任意に1本を取り出して被検者に渡し、「これで過敏なところを軽く擦ったり、軽く叩いたりしてください」と伝える。
(2) 続いて、残りの9本の中から再び任意に1本を取り出して、「先ほどと同じことをしてください。最初のものと比べて、どちらがより不快に感じますか？」と尋ね、それを選んでもらう。より不快に感じるものを右側に置くなどして、選んだ刺激を順序づけていく。
(3) 上記を繰り返し、最も不快を感じないもの（左側）から最も不快に感じるもの（右側）までを順番に並べてもらったあと、1～10の番号をつけ、記録する。

《接触刺激》
(1) 検者が10個の容器の中から任意に1個を選んで被検者の前に置き、「中に入っているものを触ったり、手を容器の奥まで入れたりしてください」と伝える。
(2) 続いて、残りの9個の容器の中から再び任意に1個を選んで被検者の前に置き、「先ほどと同じことをしてください。最初のものと比べて、どちらがより不快に感じますか？」と尋ね、それを選んでもらう。より不快に感じたほうの小片を数個取り出して右側に置くなどして、選んで順序づけていく。
(3) 上記を繰り返し、最も不快を感じないもの（左側）から最も不快に感じるもの（右側）までを順番に並べてもらったあと、1～10の番号をつけ、記録する。

《振動刺激》
(1) 検者が以下の9種類の刺激の中から任意に一つを選び、被検者に「これから伝える方法で、過敏なところに近づけたり触れたりしてください」と伝える。
(2) 続いて、残りの8種類の中から再び任意に一つを選び、「先ほどと同じようにしてください。最初のものと比べて、どちらがより不快に感じますか？」と尋ね、それを選んでもらう。
(3) 上記を繰り返し、最も不快を感じないものから最も不快に感じるものまでを順番に書きとめ、記録する。

① 83 Hzを接触させずに近づける。	⑥ 83 Hzを持続的に接触させる。23 Hzを持続的に接触させる。
② 83 Hzを接触させずに近づける。23 Hzを接触させずに近づける。	⑦ 100 Hzを間欠的に接触させる。53 Hzを間欠的に接触させる。
③ 83 Hzを接触させずに近づける。23 Hzを間欠的に接触させる。	⑧ 100 Hzを間欠的に接触させる。53 Hzを持続的に接触させる。
④ 83 Hzを間欠的に接触させる。23 Hzを間欠的に接触させる。	⑨ 100 Hzを持続的に接触させる。53 Hzを持続的に接触させる。
⑤ 83 Hzを間欠的に接触させる。23 Hzを持続的に接触させる。	⑩ 振動刺激に問題なし。

【検査結果と観察所見】（特記事項があれば記録する）

番号	素材刺激 被検者の順序づけ	コメント	接触刺激 被検者の順序づけ	コメント	振動刺激 被検者の順序づけ	コメント
①						
②						
③						
④						
⑤						
⑥						
⑦						
⑧						
⑨						
⑩						

特記事項：

【振動刺激】
(1) 検者が9種類の刺激の中から任意に一つを選び、被検者自身で過敏領域に刺激を加えるように求める。
(2) 続いて、残りの8種類の中から再び任意に一つを選んで同様のことを依頼し、被検者にどちらがより過敏に感じ、耐えられないかを尋ね、それを選んでもらう。
(3) 上記を繰り返し、最も過敏に感じないものから最も過敏に感じるものまでを順番に書きとめ、被検者による順序づけを行う。
(4) 検者は(3)の順位づけについて記録する。

以上3種類の刺激に関する過敏領域とその程度を調べることで、具体的な治療的アプローチを決定する際に、どの領域に対して、どの刺激を採用したらよいかを判断することができる。また、定期的に記録していくことで、知覚過敏の変化を知ることができる。

◆ 検査にあたっての注意

開発者のBarber (1990)によると、製品化に際して調達の問題があり、若干の素材の変更が行われている。たとえば、素材刺激の「⑦クッションフォーム」はもともと「テンパフォーム」であり、また、接触刺激の「⑧小石(小)」と「⑨小石(大)」も当初は「BB弾」「大粒散弾」となっていた(先の「◆検査器具」では変更後のものを紹介している)。この変更が検査に及ぼす影響については調べられていない。

◆ 知っておくべきポイント

国際疼痛学会(International Association for the Study of Pain：IASP)によれば、「感覚過敏(hyperesthesia)」とは(本書では「知覚過敏」という用語を使用している)、刺激に対する閾値の低下と刺激に対する応答の亢進の両方を意味するとされている(Venes 2013)。知覚過敏の検査を行っている際には、過敏に感じたときの具体的な状況や患者の反応、たとえば「上から手を圧したときは耐えていたが、手で軽く撫でるように動かしたときには、手を思わず引っ込めて、耐えられないと訴えた」などを記述しておくと、日常生活における注意点について指導するときや減感作療法を実施するときの参考になる。

Three-Phase Desensitization Kitの各器具(Dowel texturesの棒とContact particlesの容器)には1～10の番号が振られている。これは、アメリカ人(白人)とメキシコ系アメリカ人を対象に、最も過敏に感じにくいものを1番、最も過敏に感じるものを10番として標準化したものである(Yerxaら 1983)。本検査は日本人向けに標準化されたものではないが、知覚過敏をそれが生じる状況によって分類していくという点で、有用な検査として活用することができる。検査方法のところで述べたように、まずはランダムに①～⑩の生地や小片、ならびに①～⑨の振動の組み合わせを選び、それで刺激を加え、被検者に耐えられるかどうかを比較してもらいながら、被検者固有の知覚過敏の状態を順序づけし、それを記録していく。

◆ **結果をどうとらえ、治療につなげるか**

Three-Phase Desensitization Kitで検査を行うことで、個々の被検者の知覚過敏状態の順序づけを行い、それに基づいて、減感作療法を行う(詳細については第5章・328ページの「3-2-2 Three-Phase Desensitization Kitによる減感作療法」を参照)。

検査結果に基づき、素材刺激と接触刺激については、それぞれ10分間耐えられる段階の刺激から減感作療法を開始する。そのあとは、被検者が判断した順序づけにしたがって進めていく。振動刺激の開始段階については、被検者が判断した順序づけに照らしながら、被検者と相談して開始可能なところを決める。

4-6 客観的検査

どのようなときにこの検査を行うのか
- 実施した検査結果の信頼性を高めるために補足的な検査を行いたい。
- 患者の意識的な応答によらない検査を実施したい。
  など

臨床でみられる問題点
- 患者が幼児であったり認知症があるため、知覚検査に対する適切な反応が期待できない。
- 意識障害や精神神経障害のため、通常の知覚刺激を加えることができない。
- 詐病の疑いがある。
  など

知覚検査は、刺激に対する被検者の応答を引き出すことで知覚障害を調べるものである。そのため、被検者の主観が入りやすく、それにより検査結果が左右されてしまう可能性があり、客観的に検査をするのは難しい。また臨床では、患者が幼児であったり意識障害があるなどして、適切な応答を期待できない場合も少なくない。

そこで、客観的に検査結果が得られると報告されている、しわ検査と発汗検査について解説する。しかし、残念ながら、これらは直接知覚機能を調べるものではなく、感覚神経と並走する自律神経の状態を調べることで、知覚の機能を推測するものである。

4-6-1　しわ検査

　しわ検査（Wrinkle test）は、神経縫合後の患者が「神経断裂直後の指先にはしわがよらなかったのに、回復後にしわがよるようになった」と訴えたことから、臨床的観察が行われ、指の検査法として報告されたものである（O'Riain 1973）。指腹にしわが作られるメカニズムなど、まだ十分に解明されていないこともあるが、対象者によっては末梢神経の損傷や回復の状態を推測することができる場合があり、有用な検査になり得るものである。

◆なぜ行うのか―指のしわを調べる意義―

　正確な応答が引き出せないような対象者、たとえば幼児や、意識障害があったり認知機能に問題がある被検者などに対して、末梢神経の損傷や回復、知覚機能を調べなければならないときに補助的手段として有用なのが、しわ検査である。被検者の応答がなくても、しわの出現を確認することで、自律神経の回復、ひいては感覚神経の回復を予測することができる場合がある。しかし、谷ら（1980）は、健常者でもしわの消失例があることから、この検査のみで障害程度を診断することは困難であるとしている。ただ、その一方で、知覚検査が困難な末梢神経損傷患者において、発汗検査も併用し、しわの出現ならびに発汗のいずれも認められない場合は、知覚脱失を示唆する他覚的所見として意義があることを認めている。

◆検査用具

　両手の前腕までを入れられる大きさのたらいや洗面器に40℃のお湯を入れたものを用意する。また、手を拭くタオル、記録撮影用のデジタルカメラも準備しておく。

◆検査方法（資料8）

(1) 40℃のお湯を入れた洗面器などに手と前腕を30分間浸す。
(2) 手をお湯から出したのち、タオルなどですばやく拭き、患側（対象手）の指先にしわがよっているかどうかを観察する。
(3) 健側の同じ指や対象手の非損傷神経支配の指とも比較し、**表3-16**に従って判定する。写真による記録も残しておく。

◆知っておくべきポイント

　しわ検査は、そのメカニズムが不明とされつつも、古くから自律神経ニューロパチーなどが疑われる場合のスクリーニングとして報告されてきた（Bullら 1977）。近年、お湯に手を浸すことによって指にしわができるメカニズムは、交感神経の機能によって血管が収縮し、指腹の圧が減じることによると考えられている（Wilder-Smithら 2003、Wilder-Smith 2004）。
　末梢神経損傷の患者にしわ検査を用いるにあたっては、感覚神経線維と自律神経線維は末梢

資料8

しわ検査

ID	氏名	記録日	記録者

【検査前の準備】
○ 両側前腕までを入れられる大きさのたらいや洗面器に40℃のお湯を入れたものを用意する。また、手を拭くタオル、記録用のデジタルカメラも準備する。

【検査手順】
⑴ 40℃のお湯の入った洗面器の中に手と前腕を30分間浸す。
⑵ 手をお湯から出して、タオルですばやく拭き、患側（対象手）の指先にしわがよっているかについて、健側指のしわなどを参考に判定を行う。
⑶ 必要に応じて、写真による記録を残しておく。

【記録】
○ しわの観察をもとに、以下の〈しわ検査の判定〉に照らし、0～4の判定結果を記入する。

〈しわ検査の判定〉

指尖の皮膚にしわの出現なし。	0
指尖は完全に滑らかな状態ではない。	1
指尖に2本あるいはそれ以下のしわができる。	2
指尖に3本あるいはそれ以上のしわができる。	3
指腹を完全に歪めるしわができる。	4

Clark ら（1984）の判定を van Barneveld ら（2010）が改変したもの。

【検査結果と観察所見】（特記事項があれば記録する）

《右手》　　　　　　　　　　　　　　　　　　　《左手》

母指	示指	中指	環指	小指	小指	環指	中指	示指	母指

特記事項：

表3-16　しわ検査の成績判定

しわの観察	判定
指尖の皮膚にしわの出現なし。	0
指尖は完全に滑らかな状態ではない。	1
指尖に2本あるいはそれ以下のしわができる。	2
指尖に3本あるいはそれ以上のしわができる。	3
指腹を完全に歪めるしわができる。	4

Clarkら(1984)の判定をvan Barneveldら(2010)が改変したもの。

（van Barneveldら　2010）

まで伴走していることから、自律神経機能を表すしわ検査の結果から感覚神経の機能を推測しているということを理解しておかなくてはならない。

　Phelpsら(1977)は、末梢神経の完全断裂、不完全損傷、神経圧迫の患者41名について、2点識別(静的)、ニンヒドリン発汗検査としわ検査を実施した。その結果、急性期の完全神経断裂の場合のみ、知覚の脱失に伴ってしわも消失したと報告している。また、神経圧迫の場合には、しわの出現は患者の知覚の状態を反映していなかったと報告している。したがって、神経損傷の急性期や神経の完全断裂では、しわの有無によって該当指の皮膚を支配している感覚神経線維の状態を推測することは可能であるが、慢性期や部分損傷、神経圧迫などでは、必ずしも神経の状態としわの状態が一致しないことがある。さらに、浮腫がある患者や、手を頻繁に使用する仕事に従事する者はその労働環境から手の皮膚が角質化しやすいため、しわができにくい(Clarkら　1984)ということも理解しておくべきである。

　なお、お湯に浸した手にしわができる現象について、Changiziら(2011)は興味深い仮説を立てている。それは、濡れた手にしわができることで、指の表面から水分を効果的に排除し、皮膚が湿った状態でも十分な把握機能を保つことができるというものである。

◆ **結果をどうとらえ、治療につなげるか**

　しわ検査で、しわの出現が少なかったり観察できなかった場合、自律神経が損傷されている可能性が考えられる。自律神経は末梢まで感覚神経と伴走しているため、被検者から正確な応答を引き出せないような場合には、自律神経障害から感覚神経に障害があることが推測できる。しかし、しわ検査は、あくまでも補助診断的な検査として位置づけられている。よって、後述する発汗検査の実施や、皮膚や指腹部の異常状態を確認しておくことも必要である。自律神経が十分な機能を果たしていない場合には、発汗や皮膚の湿潤が失われている可能性もある。そのようなときには、熱傷・外傷予防の患者指導を検討する(第1章・41ページの「6-5 熱傷・外傷予防の患者指導」を参照)。

4-6-2 発汗検査

　発汗は生理学的に温熱性と精神性とに分けられるが、手掌、手指からの分泌は精神性の影響が著しく、精神的集中により多量の汗を分泌する（桜井 1974）。Moberg（1958、1960）は、手の機能に関する有益な情報を与えてくれる客観的で信頼性がある検査として、ニンヒドリンやヨウド澱粉反応による発汗検査を紹介した。汗の分泌を検出する方法には、ペインティング法、パウダー法、プリンティング法などがある。プリンティング法は紙に指先などを押しつけて汗滴を記録する方法で、中でも実用的なのが、桜井（1974）がMontagnaと共に開発した桜井モンタニア法である。この検査法は、皮膚に薬品などを塗らず、直ちに結果がわかり、さらに色の鮮明さ、保存性に優れている。

　ここではプリンティング発汗検出法として開発された桜井モンタニア法発汗テスト（桜井 1964、桜井 1974、桜井 1975）について紹介する。

◆ なぜ行うのか―発汗の状態を調べる意義―

　末梢神経が外傷などにより損傷されると、知覚が鈍麻するとともに、その部位の皮膚は湿潤を失っている。これは、発汗神経である交感神経が感覚神経とほぼ同じ走行をたどって皮膚の汗腺を支配しているため、その断裂によって知覚の脱失と汗の分泌停止が惹起されたことによる。このことから、知覚検査が行えないときに、手掌側の発汗機能の有無を利用して、知覚機能や感覚神経の状態を推測できると考えられている。

　Dellon（1990b）は、ニンヒドリンなどの発汗検査は、詐病が疑われる場合や、小児、あるいは意識障害を有していたり、非協力的な被検者を評価する方法としては有用な場合があるが、手の機能の予測にはならないと述べている。発汗検査を実施する場合には、これらの対象や目的、限界を踏まえて実施する必要がある。

◆ 検査用具

　発汗検査には、桜井モンタニア法発汗テスト紙（東北厚生興業（株））を用いる（桜井 1964）。このほか、検者の汗がつかないようにするための手袋（綿素材など）を用意する。

◆ 検査方法

桜井（1974）の方法に従って、下記の手順にて行う。

(1) 被検者の健側、患側の手掌、指は、あらかじめアルコール綿で汚れをぬぐい、乾燥したガーゼやタオルで湿り気を除去する。

(2) 検者の手の汗で汚れないよう、検者は手袋をはめる。桜井モンタニア法発汗テスト紙の端をつまんで袋から1枚取り出し、机の上に置く。

(3) 被検者の手を、机上に置かれた発汗テスト紙に1～2分かけて軽く押しつけ、汗を写し取

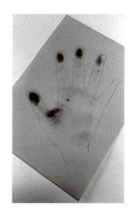

図3-41　桜井モンタニア法発汗テスト紙による発汗検査の例

る。比較のために、同時に両側行うことが望ましい。指の屈曲拘縮がある場合には、茶筒などの円柱状の物体の上にテスト紙を置き、その上に手を置くと密着させやすい。この場合、両側とも同じ状態で実施する。成人では1分が目安であるが、高齢者などでは時間を長めにとる。このとき、鉛筆などで被検者の手の輪郭をなぞって、写しておくとよい（図3-41）。

(4) 手掌は精神性発汗の多くみられる部位なので、高齢者など発汗の少ない被検者については、プリントの最中に暗算をさせたり、深呼吸などをさせることで、より多くの汗を分泌させることができる。

(5) 汗を写し取った面がずれないように十分注意しながら、テスト紙から被検者の手を離す。

(6) 紙面を観察すると、発汗が生じた部分には濃青色の汗点が検出されるため、左右の指や手の部位、色調を比較する。汗の分泌があれば、被検者の手の表面にもテスト紙の青色が付着しているので、その部位も観察しておく。

(7) 検査後の紙面に、ID、氏名、手の左右、所要時間、発汗を促すために実施した事柄などを記したのち、袋に入れて口を密閉して保管する。テスト紙を複写したり、写真を撮っておくのもよい。

◆ 結果をどうとらえ、治療につなげるか

発汗テストによって、発汗が弱かったり、停止していることが判明した場合、触覚や痛覚、温・冷覚などに知覚障害があることも予想される。その場合には、皮膚の状態や動作時の手の使い方などを十分に観察、確認しておくことが必要である（231ページの「Mobergのピックアップ検査」や235ページの「物体識別検査」を参照）。また、発汗が十分でなく、皮膚の湿潤が失われている場合には、物体を把持した際に滑らせて落としたり、細かな指の操作に支障をきたすことがある。そのようなときには、熱傷・外傷予防の患者指導を検討する（第1章・41ページの「6-5 熱傷・外傷予防の患者指導」を参照）。

引用文献

赤松幹之(1986):皮膚modelを用いた感覚受容機構の解釈.第8回末梢神経を語る会,知覚の諸問題―受容器とre-education―,エーザイ株式会社,pp.1-22.

American Society for Surgery of the Hand (2011): The Hand: anatomy, examination, and diagnosis, 4th ed. Wolters Kluwer/Lippincott Williams & Wilkins, Philadelphia, pp.170-172.

American Society of Hand Therapists (2015): ASHT Clinical assessment recommendations, 3rd ed; Impairment-based conditions. American Society of Hand Therapists™, pp.22-25.

Amirjani N, Ashworth NL, Olson JL, Morhart M, Chan KM (2011): Discriminative validity and test-retest reliability of the Dellon-modified Moberg pick-up test in carpal tunnel syndrome patients. J Peripher Nerv Syst 16(1): 51-58.

Anema HA, Wolswijk VW, Ruis C, Dijkerman HC (2008): Grasping Weber's illusion: the effect of receptor density differences on grasping and matching. Cogn Neuropsychol 25 (7-8): 951-967.

Barber LM (1990): Desensitization of the traumatized hand. In: Hunter JM, Schneider LH, Mackin EJ, Callahan AD (eds), Rehabilitation of the hand; surgery and therapy, 3rd ed, C.V. Mosby, St. Louis, pp.721-730(知覚過敏を有する損傷手に対する脱過敏療法(Desensitization).津山直一,田島達也・監訳,ハンター・新しい手の外科―手術からハンドセラピー,義肢まで―,第3版,協同医書出版社,東京,1994,pp.851-861).

Bell-Krotoski JA (1990a): Light touch-deep pressure testing using Semmes-Weinstein monofilaments. In: Hunter JM, Schneider LH, Mackin EJ, Callahan AD (eds), Rehabilitation of the hand; surgery and therapy, 3rd ed, C.V. Mosby, St. Louis, pp.585-593(Semmes-Weinsteinモノフィラメントを用いた触-圧覚検査.津山直一,田島達也・監訳,ハンター・新しい手の外科―手術からハンドセラピー,義肢まで―,第3版,協同医書出版社,東京,1994,pp.682-692).

Bell-Krotoski JA (1990b): "Pocket Filaments" and specifications for the Semmes-Weinstein monofilaments. J hand Therapy 3(1): 26-31.

Bell-Krotoski JA (1991): Advances in sensibility evaluation. Hand Clin 7(3): 527-546.

Bell-Krotoski JA (2002): Sensibility testing with the Semmes-Weinstein monofilament. In: Mackin EJ, Callahan AD, Skirven TM, Schneider LH, Osterman AL (eds), Rehabilitation of the hand and upper extremity, 5th ed, Volume 1, Mosby, St.Louis, pp.194-213.

Bell-Krotoski JA (2011): Sensibility testing: History, Instrumentation, and Clinical procedures. In: Skirven TM, Osterman AL, Fedorczyk J, Amadio PC (eds), Rehabilitation of the hand and upper extremity, 6th ed, Volume 1, Elsever, Mosby, Philadelphia, pp.132-151.

Bell-Krotoski JA, Tomancik E (1987): The repeatability of testing with Semmes-Weinstein monofilament. J Hand Surg Am 12(1): 155-161.

Bell-Krotoski JA, Buford WL Jr (1988): The force/time relationship of clinically used sensory testing instruments. J Hand Ther 1(2): 76-85.

Bell-Krotoski JA, Weinstein S, Weinstein C (1993): Testing sensibility, including touch-pressure, two-point discrimination, point localization, and vibration. J Hand Ther 6(2): 114-123.

Bell-Krotoski JA, Fess EE, Figarola JH, Hiltz D (1995): Threshold detection and Semmes-Weinstein monofilaments. J Hand Ther 8(2): 155-162.

Boyes JH (1976): On the shoulders of giants: notable names in hand surgery. Lippincott Williams & Wilkins, Baltimore, pp.39-41.

Brand PW (1979): Management of the insensitive limb. Phys Ther 59(1): 8-12.

Brand PW (1981): Management of sensory loss in the extremities. In: Omer GE, Spinner M (eds), Management of peripheral nerve problems, W.B. Saunders, Philadelphia, pp.862-872.

Brandsma JW, Schreuders TAR, Birke JA, Piefer A, Oostendorp R (1995): Manual muscle strength testing: intraobserver and interobserver reliabilities for the intrinsic muscles of the hand. J Hand Ther 8(3): 185-

190.

Braun C, Ladda J, Burkhardt M, Wiech K, Preissl H, Roberts LE (2005): Objective measurement of tactile mislocalization. IEEE Trans Biomed Eng 52 (4): 728-735.

Bull C, Henry JA (1977): Finger wrinkling as a test of autonomic function. Br Med J 1: 551-552.

Callahan AD (1990): Methods of compensation and reeducation for sensory dysfunction. In: Hunter JM, Schneider LH, Mackin EJ, Callahan AD (eds), Rehabilitation of the hand; surgery and therapy, 3rd ed, C.V. Mosby, St. Louis, pp.611-621 (知覚機能障害に対する代償法と再教育法. 津山直一, 田島達也・監訳, ハンター・新しい手の外科―手術からハンドセラピー, 義肢まで―, 第3版, 協同医書出版社, 東京, 1994, pp.712-723).

Carey LM (1995): Somatosensory loss after stroke. Crit Rev Phys Rehabil Med 7 (1): 51-91.

Carey LM, Oke LE, Matyas TA (1996): Impaired limb position sense after stroke: a quantitative test for clinical use. Arch Phys Med Rehabil 77 (12): 1271-1278.

Carey LM, Oke LE, Matyas TA (1997): Impaired touch discrimination after stroke: a quantitative test. Neurorehabil Neural Repair 11 (4): 219-232.

Carey LM, Matyas TA, Oke LE (2002): Evaluation of impaired fingertip texture discrimination and wrist position sense in patients affected by stroke: comparison of clinical and new quantitative measures. J Hand Ther 15 (1): 71-82.

Carey LM, Matyas TA (2011): Frequency of discriminative sensory loss in the hand after stroke in a rehabilitation setting. J Rehabil Med 43 (3): 257-263.

Changizi M, Weber R, Kotecha R, Palazzo J (2011): Are wet-induced wrinkled fingers primate rain treads? Brain Behav Evol 77 (4): 286-290.

Clark CV, Pentland B, Ewing DJ, Clarke BF (1984): Decreased skin wrinkling in diabetes mellitus. Diabetes Care 7 (3): 224-227.

Crosby PM, Dellon AL (1989): Comparison of two-point discrimination testing devices. Microsurgery 10 (2): 134-137.

Dannenbaum RM, Dykes RW (1988): Sensory loss in the hand after sensory stroke: therapeutic rationale. Arch Phys Med Rehabil 69 (10): 833-839.

Dannenbaum RM, Dykes RW (1990): Evaluating sustained touch-pressure in severe sensory deficits: meeting an unanswered need. Arch Phys Med Rehabil 71 (7): 455-459.

Dannenbaum RM, Jones LA (1993): The assessment and treatment of patients who have sensory loss following cortical lesions. J Hand Ther 6 (2): 130-138.

Dannenbaum RM, Michaelsen SM, Desrosiers J, Levin MF (2002): Development and validation of two new sensory tests of the hand for patients with stroke. Clin Rehabil 16 (6): 630-639.

Dellon AL (1978): The moving two-point discrimination test: clinical evaluation of the quickly adapting fiber/receptor system. J hand Surg Am 3 (5): 474-481.

Dellon AL (1981): Evaluation of sensibility and re-education of sensation in the hand. Williams & Wilkins, Baltimore, pp.115-122, pp.203-246 (内西兼一郎・監訳, 知覚のリハビリテーション―評価と再教育―. 協同医書出版社, 東京, 1994, pp.111-117, pp.193-234).

Dellon AL (1990a): Personal communication in April 10, 1990.

Dellon AL (1990b): The sensational contributions of Erik Moberg. J Hand Surg Br 15 (1): 14-24.

Dellon AL (1997a): Computer-assisted quantitative sensorimotor testing in patients with carpal and cubital tunnel syndromes. Ann Plast Surg 38 (5): 493-502.

Dellon AL (1997b): Somatosensory testing & rehabilitation. American Occupational Therapy Association, Maryland, pp.98-176.

Dellon AL, Kallman CH (1983): Evaluation of functional sensation in the hand. J Hand Surg Am 8 (6): 865-870.

Dellon AL, Mackinnon SE, Crosby PM (1987): Reliability of two-point discrimination measurements. J

Hand Surg Am 12（5 Pt 1）：693-696.

Dellon ES, Mourey R, Dellon AL（1992）：Human pressure perception values for constant and moving one- and two-point discrimination. Plast Reconstr Surg 90（1）：112-117.

Gelberman R, Szabo RM, Williamson RV, Dimick MP（1983）：Sensibility testing peripheral-nerve compression syndromes. An experimental study in humans. J Bone Joint Surg Am 65（5）：632-638.

Gillenson SP, Parets N, Bear-Lehman J, Stanton DB（1998）：The effect of wrist position on testing light touch sensation using the Semmes-Weinstein pressure aesthesiometer: a preliminary study. J Hand Ther 11（1）：27-31.

Gillis M, Pool R（1977）：Two-point discrimination distances in the normal hand and forearm: application to various methods of fingertip reconstruction. Plast Reconstr Surg 59（1）：57-63.

平山惠造，福武敏夫，河村 満（1986）：母指さがし試験－関節定位覚障害の検査－．臨床神経 26（5）：448-454.

堀 哲郎（1994）：温冷覚の生理学．大山 正，今井省吾，和氣典二・編，新編 感覚・知覚心理学ハンドブック，誠信書房，東京，pp.1196-1203.

岩村吉晃（2001）：タッチ（神経心理学コレクション）．医学書院，東京，pp.42-50.

Jerosch-Herold C（2001）：The clinical assessment of hand sensibility after peripheral nerve injury and repair. Unpublished PhD thesis, University of Easet Anglia, Norwich.

Jerosch-Herold C（2015）：Sensibility. In：ASHT Clinical Assessment Recommendations: impairment-based conditions, 3rd ed, American Society of Hand Therapists（ASHT）, Mount Laurel, pp.22-25.

Kaneko A, Asai N, Kanda T（2005）：The influence of age on pressure perception of static and moving two-point discrimination in normal subjects. J Hand Ther 18（4）：421-425.

金子 翼，村木敏明，土田裕子，長尾 徹，川田京子，西川雅子，栗岡 肇，菅原真樹子，松下純子，森本真弓，備酒睦子，荒川美香子，杉本育子（1990）：大小弁別能力検査の標準化と臨床応用，重量弁別能力検査の標準化のための予備調査．作業療法 9（supple）：71.

加藤 洋（1960）：知覚の臨床的研究（第14報）－年齢的に見た二点識別機能について－．精神神経学雑誌 62：697-698.

Kenshalo DR（1972）：The cutaneous senses. In：Killing JW, Riggs LA（eds）, Woodworth & Schlosberg's experimental psychology, vol. I , sensation and perception, Holt, Rinehart & Winston, New York, pp.117-168.

Levin S, Pearsall G, Ruderman R（1978）：Von Frey's method of measuring pressure sensibility in the hand: an engineering analysis of the Weinstein-Semmes pressure aesthesiometer. J Hand Surg Am 3（3）：211-216.

Lister G（1977）：The hand: diagnosis and surgical indications. Churchill Livingstone, New York, pp.46-92.

Louis DS, Greene TL, Jacobson KE, Rasmussen C, Kolowich P, Goldstein SA（1984）：Evaluation of normal values for stationary and moving two-point discrimination in the hand. J Hand Surg Am 9（4）：552-555.

Lundborg G, Rosén B（2004）：The two-point discrimination test－time for a re-appraisal? J Hand Surg Br 29（5）：418-422.

MacDermid JC, Kramer JF, Roth JH（1994）：Decision making in detecting abnormal Semmes-Weinstein monofilament thresholds in carpal tunnel syndrome. J Hand Ther 7（3）：158-162.

Mackinnon SE, Dellon AL（1985）：Two-point discrimination tester. J Hand Surg Am 10（6 Pt 1）：906-907.

Massy-Westropp N（2002）：The effects of normal human variability and hand activity on sensory testing with the full Semmes-Weinstein monofilaments kit. J Hand Ther 15（1）：48-52.

Moberg E（1958）：Objective methods for determining the functional value of sensibility in the hand. J Bone Joint Surg Br 40-B（3）：454-456.

Moberg E（1960）：Evaluation of sensibility in the hand. Surg Clin North Am 40：357-362.

Moberg E（1962）：Criticism and study of methods for examining sensibility in the hand. Neurology 12：8-19.

Moberg E（1976）：Reconstructive hand surgery in tetraplegia, stroke, and cerebral palsy: some basic concepts in physiology and neurology. J Hand Surg Am 1（1）：29-34.

Moberg E (1990):Two-point discrimination test. A valuable part of hand surgical rehabilitation, e.g. in tetraplegia. Scand J Rehabil Med 22 (3):127-134.

Moberg E (1991):The unsolved problem—How to test the functional value of hand sensibility. J Hand Ther 4 (3):105-110.

Nakada M (1993):Localization of a constant-touch and moving-touch stimulus in the hand: a preliminary study. J Hand Ther 6 (1):23-28.

中田眞由美(1994):糖尿病性末梢神経障害における知覚障害．OTジャーナル 28 (10):830-837.

中田眞由美(1997):知覚再教育における識別訓練の意義．日本ハンドセラピィ学会・編，末梢神経損傷（ハンドセラピィ 5），メディカルプレス，東京，pp.41-52.

中田眞由美(1999):末梢神経損傷後の知覚回復と知覚再教育．末梢神経 10 (1):41-48.

Nakada M, Uchida H (1997):Case study of a five stage sensory reeducation program. J Hand Ther 10 (3):232-239.

中田眞由美，酒井医療株式会社(2012):日本版末梢神経修復後の機能評価システム（ローゼンスコア）の研究・開発（報告書）．埼玉県立大学．

成田 稔，青木眞由美(1986):らいの末梢神経障害における知覚評価について—特に手の知覚障害—．日本らい学会雑誌 55 (1):1-12.

NOMAハンド・ラボ(2008):『NOMA手・上肢機能診断』D．感覚・知覚／D-1 つまみ上げ検査．NOMAハンド・ラボ公式ホームページ（http://noma-handlab.com/wp-content/uploads/2014/12/e54560e3c8900264ae83e66b983363f9.pdf）.

Novak CB, Mackinnon SE, Williams JI, Kelly L (1993):Establishment of reliability in the evaluation of hand sensibility. Plast Reconstr Surg 92 (2):311-322.

Önne L (1962):Recovery of sensibility and sudomotor activity in the hand after nerve suture. Acta Chir Scand Suppl 300:1-69.

Omer GE Jr (1974):Sensation and sensibility in the upper extremity. Clin Orthop Relat Res 104:30-36.

Omer GE Jr (1980):Sensibility testing. In:Omer GE Jr, Spinner M (eds), Management of peripheral nerve problems, W.B. Saunders, Philadelphia, pp.3-15.

O'Riain S (1973):New and simple test of nerve function in hand. Br Med J 3:615-616.

Phelps PE, Walker E (1977):Comparison of the finger wrinkling test results to established sensory tests in peripheral nerve injury. Am J Occup Ther 31 (9):565-572.

Rosén B (1996):Recovery of sensory and motor functions after nerve repair. A rationale for evaluation. J Hand Therapy 9 (4):315-327.

Rosén B (2003):Inter-tester reliability of a tactile gnosis test: the STI-test. British J Hand Ther 8 (3):98-101.

Rosén B (2010): Personal communication in March 23, 2010.

Rosén B, Lundborg G (1998):A new tactile gnosis instrument in sensibility testing. J Hand Ther 11 (4):251-257.

Rosén B, Dahlin LB, Lundborg G (2000a):Assessment of functional outcome after nerve repair in a longitudinal cohort. Scand J Plast Reconstr Sureg Hand Surg 34 (1):71-78.

Rosén B, Jerosch-Herold C (2000b):Comparing the responsiveness over time of two tactile gnosis tests: two-point discrimination and the STI-test. British J Hand Ther 5 (4):114-119.

Rosén B, Lundborg G (2000c):A model instrument for the documentation of outcome after nerve repair. J Hand Surg Am 25 (3):535-543.

Rosén B, Lundborg G (2001):The long-term recovery curve in adults after median or ulnar nerve repair: a reference interval. J Hand Surg Br 26 (3):196-200.

Rosén B, Lundborg G (2003):A new model instrument for outcome after nerve repair. Hand Clin 19 (3):463-470.

Rosén B, Björkman A, Boeckstyns M (2014):Differential recovery of touch thresholds and discriminative

touch following nerve repair with focus on time dynamics. Hand Ther 19(3)：59-66.
桜井 実(1964)：整形外科領域における Bromphenol-blue printing method による発汗テストの応用．日整会誌 46：933-934.
桜井 実(1974)：ブロムフェノールブルー(BPB)プリンティング発汗検出法―とくに腕神経叢損傷の高位診断における有用性について―．日災害医誌 22(11)：1066-1074.
桜井 実(1975)：指腹の知覚と発汗状態．災害医学 18(7)：529-539.
Schmidt RF(1986)：Somatovisceral sensibility; Proprioception. In：Schmidt RF(ed), Fundamentals of sensory physiology, 3rd ed, Springer-Verlag, New York, pp.47-52(体性内臓感覚；固有感覚．岩村吉晃，酒田英夫，佐藤昭夫，豊田順一，松裏修四，小野武年・訳，感覚生理学，第2版，金芳堂，京都，1989，pp.49-54).
Schreuders TA, Selles RW, van Ginneken BT, Janssen WG, Stam HJ(2008)：Sensory evaluation of the hands in patients with Charcot-Marie-Tooth disease using Semmes-Weinstein monofilaments. J Hand Ther 21(1)：28-35.
Schulz LA, Bohannon RW, Morgan WJ(1998)：Normal dicit tip values for the Weinstein enhanced sensor test. J Hand Ther 11(3)：200-205.
Schweizer R, Maier M, Braun C, Birbaumer N(2000)：Distribution of mislocalization of tactile stimuli on the fingers of the human hand. Somatosens Mot Res 17(4)：309-316.
Schweizer R, Braun C, Fromm C, Wilms A, Birbaumer N(2001)：The distribution of mislocalizations across fingers demonstrates training-induced neuroplastic changes in somatosensory cortex. Exp Brain Res 139(4)：435-442.
Semmes J, Weinstein S, Ghent L, Teuber HL(1960)：Somatosensory changes after penetrating brain wounds in man. Harvard University Press, Cambridge, pp.4-62.
Sinha UK, Rhee J, Alcaraz N, Urken ML(2003)：Pressure-Specifying Sensory Device: quantitative sensory measurement in the oral cavity and oropharynx of normal adults. Ear Nose Throat J 82(9)：682-684, 687-690.
清水 豊(2008)：触覚の心理物理学．内川惠二・編，聴覚・触覚・前庭感覚(講座 感覚・知覚の科学3)，朝倉書店，東京，pp.150-151.
Sollerman C(1980a)：The use of eight main hand grips in activities of daily living. In：Handens greppfunktion(thesis). Department of Section for Hand Surgery. Orthopedic Surgery, University of Göteborg, Sweden, pp.1-14.
Sollerman C(1980b)：Grip function of the hand. Analysis, evaluation and a new test method(thesis). Section for Hand Surgery, Department of Orthopedic Surgery, Sahlgren Hospital, University of Göteborg, Sweden, pp.1-21.
Sollerman C, Ejeskär A(1995)：Sollerman hand function test. A standardized method and its use in tetraplegic patients. Scand J Plast Reconstr Surg Hand Surg 29(2)：167-176.
Stevens JC, Choo KK(1998)：Temperature sensitivity of the body surface over the life span. Somatosens Mot Res 15(1)：13-28.
Svens B, Rosén B(2009)：Early sensory re-learning after median nerve repair using mirror training and sense substitution. Hand Ther 14(3)：75-82.
Szabo RM, Gelberman RH, Dimick MP(1984)：Sensibility testing in patients with carpal tunnel syndrome. J Born Joint Surg Am 66(1)：60-64.
谷 雅子，原田純子，小林田夏子，中道君恵(1980)：感覚検査におけるリンクル・テストの有用性．第14回日本作業療法学会誌：114-116.
Uddin Z, MacDermid JC, Ham HH(2014)：Test-retest reliability and validity of normative cut-offs of the two devices measuring touch threshold: Weinstein Enhanced Sensory Test and Pressure-Specified Sensory Device. Hand Therapy 19(1)：3-10.
van Barneveld S, van der Palen J, van Putten MJ(2010)：Evaluation of the finger wrinkling test: a pilot study.

Clin Auton Res 20(4):249-253.

Venes D(2013):Taber's cyclopedic medical dictionary, 22nd ed. F.A. Davis, Philadelphia, p.1163.

Verrillo RT(1980):Age related changes in the sensitivity to vibration. J Gerontol 35(2):185-193.

von Frey M(1896):Untersuchungen über die sinnesfunktionen der menschlichen Haut. Abh Sächs Ges(Akad)Wiss 40:175-266.

von Prince K, Butler B Jr(1967):Measuring sensory function of the hand in peripheral nerve injuries. Am J Occup Ther 21(6):385-395.

Weber EH(1834):Ueber den Tastsinn. Arch Anat Physiol Wissen Med(Müller's Archives)1:152-159.

Weinstein S(1962):Tactile sensitivity of the phalanges. Percept Mot Skills 14:351-354.

Weinstein S(1968):Intensive and extensive aspects of tactile sensitivity as a function of body part, sex, and laterality. In:Kenshalo DR(ed), The skin senses, Charles C Thomas, Springfield, pp.195-219.

Weinstein S(1993):Fifty years of somatosensory research: from the Semmes-Weinstein monofilaments to the Weinstein Enhanced Sensory Test. J Hand Ther 6(1):11-22.

Weinstein S, Sersen EA(1961):Tactual sensitivity as a function of handedness and laterality. J Comp Physiol Psychol 54:665-669.

Werner JL, Omer GE Jr(1970):Evaluating cutaneous pressure sensation of the hand. Am J Occup Ther 24(5):347-356.

Wilder-Smith EP, Chow A(2003):Water-immersion wrinkling is due to vasoconstriction. Muscle Nerve 27(3):307-311.

Wilder-Smith EP(2004):Water immersion wrinkling—physiology and use as an indicator of sympathetic function. Clin Auton Res 14(2):125-131.

Wood HL(1969):Prevention of deformity in the insensitive hand: the role of the therapist. Am J Occup Ther 23(6):487-490.

Yerxa EJ, Barber LM, Diaz O, Black W, Azen SP(1983):Development of a hand sensitivity test for the hypersensitive hand. Am J Occup Ther 37(3):176-181.

参考資料（230ページを参照）

『NOMA手・上肢機能診断』つまみ上げ検査

| ID | 氏名 | 記録日 | 記録者 |

【用意するもの】
・小物品；（10物品、AセットまたはBセット）
　Aセット＝①六角ナット、②翼付きナット、③座金、④安全ピン、⑤クリップ、⑥1円玉、⑦500円玉、
　　　　　⑧鍵、⑨ボルト、⑩単3乾電池
　Bセット＝①ティッシュペーパー（5cm程度に丸めたもの）、②綴り紐（5cm径に巻いたもの）、
　　　　　③紙箱、④洗濯バサミ、⑤ダブルクリップ、⑥スティック糊、⑦単2乾電池、⑧ライター、
　　　　　⑨スプーン、⑩フォーク
・マット（書道用下敷き）（各辺の端から3cm内側に印をつけておく）
☆ 検査に先立ち、Aセットの物品を開眼でつまみ上げることが可能かどうかを確認し、不可能な物品が3個以内であれば観察所見表（Aセット）の中の該当物品欄を斜線で消去し、残りの物品を調べる。
☆ Aセットのうち、つまみ上げおよび移動が不可能な物品が4個以上ある場合にはBセットの物品について調べる。

【被検者の位置】
被検者は机に向かって椅子に腰かけ、対象手を楽な肢位で机上に置く。

【検査手順】
(1) 検査は健側（非麻痺側）から開始する。
(2) 被検者の正面の机上の到達しやすい位置にマットを敷き、その印の内側に10個の小物品（Aセット）を他と重ならないよう、かつ等間隔になるように散らばせておく。
(3) 被検者に次のように言う：「物品は全部で10個あります。目を開けたまま、これから名前を言う物品をつまんで、マットの脇に置いてください」。「六角ナット、翼付きナット、座金、ーーー（10個の物品名を挙げ、動作の確認をする）」。物品名がわからないものについては、「これです」と指さし、つまみ上げを促す。つまみ上げが困難な物品、または移動中落としてしまった物品は検査から除外する。除外された物品が4個以上の場合は、Bセットの物品を使用する。
(4) 物品すべてをマットの上に戻す。
(5) 検者は「今の要領で行ってください」と言い、「六角ナット」と言って検査を開始する。物品をつまみ上げて、マットの脇に置く動作を観察する。
(6) 被検者が移動した物品をマットに戻す。
(7) 「今度は、目をつぶって同じことをやっていただきます。物品の場所は入れ替えますので、名前を告げられた物品を手探りでつまみ上げ、落とさずにマットの脇においてください」と告げる。
(8) 被検者に「それではしばらく目を閉じていてください」と告げ、物品の位置を移動してから、次のように言う：「先ほどの六角ナットを探してマットの脇に置いてください」。物品の探索、つまみ上げ、移動、置く動作、特に開眼時の動作との差を観察する。
(9) ②〜⑩の物品に言い換えて、(5)〜(8)を繰り返す。
(10) 手を替えて、同様の検査を繰り返す。

【記録】
1) 開眼時は、物品をつまみ上げ、移動して置く動作の可、否に○を記し、困難な状況があればその所見を記録する。
2) 閉眼時は、物品を探索、つまみ上げ、移動させ、置くという動作の可、否に○を記し、開眼時と異なる状況や困難な状況があればその所見を記録する。物品の誤認があれば、誤に○を記し、間違えた物品の番号を記入する。

例：探索時の手の動きや使用している部位、物品の誤認状況、マットの持ち上げ、
　　つまみ上げる際の手のフォーム（使用している指や部位）
　　過度な把持力や物品の把持困難、
　　移動の際の物品の落下　　　など

（NOMAハンド・ラボ 2008より、許可を得て一部改変）

参考資料
『NOMA手・上肢機能診断』つまみ上げ検査

〈観察所見〉（Aセット）

物品No	検査物品	右手 本来の（利き手・非利き手）（健側・患側）		左手 本来の（利き手・非利き手）（健側・患側）	
		開眼時	閉眼時	開眼時	閉眼時
①	六角ナット（ロッカクナット）	つまみ上げ（可・否）移動（可・否）	探索（可・否）つまみ上げ（可・否・誤番号　）移動（可・否）	つまみ上げ（可・否）移動（可・否）	探索（可・否）つまみ上げ（可・否・誤番号　）移動（可・否）
②	翼付きナット（ヨクツキナット）	つまみ上げ（可・否）移動（可・否）	探索（可・否）つまみ上げ（可・否・誤番号　）移動（可・否）	つまみ上げ（可・否）移動（可・否）	探索（可・否）つまみ上げ（可・否・誤番号　）移動（可・否）
③	座金（ザガネ）	つまみ上げ（可・否）移動（可・否）	探索（可・否）つまみ上げ（可・否・誤番号　）移動（可・否）	つまみ上げ（可・否）移動（可・否）	探索（可・否）つまみ上げ（可・否・誤番号　）移動（可・否）
④	安全ピン（アンゼンピン）	つまみ上げ（可・否）移動（可・否）	探索（可・否）つまみ上げ（可・否・誤番号　）移動（可・否）	つまみ上げ（可・否）移動（可・否）	探索（可・否）つまみ上げ（可・否・誤番号　）移動（可・否）
⑤	クリップ	つまみ上げ（可・否）移動（可・否）	探索（可・否）つまみ上げ（可・否・誤番号　）移動（可・否）	つまみ上げ（可・否）移動（可・否）	探索（可・否）つまみ上げ（可・否・誤番号　）移動（可・否）
⑥	1円玉（イチエンダマ）	つまみ上げ（可・否）移動（可・否）	探索（可・否）つまみ上げ（可・否・誤番号　）移動（可・否）	つまみ上げ（可・否）移動（可・否）	探索（可・否）つまみ上げ（可・否・誤番号　）移動（可・否）
⑦	500円玉（ゴヒャクエンダマ）	つまみ上げ（可・否）移動（可・否）	探索（可・否）つまみ上げ（可・否・誤番号　）移動（可・否）	つまみ上げ（可・否）移動（可・否）	探索（可・否）つまみ上げ（可・否・誤番号　）移動（可・否）
⑧	鍵（カギ）	つまみ上げ（可・否）移動（可・否）	探索（可・否）つまみ上げ（可・否・誤番号　）移動（可・否）	つまみ上げ（可・否）移動（可・否）	探索（可・否）つまみ上げ（可・否・誤番号　）移動（可・否）
⑨	ボルト	つまみ上げ（可・否）移動（可・否）	探索（可・否）つまみ上げ（可・否・誤番号　）移動（可・否）	つまみ上げ（可・否）移動（可・否）	探索（可・否）つまみ上げ（可・否・誤番号　）移動（可・否）
⑩	乾電池（カンデンチ）	つまみ上げ（可・否）移動（可・否）	探索（可・否）つまみ上げ（可・否・誤番号　）移動（可・否）	つまみ上げ（可・否）移動（可・否）	探索（可・否）つまみ上げ（可・否・誤番号　）移動（可・否）

（NOMAハンド・ラボ 2008より、許可を得て一部改変）

参考資料

『NOMA手・上肢機能診断』つまみ上げ検査

〈観察所見〉（Bセット）

物品No	検査物品	右手		左手	
		本来の（利き手・非利き手）		本来の（利き手・非利き手）	
		（健側・患側）		（健側・患側）	
		開眼時	閉眼時	開眼時	閉眼時
①	ティッシュペーパー	つまみ上げ（可・否） 移動（可・否）	探索（可・否） つまみ上げ（可・否・誤番号　） 移動（可・否）	つまみ上げ（可・否） 移動（可・否）	探索（可・否） つまみ上げ（可・否・誤番号　） 移動（可・否）
②	綴り紐（ツヅリヒモ）	つまみ上げ（可・否） 移動（可・否）	探索（可・否） つまみ上げ（可・否・誤番号　） 移動（可・否）	つまみ上げ（可・否） 移動（可・否）	探索（可・否） つまみ上げ（可・否・誤番号　） 移動（可・否）
③	紙箱（カミバコ）	つまみ上げ（可・否） 移動（可・否）	探索（可・否） つまみ上げ（可・否・誤番号　） 移動（可・否）	つまみ上げ（可・否） 移動（可・否）	探索（可・否） つまみ上げ（可・否・誤番号　） 移動（可・否）
④	洗濯バサミ（センタクバサミ）	つまみ上げ（可・否） 移動（可・否）	探索（可・否） つまみ上げ（可・否・誤番号　） 移動（可・否）	つまみ上げ（可・否） 移動（可・否）	探索（可・否） つまみ上げ（可・否・誤番号　） 移動（可・否）
⑤	ダブルクリップ	つまみ上げ（可・否） 移動（可・否）	探索（可・否） つまみ上げ（可・否・誤番号　） 移動（可・否）	つまみ上げ（可・否） 移動（可・否）	探索（可・否） つまみ上げ（可・否・誤番号　） 移動（可・否）
⑥	スティック糊（スティックノリ）	つまみ上げ（可・否） 移動（可・否）	探索（可・否） つまみ上げ（可・否・誤番号　） 移動（可・否）	つまみ上げ（可・否） 移動（可・否）	探索（可・否） つまみ上げ（可・否・誤番号　） 移動（可・否）
⑦	乾電池（カンデンチ）	つまみ上げ（可・否） 移動（可・否）	探索（可・否） つまみ上げ（可・否・誤番号　） 移動（可・否）	つまみ上げ（可・否） 移動（可・否）	探索（可・否） つまみ上げ（可・否・誤番号　） 移動（可・否）
⑧	ライター	つまみ上げ（可・否） 移動（可・否）	探索（可・否） つまみ上げ（可・否・誤番号　） 移動（可・否）	つまみ上げ（可・否） 移動（可・否）	探索（可・否） つまみ上げ（可・否・誤番号　） 移動（可・否）
⑨	スプーン	つまみ上げ（可・否） 移動（可・否）	探索（可・否） つまみ上げ（可・否・誤番号　） 移動（可・否）	つまみ上げ（可・否） 移動（可・否）	探索（可・否） つまみ上げ（可・否・誤番号　） 移動（可・否）
⑩	フォーク	つまみ上げ（可・否） 移動（可・否）	探索（可・否） つまみ上げ（可・否・誤番号　） 移動（可・否）	つまみ上げ（可・否） 移動（可・否）	探索（可・否） つまみ上げ（可・否・誤番号　） 移動（可・否）

（NOMAハンド・ラボ 2008より、許可を得て一部改変）

第4章
知覚障害の部位と特徴

　体性感覚の上行経路は、感覚受容器から末梢神経を通じて脊髄後索に入り、視床を経て大脳皮質感覚野に至る。知覚の障害は、そのどこが侵されても、その損傷内容によって様々な症状を呈する。末梢神経や脊髄レベルの支配領域、体性感覚の伝導路を理解していれば、知覚検査から病変部位を推測することができ、その情報は神経診断の補助や治療方法の選択に大変重要な意味をもつ。

　この章では、体性感覚の伝導路と各知覚障害、身体の部位別にみた知覚障害の分布について解説する。

体性感覚障害はどうして生じるのか

　体性感覚障害の原因は、大きく中枢性と末梢性に分けられる。外界からくる刺激は、身体表面（皮膚）あるいは身体深部（筋・関節）にある受容器によって感受され、求心性神経線維（感覚神経）によって大脳の一次体性感覚野（中心後回3a野、3b野、1野、2野）に運ばれる（図4-1）。したがって、知覚障害は、受容器、伝導路、中継核、大脳皮質のどの部分が損傷されても起こり得る。特に視床は、防御知覚と識別知覚が共に通過する中継点であるため、この部位が損傷されると必ず知覚障害が発生する。体性感覚障害の区分は、この体性感覚の伝導路や部位によって、①末梢神経性知覚障害、②脊髄分節および後根損傷による知覚障害、③中枢神経性（大脳と脳幹部）知覚障害、の三つに分けられる。

　障害の部位は異なっても、障害を受ける知覚のモダリティは同じであるので、検査法は同じである。

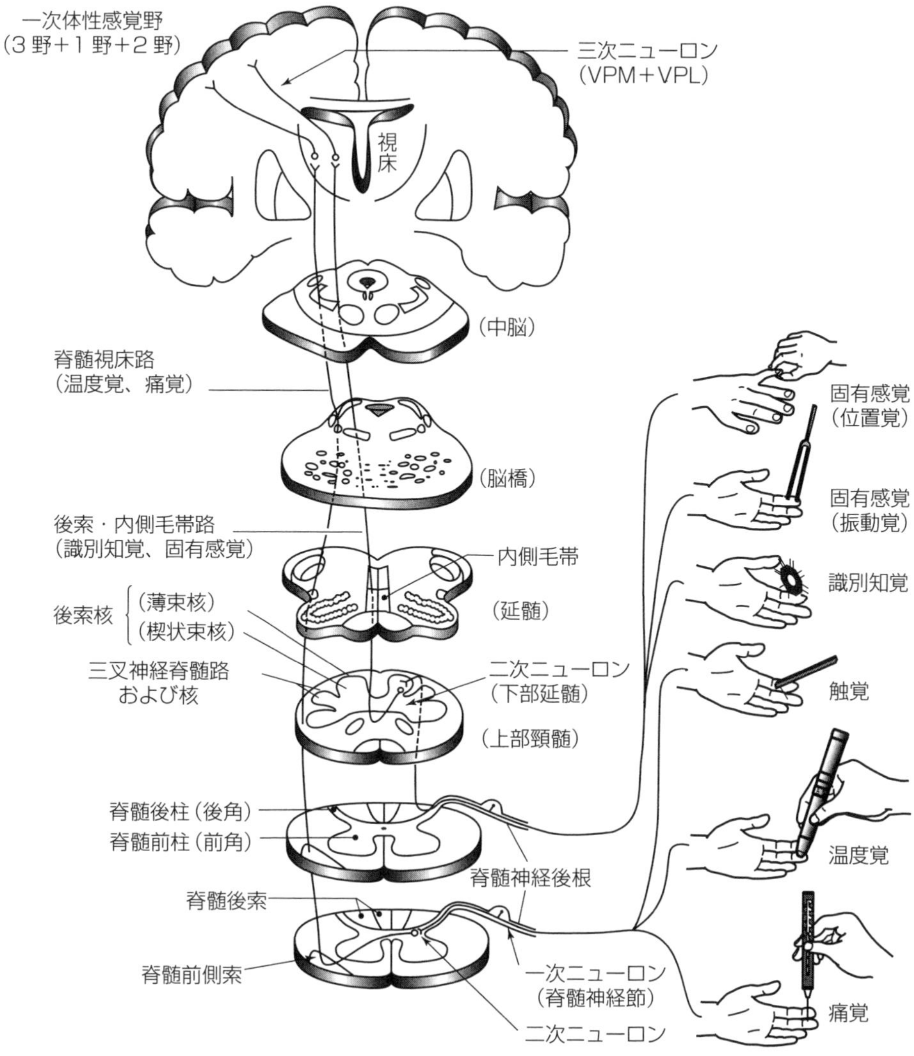

第4章 知覚障害の部位と特徴　277

図4-1　各種知覚検査とその伝導路
防御知覚（温度覚、痛覚）は脊髄視床路を、識別知覚（2点識別覚、立体覚など）と固有感覚（運動覚、位置覚）は後索・内側毛帯路を形成して上行し、視床、内包後脚、一次体性感覚野に至る。
（平山 1971より、一部改変）

1-1 体表で感じる知覚障害
―末梢神経性知覚障害―

1-1-1 末梢神経

　脳神経と脊髄神経よりなるが、このうち感覚受容器が分布する体表や筋・関節からの求心性神経線維（感覚神経）が脊髄や延髄でニューロンを乗り換える前までのルート（**図4-1**、一次ニューロン）を指す。

　皮膚の支配神経を末梢神経の分布と脊髄の分節で示したのが、**図4-2a**と**図4-2b**である。

1-1-2 末梢神経性知覚障害の原因

　一次ニューロンを損傷するような疾病、打ち身・捻挫・切傷・切断・絞扼などの外傷、神経根・神経叢のヘルニアや引き抜き損傷などが原因となる。

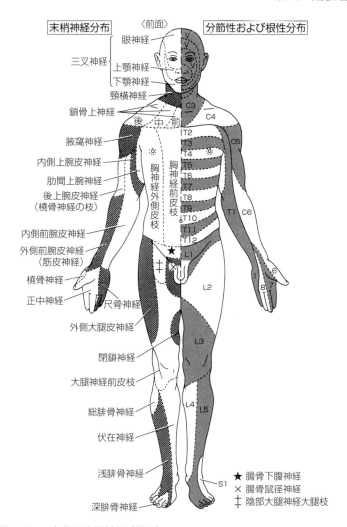

図4-2a 皮膚の支配神経（前面）
右半身に末梢神経の支配領域を、左半身に脊髄分節の支配領域を示してある。上下肢は感覚神経と運動神経が一緒に走っているため、障害を受ける末梢神経領域はほぼ同一である。末梢神経は、上下の脊髄分節からも枝が出て、複数支配体制がとられている。したがって、脊髄分節の1カ所が損傷を受けても、その支配領域全体の知覚と運動がまったく不可能になることはない（ただし、感覚神経は単独の固有支配領域がある）。
（中村ら 2000）

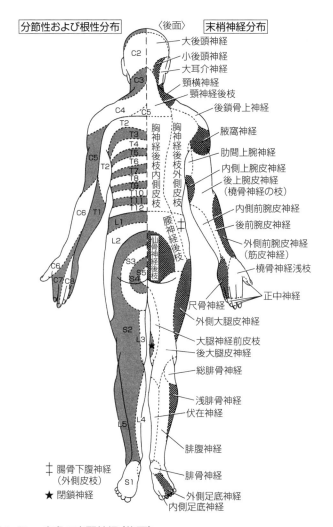

図4-2b 皮膚の支配神経（後面）
神経の分節性・根性分布を知ることは、脊髄損傷の損傷レベルや日常生活活動（ADL）が遂行可能レベルの判定に、また脊髄根や神経叢の引き抜き損傷などの診断と治療に必要である。
（中村ら 2000）

1-2 体表の知覚障害部位をたどれば脊髄に行き着く―脊髄分節および後根損傷による知覚障害―

1-2-1 脊髄分節

　脊髄神経は支配する身体部位がきちんと分かれているので分節と呼ばれる。つまり、四足動物のように体を曲げて手足を伸ばすと、感覚線維が手足では長軸に沿って細長いすじ状に、胴では帯状に分布している。このような皮膚上の感覚分布を、分節性感覚分布（dermatome；**図4-3**）という。分節性感覚分布は、次に述べる神経根や神経叢という末梢神経の中でも中枢に近い部位で起こる知覚障害と、脊髄損傷の損傷部位を特定する場合にきわめて重要である。知覚障害は分節に沿って起こるので、主要な分節を記憶しておく必要がある。

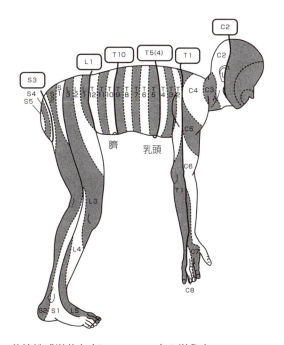

図4-3　分節性感覚分布（dermatome）の覚え方
主な脊髄レベルの支配領域を知ることは、専門職の基本的知識である。四つ這い位でやや前方を見たときの姿勢を基準とする。C2：頭頂と下顎を結ぶ線（三叉神経との境界）、T1：上肢中央よりやや尺側、T5（4）：乳頭、T10：臍、L1：大腿部の前方つけ根、S3：大腿部の後方つけ根。
（Waxman 2000より、一部改変）

1-2-2　後根と神経叢

　左右31対ある脊髄神経の後根とその先の丸く膨らんだ細胞の集まり（脊髄神経節）が、感覚神経の伝導路である。防御性の感覚線維も識別性の感覚線維もここを通る。神経節と後根、前根（運動神経の伝導路）は、共に脊椎の真ん中、脊椎管の中に入って守られている（図4-4）。脊椎管の中で前根と後根は合体し、脊髄神経となって椎間孔から出る。

　神経叢とは、神経が網目状に離合集散している部位を指す。それはあたかも繁茂する草むら（叢）の如くである（図4-5）。全31対の脊髄神経の中で神経叢を形成するのは、上肢を支配する神経（腕神経叢）と下肢を支配する神経（腰神経叢、仙骨神経叢）の三つである。椎間孔から出た神経線維は上下合体し、まず上中下の3本の神経幹を作る。鎖骨部にきて、（上から）外束、後束、内束の3本の神経束になる。その後、図4-2に示したような名称をもった末梢神経となって、知覚と運動を司る。

1-2-3　後根病変

　後根障害は、脊椎管と椎間孔というハードカバーの中での病変によって引き起こされる。病変のうち最も頻度の高い疾患が、椎間板ヘルニアである（詳細後述）。

1-2-4　神経叢病変

　神経叢での損傷の代表が、引き抜き損傷といわれる分娩麻痺である。分娩麻痺は、出産時に狭い産道を胎児が抜ける際に肩が引っかかって神経叢の引き抜きが起こり、上肢全体の麻痺をきたす。

1-2-5　根性病変と神経叢病変の特徴

　基本的には分節性損傷（脊髄損傷など）と同じ症状で、痛み、しびれ感を呈する。

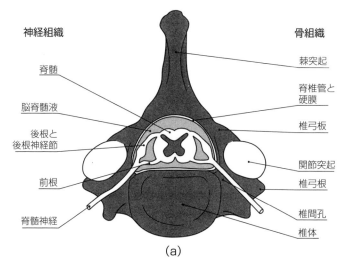

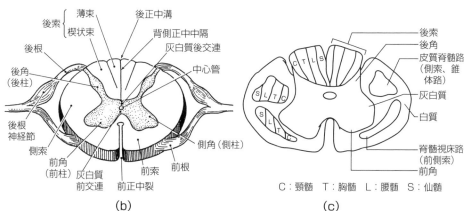

図4-4 椎骨・脊髄・後根・後根神経節の関係
前根（運動神経）と後根（感覚神経）が合して、脊髄神経として椎間孔を出る。この部位の障害で運動麻痺と知覚障害が同時に起こる構造上の意味が理解できる。a：頚椎の上面図 ── 脊髄・神経根・脊髄神経を示す。b：脊髄の横断面。c：脊髄の横断面と伝導路の身体部位 ── 脊髄視床路（防御知覚の伝導路）と皮質脊髄路（運動の伝導路）は、外側から内側に向かって順に仙髄から頚髄へと配列し、逆に識別知覚と固有感覚を伝導する線維は、外側が頚髄になっている。この配列が、脊髄の部分損傷を受けたときの運動麻痺の出方と知覚障害の出方に大きく影響する。
(a：Wilkinson 2000、b：荒木 1994、c：Waxman 2000より、一部改変)

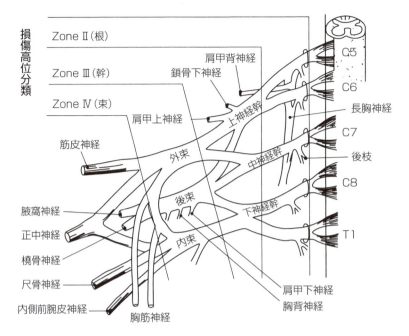

図4-5　腕神経叢の解剖
損傷高位分類と呼ばれている図を示す。腋窩神経や正中神経という名前がつく前に、椎間孔から出るまでは神経根（Zone Ⅱ）を、上下脊髄が合して神経幹（Zone Ⅲ）を、さらに枝分かれして神経束（Zone Ⅳ）を形作ったあと、末梢神経となる。幾重にも髄節支配を受けていることが、人体の機能を守っているといえる。
(杉岡 1983)

1-3　2大感覚伝導路
―障害の現れ方が異なる中枢神経性（大脳と脳幹部）知覚障害―

1-3-1　なぜ伝導路の理解が大切なのか

　感覚の中枢神経とは、脊髄神経節でニューロンを乗り換えたあとの二次ニューロン・三次ニューロンと、皮質の感覚中枢（一次体性感覚野、感覚連合野）を指す（図4-1）。伝導路には、脊髄視床路と後索・内側毛帯路の二つがある。中枢神経性知覚障害の理解にとって、これら伝導路の走行する部位はきわめて重要である。特に脊髄や延髄では、外側に損傷を受けたのか、内部か、あるいは横断性の損傷かによって、障害を受ける知覚の種類が異なるからである。

1-3-2 防御知覚の伝導路―脊髄視床路―

　脊髄視床路は、痛覚、温度覚などの防御知覚の伝導路である。防御知覚は脊髄に入ったあと、後角でニューロンを乗り換え（二次ニューロン）、同一脊髄の反対側の前側索に移り、そのまま視床まで上行する。視床で三次ニューロンに乗り換え、皮質の一次体性感覚野に信号を伝える。脊髄視床路の位置が脊髄の前側索であることをしっかりと記憶しておく必要がある（図4-6）。なお、Gertz（1996）は、「前索には圧・粗触覚線維が位置し、側索には温・痛覚線維

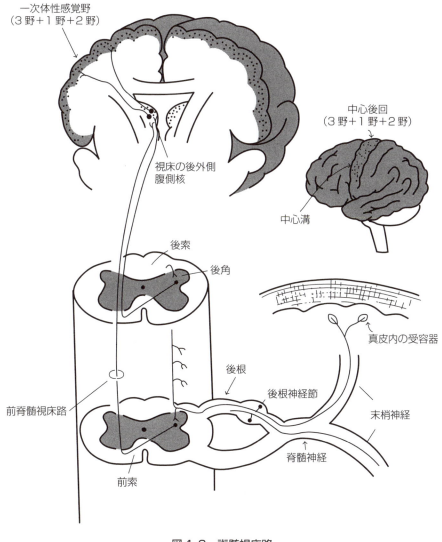

図4-6　脊髄視床路
（Gertz 1996）

が集中するので、この二つの部分からなる大きな線維束を脊髄視床路としてもよい」と述べている。

1-3-3　識別知覚と固有感覚の伝導路
　　　　　―後索・内側毛帯路―

　識別知覚、固有感覚（運動覚・位置覚）、振動覚の伝導路である後索・内側毛帯路は、次のような経路をたどる。脊髄神経節から始まり、後根、後索（内側部が薄束、外側部が楔状束で、体部位対応配列がある。図4-4のcを参照）を通り、延髄薄束核・楔状束核で二次ニューロンに乗り換えて正中部で交叉し、内側毛帯を形成する。そして、視床後外側腹側核（VPL）に終止し、三次ニューロンが大脳皮質の一次体性感覚野へ至る（図4-7）。

1-3-4　視床は原始的な知覚中枢―知覚障害必発部位―

　脊髄視床路も後索・内側毛帯路も、視床においては共に視床後外側腹側核（VPL）に終止する。VPLには、前庭感覚性の入力線維と小脳からの入力線維も入り、知覚の身体部位の投射があることから、原始的には知覚中枢の役割を担っていたと考えられている。したがって、視床の損傷は、重大な知覚障害を引き起こすことになる。

1-3-5　身体半側に現れる知覚障害
　　　　　―大脳および脳幹部障害―

　大脳・脳幹部の知覚障害は、上記のように伝導路が交叉しているため、身体の半側に現れることが多い。しかし、左右の感覚線維は身体の中心線上で2～5cm重なり合っているため、半側の知覚脱失や鈍麻も、身体中心部に近づくにつれ障害の程度が軽くなる傾向がある。

第4章 知覚障害の部位と特徴　287

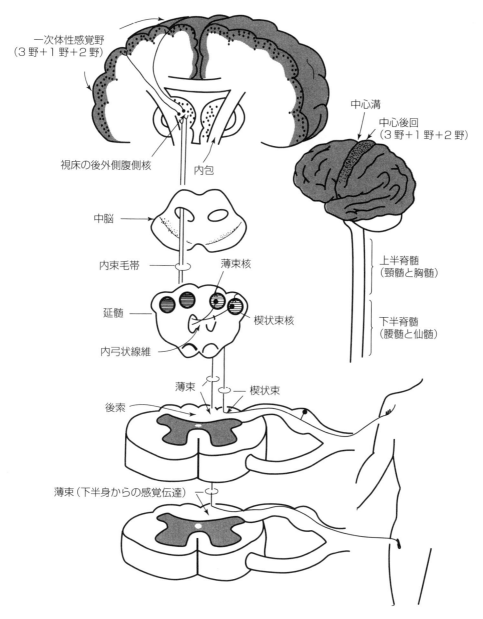

図4-7　後索・内側毛帯路
(Gertz 1996)

2 部位別にみた知覚障害の分布

　原因別にみた知覚障害の分布には、Collinsの有名な図がある（図4-8）。個々の障害の説明は以下に示すが、その前に、共通する項目として、知覚乖離と知覚のオーバーラップ（overlap）について解説する。

【温度覚・痛覚脱失なのに識別知覚正常？──知覚乖離とは】
　たとえばワレンベルグ症候群（図4-8のiを参照）は、延髄外側を侵されて障害側の顔面と健側半身に温度覚と痛覚の脱失を認めるが、触覚は保たれる。このように、ある種の感覚だけが選択的に侵され、他の感覚は保たれている状態を知覚乖離という。
　この例では、延髄外側を走行する脊髄視床路が損傷を受けて温度覚、痛覚が障害され、延髄中心部を走る識別知覚を伝導する後索・内側毛帯路が健在であるために、乖離が起こる。
　このような代表例をまとめると表4-1のようになる。

【なぜ痛覚は残存しやすい？──知覚のオーバーラップ】
　末梢神経の分布領域の境界部分は、隣接する末梢神経の支配も受けるため、神経支配のオーバーラップが生じる。オーバーラップ部分の最も広いのは痛覚であり、次が温度覚で、触覚が最も狭い。触覚は、末梢神経の支配領域とほぼ一致する。痛覚が比較的保たれるのは、このオーバーラップのおかげである。痛覚の鈍麻は、障害を受けた神経の支配領域より狭く、痛覚脱失はほぼその中央部分のみとなる。逆に触覚では、オーバーラップの少ない分、障害される範囲が広いといえる。

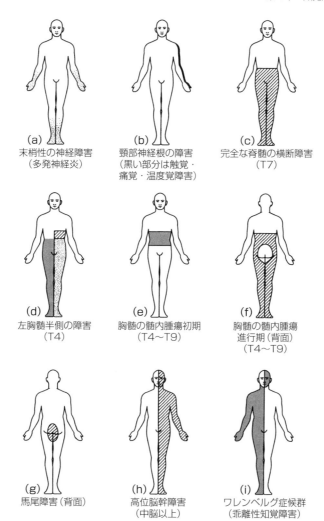

図4-8 原因別にみた知覚障害の分布

▨は触覚・痛覚・温度覚の障害、▩は温度・痛覚のみの障害、⋯は振動覚・位置覚のみの障害であることを示す。a：知覚障害は四肢末端に強く、手袋靴下型感覚脱失と呼ぶ。d：脊髄半側の障害（ブラウン・セカール症候群）で、障害部位以下は深部覚脱失、反対側の温度覚・痛覚脱失という知覚乖離を示す。f：仙髄領域の知覚は侵されにくく仙部回避と呼ばれ、腫瘍が脊髄の中か外かの診断に役立つ。g：肛門周囲と会陰部の騎袴（サドル）状知覚脱失。h：中脳以上の障害で、半身の知覚障害。i：延髄外側と橋下部の局限性病変で、顔面とそれ以下で温度覚・痛覚障害が逆に出る。

（Collins 1982、田崎ら 1994より、一部改変）

表4-1 知覚乖離の代表例

知覚乖離を起こす疾患（例）〈病変部〉	障害される知覚	保たれる知覚
脊髄空洞症〈脊髄視床路、脊髄後角と中心灰白質〉	痛覚、温度覚	触覚、固有感覚
ワレンベルグ症候群〈延髄外側〉	障害側顔面と健側半身に温度・痛覚脱失	識別知覚
脊髄癆〈脊髄後索〉	固有感覚	温度覚、痛覚

（田崎ら 1994、荒木 1994より作成）

2-1 頑固で強い痛み
―単一末梢神経損傷による知覚障害―

2-1-1 原因

単一末梢神経損傷とは、一つの神経根や一つの末梢神経の病変で起こる知覚障害をいう。末梢神経損傷では、知覚障害に運動障害や筋萎縮を伴う場合と伴わない場合がある。外傷などで一つの末梢神経が損傷を受けると、その神経が支配する領域に知覚障害が出現する。したがって、障害は比較的限局した狭い部分に生じる。

2-1-2 疾患と症状

単一末梢神経損傷の典型的なものは、外側大腿皮神経の圧迫で起こる異常感覚性大腿神経痛といわれる。これは大腿の外側に異常知覚と強い痛みを引き起こす。

痛覚過敏を引き起こす損傷には、カウザルギー（神経の部分損傷で起こる頑固な痛み）、幻肢痛（四肢切断後、切断肢があたかもそこにあるかの如く痛む）、反射性交感神経性ジストロフィー（RSD；局所の損傷に続いて起こる持続性の痛み）による強い痛みなどがある。

2-2 手袋靴下型感覚脱失
―多発性神経損傷による知覚障害―

2-2-1 疾患名

代表的疾患は、多発神経炎（polyneuritis）、別名として末梢性ニューロパチー（peripheral neuropathy）（図4-8のaを参照）である。

2-2-2 原因

感染後のものとして、ギラン・バレー症候群（末梢神経だけでなく神経根も侵される）がある。また、代謝障害によるものとして糖尿病と慢性腎不全、膠原病によるものとして関節リウマチと全身性エリテマトーデス（systemic lupus erythematosus：SLE）がある。アルコール中毒を原因とするものは頻度が高く、運動障害よりも知覚障害のほうが多い。なお、特発性ニューロパチーの50％程度は原因不明といわれる。

2-2-3 症状

知覚障害は四肢末端に強く、障害部は手袋や靴下を履いたような分布を示すため、手袋靴下型感覚脱失（glove and stocking anesthesia）と呼ばれる。チクチク、ビリビリした異常知覚を生じる。上肢よりも下肢が先に侵され、その程度も強い。障害像は左右対称性である。

2-2-4 運動障害

反射減弱、握力低下、手指の脱力、下垂足、暗闇や閉眼時の歩行不安定を示す。

2-3 神経根・神経叢病変
―皮膚分節に一致した知覚障害―

2-3-1 疾患名

　神経根障害は一括して神経根炎と呼ばれるが、必ずしも炎症があるとは限らない。様々な原因で起こるが、原因疾患には胸郭出口症候群（腕神経叢）、分娩麻痺（腕神経叢）、椎間板ヘルニア（神経根）、帯状疱疹（神経根）などがある。最もポピュラーで発生頻度の高い神経根病変は、椎間板ヘルニアである。Collins（1982）は、頸部神経根障害の例を挙げている（図4-8のbを参照）。

2-3-2 椎間板ヘルニアの原因

　椎間板の中央にある髄核と周囲を取り囲む輪線維の外層が脊柱管内へ脱出した状態をヘルニアという。椎間板の変性による脱水症状で椎間腔は減少する。椎体の近接による骨棘形成、椎間関節（関節刻面）の近接による炎症、脊柱管の短縮による黄靱帯のたるみなどにより、脊髄神経を包む椎間孔を圧迫し狭窄を引き起こす。これが神経根を圧迫して運動障害と知覚障害を引き起こす（図4-9）。

2-3-3 運動障害

　下位運動ニューロン障害（腱反射消失、筋力低下、筋萎縮）を示す。腰椎椎間板ヘルニアはほとんどが後外側に生じるため、患側下肢を伸展挙上することが困難になる。

2-3-4 知覚障害

　圧迫された神経根に対応する皮膚分節部の特有の痛みは、神経根痛と呼ばれる。このほか、圧痛、異常知覚、知覚脱失がみられる。せき、くしゃみ、力み、起立時などに増悪する。

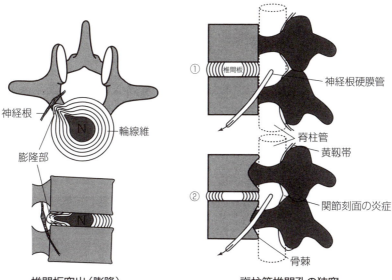

図4-9　椎間板ヘルニアのメカニズム
(Cailliet 2000)

椎間板突出（膨隆）
中心部の椎間板ヘルニアによって、輪線維の外層が突出（膨隆）し、神経根が圧迫されることがある。N：髄核。

脊柱管椎間孔の狭窄
①脊柱管機能ユニットの側面像
②椎間板変性による椎間腔の減少で横靱帯のたるみ、関節刻面の炎症、骨棘形成などにより脊髄神経を含む椎間孔の狭窄が起こる。

2-3-5　神経線維の太さの違いで起こる知覚乖離

　すべての感覚線維が侵されるが、侵される程度は神経線維の太さに左右される。温度覚と痛覚の受容器からくる神経線維は、無髄（C線維、直径1.5μm以下）か細い有髄線維（Aδ線維、直径5μm以下）のため、障害を受けやすい。一方、触覚、振動覚、固有感覚などの線維（Aα線維・Aβ線維、直径10～20μm）は、太い有髄線維のために抵抗が強く侵されにくい。このため知覚乖離を生じることがある。

2-4　脊髄損傷―損傷部位による多様な知覚障害―

2-4-1　どうして多様な知覚障害が生じるのか

　脊髄における感覚神経の伝導路(図4-1、図4-6、図4-7を参照)および感覚神経線維の走行には脊髄で体部位配列がある(図4-4のcを参照)ことから、多様な知覚障害が生じることが推測できる。防御知覚を伝導する脊髄視床路と識別知覚を伝導する内側毛帯路は、脳幹部に行くまで離れた場所を上行している。外傷や病変部がこれらの伝道路をすべて損傷していたとすれば、運動も知覚も共に障害を受けることになる。また、外れていたり、あるいは一部しか侵していなければ、残りの神経線維が支配する領域の運動と知覚は機能することになる。

2-4-2　知覚検査で損傷レベルを判定する

　現在、損傷部位の判定はMRIやCTで行われているが、それが必ずしも機能残存部位を判定する決め手にならない場合がある。損傷直後は、血腫や浮腫で損傷髄節の上下数節が侵されるからである。そのようなときには、伝統的に分節性感覚分布(dermatome)に沿って、痛覚刺激を加えて判定する。運動機能はかなり時間が経たないと出現しないが、温度覚、痛覚などの防御知覚が残存していれば知覚検査は可能で、損傷髄節の予測が立つ。

2-4-3　損傷部位による知覚障害の六つの態様

1) 完全横断性損傷による全知覚脱失(図4-8のc)

　障害部位以下の知覚脱失と、痙性四肢麻痺や対麻痺などの運動障害や膀胱直腸障害など、多彩な障害を伴う。

2) 半側損傷による知覚乖離

　ブラウン・セカール症候群(Brown-Séquard syndrome)(図4-10、図4-8のdを参照)を呈し、知覚乖離がみられる。障害側では、障害部位以下に固有感覚障害があり、その上部には狭い全知覚脱失帯がある。反対側では温度覚、痛覚は消失するが、触覚は保たれている。

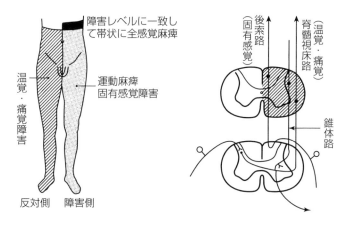

図4-10 脊髄半側の障害（ブラウン・セカール症候群）
障害側の障害レベルに一致して、帯状の全感覚麻痺がみられる。障害側の障害レベル以下では、痙性麻痺、深部反射亢進、病的反射出現、固有感覚（振動覚と位置覚）の障害、血管運動麻痺、発汗障害がみられる。反対側の障害レベル以下では、温覚・痛覚の脱失を示す。胸髄ついで頸髄の病変（腫瘍、外傷、椎間板ヘルニア、脊髄症）で起こる。
（荒木 1994より、一部改変）

3）温度覚と痛覚の障害－脊髄視床路（前側索路）障害－

　脊髄視床路は、温度覚と痛覚の伝導路である。この経路は脊髄の種々の病変で侵され、温度覚と痛覚の障害を示す。
　脊髄視床路には身体部位対応配列がある（図4-4のcを参照）。前側索の外側から、仙髄、腰髄、胸髄、頸髄の順に感覚神経が並んでいる。脊髄視床路が髄外腫瘍など何らかの原因で圧迫されると、まず外側の線維から侵されるので、下肢の温度覚、痛覚の障害が早期に出現し、次第に上肢まで上昇していくことになる。
　逆に、髄内腫瘍（図4-8のeを参照）になると、障害部位から数節下の分節から温度覚・痛覚障害が始まるが、仙髄領域は侵されにくく、感覚が保たれることが多い。これは仙部回避（図4-8のfを参照）と呼ばれ、腫瘍が髄内か髄外かの鑑別診断に役立っている。
　脊髄視床路が特異的に侵される疾患に、前脊髄動脈症候群がある。この動脈は脊髄の前半部分に血液を送っているので、血管の閉塞が起こると両側の脊髄視床路と錐体路は侵されるが、後索は侵されない。したがって、障害部位以下に両側性の運動麻痺と温度覚、痛覚の脱失が起こるが、識別知覚と固有感覚は正常である。

4）識別知覚と固有感覚が障害される後索障害

　脊髄後索を通る識別知覚と固有感覚が障害される。代表的疾患は、梅毒によって起こる脊髄

痺である。固有感覚の障害によって感覚性運動失調症となり、ロンベルグ徴候が陽性（閉眼両手前方挙上位での立位保持不可）となる。

5）宙吊り型知覚乖離―中心灰白質障害―

代表的疾患が脊髄空洞症である。脊髄空洞症は原因不明で、先天異常説（胎生期の脊髄中心管の閉鎖異常）がある。好発部位は下部頸髄から上部胸髄であり、進行例は腰髄、延髄に障害が及ぶ。知覚障害は宙吊り型知覚乖離（図4-11のa）といって、上肢と胸部の上部に両側性の温度覚・痛覚脱失を認める。これは、感覚神経が後根から反対側へ交叉するときに、脊髄中心部の灰白質（前交連）を通過するためである（図4-11のb）。

6）騎袴状（サドル状）知覚脱失―脊髄円錐部・馬尾神経障害―

円錐は第3～5仙髄と尾髄からなり、L2～L3以下の神経根で囲まれている。下肢筋は第2仙髄以下の髄節支配を受けていないので運動障害はなく、肛門と性器周辺の左右対称性の感覚脱失と膀胱直腸障害をきたす。

円錐障害はほとんど馬尾神経障害を伴う。馬尾は円錐より下にあり、L2以下の神経根の集まりである。馬尾神経障害では、肛門周囲と会陰部を主とした騎袴状（サドル状）知覚脱失（図4-8のgを参照）と尿閉や便失禁、インポテンツを伴う。第1腰椎以下の骨折や腫瘍が原因で障害をきたす。

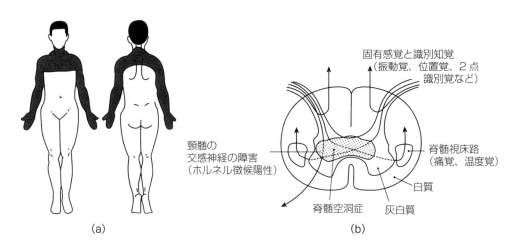

図4-11　脊髄空洞症の知覚障害
a：脊髄空洞症にみられる宙吊り型知覚乖離。b：脊髄空洞症の病変部位。
（a：田崎ら 1994、b：荒木 1994より、一部改変）

2-5　ワレンベルグ症候群―脳幹部障害―

　脳幹とは、中脳、橋、延髄の総称であり、脳神経の集合場所である。呼吸・嚥下など生命維持と、睡眠・覚醒など意識の中枢でもある。また、感覚神経、運動神経も通過する伝導路の密集地帯である。したがって、病変部位によって現れる局所徴候はそれぞれ異なる。

　知覚障害で特徴的なのは、延髄と橋下部の局限性病変で乖離性知覚障害（**図4-8**のiを参照）を示すが、中脳以上視床までの病変では頭部顔面を含めて半身の知覚障害を示す（**図4-8**のhを参照）。

　乖離性知覚障害には、延髄外側が侵されるワレンベルグ（Wallenberg）症候群がある。これは後下小脳動脈閉塞によって起こり、障害側顔面と反対側の体幹・上下肢に温度覚・痛覚障害が出現するものである。ワレンベルグ症候群は、眼症状（ホルネル症候群）、咽頭筋麻痺、小脳症状を伴い、延髄外側症候群とも呼ばれる。

2-6　不快な激痛―視床症候群―

　視床障害は、血管性障害、腫瘍、炎症などの原因で起こるが、最も重要なのは血管性障害である。視床は、すべての体性感覚の最終中継地点（三次ニューロン）である。したがって、この部位の病変では、病変部の反対側の顔面（視床後内側腹側核（VPM）関連）と四肢体幹（視床後外側腹側核（VPL）関連）に知覚障害が必発する。特に固有感覚の障害が顕著である。

　VPLが侵されるときには、いわゆる視床症候群といわれる不快感を伴う激痛を発する。また、持続性あるいは発作性の自発痛（中枢性疼痛または視床痛と呼ばれる）を訴える。この自発痛は、音や光でも増強する。

　そのほかの特徴的な知覚障害には、一側の手掌と口周辺に起こる手口知覚症候群がある。知覚障害以外の症状としては、片麻痺、運動失調、一側性視野欠損などがあるが、特に運動麻痺は、皮質や大脳基底核の障害に比べると軽いことが多い。

2-7　全か無か―大脳の知覚障害の傾向―

2-7-1　感覚神経の通路―内包後脚障害―

　大脳で最も重い知覚障害を起こす部位は、視床からの感覚神経が皮質へ達する通路となっている内包後脚（posterior limb of internal capsule；被殻、淡蒼球、尾状核、視床に囲まれた白質帯）である（**図4-12**）。内包後脚には、**図4-12**にあるように、顔面（F）、上肢（A）、下肢（L）の運動神経が、同一部位の感覚神経（f、a、l）と共に走っているので、知覚障害だけでなく運動障害（片麻痺）も重く、発汗・浮腫・チアノーゼなど合併症も多い。

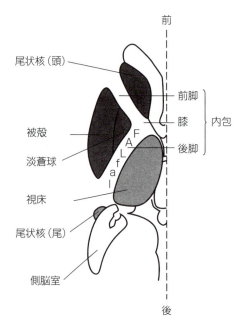

図4-12　内包、基底核と視床との関係（水平断）
（Waxman 2000）

2-7-2 一次体性感覚野（頭頂葉感覚中枢）―ブロードマン（Brodmann）の3a野、3b野、1野、2野および感覚連合野―

　この部位は対象物の特徴や性状を識別する感覚中枢であるので、当然のことながら立体覚、2点識別、局在、重量や材質などの識別知覚と、運動覚・位置覚などの固有感覚が障害を受ける。したがって、物体の識別の困難、道具使用の拙劣さがみられるのが特徴である。温度覚、痛覚などの障害は、みられないか軽度である。

　知覚障害以外で特徴的なのは、ゲルストマン（Gerstmann）症候群（手指失認、左右障害、失書、失算）と、失認・失行・失語などの高次脳機能障害であろう。

2-7-3 識別知覚ほど侵されやすい

　脳血管障害による片麻痺者62名を対象にまとめた知覚障害の特徴（澤ら 1989）と、180名を対象に体性感覚誘発電位（somatosensory evoked potentials：SEP）と11種の知覚モダリティによる知覚検査によって大脳の障害によって引き起こされる知覚障害のパターンを調べた報告（河野ら 1994、河野ら 1998、河野ら 2001）では、共に以下のような結果が出ている。

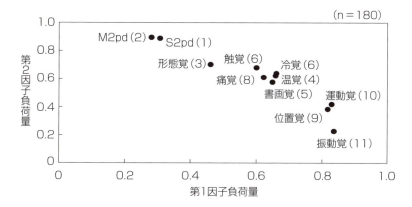

図4-13　各種知覚の難易度
　図中括弧内の数値は、知覚脱失症例数の多かった順位を示す。この順位は第1因子の因子負荷量が小さい順位とほぼ一致し、かつ、第1因子・第2因子間で各種知覚障害は直線的な反比例関係にあることから、抽出された2因子は知覚の難易度の違い（容易群と困難群）を意味していると推測できる。各種知覚障害の順位から考えると、第1因子は難易度の低さを、第2因子は難易度の高さを表していると推測される。
　（河野ら 1998より、一部改変）

＊知覚は、障害されるかされないかの二極化傾向（全か無か）にあった。
＊防御知覚より識別知覚のほうが難易度が高く、かつ障害を受ける率が高い（**図**4-13）。
＊異常知覚があるほど各種知覚が障害され、特に識別知覚の障害度が高い。

引用文献

荒木淑郎(1994)：最新神経病学，改訂第3版．金芳堂，京都，p.341，p.343，p.347，p.358．
Cailliet R(荻島秀男・訳著)(2000)：図説運動器の機能解剖．医歯薬出版，東京，p.61，p.63，p.66．
Collins RD(1982)：Illustrated manual of neurologic diagnosis, 2nd ed. Lippincott, Philadelphia.
Gertz SD(山内昭雄・訳)(1996)：リープマン神経解剖学，第2版．メディカル・サイエンス・インターナショナル，東京，pp.13-16．
平山惠造(1971)：神経症候学．文光堂，東京，p.726．
河野光伸，大阪純子，松葉正子，高橋 修，才藤栄一，他(1994)：脳血管障害者の体性感覚とSEP(体性感覚誘発電位)－特にSRP良好波形に関して－．作業療法13(特別号)：128．
河野光伸，才藤栄一，高橋 修，大阪純子，松葉正子(1998)：脳血管障害者の手指感覚機能．作業療法 17：52-60．
河野光伸，才藤栄一(2001)：感覚障害．総合リハ29：1095-1100．
中村隆一，齋藤 宏(2000)：基礎運動学，第5版．医歯薬出版，東京，pp.456-457．
澤 俊二，岩崎テル子(1989)：成人片麻痺手のSENSORY障害に対するOTアプローチ－触知覚再教育の効果と限界－．OTジャーナル 23：868-876．
杉岡 宏(1983)：腕神経叢損傷の診断と治療．日整会誌 57：5．
田崎義昭，斎藤佳雄(1994)：ベッドサイドの神経の診かた，第15版．南山堂，東京，pp.188-189，p.192．
Waxman SG(2000)：Correlative neuroanatomy, 24th ed. McGraw-Hill, New York, pp.45-50, pp.55-57, p.150.
Wilkinson IMS(岩田 誠，岩田 淳・訳)(2000)：簡要神経学，第3版．メディカル・サイエンス・インターナショナル，東京，p.83．

第5章
知覚のリハビリテーション

　知覚が障害されると、外傷や熱傷のリスクが高まり、物体に対する探索、識別が困難になるが、それだけでなく運動機能にも影響が及ぶ。特に手は、知覚によって正確で滑らかな動作が遂行可能となっているため、いったん知覚が障害されると、その手の動作は拙劣となり、本来もっているその優れた精密な機能はまったく発揮されなくなってしまう。

　この章では、より高いレベルまで知覚を回復するためにはどのような改善を促すことができるのか、また、それが困難な場合には、残存している知覚をどのように見つけ、それをどのようにいかしたらよいかについて述べていきたい。

1 知覚のリハビリテーションの歴史的変遷

　知覚の障害があると日常生活や仕事などに重大な影響がもたらされるため、知覚機能や知覚障害に対する注意深い検査の必要性が求められ、古くからその障害を軽減するためのリハビリテーション技術の重要性が強調されてきた（Forsterら 1959）。今日行われている知覚障害に対するアプローチを理解し、さらに前進させていくためには、その歴史的な変遷を知っておく必要がある。多くの研究者や臨床家は、ひとの手の知覚に驚嘆し、その機能の解明や障害の回復に熱い思いを抱き、地道に、しかし着実に歩みを進めてきた。その歩みを知ることで、知覚に障害があってもその回復を諦めず、知覚障害を克服する方略を見つけるヒントを得ることにつながると信じている。

　ここでは、手の知覚障害に対する直接的なアプローチの変遷とそれに大きく影響を与えた臨床家、研究者の活動について概観する。ボバース療法（Bobath therapy）や認知運動療法（cognitive therapeutic exercise）、CI療法（constraint-induced movement therapy）なども知覚障害に対してアプローチを行っているが、特定の治療的アプローチについて触れることは本書の範囲ではないので、直接知覚の障害に働きかけを行った研究、臨床実践に関する歴史的な変遷をたどってみたい。

1-1　物体を利用した識別再訓練

　知覚に障害のある手や上肢に対するアプローチは、かなり古くから行われてきた。可能な限り入手できる文献を調べてみると、そのアプローチは治療（treatment；Forsterら 1959）、あるいは再訓練（re-training；Van Buskirkら 1955、Forsterら 1959、Vinogradら 1962）、立体覚訓練（stereognostic training；Ferreri 1962）、知覚訓練（perceptual training；Taylorら 1971）などと表現

され、実践されてきたことがわかる。これらは主に脳卒中後の片麻痺を対象にしたもので、「患者の残存している頭頂葉に**エングラム**（engram；記憶を担う実体）をつくることで、それによって患者は再び知覚モダリティを用いることができ、障害を代償することができる」（Forsterら 1959）という考えに基づいており、位置覚障害がある場合には物体の操作を3次元的に様々な方向から観察させることで、視覚によって新しいエングラムを構築させたり、繰り返し物体を識別させることで失った知覚モダリティを反復刺激し、識別させる方法（Forsterら 1959、Vinogradら 1962）が行われた。Vinogradら（1962）はその結果を肯定的に報告し、それを推奨しているが、麻痺手の使用には結びつきにくかったとも報告している。

　また、Van Deusen Fox（1964）は、脳卒中後の片麻痺手に対して、知覚刺激を加えた状態とそうでない状態で、指の局在、立体や形態の識別などが変化するかを調べており、指の局在や立体覚に変化があったと報告しているが、具体的な変化の詳細については明らかにしていない。また、Taylorら（1971）は、材質や形態、図形などを用いた知覚訓練を行った群とそうでない群の比較研究を行っているが、2群の差や知覚訓練に関する十分な効果は報告されていない。当然ではあるが、この頃にはまだ神経生理学的な根拠に基づくアプローチは行われておらず、その効果判定としての知覚の検査も的確に行われていなかった。

　一方、末梢神経損傷の知覚障害に対するアプローチとして**知覚再教育**（sensory re-education）のプログラムを最初に紹介したのは、**Christopher B. Wynn Parry**である。当時、末梢神経修復後では、運動機能に比べて知覚機能の回復は不良であるといわれていた。Wynn Parry（1966）は、手関節部での正中あるいは正中・尺骨神経損傷後の修復術が行われた患者に知覚再教育を実施し、非常に良好な回復結果を示している。Wynn Parryの知覚再教育プログラムは、物体の形状の識別、素材の識別、局在の修正の3種目について、10分間のプログラムを一日に4回行うというもので、それを23名の患者に実施している。成績については、訓練を行った3種目を、訓練時とは異なる物体や素材に差し替えて調べており、各識別に要した時間と正確さで判定している。その結果、物体や素材の識別の成績や刺激部位の定位が良好に回復したことで、正中神経縫合後のリハビリテーションにおいて、知覚再教育の意義を認めさせるものになったといわれている。

　Wynn Parryは知覚の神経生理学に基づいてその効果を説明しているが、この段階ではまだ、物体の形状や性質など、その特徴の識別を促すための識別訓練という域を出ておらず、さらに、知覚再教育後も指腹の2点識別（two-point discrimination：2pd）は改善していないことから、2pdは静的な検査であり、活動的な手の使用を反映するものではないという認識を示している。このWynn Parryの実践報告（Wynn Parry 1973、Wynn Parryら 1976）が、のちにDellonが動的2点識別（Moving two-point discrimination：M2pd）（Dellon 1978）やピックアップ検査変法（Modified picking-up test）（Dellonら 1983）を開発するきっかけになったであろうということは、容易に想像できる。

1-2 防御知覚障害と保護プログラム

　末梢神経損傷に対する知覚再教育は、末梢神経の回復に合わせて知覚機能の改善を促すものであるが、残念ながらその回復が期待できない場合もある。そのような場合には、四肢に重大な損傷や外傷のリスクが生じる。それをどのように回避、予防したらよいかという困難な問題に挑戦したのが、**Paul W. Brand**である。Brandら（1969a、1969b、1973）は、運動機能は残存しているものの、主に知覚が失われてしまった、無知覚な四肢や手足（insensitive limb, hand, foot）では、持続的あるいは繰り返し受けるストレスをコントロールすることができず、炎症や潰瘍を招き、ひいてはその増悪により切断に至る可能性が高いことを指摘した。このことから、知覚が障害された手や無知覚手では、日常で手を使う方法の再教育を行うこと、外傷を招く環境要因からの回避方法やそれへの適応方法を示すこと、適切な手袋などを装着することで損傷を受けないように手を保護すること、などが勧められている。さらに、手を使用しているときに生じるストレスによって組織損傷の可能性がわかるように、感圧性のディスクやマイクロカプセルを用いた手袋の開発を行った。感圧性のディスクは、指に貼付する直径6mm、厚さ1mmのディスクで、道具を使用した作業を行うときに過剰な圧をブザー音によって知らせるものである。マイクロカプセルを用いた手袋は、一定の圧が繰り返されると破れて青染する微小なカプセルが均等に仕込まれたものである。これらを装着することで、どの部位にどの程度の圧が加わるのかを調べ、患者教育への活用が試みられた。

　また、Brand（1979）は、組織損傷を招くストレスとして、集中的な高い加圧のみならず、低い加圧の持続や繰り返しも見逃してはならないことを指摘し、無知覚肢においては生活の中でこれらを患者自ら管理することが必要であるとして、その具体的な方法を述べている。無知覚肢（手）に関するBrand（1979、1980）の地道な研究報告は、のちにCallahan（1990）によって、防御知覚障害に対する代償的な方法として、知覚再教育の中に位置づけられていく。

1-3 神経生理学に裏づけられた知覚再教育の幕開け

　A. Lee Dellonはジョンズ・ホプキンス大学の医学生であった頃、「末梢神経修復後の患者の運動機能は回復するのに、なぜ知覚機能は改善しないのか？」という素朴な疑問をもっていた。そして、その疑問を追い続け、途切れることのない情熱と探究心、そして優れた発想力でその困難な道を切り開き、独自の知覚再教育の方法を構築していった。そして、末梢神経損傷

後の神経再生の状態にある患者では、再生神経が分布している知覚領域が刺激されたとき、自身の脳内で生じている神経興奮のプロフィール[注]が損傷後には変化しているため正しく解釈できないとして、「知覚再教育プログラムは、神経の回復過程の適切な時期に、特異的な知覚のエクササイズを行うことで、変更された興奮のプロフィールを正しく解釈するのを助けるものである」と知覚再教育を位置づけたのである。このように、Dellonの提唱する知覚再教育（Dellonら 1974）は、末梢神経損傷によって生じた末梢・中枢神経の変化を理解し、さらに、損傷神経の回復のプロセスとそれを調べるための検査方法、その検査の健常値などの研究に基づいて、末梢神経の回復時期と状況に合わせたプログラムとして立案されたもので、それまで行われてきた物体を識別する知覚再教育の意義や方法とは異なる、画期的なものであった。この知覚再教育に関する最初の論文（Dellonら 1974）は、知覚再教育プログラムを実施したわずか9名の1年目の結果を報告したものであるが、知覚のリハビリテーションとしての大きな一歩であった。

1-4　知覚のリハビリテーションの体系化

　その後、Dellonは、Mountcastleらの論文をはじめとして膨大な神経生理学の論文を読破していく中で、それらを根拠とし、時には批判しながら臨床的解釈に取り入れていく。そして、神経の回復に応じた適切な時間と使用する刺激物体によって知覚再教育プログラムをデザインし、知覚検査と再教育に関する研究報告をまとめ、知覚のリハビリテーションとして体系化し、『Evaluation of sensibility and re-education of sensation in the hand』（Dellon 1981）を上梓した。これが、現在、世界中で行われている知覚検査と知覚再教育プログラムのもとになっている。この日本語版は、1994年に内西兼一郎の監訳により『知覚のリハビリテーション―評価と再教育―』（協同医書出版社）として出版された。内西は「監訳者の序」の中で次のように書いている――「"知覚の再教育"という概念は、それまで漠然とは考えていたものの、知覚の訓練方法を具体的に示すものとして、きわめて衝撃的であった。彼（Dellon）は、このつかみどころのない"知覚"のリハビリテーションを、数多くの科学的根拠を示しつつ、私どもに教示してくれた」。
　筆者を含め、この本を読むことで"知覚"に引き込まれ、"目からうろこが落ちる"という感動を味わった読者は数知れず、Dellonによる知覚再教育の考え方と実践方法は世界を席巻していった。これがきっかけとなり、手のリハビリテーション領域では、知覚再教育が盛んに行わ

注）Dellonは、ナットを手に持ったときの例を挙げ、そのときの知覚刺激による興奮が皮質の感覚野に投影された状態を神経興奮のプロフィール（profile of neural impulses）と呼んでいる。

れるようになり、様々な実践方法が紹介され、知覚再教育は治療の一環として実施されるようになっていった。

　Callahan（1990）とCarter-Wilson（1991）は、Dellonの知覚再教育に自らの豊富な臨床経験を加え、知覚再教育プログラムを詳細に解説した。これらのプログラムは、Dellonのプログラムと同様、多くのセラピストに参照され、用いられていった。特にCarter-Wilsonは、Dellonによる生理学的理論に加え、多くの神経生理学的な研究を根拠とし、それに自身の経験値を加えて、知覚再教育プログラムを洗練させていった。Carter-Willsonは実践の根拠として、本邦の生理学者である岩村吉晃によるサルの体性感覚野における知覚の体部位再現に関する研究論文（Iwamuraら 1978、Iwamuraら 1980、Iwamuraら 1983a、Iwamuraら 1983b、Iwamuraら 1985a、Iwamuraら 1985b、Iwamuraら 1985c）をはじめとして多数の論文を引用しており、岩村による体性感覚野の基礎研究がこの分野において世界的に影響を与えたことが伺える。

1-5　知覚過敏と減感作療法

　有痛性の瘢痕や切断端、挫滅損傷などの知覚過敏に対する治療法として、当該部位を叩打したり、振動刺激を加えることで改善しようとする試みは、かなり以前から経験的に行われていた。**Elizabeth J. Yerxa**（Yerxaら 1983）と**Luis M. Barber**（1990）は、減感作療法として系統立てて刺激が加えられるような段階的治療体系を開発している。第3章の「4-5 知覚過敏の検査―Three-Phase Desensitization Kitによる検査―」（254ページ）でも述べた通り、この方法は知覚過敏（hypersensitivity）に対する**減感作療法**（desensitization）として用いられると同時に、その治療プログラムの効果を調べるための方法としても広く利用されている。これは当初、Barberが所属していた米国・カリフォルニア州ロサンゼルスのクリニックの名称からDowney Hand Center Hand Sensitivity Test（DHCHST）と呼ばれたが、現在はThree-Phase Desensitization Kitと呼ばれ、それを用いた治療はThree-Phase Desensitization Treatmentと呼ばれている。

　YerxaとBarberの報告の中で治療の理論的根拠は述べられているが、知覚過敏の治療は様々な方法を併用して行うため、この減感作のみの効果を明らかにすることは難しく、減感作療法の神経生理学的機序についてはさらなる解明が期待される。

1-6 知覚再教育の発展

　Ruth M. Dannenbaumはカナダの理学療法士である。脳卒中後の片麻痺における知覚障害に対するアプローチを強調し、神経生理学的根拠に基づく知覚再教育のプログラムを示した（Dannenbaumら 1988、Dannenbaumら 1993）。対象は脳卒中後の片麻痺であるが、Dellonの知覚再教育の方法を参考にし、取り入れている。本邦では、作業療法士の澤、岩崎が、Vinogradら（1962）やDannenbaumら（1988）の方法を参照しながら、脳血管障害に対して知覚再教育を実施した（澤ら 1984、澤ら 1989）。

　また、理学療法士の**Margaret Yekutiel**は、1974年にWynn Parryの正中神経損傷に対する知覚再教育に関する講義を受け、それから正式に知覚の再教育に取り組み始めた。基本的なプログラム（Yekutielは「カリキュラム」と表記）は、触覚、固有感覚、物体識別からなる。具体的な再教育の方法は、浮き出た数字・線を触って識別する、腕や手に書かれた数字・アルファベットを識別する、母指の位置を探索する、物体の形状・重量・素材を識別する、セラピストが患者の手を動かして図を描かせるなどで、我々が日常的に識別、認識している様々な運動や動作の特徴をうまく利用している。Yekutiel（2000）は、脳卒中後の早期リハビリテーションにおいて知覚再教育が行われることで、患者の知覚回復が促され、日常的に手をうまく使えるようになると述べている。

　一方、本邦で末梢神経損傷後の知覚再教育についてコントロール研究を行ったのは、Imaiら（1989、1991）である。手関節部での正中神経修復後の患者22名に対して、Wynn ParryとDellonらの知覚再教育プログラムを複合した知覚再教育（新潟大学式）を実施し、その効果をセメスワインスタインモノフィラメント（SWモノフィラメント）による触覚閾値の変化で判定している。知覚再教育の実施群では、未実施群よりも閾値の下降（改善）がみられ、特に年齢が30歳以下の群では、それ以上の群よりも効果があったこと、異常知覚が少なかったことなどを報告している。しかし、SWモノフィラメント検査の値が正常（2.83番（緑））になることはなかったという。

　このように、知覚再教育は、中枢・末梢神経障害を問わず、知覚障害に対するリハビリテーションの治療の一環として広く行われるようになっていった（Dellon 1997）。

1-7　手と脳―知覚再学習の新たなる幕開け―

　1980年代から1990年代にかけて、リハビリテーションの領域では、神経生理学に基づいて構築されたDellonの知覚再教育を参照しながら、知覚障害に対して様々なプログラムが提案され、実施されるようになった。しかし、その効果に関する検証が少々遅れていたこともあり、2000年頃には知覚についての関心や議論がやや下火になっていった。そのような中、再び知覚再教育について注目を集めたのがスウェーデンのLundborgらの研究グループである。

　Göran Lundborgは手外科医であるが、複雑で精緻な器官として"手"を診るにとどまらず、その高い見識と深い洞察力で、1990年代後半から"手と脳"というテーマに取り組んだ。そして、作業療法士である**Birgitta Rosén**と手外科医である**Anders Björkman**らと共に、知覚障害という困難であるが魅力的なテーマに挑戦していく中で、最新の脳科学の研究成果を取り入れ、より洗練された独自のアプローチを開発し、この領域を再び席巻していった。Lundborgはその著書の中で、これらの一連の研究、臨床経験をレビューとしてまとめている（Lundborg 2014）。

　脳内にある体部位再現地図は、末梢からの刺激が入力されないと、その部位は衰退し、隣接部位に置き換えられてしまう。そのため、できる限りその衰退を抑え、求心性入力が失われてしまった再現部位の活動を維持することが必要である。LundborgとRosénらは、正中神経修復後、まだ神経が回復しないうちから、知覚が障害された領域に該当する脳内の再現部位を刺激することを考えた（Lundborgら 1999、Lundborgら 2001）。その方法は、神経修復や再接着などの術直後の患者に対して、小型マイクロホンが取りつけられている知覚手袋（sensory glove system）を装着させ、種々の素材の上で指を動かすものであったが、そのときの摩擦音を聞かせることで素材の識別や接触している指の認識ができることを証明している。末梢神経の損傷であっても、損傷後に末梢からの入力が途絶えると、中枢の知覚再現領域に変化が生じ、その隣接領域に置き換わってしまうという研究成果（Kaasら 1983、Merzenichら 1983a、Merzenichら 1983b、Merzenichら 1984、Merzenichら 1987、Wallら 1985、Wallら 1986）を踏まえ、LundborgとRosénらは、知覚手袋を利用して振動刺激による模倣知覚（artificial sensibility）を生成することで、早期から感覚野の知覚再現領域に刺激を加え、再現地図を温存させようとする知覚再教育を実施し、その実践報告を行った（Rosénら 2003a、Rosénら 2003b、Lanzettaら 2004、Lundborgら 2005）。この知覚手袋使用の効果については、神経修復後の患者を対象にランダム化比較試験（randomized controlled trial：RCT）を行い、手袋の摩擦音による脳の賦活効果を確認している（Rosénら 2006）。さらに、健常者を対象に行った実験では、摩擦音を聞くことで、また、手に触覚刺激を加えている様子を視覚的に観察することでも、体性感覚野の賦活が機能的磁気共鳴画像（fMRI）によって確認されている（Hanssonら 1999）。市販されていない知覚手袋の代わりに、細い棒状物体の先端に各種の素材を貼り、耳元でその素材を指でこ

すって摩擦音を発生させ、その摩擦音を直接耳で聞く方法も報告されている(Svensら 2006)。

また、LundborgとRosénらは、正中神経修復後の患者の経過を2年以上にわたり追試している。その結果を5歳ごとの年齢層でみてみると、5～10歳以下では触知覚は良好な回復を示したが、それ以降から10歳代後半まで回復は下降し、20歳代後半に成績は一時的に上昇していた。そして、これらの回復の曲線が第二言語の学習と類似することを明らかにしている。知覚の機能的な回復は、第二言語の学習のように中枢神経機能による学習のプロセスに基づくとし、青年期における神経修復後の治療効果を改善する方法として、知覚の"再学習"を高めるための訓練プログラムの開発の重要性を強調した。Wynn Parry、Dellonらの報告以来、知覚障害に対するアプローチについては知覚再教育(sensory re-education)という用語が使われていたが、Lundborgら(2001)は、神経修復後の機能的な知覚を再学習する過程であると解釈し、これ以降、「知覚再学習(sensory relearning)」という用語を使用している(Lundborg 2004a、Lundborg 2004b、Lundborgら 2007a)。

Lundborgらの研究はさらに発展を遂げ、求心路を遮断することで脳の可塑的変化を促す研究へと進められていった。非損傷肢の圧迫による阻血や腋窩の神経麻酔によって感覚を剥奪することで、反対側の手の特異的な知覚の鋭敏さを改善する方法が行われていたが(Björkmanら 2004a、Björkmanら 2004b、Björkmanら 2005)、阻血による痛みが大きいため、その後は、損傷同側の前腕部の皮膚にEMLA®CREAMという外用局所麻酔剤(クリーム剤)を塗ることで皮膚からの求心路を遮断し、手の知覚を改善する方法の開発へと移っていったのである(Björkmanら 2004b、Rosénら 2005、Lundborgら 2007a、Lundborgら 2007b)。

その後、点字触読が必要な視覚障害者、振動病による知覚障害、糖尿病性末梢神経障害などに対して行った研究結果やfMRIによる検証など、次々にセンセーショナルな報告を行っている(Björkmanら 2008、Rosénら 2008、Björkmanら 2009、Rosénら 2009a、Lundborgら 2010、Rosénら 2011a)。さらに、最近の研究によって、長年の懸案であったEMLA®CREAMを用いた知覚再学習を行う際の具体的な臨床適用の方法についても明らかにしている(Saleemら 2015)(詳細は342ページの「3)選択的な求心路遮断による識別機能の向上」を参照)。

一方、オーストラリアの作業療法士である**Leanne M. Carey**は、脳卒中後の片麻痺患者について、その半数以上が体性感覚の障害を有しているが、それにもかかわらず、その評価や治療への取り組みは遅れており、その臨床実践と研究内容には大きな溝が存在していることに関心をもった。そして1993年以降、体性感覚、特に触知覚と固有感覚の識別障害に関する研究に着手し、それらの障害の量的な検査方法の開発とともに、治療的な知覚識別プログラムの効果の検証に取り組み、成果を上げつつある(Careyら 1993、Carey 1995、Careyら 1996、Careyら 1997、Careyら 2002、Careyら 2005、Careyら 2011a、Careyら 2011b、Carey 2012)。

Careyの共同研究者であるPumpaら(2015)は、オーストラリアの医療機関で行われている脳卒中患者のリハビリテーションについて、オンラインによる調査を行った結果を報告している。それによると、回答した172名の臨床家のうち、62.8％は作業療法士で、32.7％が理学療法士であった。回答者の大半(93.0％)は脳卒中の知覚障害についてルーチンに評価を実施して

いた。通常、触覚と固有感覚の検査が行われていたものの、その多く(70.4％)は標準化された検査方法を用いていなかった。回答者のほとんど(97.7％)は知覚障害に対して治療を提供しているとしたが、その内容は、知覚障害に対する代償的な方略と知覚再教育の二つが最も頻度の高い対応であった。また、いわゆるエビデンスに基づく治療の選択は一般的に行われておらず、回答したセラピストはそうした知覚リハビリテーションの実施に関して壁を感じていた。その理由として、多くの症例を抱えて時間的な制約があることや、学術的な裏づけをもつ体性感覚の評価と治療の手段が得にくいことを挙げていた。Pumpaら(2015)は、今日、体性感覚障害に対するリハビリテーションアプローチについて科学的な根拠が積み上げられてきてはいるが、ほとんどのセラピストが体性感覚の評価と治療は重要と認識しながらも、そうしたエビデンスと臨床実践の間には未だ溝が存在することを報告している。

1-8 知覚のリハビリテーションの進展

　脳の可塑的な変化に関する研究は急速に進んでいる。現在では、これらの研究成果に加えて、ミラーセラピー、イメージトレーニング、運動錯覚、ラバーハンド錯覚などが、様々なかたちで知覚のリハビリテーションアプローチの手段として用いられている(Svensら 2009、Paula 2016)。また一方で、ひとの手の知覚の情報処理過程や知覚障害を改善する研究から派生して、義手、ロボットに擬似的な知覚をもたせる取り組みも行われている(Rosénら 2009b、Antfolkら 2010、Antfolkら 2013)。

　脳卒中後遺症による知覚障害についても新たな展開が始まっている。Careyら(2018)とその共同研究者のCahillら(2018)は、脳卒中後に体性感覚の障害がみられた144名に対し、識別能力を再訓練するためのSENSe(Study of the Effectiveness of Neurorehabilitaion on Sensation)を用いて、識別訓練の効果について臨床研究を開始している。また、Carlssonら(2018)は、通常の靴紐結び、ボタンかけ、巧緻動作、両手動作、カード操作などの課題特異的訓練(task-specific training)と知覚再学習を組み合わせたグループと、課題特異的訓練のみが行われたグループに対して、知覚や運動機能、日常生活活動(ADL)における手の使用能力のみならず、活動の参加や人生の満足度までを含めた訓練効果を検証するための研究(SENSory re-learning of the UPPer limb after stroke：SENSUPP)に取り組んでいる。この研究には、末梢神経損傷に対する知覚再学習をリードしてきたRosénやBjörkmanも共同研究者として参画しており、彼らの長年の研究成果が脳卒中後片麻痺の知覚障害の検査や治療に反映されている。現在、知覚(体性感覚)のリハビリテーションへの橋渡し研究(translational reserch)の大きなうねりが起きつつあり、SENSeやSENSUPPの研究の成果が待ち望まれるところである。

　知覚の回復を諦めていた時代から、識別訓練を経て、積極的な知覚再学習へと至る歴史を紐

解くと、その効果が得られなかった研究も、その効果を世に認めさせた研究もある。いずれの研究からも、我々は多くを学ぶことができ、次につながる新たな発想を得ることができる。時に立ち止まり、過去を振り返ることで、文字通り"再学習"することができる。どの時代にも、知覚障害があってもその回復を諦めず、知覚機能を回復させたいと願った臨床家や研究者の思いは途絶えることなく続き、今日まで連綿と受け継がれてきたのである。私たちは、この領域に情熱を注いできた偉大な巨人の肩の上に乗ることで、少し先にある"知覚のリハビリテーション"の展開を眺めることができ、展望を拓くことができるのである。先達の尽瘁に感謝し、多くのセラピストと共に、知覚のリハビリテーションのさらなる高みを目指して歩みを進めたいものである。

2 知覚のリハビリテーションのとらえ方

　前節「1．知覚のリハビリテーションの歴史的変遷」で述べた通り、知覚のリハビリテーションの歴史を振り返ると、早い時期から脳卒中後の片麻痺に対して、失われた知覚を回復するために様々なアプローチが行われてきた。その後、末梢神経損傷に対して知覚再教育が体系的に行われるようになり、今日では脳の可塑的な変化を踏まえ、知覚障害に対するリハビリテーションの一環として、知覚再学習や体性感覚障害に対する様々な治療的アプローチが行われている。

2-1　理論的背景

　1970年代においては、末梢神経損傷後に神経の修復術が行われても、成人では良好な知覚機能の回復はあまり期待できないというのが、予後に関する一般的な考え方であった。Wynn Parryは、正中神経損傷の症例に知覚の再教育を行い、その著書や論文の中で知覚再教育のプログラムとその効果について紹介した（Wynn Parry 1973、Wynn Parryら 1976）。

　Dellonら（1974）は、末梢神経損傷に対する知覚再教育の実践を報告し、その後、体性感覚に関する膨大な文献研究を行い、それを根拠として基礎研究、臨床研究を進め、知覚再教育の方法を系統立てて実施した。そしてその結果を、過去に報告された治療成績と比較することで、知覚再教育の効果を明らかにした（Dellon 1981）。このDellonの報告をきっかけに、手のリハビリテーション領域では知覚再教育が盛んに行われるようになり、急速な発展を遂げたのである（Callahan 1990、Carter-Wilson 1991、Imaiら 1991、Nakadaら 1997、Fess 2002）。

　一方、微小電極を使ってサルの体性感覚野の情報処理の仕組みが明らかにされるとともに（Iwamuraら 1978、Iwamuraら 1981、Iwamuraら 1983a、Iwamuraら 1983b、Iwamuraら 1985a、

Iwamuraら 1985b、Iwamuraら 1985c、岩村 1991、Iwamuraら 1993、Iwamuraら 1995）、体部位再現地図の可塑性に関する研究も盛んに行われるようになり、末梢神経縫合術などの外科的な処置をサルに行ったあとの皮質の変化までもが調べられるに至った（Merzenichら 1982、Merzenichら 1983a、Merzenichら 1983b、Wallら 1986、Jenkinsら 1990）。これらの研究をもとに、知覚再教育のメカニズムは徐々に解明され、近年では、知覚再教育は末梢神経損傷に対する治療の一環として実施されるにとどまらず、脳卒中後の片麻痺に対しても応用されるようになり（Dannenbaumら 1988、Dannenbaumら 1993、Yekutiel 2000）、さらに足部、顔面など様々な身体部位における知覚のリハビリテーションへと目覚ましく発展してきている（Dellon 1997、Lundborg 2000、Lundborgら 2001、Lundborg 2004a、Lundborg 2004b）。

Dannenbaumら（1988、1993）、澤ら（1989）、Yekutiel（2000）は、末梢神経損傷における知覚評価や再教育の方法を取り入れながら、脳卒中後の知覚障害に対してアプローチを行い、その成果を報告している。岩崎ら（2003）は、知覚再教育は専ら脳内情報処理の再構築に向けられるとしながら、動作障害や知覚の脳内情報処理機構が同じである以上、評価と再教育の方法は基本的に末梢神経損傷の場合と異ならないと述べている。Yekutiel（2000）は、脳卒中後の手の知覚のリハビリテーションプログラムの鍵として、以下の2点を挙げている。第一は、脳の機能的な可塑性には十分に知覚が回復する余地が残されているということ、第二は、脳は活動依存的（activity-dependent）に再構築されるため、神経の可塑性は要求に応じて適応的に反応するということである。

2000年代初頭より、Lundborg、Rosén、Björkmanらの研究グループは、末梢神経損傷に対する知覚再学習として、脳の可塑性に関する研究をもとに、損傷された末梢神経が回復するより前に、中枢の感覚野の変化に対して積極的に調整、働きかけるアプローチを行ってきた（Lundborgら 1999、Lundborg 2000、Lundborgら 2001、Lundborg 2003,、Lundborg 2004a、Lundborg 2004b、Lundborg 2005、Lundborgら 2007a、Lundborgら 2007b、Rosénら 2003a、Rosénら 2004、Rosénら 2005、Rosénら 2006、Rosénら 2007、Rosénら 2008、Rosénら 2009a、Rosénら 2011a、Rosénら 2011b、Björkmanら 2004a、Björkmanら 2004b、Björkmanら 2005、Björkmanら 2008）。過去の歴史を振り返っても、末梢神経損傷に対する知覚障害へのアプローチがまず体系化され、それを踏襲、適用するかたちで中枢性障害に対する再教育が行われてきた。そして今や、知覚のリハビリテーションとして行われている方法の多くは、末梢・中枢のどちらの神経障害にも適用することができると考えられる（Weissら 2011）。

Katz（1989）は「手はそれ全体で一つの感覚器官として働いている」と述べているが、知覚のリハビリテーションを進めていくと、まさに、ひとが生活するための"手"をどのように知覚の側面から再構築し、その繊細で複雑な知覚と運動のコントロールをどのように獲得したらよいか、という問題に直面する。そこで本節では、末梢・中枢神経障害における知覚障害の特性を踏まえながら、何を手がかりとして、どのような側面をターゲットに知覚の障害された手や上肢のリハビリテーションを進めていくかについて述べていきたい。

2-2 治療的アプローチのポイント

　Wynn Parry(1966)やDellonら(1974)により知覚再教育によって知覚機能は改善することが可能であるという報告がなされるまでは、末梢神経断裂後、神経縫合術が行われ、ある程度知覚が回復して触られていることがわかるようになっても、それを実際の知覚の機能として活用することは難しいという考えが大勢であった(Dellon 1981)。患者は、ポケットの中に何かが入っていることはわかっても、そこから特定の物品を選び、取り出すことができない、あるいは、物体を持つことはできても、それを持ち続けることができずに落としてしまう(Fess 2002)、などの事例がみられたのである。このように、末梢神経の回復と実際の知覚機能の回復にギャップがあるのはなぜであろうか。この原因として考えられるのが、末梢神経の回復時に生じる、末梢と中枢における次のような変化である。そして、この原因に目を向け、末梢・中枢神経の回復と知覚機能との回復を理解し、そのギャップを埋める方略を探ることが、知覚のリハビリテーションのスタートとなる。

2-2-1　末梢における変化

　断裂した末梢神経の縫合術後、うまくいけば再生軸索は元通りの神経周膜に入り、さらに元と同じ種類の受容器を支配することができる。しかし、実際には、このような回復に至ることは稀であり、様々な変化が生じてしまうことのほうが多い(Dellon 1981、Lundborg 1993)。たとえば、末梢の受容野を正しく機能させるための軸索数の減少、誤った神経線維と受容器の組み合わせ、1本の線維が複数の受容器を再支配するなどの異なった末梢受容器との新たな組み合わせ、末梢の受容野を過誤神経支配(misdirection)してしまうような組み合わせ(図5-1)、さらには伝導速度の遅延など、様々な状況が起こる。

　末梢で生じたこれらの変化によって、たとえ触覚が回復したように見えても、皮膚刺激に対する感じ方が変わったり、その部位を正しく定位することが困難になる。

2-2-2　中枢における変化

　一次体性感覚野の3b野には身体部位を投射した体部位再現地図があるが(Iwamuraら1983a)、末梢神経損傷の回復時には、再生神経線維は以前と異なった末梢の終末器官を再支配することがある。そして、求心性神経がもたらす信号の変化により、皮質の再現地図が書き換えられてしまうことがわかっている(Chenら 2002)。Merzenichらのグループ(Merzenichら

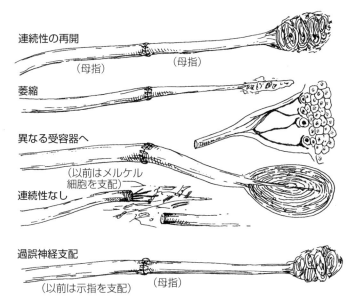

図5-1　末梢神経の回復
再生軸索は適切な終末器官に到達するが、変性した受容器に到達したり、以前とは異なった受容器に到達することも考えられる。また、末梢の神経内膜に入っていくことができなかったり、以前とは位置の異なる受容器を支配（過誤支配）してしまう可能性もある。
（Dellon 1981）

1982、Merzenichら 1983a、Merzenichら 1993b、Wallら 1986）は、微小電極をサルの3b野に挿入して、正中神経断裂後の体部位局在再現地図の可塑性について調べている。それによると、末梢神経は損傷前とは異なる状態に回復するため、その回復状況に応じて皮質のニューロンは多重の皮膚受容野をもつようになる。また、皮質における正中神経支配領域は不連続的な小さなパッチとして再現される場合もあるという（**図5-2**）。

　体性感覚野には順序性階層関係があるといわれており（岩村 2014）、3b野の体部位再現地図に変化が起これば、その上位にある1野、2野も影響を受け、皮質での情報の統合が困難となることが予想される。つまり、末梢神経損傷後、その変化は、直接損傷された神経軸索や受容器はもとより中枢にまで及び、体性感覚野3b野における機能再現地図を変化させ、さらに1野、2野で行われている物体の形態や材質の識別などの機能までもが影響を受けると考えられる。したがって、神経修復術を受け、神経が回復することである程度知覚が回復しても、患者はその部位を正しく定位できず、触っている物体の材質や形態、特徴を判別することが難しく、さらに、物体の特徴に応じた的確な把握や把持力のコントロールも困難となる。知覚機能が十分な力を発揮できるように、その回復段階に応じてリハビリテーションを進めていかないと、その動作は拙劣なままになってしまい、その手は積極的に使用されなくなってしまうのである。

　それでは、実際にどのように治療的アプローチを進めたらよいのだろうか。以下、そのポイ

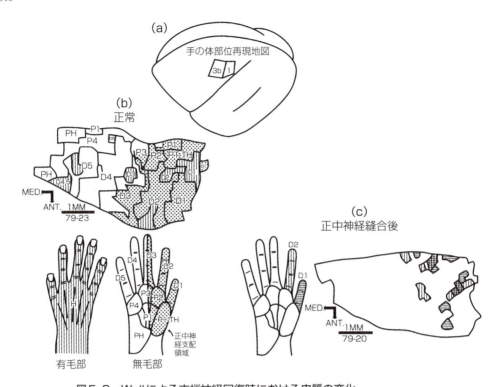

図5-2 Wallによる末梢神経回復時における皮質の変化
aとb：サルの3b野(a)における体部位再現地図(b)。
c：正中神経を断裂させ、縫合したあとの変化。指のD1、D2は小さなパッチ状に散在し、さらに複数の受容野をもつ領域（縦線と横線）が出現している。
(Wallら 1986)

ントについて解説する。

2-2-3 脳血管障害による知覚障害の特徴

　知覚障害がどのような状態にあるのかを見極めていく際、疾患特有の特徴を頭に入れておくことは、治療計画を立案するうえで大切である（岩崎ら 2003）。脳血管障害後に起こる知覚障害の特徴について、成人片麻痺者の手に限定すると次のようになる——①難易度の高い知覚、つまり2点識別や物体の形態の識別ほど障害されやすい、②異常知覚を有していると知覚はより重度に障害される、③特に異常知覚があると識別知覚が侵されやすい（河野ら 1994、河野ら 1998、河野ら 2001）。また、澤ら（1989）による62例の成人片麻痺者の詳細な知覚検査の報告では、ほぼ上記と同じ傾向を示していたが、さらに脳血管障害後の知覚障害の特徴を六つのカテゴリーに分けて示している（**表5-1**）。
　Connelら（2008）は、脳卒中後の片麻痺患者70名（40〜85歳、平均年齢71±10.0歳）の体性

表5-1 脳血管障害による知覚障害の六つの特徴

① 一般的に、運動麻痺の程度と知覚障害の重症度はほぼ一致した。しかし、運動麻痺の程度が軽いにもかかわらず、知覚障害の重い例が5例存在した。5例とも視床出血であったが、知覚障害のパターンは一様ではなかった。これは、視床の障害部位（核）の違いによるものと考えられる。
② 痛覚、指腹の振動覚、動的触覚の脱失例は比較的少なかったが、識別知覚になると脱失例は増加し、かつ、全か無かの二極化が進む傾向にあった。
③ 一般的に、温痛覚などの防御知覚不良例は、識別知覚も不良であり、逆に防御知覚良好例は、識別知覚も良好であった。
④ 固有感覚は、肩関節すなわち近位部では保たれ、手指の関節など遠位部が障害される傾向にあった。
⑤ 異常知覚を有する症例は62例中33例（53％）にのぼり、そのほぼ全員がしびれ感（ジーン、ビリビリ、ザワザワ）を主訴としていた。部位は、顔面と患側手、半身全体、患側手のみがほぼ三分の一ずつを占めた。異常知覚の常時存在は5例、夜間のみは2例、皮膚刺激時のみは26例とばらつきがあった。
⑥ 上肢全知覚脱失が2例（3.2％）存在した。

（澤ら 1989）

　感覚障害の出現頻度とその回復に関する研究で、触知覚の障害が7〜53％、立体覚の障害が31〜89％、固有感覚の障害が34〜63％であったと報告している。そして、触知覚に比べ、固有感覚や立体覚がより高い頻度で障害されていたと述べ、また、体性感覚障害の程度は脳血管障害の重症度の最も重要な要因となり、体性感覚障害は回復の予測に最も重要であったと報告している。

　一方、Careyら（2011b）は、リハビリテーション施設に12カ月以上入院している41名の脳卒中後の片麻痺患者について、プラスチック表面のリッジ（隆起した部分）を識別する独自の触知覚識別検査（Tactile Discrimination Test）（Carey 1995、Careyら 1997、Carey 2002）を用い、テクスチャー（質感）の識別能力を調べたところ、識別障害が47％の患者において麻痺側の手に、16％が非麻痺側の手に認められたと報告している。さらに、手関節の位置覚障害について、独自に開発した手関節屈曲・伸展方向の識別検査（Wrist Position Sense Test：WPST）（Careyら 1993、Carey 1995、Careyら 1996、Careyら 2002）を用いて調べたところ、49％において麻痺側に、20％において非麻痺側に認められたことを報告している。少なくともリハビリテーションを受けている患者の67％に1種類以上の知覚モダリティ障害を示したことになる。また、非麻痺手においても、重症度は低いものの、体性感覚に障害が認められたことも臨床的に重要であると述べている。

2-2-4 脳血管障害の知覚障害パターンの違いによる上肢動作障害とADL障害などの特徴

　岩崎ら（2003）は、中枢神経障害による知覚障害が引き起こす動作障害は、末梢神経損傷の場合と相似すると述べ、識別知覚障害による探索・識別の困難、固有感覚障害による手のフォームを作ることの難しさ、物体の持続的把持の困難・把持力の調節困難、あるいは、運動調節の不良、立体覚障害や固有感覚障害による物体移動の円滑さの欠如、などが出現すると報告している。知覚障害が引き起こす上肢の動作障害および日常生活上の障害は、知覚障害のパターンの違いにより**表5-2**のように異なる（澤ら 1989）。これらについては、同様の障害が他

表5-2　知覚障害パターンの違いによる動作障害

①**全知覚重度障害の場合**
　運動麻痺が軽度でも動作はぎこちなく、把持した物品を落下させることが多い。また、上肢全体に力が入りすぎたり（左：過剰な筋緊張を示すペグの把持）、失調（sensory ataxia）や不随意的な異常肢位（右：歩行時の異常肢位）をとったりする場合もある。ADL・手段的日常生活活動（IADL）では手は不使用か、簡単な固定に用いる程度である。手の存在感は乏しく、手に対する不安感が大きいという特徴がある。

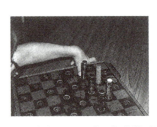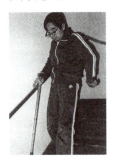

②**防御知覚と識別知覚障害はあるが固有感覚が正常な場合**
　動作は可能であるが、上肢全体に力が入りすぎるために物品の操作は拙劣で、物品を落下させることがある。

③**固有感覚と識別知覚障害はあるが防御知覚がほぼ正常な場合**
　物品の操作は、力が入りすぎるため拙劣である。動きが認識できないため、動作を急ぐと対象物を落としてしまうことがある。

④**識別知覚障害はあるが防御知覚と固有感覚が正常な場合**
　物品の操作は拙劣で、動作時上肢全体に力が入りすぎる。

⑤**数本の手指の識別知覚のみが軽度に低下している場合**
　指の違和感は存在するが、物品の識別は他の手指によって可能であり、ADL・IADL上で特に困ることはない。

⑥**異常知覚のある場合**
　他の知覚がたとえ保たれていても、手の使用には消極的である。他の知覚も障害されている場合には、多くは訓練を拒否し、手をまったく使いたがらない。

（澤ら 1989より、一部改変）

の研究者からも指摘されている（Smaniaら 2003、Careyら 1997）。共通して指摘されていることは、物体の操作が拙劣になり、手の使用が消極的になることである（岩村2001、山鳥1991）。

Careyら（2018）は、脳卒中後の片麻痺患者265名について調べ、体性感覚障害は33.6％に、運動障害は42.9％に認められたと報告しているが、体性感覚障害を有する患者では、活動の遂行が低下しており、手を振るなどのコミュニケーション、筆記具の使用、更衣、物体の保持などの問題について報告している。

2-2-5　糖尿病性末梢神経障害による手の知覚障害の特徴

　脳卒中を発症した患者のうち、糖尿病を合併症として有する者は少なくない。また、血糖値のコントロールが良好でない場合には、糖尿病性末梢神経障害を発生しやすく、自覚的または他覚的に何らかの神経症状を示す者が極めて高率であるといわれている（鬼頭 1975）。中でも知覚障害は特に重要であるが、下肢では早期に振動に対する障害がみられるのに対し、上肢の知覚障害は軽傷とされ、その報告は少ない。ここで述べるのは、糖尿病による網膜症や末梢神経障害などの合併症が進んだ場合の手の知覚障害についてであるが、二つの重要な意義があると考え紹介する。一つめは、有病率の高い糖尿病の合併症として糖尿病性末梢神経障害が進むと、手にはどのような知覚障害が引き起こされるかを理解することである。二つめは、手の知覚障害を補う手段として視覚が使われるが、それが困難な場合には、知覚による動作障害がいっそう浮き彫りになる。そのため、普段見過ごされがちな手の知覚機能の役割をより具体的に理解することができるという点である。

　中田（1994）は、糖尿病性網膜症などを合併し、光覚以下の視覚障害を有している24～63歳の糖尿病中途失明者63名（男性54名、女性9名）の手の知覚障害を調べている（表5-3、表5-4）。その結果、54名（85.7％）の両手に何らかの知覚障害を認めた。また、38名（60.3％）は知覚障害に対する自覚的な訴えはなく、痛覚、温・冷覚の障害があっても、気づいていないか、実際より軽度に認識していた。

　最も障害されていた知覚モダリティは痛覚で、次いで温覚、冷覚、SWモノフィラメントによる触覚、256Hz音叉による振動、30Hz音叉による振動の順であった。錯感覚を呈したのは9名（14.2％）で、それを誘導した刺激は痛覚が最も多く、温覚や音叉による振動刺激によって誘導される場合もあった。また2点識別では、動的・静的2点識別のいずれも、5本の指の中で小指が最も低下（鈍化）していた。

　手の知覚障害は、ほぼ両側性で左右対称性であり、手の背側に比べ掌側、近位部に比べ遠位部、橈側に比べ尺側で強い傾向があった。また、正中神経、尺骨神経の固有支配領域である示指、小指の指腹を比較すると、明らかに小指の障害が強く、正中神経より尺骨神経の障害が重度であるといえる。

　慢性の末梢神経障害には、触覚や振動などに関与する太い感覚神経線維が早期かつ高度に侵

表5-3　視覚障害を有した糖尿病性末梢神経障害による手の知覚障害の特徴

* 手の知覚障害は下肢に比べると軽症とされているが、視覚障害などの合併症が進んだ者では、かなりの高率で、しかも重度の知覚障害がある。
* 知覚障害は85.7％に出現しており、痛覚、温覚、冷覚、触覚、振動覚の順で重度である。
* 錯感覚は14.2％に認められ、痛覚、温覚、振動刺激により出現する傾向がある。
* 知覚障害は左右対称性であり、背側に比べ掌側が強く、手の近位部より遠位部が、橈側より尺側が、示指より小指に強い傾向がある。
* 痛覚、温・冷覚が重度に存在していても、自覚症状が乏しい。

表5-4　視覚障害を合併した糖尿病性末梢神経障害における日常生活上の問題点

* 手を使って温度を確認することができない。
* 物体の材質、形態、重量などが識別できない。
* ランドマークの確認、探索動作が困難である。
* ボタンのかけ外し、紐結び、硬貨や紙幣の使用などの巧緻動作が困難である。
* 点字触読が困難で、過度に指を押しつけて点字を読む傾向がある。
* 薬包を破く、PTP（press through pack）包装から錠剤を取り出すなどの服薬動作が困難である。
* インスリンの自己注射の際、注射針に触れてしまったり、注射部位の確認できず、安全に実施できない場合がある。

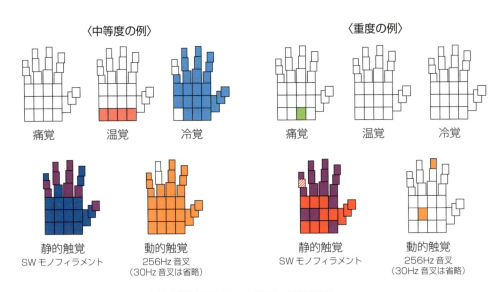

図5-3　糖尿病性末梢神経障害による手の知覚障害
図は右手の検査区分を示している。それぞれ色が塗られている部位は知覚が存在することを表す。なお、静的触覚については、SWモノフィラメントによる色で表示してある。

されるタイプと、細い感覚線維や自律神経線維の変化が先行するタイプがある。糖尿病性末梢神経障害でも、この両様の変化は多少なりとも混在し、進行した段階ではあらゆる神経線維が侵されることになる。糖尿病性末梢神経障害が中等度の症例においては、知覚障害は細い神経線維ほど重度に障害されており、特に痛覚、温覚の障害が顕著である（図5-3の左）。そのため、これらの知覚は、糖尿病の知覚障害の早期発見、重症度の判定に重要であるといえる。また、最も重症な症例では、両手の痛覚、温覚、冷覚、静的触覚、動的触覚がいずれも重度に障害されていた（図5-3の右）。そのため、衣服の裏表や生地などの識別、探索動作が困難で、PTP包装の錠剤やカプセルを指で押して取り出すこと、薬包を破ること、旧式電話のダイヤルを回すことなどが困難であった（中田ら 1990）。

3 知覚のリハビリテーションの実際

　知覚障害のある手を可能な限り安全に、有効に使用していくためのリハビリテーションとして、①防御知覚障害に対する指導と痛みに対する知覚アプローチ、②知覚再学習プログラムの実施、③手の動作学習プログラムの実施、の三つのステップが必要となる（図5-4）。

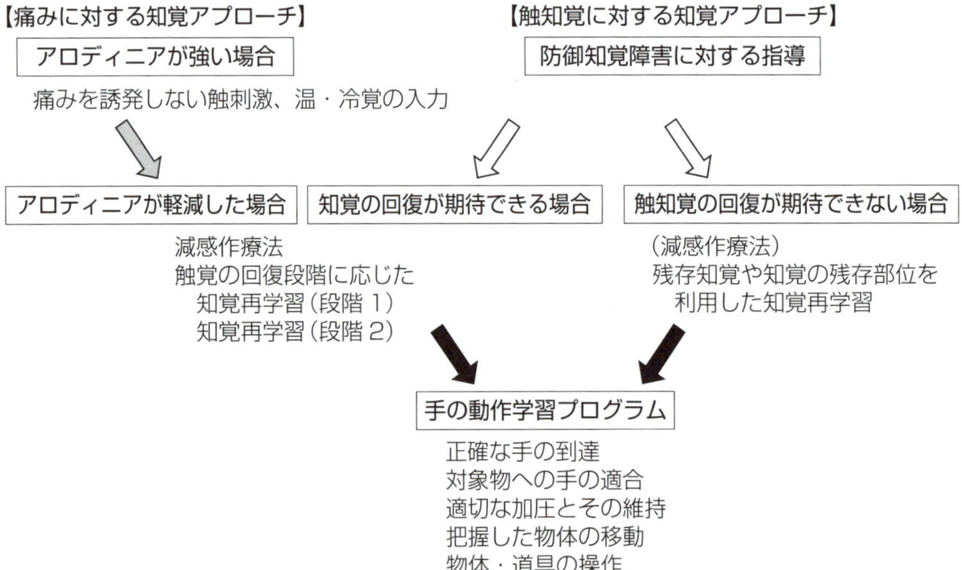

【痛みに対する知覚アプローチ】　　　　　【触知覚に対する知覚アプローチ】

| アロディニアが強い場合 | 防御知覚障害に対する指導 |

痛みを誘発しない触刺激、温・冷覚の入力

| アロディニアが軽減した場合 | 知覚の回復が期待できる場合 | 触知覚の回復が期待できない場合 |

減感作療法
触覚の回復段階に応じた
知覚再学習（段階1）
知覚再学習（段階2）

（減感作療法）
残存知覚や知覚の残存部位を
利用した知覚再学習

↓　　　↓

手の動作学習プログラム
正確な手の到達
対象物への手の適合
適切な加圧とその維持
把握した物体の移動
物体・道具の操作

中田眞由美・清本憲太Ⓒ

図5-4　知覚のリハビリテーション
痛みに対する知覚アプローチで実施する「痛みを誘発しない触刺激、温・冷覚の入力」については、心理面や生活障害にも配慮したアプローチが必要である。なお、減感作療法は、知覚再学習を進めるにあたり、触刺激などに対して過敏状態が生じ、手の使用が妨げられている場合に適時実施する。

最初に行う「防御知覚障害に対する指導」とは、防御知覚障害に対して、二次的な障害を予防し、安全に動作が行えるような方法を指導することである。なお、痛みに対する知覚アプローチについては後述する（365ページの「3-5 手の痛みに対する知覚アプローチ」を参照）。

その後（あるいは同時に）、「知覚再学習プログラム」を実施するが、これは知覚障害に対するアプローチの中核になるものである。知覚再学習によって受容器や神経線維それ自体の数を増やすことはできないが、正しく機能していない皮質ニューロンに刺激を入力し、それを賦活できる可能性が示唆されている。体部位再現地図の大きさは、それぞれの体部位からの感覚入力の重要性と関連し、その部位の利用される頻度も反映されている。脳の可塑性を促し、その体部位再現地図を変化させたり、中枢の受容野を縮小させ、より精度を高めることが可能であることはわかっている。つまり、知覚再学習とは、知覚障害のある皮質再現領域が隣接領域によって剥奪、占有されるという変化を最小限に抑え、損傷前の体部位再現領域を可能な限り維持すること、そして、回復してきた知覚を最大限に活用し、皮質ニューロンの受容野を縮小することによって、空間分解能や識別知覚を高めることを目指すものである。知覚再学習には、残存している知覚や知覚が残存している部位を活用する方略も含まれる。

最後に、以上を踏まえたうえで、「手の動作学習プログラム」を行う。ここでは、知覚再学習で獲得、改善した知覚を活用しながら、種々の動作を安全、正確に遂行でき、より滑らかで巧みな手の動作を学習することになる。

3-1 防御知覚障害に対する指導

痛覚、温・冷覚が低下していたり、それらの回復が望めない場合には、防御知覚障害による受傷や治癒の遷延を予防するための患者指導を行う。当然これは、末梢神経障害、中枢神経障害のどちらの場合にも必要である。痛覚、温・冷覚の障害に関しては、現在のところ積極的にそれらの機能回復を図ることは困難であるため、熱傷、外傷などの二次的な障害を予防し、安全に動作が行えるような方法を指導することで、適切な動作を患者自らが判断し、習慣化することが目標となる。この患者指導は、糖尿病性末梢神経障害のように広範囲に防御知覚が障害される疾患、あるいは、知覚障害が重度にもかかわらず運動麻痺が比較的軽度である場合に、安全に手を使い、動作を遂行するためにきわめて重要である（朝長 1986、中田 1990、中田 1994）。

防御知覚障害に対する患者指導の効果について、Callahan（1990）は、指導を受け、知覚の低下した手を保護する方法を身につけた者は、手の誤用からくる組織損傷を起こさなくなることを報告している。さらに、外傷予防の指導を受けた者は、時間の経過とともに、擦過傷、炎症、水疱、潰瘍、その他の組織損傷が減少することも認められている（Nakadaら 1997）。

この指導がいかされ、自己管理が習慣づけられているかどうかは、熱傷や擦過傷などの組織損傷の発生を定期的にチェックすることと、手の皮膚の状態を観察することで確認することができる（第1章・38ページの「6．失われたことに気づきにくい防御知覚－外傷の危険の増大と治癒の遷延－」を参照）。

3-2　知覚再学習プログラム実施の基本原則

知覚再学習プログラムを進める際には、表5-5に示す基本原則を踏まえて実施する。基本的には個々の患者の状態に合わせて行い、過剰な努力を要することは避ける。そして、プログラムの複雑さや難易度を変化させながら進めていく。そのためには、患者が毎日集中して実施できるように、短時間で頻繁に行えるホームプログラムを組み、セラピストは週ごとにその実施状況や変化を確認する。もし、狙った改善が生じていない場合には、その原因を分析し、実施方法の指導とフィードバックを行うことで促進する。ホームプログラムを提供する場合には、必ず書面により、わかりやすい丁寧な説明がなされるべきである。

表5-5　知覚再学習プログラム実施の基本原則

- 実施にあたり、セラピストによる週ごとの監督とフィードバックの提供を行う。
- 知覚再学習プログラムの実施にあたり、触刺激に対して過敏状態がある場合には、減感作療法を実施する。
- 日々のホームプログラムとして、短時間で、頻繁な訓練セッションを集中的に実施するように指導する。
- 患者の能力の範囲を踏まえ、それに若干の困難さを加えたものとする。
- 過剰な努力を要するものは避ける。
- 回復の変化に合わせ、複雑さや難易度を変化させる。
- 明確で簡便、興味をもって実施できるものとする。
- 知覚再学習プログラムの目的、具体的な実施方法などが書かれた書面を手渡し、十分に説明する。
- プログラムは静かで集中できる環境下で行い、原則1回15分間程度を、一日に数回実施する。
- 注意深く、慎重な手の使用と十分な動機づけを図る。
- 知覚再学習の初期段階では、プログラムの実施中は視覚によって代償すること、両手を使用することは慎重に行う。両手を使用する場合には、目的の手によって刺激を感受したうえで対応しているかどうかを確認しながら実施する。
- 知覚刺激を入力する際は、刺激の種類、刺激を行う部位、刺激強度、持続時間と回数を設定し、常にその適切性について確認する。
- 疾患や障害の特異性に合わせ、その経過や回復に応じた刺激入力のタイミング、短期的効果、長期的効果を検討しながら実施する。

知覚再学習プログラムが実施される場所としては、静かで集中できる環境を設定することが推奨される。さらに患者には、注意深く慎重な手の使用と知覚障害を克服しようという強い動機が求められる。神経修復後の場合には、リハビリテーションの経過は長く、その間に様々な要因が複雑に絡んでくるため、知覚再学習の過程における丁寧な情報提供と的確な説明は極めて重要である（Rosénら　2000）。

　Rosénら（2008、2011b）は、知覚再学習プログラムの早い段階から、両手を用いて知覚情報を入力することで、広範囲の皮質の活性化を促通することを求めている。しかし、知覚再学習で両手を使用する際には注意が必要である。たとえば、知覚再学習の初期の段階で、健側手（非麻痺手）を使用して識別のための物体の保持や固定を行ってしまうと、より感じやすい側の知覚情報を利用してしまい、患側手（麻痺手）の知覚を使用することの妨げになる可能性もあると考えられる。もし、そのような傾向が観察された場合には、両手を使用して知覚再学習を行うことは慎重にすべきである。

　なお、知覚再学習を進めるにあたり、触刺激に対して過敏状態がある場合には、知覚再学習に先立って減感作療法を適宜実施する。

3-2-1　知覚過敏に対する減感作療法（desensitization）

　末梢神経損傷後、神経の回復に伴い、刺激に対する知覚の過敏状態（hypersensibility）が出現することがある。これは、正常では不快と感じない物理的な刺激に対して、極度の不快感を示す易刺激状態である。このような過敏状態があれば、まずは不快な状況をできるだけ排除することが必要である。この症状は神経生理学的に十分に説明されていないが、末梢神経の回復の過程で、求心性伝導路が回復したことにより興奮が伝えられるものの、抑制の機能がまだ十分に回復していないことによる現象であると解釈することができる。

　末梢からの求心性線維による伝達は、興奮を伝えるだけでなく、抑制のプロセスも生じている。Iwamuraら（1995）による皮質ニューロンの活動に関する研究では、接触刺激によって興奮するものだけでなく、抑制的に働くニューロンも発見されている。さらに、軽い接触刺激で興奮し、圧迫では抑制されるニューロンなども見つかっており、これについては、速順応型（興奮）と遅順応型（抑制）の受容器の情報を統合していると考えられている（Iwamuraら　1983a、Iwamuraら　1983b）。損傷後の末梢神経の回復の速さは、受容器や神経線維の種類によって異なる。特に、遅順応型の受容器と神経線維の単位は、速順応型のものに比べると回復が遅れるため、回復過程の早期では興奮と抑制の機能のアンバランスが生じ、このような過敏状態が生じることも予想される。

　これらの症状に対する治療法は、弾力包帯などで持続的に軽い圧迫を加えることが奏功すると報告されている（Dellon　1988）。さらにDellonは、患者が触れている物体を識別する際に、末梢から入力される新しい刺激パターンを、すでに覚えている同じ刺激として認識するのでは

なく、刺激された有用な知覚のみを認識するために、不快な感覚を排除することを学習することが必要であると述べている。減感作療法にはその作用があると考えられている。

また、末梢の触刺激に対する知覚過敏反応について対処していく際には、神経支配を失った皮膚の部位が再現されている皮質の再現領域が縮小したり、あるいは失われ、代わりにその隣接領域の拡大が生じ、その領域を占有することを念頭に置く必要がある。Chenら（2006）は、まず、元の再現領域が縮小あるいは消退し、隣接領域に置き換わった領域に知覚過敏が生じ、再神経支配が生じたあとには、再支配された領域から知覚過敏が起こると述べている。これら知覚過敏への対処法については明確に述べられていないが、末梢神経損傷後、その皮質再現領域に対して入力の空白期間をできる限り防ぐ、あるいは短縮することが必要であると考えられる。この方法については、後出の「3-3-2 知覚再学習・段階1（触覚回復前）」（332ページ）を参照されたい。

知覚過敏に対して行われている減感作療法は、もともと有痛性の切断端や外傷性の瘢痕、神経の挫滅損傷などに対して行われ、経験的にその有用性が認められていたが、その介入の効果を調べる方法がなかったために、Yerxaら（1983）やBarber（1990）によって検査法（Three-Phase Desensitization Kit）が開発された。これを用いて知覚過敏の状態について検査を実施し、個々の被検者が自身の知覚過敏状態の段階づけを行い、その順序に基づいて、外傷後の知覚過敏の段階的治療体系を作っていくのである（具体的な検査法については、第3章・254ページの「4-5 知覚過敏の検査―Three-Phase Desensitization Kitによる検査―」、258ページの資料7「知覚過敏の検査」を参照）。開発者の一人であるBarberは、このThree-Phase Desensitization Kitによる減感作療法は外傷手の知覚過敏症状を軽減させる特殊な方法であり、関係はあるが、知覚再教育に使われるものと混同してはならない、と述べている。しかし、現在は、末梢神経障害に対する知覚再学習の減感作療法の手段として、これらの方法が活用されている（Mackinnonら 1988、Carter-Wilson 1991、Rosénら 2011b）。また、澤ら（1989）は、脳血管障害の異常知覚を有する症例に対して、減感作療法を実施し効果を上げている。

ここでは、減感作療法として、外傷手や切断、瘢痕などに対する知覚過敏症状を軽減する手段や方法について、現在体系だって行われているものを以下に紹介する。

3-2-2 Three-Phase Desensitization Kitによる減感作療法

Three-Phase Desensitization Kitは、素材刺激、接触刺激、振動刺激の3種類の刺激を用い、最も過敏に感じるものからそうでないものまで、患者自身の判断に基づき、10段階に順序づけられる（この段階づけの方法については、第3章・254ページの「4-5 知覚過敏の検査―Three-Phase Desensitization Kitによる検査―」を参照）。その結果に基づき、それぞれ10分間耐えられる段階の刺激を目安として減感作療法を開始する。

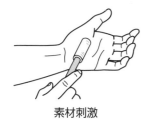 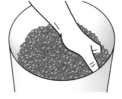 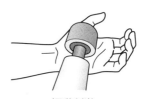

素材刺激　　　　　　　接触刺激　　　　　　　振動刺激

図5-5　知覚過敏に対する段階的な減感作療法
Three-Phase Desensitization Kitの3種類の刺激方法を示す。

　治療は、刺激に対して過敏な部位に、3種類の刺激を1回につき10分程度接触させる（または近づける）ことで行う（図5-5）。たとえば、素材刺激は、木製の棒に様々な素材が巻かれたものを用いるが、それで過敏な部位を軽く擦ったり、転がしたり、叩いたりする。接触刺激は、コットンからプラスチック製ブロックまでの様々な小片が収められた容器の中に手を差し入れて、過敏な部位を押しつけたり、その部位に小物品を上から落としたりする。振動刺激であれば、外来では83 Hzと100 Hzの振動数を出せるキットのVibratorを、家庭では23 Hzと53 Hzの振動数を出せるマッサージ器などを用い、過敏な部位に器具を近づけたり、接触させたりする。それを一日に3～4回実施する。

　開始時に用いた刺激に10分間耐えられるようになったら、最初に順序づけた結果に従って刺激の段階を上げていく。知覚過敏は、耐えうる刺激の強さの段階が上がっていくことや過敏領域が縮小することによって、改善したものと判断される。また、改善の最終到達点は、3種類の刺激が患者によって順序づけられた10段階めに達したときであるが、実際の到達段階は刺激によって異なると報告されている。Barber（1990）は、減感作療法の治療開始からどのくらいの期間で変化が現れたかを調べているが、対象になったほとんどの患者で、2～3週間以内に3種類のいずれかの刺激について段階が変化していることを報告している。

　このほかに、マクラメ編みや金槌打ち、パテや洗濯ばさみのつまみ動作、ボルトのナットはめなどの作業により、過敏部位を積極的に使用するようなプログラムも推奨されている（Barber 1990、Chuら 2001）。

　Göranssonら（2011）は、外科的瘢痕を有したり手根管剥離術が行われた患者39名にThree-Phase Desensitization Kitを用いて減感作療法を行った。その結果、6週間の治療により、VAS（visual analogue scale）による不快/痛みの値や過敏部の大きさなどに優位な変化をもたらし、減感作療法の有効性を報告している。

　なお、ここで、中枢性疾患における異常知覚への減感作療法の適用について述べておく。

　中枢性疾患において異常知覚は半数近くにみられ、不快感は手の不使用に通じ、その治療は患者にとっては切実なものがある（岩崎ら 2003）。

　そもそも異常知覚とは何であろうか。日本神経学会は「自発的に生じる異常な自覚的感覚」とし、しびれや痛み、痛みに近い異様な感じで、ひとにより様々に表現されるとした（福武ら

1994)。中枢性の異常知覚の機序としては、損傷を受けた神経線維の異常な感受性の亢進、新しい受容体の形成、中枢における神経インプルスパターンの変化、疼痛抑制系の変化、多シナプス性経路の活性化などが想定される。異常知覚に対しては、現在のところ、薬物療法、星状神経節ブロック、物理療法などが行われている。

岩崎ら（2003）は、視床出血後の異常知覚が強い右片麻痺者に、末梢神経損傷後に生じる知覚過敏に対して行われている減感作療法を適用した。その結果、異常知覚による右手使用の恐怖感が軽減され、一部の家事動作が可能になったことを報告している。退院後は合併症により永続的な減少効果を得るには至らなかったが、異常知覚に対する治療方法の一つとして有効となりえる症例が存在すること、そして、知覚に着目することで、ADLに変化を生み出す可能性が生まれることを述べている。

知覚過敏、異常知覚に対する減感作療法の奏効機序は十分に解明されていないものの、実施する意義は大いにあると考えられる。しかし、実施に際しては、医師の指導・監督のもと、十分に過敏状態などの変化を観察し、主観的な訴えも聞き取りながら注意深く実施する必要がある。

3-3　知覚再学習プログラム

知覚再学習は、触覚の回復が期待できる場合とそうでない場合では、アプローチの方法が異なる。ただ、いずれの場合にも、知覚の神経生理学、脳科学、精神心理学的研究に基づいて行われる（Buonomanoら 1998、Duffau 2006）。皮質の体部位再現地図における変化は活動依存的であり、その再現地図は、手を使った活動やその触覚経験によって常に描き換えられている。触覚の回復が期待できる場合には、その回復段階に応じて、脳の可塑的変化を積極的に促すための知覚再学習が行われる。

3-3-1　触覚の回復に応じた知覚再学習

第2章の「7. 脳の可塑性―皮質における知覚の可塑性的変化と再構築―」(81ページ)で述べたように、可塑性は「形作られる性質（特性）」として定義づけられるが、脳の可塑性は、周囲の要求に対して機能を変化させる皮質のシナプスの能力を意味する。短期的には、それらはアンマスキング（顕在化）あるいはすでに存在するシナプスの増強として、その機能はすぐに作り替えられる（Wall 1977）。より長期の変化として、そのシナプスは実際の数を増加あ

表5-6 知覚再学習の要点

> ① 損傷神経による支配領域が投影されている皮質の機能再現をできるだけ維持し、その縮小、消退を防ぐ。
> ② 皮質の抑制されていた領域を顕在化し、拡大する。そして、顕在化した領域を十分に賦活することで、皮質ニューロンの受容野を縮小し、末梢の空間分解能を向上させる。
> ③ 触覚刺激を入力することで、その再現領域を活性化、可能な限り拡大し、生じてしまった歪みを調整する。
> ④ 多重感覚刺激を用いることで、脳の広い部分を活性化させ、知覚再学習の過程をよりサポートする。

いは減少させ、新しいデンドライト（樹状突起）が作られる。脳皮質における可塑的なシナプスの変化は、末梢神経から伝達される活動レベルの変化の結果として始まる。皮質のシナプスは、その争奪の結果として、強化あるいは能率的に変化することで入力活動の変化に容易に反応することが知られている（Lundborgら 2007a、Lundborg 2007b）。Lundborgらのグループは、脳の可塑的変化を促すために、**表5-6**に示すポイントに従って知覚再学習を実施している（Rosénら 2003a、Rosénら 2003b、Lundborg 2003、Lundborg 2004a、Lundborg 2004b、Lundborgら 2007a、Lundborgら 2007b、Rosénら 2008、Rosénら 2011a、Rosénら 2011b）。

Lundborg、Rosén、Björkmanらの研究グループは、末梢神経損傷に対する知覚再学習として、最近の脳研究の成果を導入し、早期から知覚再学習を開始することを提唱している（Lundborgら 2001、Lundborg 2004a、Lundborg 2004b、Rosénら 2004、Rosénら 2011b）。それは、神経損傷や修復後の皮質における手の機能再現領域を維持あるいは賦活することを知覚再学習の目標と定め、神経が回復する以前から知覚再学習を開始することが必要だからである。

知覚再学習のプログラムは、大きく前半と後半に分かれる。末梢神経障害あるいは中枢神経障害では、脳の体性感覚野に知覚刺激が到達しないことによる再現部位の空白や縮小が生じる。そのため、プログラムの前半は、体部位再現の縮小を防ぎ、可能な限り元の再現領域を維持するために行うもので（**表5-6の①**）、**皮質地図の可塑性**（cortical map plasticity）に対する方略となる。プログラムの後半は、障害により変化してしまった再現領域をできる限り修正し、元のように拡大することと、その再現領域におけるニューロンの受容野を縮小することを目的に行われる（**表5-6の②**）。これは、皮質地図の可塑性に加え、**皮質のシナプス可塑性**（cortical synaptic plasticity）に対する方略といえる。

Merzenichら（1993）は、皮質の変化は皮膚表面や末梢受容器の活性レベルの増加によっても生じることを実験的に明らかにしている。彼らの研究グループは、円盤を回すと餌がもらえる装置を用いてサルに実験を行った。サルの第1指、第2指だけを使って、毎日、円盤を回させたところ、数カ月後に、円盤を回すために使用した指に該当する体部位再現領域は拡大しており、さらに、それらの領域の皮質ニューロンの受容野は小さくなり、その数が増化したことを報告している（Jenkinsら 1990）。このような研究に基づいて、知覚再学習は、短期の脳の可塑

性による変化の活用、長期増強（long-term potentiation）によるシナプス伝達の強化、神経軸索側枝の発芽などの可塑的な変化を起こし、新たなネットワークを形成し、皮質を再構築させることができると推測されている（Lundborg 1993、Lundborgら 2007a、Lundborgら 2007b、Rosénら 2003a）。また、回復した触知覚を用いて、物体などの特徴を抽出することを学習し、それによって物体を探索、識別し、その特徴を"みる"ことができる**識別知覚**（tactile gnosis）を獲得することが行われる（**表5-6**の③）。さらに、複数のモダリティの刺激、たとえば触覚、聴覚、視覚などを用いて、できるだけ脳の広い部分を活性化させ、知覚再学習の過程を促通していく（**表5-6**の④）。

そして、知覚再学習の次の段階として、獲得した識別知覚を用いた具体的な手の動作学習プログラムへと進めていく。

3-3-2　知覚再学習・段階1（触覚回復前）

末梢神経損傷に対する従来の知覚再教育は、感覚神経線維がある程度回復し、触覚が不十分ながらも出現してきた頃に開始されていた（**表5-7**）（Wynn Parry 1973、Wynn Parry 1976、Dellon 1981）。しかし、Rosénら（2003a、2004）は、損傷神経の修復後、末梢の受容器に神経が到達するまでには3〜6カ月余りを要し、その間に手の皮質再現領域は縮小したり、あるいは消退してしまうことから、成人患者の場合には末梢に知覚が回復してからそれを修復するのはもはや困難であり、脳の可塑性を促すのは難しくなってしまうと報告している。そのため、**段階1の知覚再学習**（1st step sensory relearning）は、入力が途絶えた手の皮質再現領域をできる限り維持し、変化を最小限に食い止めるために、神経修復後、速やかに開始すべきであると述べている。そして、知覚再学習を進めるためには、その開始のタイミングが最も重要な要素であるとしている。神経が再生し、末梢の受容器に再神経支配が行われ、脳が必要なプログラムを再学習できるようになるまで、手の皮質再現領域を次の段階の知覚再学習のために最適な準備状態にしておくことになるとして、超早期から知覚再学習を開始することを強調している。

Rosénら（2014）は、手関節部での正中・尺骨神経縫合後の患者で、従来の知覚再教育を実施した67名の症例について、ローゼンスコア（第3章・237ページの「4-4 手の実用性の評価―ローゼンスコア―」を参照）を用いて3カ月ごとに2年間のフォローアップを行った。従来の知覚再教育とは、SWモノフィラメントの4.31番（紫）が感じられるようになったら開始し、局在の修正、物体の識別の訓練を行うというものである（**表5-7**の右列）。その結果、運動領域については、筋力と握力は同じような回復の曲線が描かれ、互いに並行して回復していた。しかし、それに比べ知覚領域は、SWモノフィラメントによる触覚閾値の回復と静的2点識別（Static two-point discrimination：S2pd）およびスタイ検査の値は順調に回復せず、特に3カ月、6カ月の時点で遅れていることが示された。この結果を受けてRosénら（2014）は、知覚機能の改善はかなり制約されたものであり、その原因として従来の知覚再教育の開始時期に問題があるこ

表5-7 知覚再学習プログラムと従来の再教育プログラムの比較

		Lundborg、Rosénらによる知覚再学習	従来の知覚再教育	
神経修復後・触覚回復前	段階1	【開始時期】 神経修復術後（一日目）から開始 【目標】 模造知覚などにより手の皮質領域を賦活し、維持することで隣接領域に置き換わることを最小限に抑える。 【方法】 ○知覚手袋による模造知覚の入力（聴覚-触覚の相互作用） ○ミラーセラピー	（知覚障害に対し、積極的なアプローチは実施しない）	
再神経支配後・触覚回復後	段階2	【開始時期】 再神経支配前SWモノフィラメントの4.56番（赤）※1が感知可能 【目標】 皮質領域を可能な限り拡大し、その領域にある受容野を縮小する。 回復してきた触覚を使って識別知覚の改善を図る。 【方法】 ○知覚過敏に対する減感作療法 ○過誤神経支配による局在の修正 ○同時、非同時触覚刺激による皮質再構築の誘導（誤局在の修正※2） ○求心路遮断による識別知覚の再学習（同側肢の皮膚麻酔） ○様々な形態、素材の物品を用いた識別知覚の再学習 ○両手の触刺激の利用 ○多重感覚モダリティ刺激※3を使用したアプローチ ○多様な知覚環境での手の使用	【開始時期】 30Hz振動と動的触覚が手掌まで回復（Dellon）、知覚が指までに回復（Wynn Parry）、SWモノフィラメント4.31番（紫）が感知可能 【目標】 再生神経の最大限の機能回復を促す。 【方法】 ○知覚過敏に対する減感作療法 ○過誤神経支配による局在の修正※4	早期
			【開始時期】 局在修正後 【目標】 識別知覚の改善を図る。 【方法】 ○様々な形態、素材の物品を用いた識別知覚の再学習	晩期

※1…Lundborg、Rosénらの知覚再学習では、SWモノフィラメントの4.56番が感知できたら段階2の知覚再学習を開始する。

※2…Lundborg、Rosénらの知覚再学習には誤局在の修正は含まれていないが、同時・非同時触覚刺激を用いるため、プログラムに加えてある。

※3…多重感覚モダリティ刺激（multimodal stimuli）とは、複数の感覚モダリティ（2種類のモダリティの場合にはbimodal）要素を組み合わせた刺激である。

※4…末梢神経損傷に対して行われている従来の知覚再教育であれば、末梢神経の再生軸索が受容器に到達してから開始するため、再生神経の回復が推測されるSWモノフィラメントの4.31番が感知可能になってから、静的触覚に対して局在の修正を実施する。

とを指摘した。そして、知覚に対するアプローチを超早期から開始する必要性を再確認したと述べている。

それでは、神経が回復していない段階で、どのようにして皮質へ感覚入力を行い、皮質を賦活させるのであろうか。それは、残存している知覚モダリティ間の相互作用や複数のモダリティの組み合わせにより皮質の再構築を誘発するという、脳がもつクロスモーダル（closs-modal）、マルチモーダル（multimodal）という広範囲に影響を及ぼす能力を用いて、知覚の錯覚を脳に与えることで可能となる。

まだ回復していない触覚ではなく、それ以外の他のモダリティである視覚や聴覚を活用して錯覚を誘導し、末梢からの知覚入力が断たれてしまった体性感覚野の皮質を賦活することで、その後の知覚再学習に必要なプロセスとして、その投射されている体部位再現領域を良好な状態に維持しておくことを狙っている。

以下、Lundborg、Rosénらによる段階1の知覚再学習プログラムについて解説する。

1）知覚手袋による模造知覚の利用

LoundborgやRosénらは、末梢神経が回復していない段階で、失われている触知覚の代償として、特殊な手袋を用いて知覚が失われている部位に**模造知覚**（artificial sensibility）を起こし、それによって体性感覚野を賦活する方法を提案している（Lundborgら 1999、Rosénら 2003a、Rosénら 2004）。

使用するのは、各指先の背側部に小型のマイクロホンが取り付けられている特殊な手袋（sensory glove system；**知覚手袋**）である（図5-6）。それを手に装着して素材などを擦ることで摩擦音を発生させ、イヤホンを通してその聴覚刺激を耳で聞くことで、実際にその物体を触っているかのような錯覚（模造知覚）を引き起こす。

この聴覚刺激は、失われている触刺激を代替することができると考えられている。手袋を装

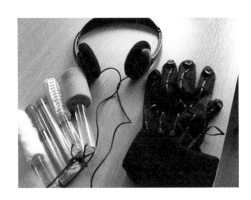

図5-6　知覚手袋
指先背側部には小型のマイクロホンが取り付けられている。手袋を装着して様々な素材（左）を擦り、発生する摩擦音をイヤホンで聞く。

着して種々の素材を撫でることで、個々の素材に特異的で、典型的な摩擦音を発生させることができる。この摩擦音により識別されたテクスチャーやそれを発生させた部位（指）を感じるプログラムは、日々数回行われる（Rosén 2007）。これによって、再生神経線維が末梢の受容器まで到達していないときでも、知覚入力を体性感覚野に送ることが可能であり、"実際の"知覚入力が回復するまで、損傷手の体部位再現領域を維持することができるという仮説に基づいている。そして、これにより、神経修復後の術後一日目から知覚再学習を開始することができ、"妥当な"情報を感覚野に伝えることができるのである。皮膚からの触覚情報は、聴覚野と皮質のマルチモーダル・ニューロンにも到達していることがfMRIにより確認されている。マルチモーダル・ニューロンは複数の感覚信号を受けており、一つの知覚モダリティから抽出された情報を多重感覚連合野（multimodal association area）（第2章・49ページの「1-2 体性感覚の脳内における情報処理とは？」を参照）に伝えることによって、聴覚情報を介して、それを触覚情報として使うことができると考えられている。末梢神経が機能不全に陥っている間、皮質の体部位再現領域を維持するために、模造的な感覚（振動）を入力することで別のモダリティ（この場合は聴覚）で代償させて、体性感覚野を賦活するのである（Lundborg 1999、Lundborgら 2005、Lundborg 2003）。これは、損傷していない別のモダリティへ情報伝達を行うことにより、損傷を迂回する新しい情報伝達経路（Lundborgは「知覚バイパスシステムの活用」と説明）を確立するという、損傷後の機能回復を生み出すための構造変化を意味している。

　この知覚手袋の効果について、健常者を対象にfMRIを用いた実験が行われた。手袋を装着した状態で素材を撫でて摩擦音を起こし、それを聞かせるという訓練を、一日に15分間、1週間にわたって行った。その後、fMRIで脳活動を調べたところ、聴覚刺激で体性感覚野が賦活されていることが証明されている（Lundborgら 2005）。そこで、末梢神経損傷の患者においても同様の効果が期待できると仮定し、正中神経あるいは尺骨神経修復後の患者を対象にランダム化比較試験が行われた。その結果、従来の知覚再教育のみを行った対照群に比べ、手袋使用群では明らかに識別知覚（物体識別）の回復が良好であったことが明らかにされている（Rosénら 2007）。さらに、Mendesら（2013）は、手袋をつけて訓練を受けた被験者では、聴覚野と体性感覚野の間に機能的な連結があったことを確認している。

　最近では、この知覚手袋の代わりに、細い棒の先端に種々の素材を巻きつけたものを用意し（後述の図5-10を参照）、耳元で知覚が障害されている指尖部でそれを撫で、そのときの摩擦音を直接聞く方法も行われており（表5-8）、非常に高い回復レベルまで到達するという成果が報告されている（Svensら 2009）。この場合、素材が巻きついている棒を健側手で把握して耳元に構えると、棒を撫でたときの振動を健側手でも感じてしまい、それが、素材を感じて識別する判断に影響を与えてしまうことも考えられるため、筆者は健側手での固定を避け、別の固定法を工夫することが必要であると考える。

　一方、Mendesら（2018）は、この知覚手袋を用いて、段階1の知覚再学習を実施した群としなかった群を比較した研究を行ったところ、その結果には明らかな差が認められなかったと報告している。この点についてRosénに直接意見を聞いてみたところ（2018年2月17日）、「実施

表5-8　摩擦音を利用したホームプログラムのための患者用手引書

【摩擦音を利用した知覚再学習プログラム】
① まず、手触りが非常に異なる2種類の生地を用意しましょう。
② 怪我した側の手の指を1本だけ滑らせて、指がその表面で動いているところ（あるいは生地の上で指が滑っている様子）をよくみて、その音をよく聞いてください。
③ 同じことを別の生地で行ってください。
④ 生地の違いによって異なる音を聞くことができたら、今度は目を閉じて、怪我したほうの手の各指を生地の上で1本ずつ滑らせながら、その音をよく聞いてください。出ている音を聞いて、どちらの素材かわかったら、目を開けて確認してください。
⑤ この2種類の生地の材質がわかるようになったら、異なる音が出るような生地をさらに1～2種類加えてください。そして、これらの生地を使って、識別を行ってください。

(Svensら 2009)

の時間とその頻度が異なるため、自分たちとは異なる結果になったと考えている」とのことであった。Mendesらは、1回につき15分間の知覚再学習を、週2回、3カ月間にわたって行った。現段階では最も適切な時間や頻度などについての報告はないが、知覚手袋による再学習を行い、体性感覚野を賦活することで皮質の局在地図の衰退を防ぎ、それを維持するためには、Rosénらのグループのように、少なくとも毎日、15分間のプログラムを数回実施することが望ましいと考えられる。

また、摩擦音を聞くだけでなく、手に触覚刺激を加えている様子を視覚的に観察することは、それ自体で体性感覚野が賦活されるというfMRIによる報告もある（Hanssonら 1999）。

知覚手袋を中枢神経障害に用いた報告はないが、Lundborgら（1999）は、中枢神経障害に対しても知覚手袋は有用性があると述べており、手の皮質再現領域が残存していれば、そこを賦活することができるとしている。

2）ミラーセラピーによる知覚再学習

Ramachandranら（1995、1998、2000）によって提唱されたミラーセラピー（mirror therapy）の概念は、切断者に対する幻肢痛の治療として用いられてきたが、Rosénらによって、神経縫合術後一日目の初期の知覚再学習の一つとして取り入れられている（Rosénら 2003a、Rosénら 2005、Svensら 2009）。

方法は、まず損傷手を鏡の後ろに置き、患者からは見えないようにする。非損傷手を鏡に映し、鏡に映った手があたかも実際の損傷手の位置にあるように調整する（図5-7）。そして、セラピストが非損傷手にブラシなどで触刺激を加え、患者は鏡の中に映っているその"触られている手"を観察する。そうすることで、あたかも損傷手に刺激が加えられているかのように錯覚させるのである。実際、患者は損傷手に触刺激を感じるようになる。

このセラピーの目的は、視覚的錯覚を利用して、手の皮質領域を賦活させることである。一

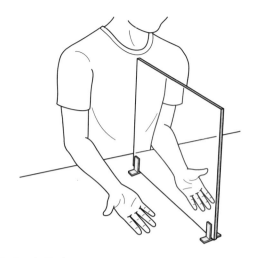

図5-7 ミラーセラピー
鏡に映った右手の像が、ちょうど同じように構えた左手の位置にくるようにする。実際の左手は鏡の裏側に置かれている。

次体性感覚野（SⅠ）と二次体性感覚野（SⅡ）はミラーニューロンシステム[注]と関連していることが示されており（Yooら 2003、Avikainenら 2002）、またOouchidaら（2004）は、SⅠの2野が視覚刺激で活動することをfMRIで示し、ミラーニューロンシステムが運動前野、頭頂連合野のみならず体性感覚野も含んでいることを示唆した。Hanssonら（2009）は、手に触刺激を受けた際、さらに手が刺激されている映像をみることでSⅠとSⅡが賦活することをfMRIで明らかにし、視覚と触覚間に連絡があることを示している。

現在、ミラーセラピーは、脳卒中後の片麻痺（Altschulerら 1999）やジストニア（Bylら 1997、Bylら 2000）の患者の治療における運動機能向上のための訓練プログラムとしても効果が報告されているが、知覚再学習においても、ミラーニューロンシステムによる視覚-触覚の相互作用を促す方法としてミラーセラピーが活用されている（Rosénら 2003a、Rosénら 2005、Rosénら 2011b、Svensら 2009）。これらの早期知覚再学習も、患者の入院中に指導され、退院後はホームプログラムとして患者自らが実施することになる。その際に参照する実施ガイドは**表5-9**の通りである。

以上で述べてきた知覚手袋やミラーセラピーを用いた知覚再学習は、患者に十分に説明し、理解してもらったうえで実施する。患者によってはプログラムについて奇異に感じたり、受け入れが悪いこともあり、その目的を理解することが簡単ではない場合もあるため、Rosénら

注）Rizzolattiら（1999）は、サルの大脳皮質運動前野で、サルが何かを握る、つかむといった特定の行為を遂行するときに興奮するニューロンを見つけた。さらにその中のニューロンは、実験者が行うその行為をサルがみているときにも興奮を起こしたと報告している。

表5-9 ミラーセラピーによるホームプログラムのための患者用手引書

【ミラーセラピーによる知覚再学習プログラム】
① 怪我していない手が鏡に映るように、鏡を挟んだ両側に左右の手をそれぞれ置いてください。これから鏡の中に映る怪我していないほうの手をみて、鏡に映っている(あるいは、鏡の中で物品を触っている/動かしている)のは自分の怪我したほうの手なのだと、頭の中で感じるようにしてください。
② はじめに怪我していないほうの手や指で物品に触れてください。同時に鏡の中をみてください。頭の中で、怪我したほうの手や指で触っているのだと感じてください。
③ 怪我していないほうの手や指を動かしてください。同時に鏡の中をみてください。頭の中で、怪我したほうの手や指を動かしているのだと感じてください。

(Svensら 2009より、一部改変)

(2011b)は、自身の経験から、患者の状況に応じて個別的に知覚再学習プログラムの方法を選択しなければならないと述べている。そして、それらのプログラムが快適に実施される必要性も強調している。特にミラーセラピーでは、患者にめまいや頭痛を誘発させる場合があるため、十分な注意、観察が必要である。

3-3-3 知覚再学習・段階2(触覚回復後)

末梢神経損傷または中枢神経疾患において、手の触覚がある程度回復してきたら、Rosénらによる**段階2の知覚再学習**(2nd step sensory relearning)を開始する(**表5-7**)。従来の知覚再教育におけるDellonやWynn Parryの方法は、この段階に該当する。段階2の知覚再学習の目標は、回復した触知覚の機能を最大限に向上させ、さらに手の機能的な識別知覚を獲得することである。

1) 局在の修正(従来の早期知覚再教育)

まず、動的触覚、静的触覚が閾値に達しているかどうかを、30Hz・256Hzの音叉による振動やSWモノフィラメントの4.31番(紫)で調べる。それらが感じられるようになったら、その刺激を正しく定位できるかどうかを調べ、それが十分に定位できなければ局在の修正を行う。局在の検査方法については、第3章の「4-1 知覚モダリティの検査／4-1-1 触覚の検査」における「1)静的触覚の検査／(1-2)静的触覚の局在の検査」(181ページ)、ならびに「2)動的触覚の検査／(2-2)動的触覚の局在の検査」(197ページ)を参照されたい。

この時期は、加えられた触刺激を動的触覚、静的触覚として識別すること、そして、末梢神経障害であれば過誤神経支配(misdirection)が生じたことによりその刺激の定位が不正確であれば、それを正しく修正することが目的となる(Dellon 1981、Wynn Parryら 1976、Callahan

1990、Carter-Wilson 1991)。触覚回復後に皮膚を刺激されたとき、その部位を正しく定位できない場合は、その刺激が投射されている皮質の再現部位を解釈できていないことが予想される。

　最初の段階では、セラピストによる他動的な触刺激のみを用いる。まず、鉛筆の頭部についた消しゴムやスタイラスペンの先で軽く圧したり、動かしたりすることで、他動的に患者の皮膚上に動的触刺激、静的触刺激を加え、それをどのように感じたか、それぞれの違いを識別してもらう。動的触覚、静的触覚の違いが感じられたら、それらの刺激をどの部位に感じたかを答えてもらい、応答が正しくなければ、局在の修正を行う。

　局在の修正には二つの方法がある。いずれも視覚を遮蔽または閉眼した状態で行う。一つめは、閉眼状態の患者に対して、局在が不良な皮膚上にセラピストが動的刺激あるいは静的刺激を加え、刺激を感じた場所を示してもらう。それが実際の刺激部位と異なる場合は、開眼で同じ場所に刺激を行い、再度その場所を確認してもらう。もう一つは、まずセラピストが動的触刺激あるいは静的触刺激を加え、さらに同一箇所、またはこれと離れた箇所を同様に刺激し、これら二つの刺激が同一であるか否かを判断してもらうという方法である。患者が正しく応答できない場合には、開眼の状態で同じことを行う。閉眼、開眼でこれらを繰り返すことで、正しい局在を再学習していく。

　触刺激を加える場所は、第3章で示した通り、各検査区画の中央にする。指末節では、さらに区画を2分割、さらに4分割して、それらの区画の中央に刺激を加える。

　局在の修正について、ある程度静的触覚の閾値が回復したら、SWモノフィラメントの4.17番を用いて1回の刺激を行う。指腹では、刺激部位を9mm以内の誤差で定位できること、さらに5mm以内で定位できることを目標にする（4.17番のSWモノフィラメントを用いる目的については、第3章・182ページの「(1-2)静的触覚の局在の検査／◆検査器具」を参照）。動的触覚では、指腹において線状の刺激を、それと同一方向に再現できること、さらに3mm以内のずれで刺激線が再現できることを目標にする（Nakada 1993）。

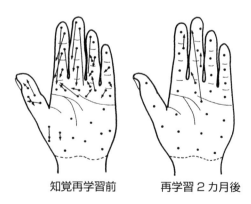

図5-8　他動的触刺激の知覚再学習（局在の修正）の例
（中田 1999）

実施に際しては、集中できない状況で長時間行っても効果はないため、集中できる環境下で、一日に10～15分間程度を数回、実施する。図5-8は、正中神経ならびに尺骨神経修復後に局在を調べたものである。局在の修正を行う前は刺激部位を正しく定位できていないが、2カ月後にはその状態はほぼ改善されている（中田1999）。

なお、特に中枢神経疾患による知覚障害で、指腹に刺激を加えた際にその指の名称を言ってもらい、正しく認識できていない場合には、過誤神経支配ではなく、指の誤局在（mislocalization）が生じている可能性があるため、次項の共活性化による**誤局在**の修正を行う。

2）触覚刺激による皮質の共活性化

回復した触覚に対して系統立った物理的刺激を入力することで、皮質の活性化を誘導する。末梢から繰り返し触覚刺激を入力すると、刺激方法によって、その部位に該当する皮質の再現領域が拡大、あるいはパッチワークのように分離することが報告されている（Wallら 1986）。一方、触覚刺激を繰り返しても触覚閾値には変化が生じないということが明らかにされており（Godde 1996、Godde 2000、Godde 2003）、この方法は、回復した触覚の閾値を鋭敏にすることを目的としていない。また、触覚刺激を入力する際、刺激を複数箇所に同時刺激として加えるのか、それとも非同時刺激として加えるのかによって、皮質への影響は異なることもわかっている（Waxら 1995、Sterrら 1998a、Sterrら 1998b、Sterrら 2003、Pilzら 2004、Kalischら 2007）（第2章・84ページの「7-4 触覚刺激の共活性化は皮質にどのような変化をもたらすのか？」を参照）。

これらの先行研究の成果をもとに、Rosénら（2003a、2011b）は、まず損傷部と非損傷部の境界をまたいで2点刺激を同時に加えることを行っている。これは、非損傷部位が再現されている皮質領域を、損傷部位の投射も含みながら拡大させることを狙っている。その後、今度はその2点刺激を交互に加えることで、先の同時刺激により拡大した領域は元に戻り、それぞれの領域は区別されるようになる（図5-9）。なお、損傷を受けた際は、その皮質の再現領域にはまったく刺激が入力されないために、その隣接領域の拡大が生じるが、系統的な刺激によって誘導された皮質の再現はそのような皮質拡大とは異なっている。このような「共活性化（coactivation：CA）」の方法は、末梢神経損傷に限らず、中枢神経障害や加齢変化による誤局在の修正にも実施することができる（Schweizerら 2001、Kalishら 2008）。

共活性化（CA）の実施は他の知覚再学習とは異なり、集中したり、意識的に感じる必要はなく、持続的に刺激を加えるだけでよい。したがって、同時刺激の場合には、ゴルフボールやドミノ牌などを片手に持って、局在が悪い指と隣接指を使って圧したり、こすったりして同時に接触刺激を行う。非同時刺激では、前述の2指に対して交互に接触を繰り返すとよい。このとき、慣れを防ぐために、接触する物体の素材を変えたり、ドミノ牌であればドット（点）の数が異なる牌を用いるなど、刺激を変化させることが望ましいとされている（Cheng 2000）。

共活性化（CA）の同時刺激と非同時刺激ではその効果が異なるため、このプログラムの効果

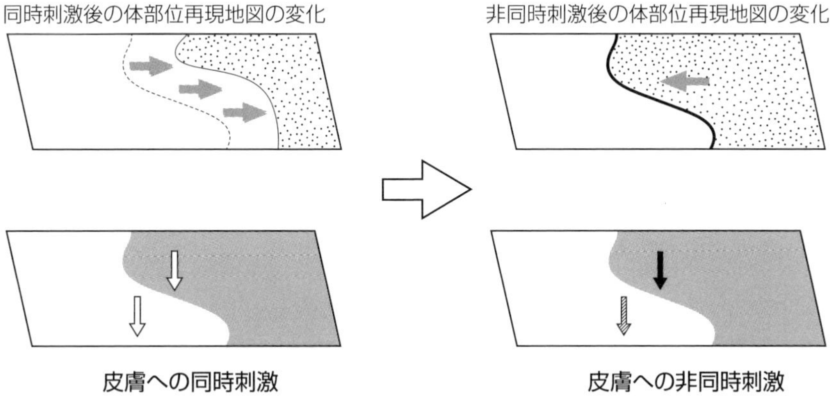

図5-9 共活性化(CA)の実施方法

共活性化による、皮質の体部位再現地図の変化を示す。皮膚への同時刺激では、正常な皮膚領域(白)と損傷された皮膚領域(グレー)を同時に刺激(白矢印)することで、体部位再現地図の正常部位に該当する領域は損傷部位に該当する領域を巻き込みながら拡大していく。その後、皮膚への非同時刺激(斜線矢印と黒矢印)を繰り返すことで、今度は、体部位再現地図の損傷部位に該当する領域は元の領域を取り戻し、それぞれの領域は明確な境界(黒線)で区別されるようになる。

判定は別々に検査する。同時刺激であれば刺激を加えた部位や指の2点識別閾値を検査し、非同時刺激の場合には局在の検査やBraunら(2000)とSchweizerら(2000、2001)による誤局在の検査を行って調べることができる(いずれも第3章・181ページの「(1-2)静的触覚の局在の検査」、187ページの「(1-3)静的触覚の分布密度(静的2点識別)の検査」、226ページの「4-2 指の誤局在(mislocalization)の検査」を参照)。現在のところ、CAに関する訓練スケジュールについて定められたものはないが、過去の研究報告などを参照すると、同時刺激によるCA実施によって該当指の2点識別閾値が低下(改善)したら、あるいは数日後に、非同時刺激によるCAに移行するのが望ましいと考えられる。

　また、電気刺激を用いて共活性化(CA)を行い、脳卒中後の片麻痺の知覚障害を改善する研究も行われている。これも、機能不全になった脳領域やその周囲の皮質の活性化を誘導することを狙っており、電気刺激の方法やその効果判定については種々報告されている(Laddaら2014)。この方法の特徴は、他動的に物理刺激を加えるため、対象者の自発的な参加や注意は必要なく、刺激介入が容易で仕事をしながらでも適用できることである(Kattenstrothら2012)。たとえばSmithら(2009)は、脳卒中片麻痺者の麻痺側の全指の基節部と末節指尖に電極を置き、一日90分間、週に4日間のスケジュールで、6週間にわたってCAを行った。電気刺激の強さは、被検者が耐えられる閾値上のレベルであった。CAを行っている間、被検者は刺激に注意を向ける必要はなく、読書やテレビの視聴により過ごすことが要求された。その結果、程度は様々であるが、全被検者について触覚の識別と運動課題の改善が認められ、それは4週間後のフォローアップでも維持されていた。一方、Kattenstrothら(2012)は、脳卒中や脳

挫傷によって右片麻痺となり、知覚機能と運動機能に重度の障害を認める慢性期の症例3名について報告している。ホームプログラムとして、刺激セッションの時間と期間がコンピューター制御された機器を用い、麻痺手の全指に対して、一日45〜60分間、週に5回のペースで、規則的に繰り返しの電気刺激が行われた。刺激開始前の触覚閾値では、3名とも触覚刺激は感知されていなかったため、このとき加えられた刺激は閾値下（閾値に達していない）レベルであったと予想される。刺激の入力は、指の神経支配を考慮し、正中神経と尺骨神経支配の指に分けて行われた。そして、8週間、35週間、76週間にわたり微弱な電気刺激を受けた症例において、触覚と知覚運動機能、具体的には、触覚閾値、2点識別値、物体の操作、物体認識、ペグボードへのピン挿入などについて改善がみられたと報告している。他の臨床研究では、触覚閾値は変化しないと報告されてきたが、この報告では3名とも閾値の低下（改善）が報告されている。

　今後はさらに、共活性化（CA）により変化した知覚機能の維持、その安定化についての臨床研究が求められている。

3）選択的な求心路遮断による識別機能の向上

　近年、末梢神経損傷などで低下した手の触知覚（触覚閾値や触覚による空間分解能）を改善する手段として、神経の求心路を一時的に遮断する方法（deafferentation）が用いられている。この求心路遮断には、「対側肢の阻血性圧迫」と「同側肢の前腕皮膚の局所的麻酔」という二つの方法がある（第2章・87ページの「7-6 求心路を遮断すると何が起こるのか？」を参照）。

　阻血性圧迫を用いた方法は、血圧計の駆血帯により片側上肢に一時的に250mmHg程度の圧迫を加え、求心路を遮断するものである。それにより、反対側（非加圧側）の手の知覚、および運動機能の向上がもたらされるというもので、その作用は健常者、末梢神経修復術後の患者において確認されている（Björkmanら 2004a、Björkmanら 2005）。しかし、阻血性の圧迫は長時間の適用が困難で、対象者に痛みなどの負担を強いるため、現在では皮膚麻酔による求心路を遮断する方法が用いられている。

　同側皮膚への局所麻酔を用いる方法は、前腕部の皮膚を麻酔することでその求心路を遮断すると、脳の可塑的変化によってその同側手の触覚機能が向上するという研究に由来する（Duffau 2006）。この神経生理学的メカニズムは、脳の一次体性感覚野の3b野には身体部位の再現地図が存在し（Merzenichら 1983a、Merzenichら 1987）、その地図上の前腕部に隣接して再現されているのは手の領域とされている（Granderら 2011）。3b野に存在するニューロンの受容野は、隣接する受容野と互いに重なり合い、抑制し合っている。しかし、麻酔で一時的に前腕の皮膚からの求心路を遮断すると、この抑制がはずれることでそれまで抑制されていたネットワークが顕在化し、手の部分の再現地図が拡大する。それによって手に関するニューロンが顕在化することで、手の知覚機能が向上すると考えられている（Wall 1977、Taub 2002）。これを手の識別機能向上のための治療に適用したのが、皮膚麻酔剤のEMLA®CREAM[注]（以

下、EMLA®）などリドカインが含まれた薬剤を前腕部に塗布する方法である（Duffau 2006）。

　Lundborg、Rosén、Björkmanらの研究グループが中心になって開発した方法は、損傷側の前腕掌側にEMLA®を塗布し、一時的に前腕部の皮膚感覚を麻痺させ、その求心路を遮断して、その間に手の知覚再学習を実施するというものである。前腕部の皮膚からの求心路を遮断すると、その皮質の隣接領域である手の触知覚、触覚閾値や2点識別閾値が急速に向上するため、その間に知覚再学習を実施し、識別知覚などの改善を狙おうというものである。この方法による指の触知覚の向上は、健常者や末梢神経損傷患者などで明らかにされている。また、末梢神経修復後や糖尿病性末梢神経障害、振動病などの患者にも適用されている（Björkmanら 2004a、Björkmanら 2004b、Björkmanら 2008、Björkmanら 2009、Rosénら 2000、Rosénら 2006、Lundborgら 2007a、Lundborgら 2007b、Hassan-Zadehら 2009、Saleemら 2015）。患者が指尖レベルでSWモノフィラメントの4.31番が感知できる程度に触覚が回復したら、その時点で適用することができる（Rosénら 2000）。特に、指尖レベルの再神経支配が行われたものの、識別知覚の回復が十分でない患者に適用されている（Rosénら 2006）。

　実施に際しては、医師による処方、監督の下で、局所麻酔による副作用の既往がないことを事前に確認したあとに行う。EMLA®による治療を行う際、最初は頻回に行い、それから実施の数を減らしていく（Rosénら 2006）。具体的な時間などについては後述する。そして、触覚閾値や2点識別閾値が向上している間に、識別知覚改善のためのプログラムを組み合わせて実施する。

　Rosénら（2006）は、EMLA®による治療に関する二重盲検の研究を行っている。これは、前腕にEMLA®を塗って集中的な知覚再学習を受けた群と、前腕にプラセボクリームを塗布して知覚再学習を受けた群とを比較したところ、前者は識別知覚（Rosénらは「機能的な知覚（tactile gnosis）」と記述している）が明らかな改善を示したという。これはおそらくEMLA®により集中的な知覚再学習がいっそう効果的に行われたことによるもので、その介入群はプラセボ群よりも触覚閾値、2点識別、識別知覚などに有意な改善を示したと報告している。Rosénら（2006）は、前腕を局所麻酔することで、損傷された身体部位（手）の皮質の再現領域が一時的に拡大し、それによって触覚や識別知覚を向上させることが可能となり、それが損傷された神経領域

　注）アストラ社（現アストラゼネカ社）により開発され、1984年にスウェーデンで承認された、リドカインとプロピトカインを成分とする外用局所麻酔剤（クリーム剤）である。世界80カ国以上で承認を取得し、針穿刺、皮膚小手術時の疼痛緩和といった幅広い適応症に対して使用されている。国内においては、佐藤製薬株式会社がアストラゼネカ社とライセンス契約を締結し、2012年5月より「エムラ®クリーム」の商品名にて製造販売を行っている。また、「エムラ®パッチ」として貼付型局所麻酔剤も2017年12月に承認されており、エムラ®クリームとの生物学的同等性も認められている。しかし、エムラ®パッチは薬液を含む部分が円形（直径約35 mm）のため、知覚再学習の目的として前腕に広く貼付するには有用性が低いと考えられる。代わりに、人工透析患者用の貼付局所麻酔剤を前腕に数枚貼付することで実効性が期待されるが、実際に用いるためには、求心路遮断のための麻酔効果やその持続時間などの研究が必要である。

からの信号を解釈する"脳の能力"を高めていると考えている。

　Petoeら(2013)は、健常右利き成人25名を対象に、左前腕にEMLA®あるいはプラセボ剤をランダムに塗布し、その前後に触覚閾値、空間分解能、ペグボード検査などを実施するとともに、少なくとも7日間以上空けたのち、塗布する薬剤を逆にして再び実施するという(最初にEMLA®を塗布した14名にはプラセボ剤を塗布する)、クロスオーバー試験を行った。これらの実験は二重盲検で実施され、塗布の順番はランダムに行われた。その結果、EMLA®を60分間にわたり塗布された際には、SWモノフィラメントによる触覚閾値には変化がみられなかったものの、指尖の空間分解能が改善し、ペグボード操作における手指の巧緻性が改善したことを報告している。そして、この求心路を遮断する方法は、脳卒中後あるいは局在性ジストニア(focal hand dystonia)などの手の障害に用いることができると述べている。

　中枢性疾患に対して行われた研究もある。Weissら(2011)は、16名の脳卒中後片麻痺患者に対してEMLA®(20g)とプラセボ剤を交互に麻痺側前腕に塗布し、それぞれにおける体性感覚機能と運動遂行機能を調べているが、プラセボ塗布時に比べ、EMLA®塗布時では明らかに両機能が向上しており、本剤は脳卒中後の治療において有用な手段になると報告している。加えて、同じ研究グループのSensら(2012)は、36名の慢性脳卒中患者に対してEMLA®を用いた求心路遮断の効果を検証し、EMLA®が塗布された群は、プラセボ剤の群に比べて、母指、小指の触覚が向上し、それによる手の運動機能の改善を認めたと報告している。

　それでは、EMLA®を効果的に用いて知覚再学習を行うためには、どのように使用したらよいのであろうか。Saleemら(2015)は、EMLA®による手の知覚機能の向上を図るための治療的な方法について、その使用量と時間の明確な基準を明らかにしている。その基準は、60名の健常者の前腕掌側にEMLA®を塗布する量と時間を変えて調べたものから割り出された。また、その効果判定として、前腕麻酔の程度、示指と小指の指尖の触覚閾値(SWモノフィラメント)、ならびに手の識別機能(S2pd)が調べられている。その結果から、前腕(前腕掌側の手関節から近位15cmの位置)に対して$10g/100cm^2$、60分間の塗布が、触覚閾値、触覚識別の向上を図るために十分であることを見出した。前腕の皮膚麻酔の十分な効果を生み出すための最短の塗布時間も60分間であった。しかし、この研究の対象者はすべて白人であり、有色人種の場合には、有効成分の皮膚への透過性によって異なる反応を示す可能性も考えておかなくてはならない。諸外国でEMLA®は長年にわたって広く用いられており、副作用は穏やかであるが、局所皮膚反応、たとえば浮腫、蒼白、紅斑などが挙げられており、ごく稀に過敏反応として皮膚炎が生じることが報告されている。

　本邦では、EMLA®ではなく、同様の目的で用いられている他の静脈注射用のパッチやメントール剤などを使うほうが利便性が高いと考えられるが、これらを求心路遮断に用いたときの効果については未だ研究が十分でなく、さらなる研究が望まれる(清本ら 2016、中田ら 2017)。

　前腕皮膚の求心路遮断による識別機能の向上を目指す場合には、遮断部皮膚の触覚閾値(SWモノフィラメント)、ならびに指腹の触覚閾値と2点識別値(S2pd、M2pd)の変化を調べ

ることで、効果判定が行える。

4）識別知覚の再学習（従来の晩期知覚再教育）

　局在が修正され、あるいは誤局在が改善されたら、種々の物体の材質や形態などを利用して、識別能力を高め、識別知覚を向上させるための知覚再学習を行う。

　ひとの手は、単に物体に接触するだけでなく、物体を把握したり、把握している位置を変えたり、操作を加えたりしている。さらに、物体や道具、たとえば箸や筆記具などを手に持って、食べ物を挟んだり、字を書いたりと、物体を介して働きかけを行っている。このように巧みに手を使うための基礎になるのが手の識別能力であるが、この能力を発揮するために、物体を把握したり、接触したときの物体との対応関係を学習してもらうことが、識別知覚の再学習の重要な目的の一つなのである。

　Careyら（2005）は、識別訓練における、適切な刺激条件を定め、それを詳細に段階づけ、難易度を高めていくことの必要性を強調している。そして、ただ刺激を繰り返すだけでは知覚刺激による適切な作用は得られず、明らかな改善の効果は期待できないと述べている。識別知覚の再学習というと、識別している物体や素材を特定することに主眼が置かれやすい。しかし、肝心なことは、閉眼で触れた物体の様々な特徴（10ページの**表1-4**を参照）を識別することで、手をどのように動かしたら知覚情報がつくれるのか、つくられた知覚情報はどのような性質を伝えているのかというように、入力された触覚刺激を手の動作のための知覚情報として再学習することであり、常に目的を考えて、それに必要な物品や方法、段階づけを決定して実施することである（中田1997）。したがって、この段階では、患者自らが能動的に静的刺激、動的刺激をつくること、それによって生じた刺激を新しい知覚情報として学習し、それを利用して物体の特徴を識別すること、そして、そうした最適刺激をつくり出す能動的な手の動きを再学習することが大切なのである。

　セラピストは、どのような手の動かし方をすると、どのような物体の性質を識別できるのかについて、理解していなければならない（**表5-10**）（第1章・2ページの「1．知覚情報をつくっているのは自らの手の動き－手の動きと識別の関係－」を参照）。

　識別知覚の再学習を実施する際の基本的な手順を**表5-11**に示す。セラピストはこの流れに

表5-10　能動的触・他動的触と静的触覚・動的触覚の関係

	垂直方向への触刺激	水平方向への触刺激
能動的触（アクティブタッチ）──手やその他の身体部位を動かすことで何かに触れる際に生じる触知覚	静的触覚	動的触覚
他動的触（パッシブタッチ）──他者や他の物体から触れられることで生じる触知覚		

表5-11　識別知覚の再学習を実施する際の手順

> ① 必要な識別学習のメニューを選択する。この際、比較的容易なものを選ぶ。
> ② ①で選択したメニューについて、患者の識別知覚の状況に応じて段階づけし、あらかじめ難易度を設定しておく。
> ③ 識別可能な難易度の刺激物体を提示し、探索、識別を実施する。
> ④ 識別の仕方、手の動かし方に注目し、何を、手のどこで、どのように感じているかを観察する。
> ⑤ 識別した結果を回答してもらい、セラピストの観察結果と照合する。
> ⑥ 識別が不正確な場合には、何と誤ったのかを確認し、その理由を推測する。
> ⑦ 識別が困難な場合には、ほかに何か参照できるものを感じているかを聴取する。
> ⑧ 識別に必要な手の動きが不適切であれば、的確な手の動かし方、圧の加え方などを指導し、再度実施する。
> ⑨ 識別が不正確、困難な場合には、反対側の手で実施する。患者にその結果を比較させ、違いがあれば、その差についてできる限り言語化してもらい、それによって自身の感じ方の差に気づいてもらったり、活用できるようにしてもらう。その情報は、これらの手順を進めるうえで、セラピストにとっても有用である。
> ⑩ 識別学習の達成度を検討しながら、より難易度の高いものへと進める。

基づいて、様々な種類の物体、素材を用い、丁寧に、段階を追って難易度を高めながら知覚再学習を進めることが肝心である。また、可能な限り簡単なホームプログラムを作成し、集中できる環境で、1回15分間程度のものを一日に数回実施できるように指導し、実行状況を確認する。

(4-1) 触知覚を使用した識別知覚の再学習

識別知覚の再学習のプログラムに関しては、以下のようなメニューがある。なお、これについては第1章でも述べているので参照されたい。

◆ 材質の識別学習

まず、静的触覚、動的触覚のうち、感受性のよいほうの触覚による識別学習から開始する。

多くの場合、動的触覚のほうが感知しやすい。動的触覚を用いる場合には、様々な手触りの生地や素材（図5-10、図5-11）を2組ずつ用意して、平滑性、摩擦性の識別を閉眼で行い、同じものを特定したり、どちらがざらざらしているかなどの質感の違いを感じ取ってもらう。より識別力を高めていくためには、指を水平に動かす速度と垂直方向へ押しつける力のコントロールの再学習が必要である。

静的触覚の再学習では、スポンジなど弾力性の異なるもの（図5-12、図5-13）を2組ずつ用意して、閉眼で垂直方向に力を加えることにより、同じものを特定したり、圧縮性や反発性、伸展性などの程度の違いを感じ取ってもらう。このとき、患者は強く指を押しつけながら識別する傾向があるため、過剰な力を加えないように、力を加える方向やその強さなどが的確にな

第5章 知覚のリハビリテーション 347

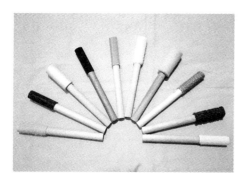

図5-10 手触りの異なる生地を棒に巻きつけたもの
表面を指でこすり、材質の違いを識別する。

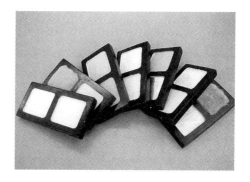

図5-11 手触りの異なる素材を貼りつけたもの
表面を指でこすり、材質の違いを識別する。

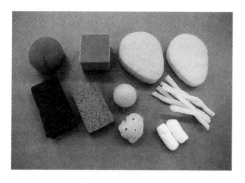

図5-12 圧縮性の異なる物体
上から指を軽く押しつけたり、母指と他の指で圧縮することにより垂直方向に力を加え、弾力性などの違いを識別する。

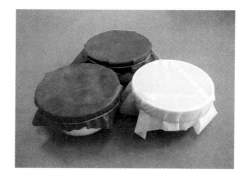

図5-13 容器に反発性の異なるセラピー用ゴムを張ったもの
上から力を加え、反発性などの違いを識別する。

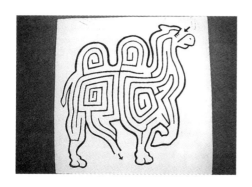

図5-14 視覚障害者用の教材（例）
指で迷路をたどることで、ゲーム感覚で実施できる。

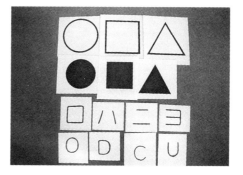

図5-15 視覚障害者用の学習教材（例）
指で図形やアルファベットをたどり、識別する。

IL　IO　IU　IW　<u>IS</u>
　LO　LU　LW　<u>LS</u>
　　OU　OW　<u>OS</u>
　　　UW　<u>US</u>
　　　　<u>WS</u>

図5-16　アルファベットを使った識別課題の例
アンダーラインは、最も識別しやすい文字（ILOUW）と間違いやすい文字（S）との組み合わせ。
（Yekutiel 2000）

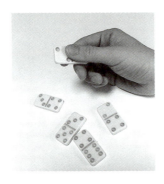
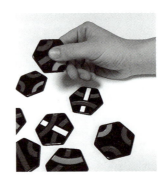

図5-17　ドミノの牌や面合わせ駒の活用
牌に刻まれているドット数を閉眼で識別したり（左）、面に刻まれている模様を識別する（右）。

るようにアドバイスする。指を強く押しつけているかどうかは、患者の爪の色の変化を観察することで判断する（第1章・8ページの「1-7 触行動の診かた」を参照）。

　識別知覚の再学習では、視覚障害者用の教材を利用することができる（図5-14、図5-15）。これは、熱処理を加えるとインクの部分が浮き上がる特殊なインク（発泡インク）を使用して作成する。アルファベットを用いる際は、最も識別しやすい文字（ILOUW）と最も間違えやすい文字（S）を組み合わせて識別課題を作成するのもよい（Yekutiel 2000）（図5-16）。閉眼の状態でこれらの線上の出っ張りを指で追うことは、末梢の刺激に合わせて上肢の運動をコントロールする知覚運動学習にもなる。また、ドミノ牌に刻まれているドット（点）の数を閉眼で識別することなども活用することができる（図5-17）。

◆ 形態の識別学習
　形態の識別では、患者の運動機能に合わせて、手全体で把握したり、数本の指でつまむことが可能な物体を選択する。そして、数種類の異なる形態をもった物体を2組ずつ用意する（図5-18、図5-19）。閉眼で、そのうちの一つを手に握ってもらい、その形態的特徴を説明しても

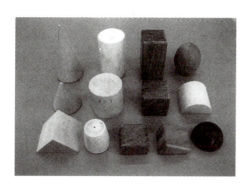

図5-18 形態の識別学習のための物体（例）

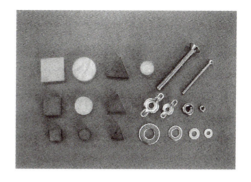

図5-19 形態の識別学習のための小物体（例）
同じ性状や異なる性状で、大きさや形態が異なるものなどを使用する。

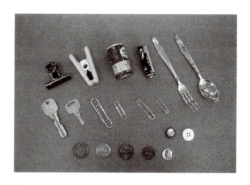

図5-20 識別学習に使用する、性状、形態の似通った日常物品（例）

らう。さらに、残ったものの中からまったく同じ物体、あるいは形態は同じであるが大きさの異なるものを選び出してもらう。間違えたときには、閉眼で、再度それぞれの物体を触ったり、正解の物体を触ることで、なぜ間違えたのか、どのような特徴が識別できなかったかについて確認したうえで、再度同じ識別を行う。

◆ 日常物品の識別学習

物体の特徴が識別できるようになったら、具体的な日常物品を用いた識別学習を行う（図5-20）。まず、性状や形態の差が大きい物品を用い、次第に同じ性状で形態が異なるもの（たとえば、すべて金属で形態のみが異なる）、同じ性状で形態の似通ったものへと進めていく。

以上の識別が可能になったら、知覚刺激を複数組み合わせて、より複雑な状況で物品の識別へと進める。たとえば、容器の中に米、小豆、トウモロコシなどを入れ、その中に物品をいくつか混入させておき、そこから物品を探索して取り出せるようにする。さらに進んで、指定された物品を識別して取り出すなどの方法があり、これらは、複数の触刺激を識別するための再

学習となる(第1章・11ページの図1-4を参照)。

　Careyら(1993、2005、2011a)は、脳卒中後片麻痺患者の体性感覚障害に対して識別訓練を行っているが、そのプログラムは、①テクスチャー(質感)の識別、②手関節の位置に関する識別、③立体的な物体の識別などである。これらは詳細に段階づけられ、次第に難易度を高めていく方法がとられているが、こうした知覚の学習が類似課題の遂行の上達につながるかどうかは、さらに研究を積み重ねることが必要である。今後は、識別訓練による学習の転移(transfer of learning)や識別学習の般化(generalization)という観点についても、基礎的、臨床的な研究が求められていくであろう。

◆ 把持力の調節学習

　Smaniaら(2003)は、以下のように、把持力を段階づけて学習する四つの方法を実施している。これらのプログラムは把持力のコントロール学習として有用性が高いと思われる。ここではSmaniaらの方法に若干の補足と筆者が行っている方法(以下の(4))を加えて紹介する。Smaniaらは、(1)～(3)を閉眼で行っているが、まずは開眼で遂行状況を確認し、それから閉眼で実施するのが望ましい。

(1) 長さ70cm、直径4cm(重さ500g)程度の木製の棒に、5cm間隔に目印をつけておく。患者はまず開眼でその棒の下部を握り、少しずつ把持力を緩めながら棒を下にずらしていく。それが可能になったら、あらかじめ目標を決め、一つあるいはそれ以上の目印を通過していけるように練習する。

(2) プラスチック製のコップに水(たとえば容量の30～60％)を入れたものをいくつか用意する。患者にはまず開眼で、机の片側から反対側にコップを移動してもらう。そして、移動するコップの順番は変更されること、コップを持ったり置く際には音を立てないように静かに行ってもらうように告げる。その後、閉眼になってもらい、容器を移動してもらう。続けて、水の量を変えて繰り返す。

　筆者は、水の量を変えるだけでなく、水が入っていないものも含め、容器が変形しやすい薄いプラスチック製のコップまたは紙コップも用意すると、水の重量だけでなく、コップの素材を感じ、それに合わせて把持力を変えることが求められるため、より難易度を高めることができると考える。

(3) 角氷を挟むときに使用するトングと、大きさや形状、硬さ、もろさなどが異なる物品(クラッカー、紙キューブなど)を用意する。それらを崩したり、落としたりしないように、トングを使って適切な力で挟み、持ち上げて移動するように求める。より難易度を高めるためには、長さや挟む強さの異なるトングを用いたり、角砂糖、パテで作った球、梱包用緩衝材、マカロニ、豆など、変化をつけて練習するとよい。

(4) ゲル状の物質が入ったチューブを静かに握り、様々な長さに押し出せるように練習する。日常的に歯磨粉やハンドクリームを使用する際、そのチューブを握り、適量を押し出すことで練習することができる。

Hsuら（2012）は、知覚再学習の目的は、知覚を用いて様々な動作を試行、促進する機会を提供するだけでなく、知覚運動のコントロール方略を学習する機会を提供することでもあると述べている。そして、把持と持ち上げ能力は十分にあるが、知覚障害が優位である脳卒中後片麻痺の慢性期患者10名（26～74歳、脳卒中発症後平均18.8カ月）について、コンピューター制御されたバイオフィードバック再教育装置を用いて、把持力の協調性の評価と改善に取り組んだ。その方法は、把持による物体の持ち上げと保持を、視覚と聴覚の合図を受けながら実施するものである。一日につき10分間のバイオフィードバック訓練が、週3回、4週間にわたって行われた。その結果、バイオフィードバック訓練を受けた患者は、握力の調整と力のコントロールにおいて明らかに改善を示した。さらに、この訓練は、力の調整能力を改善するだけでなく、ペグ操作などの手の機能を改善することができたと述べている。

把持力の調節にあたっては、静的触覚によって自身が物体を把持している力の強さを感じ、それを持続することが求められる。また、把持力を緩めたときには、物体が手からずれていくのを動的触覚によって感じなければならず、静的触覚、動的触覚による調整能力を高めていかなくてはならない。

（4-2）固有感覚などを用いた識別知覚の再学習

ここまで、触知覚による識別知覚の再学習プログラムについて述べてきた。末梢神経損傷については触知覚による知覚再学習が主になるが、その場合であっても、手掌側、背側ともに触知覚が障害されている場合には、手の固有感覚にも影響が及ぶため、「手指の動きと肢位の認識」や「太さの異なる棒状物体の把握」などの再学習が必要になることもある。中枢神経疾患に対しては上肢の固有感覚を用いた知覚再学習を行うことが必要となる。ここでは特に、Yekutiel（2000）による脳卒中後の手の知覚再学習の方法の中で、固有感覚を用いた識別学習に関するものを中心に紹介する。なお、これらはあくまでも一例であり、患者の状態に合わせ、セラピストは様々にアレンジすることができる。また、これら固有感覚を用いたメニューでは、特定の関節の固有感覚について働きかけるというよりは、空間における手の位置や運動に関して再学習を進める。

◆ 指の認識

脳卒中後の片麻痺患者では、指に触られたとき、母指はわかるが他の指はわからない、あるいは母指と小指はわかるがその間の指はわからない、あるいは母指と示指はわかるが尺側の手の識別が悪いなどの特徴がある（Yekutiel 2000）。これらについては、前述した指の誤認識に対する共活性化（CA）を用いたプログラムを実施する（340ページの「2）触覚刺激による皮質の共活性化」を参照）。

◆ 描画による手の移動の認識

あらかじめ見本となる図や数字を手書きで描いたボードを用意しておく。描いておくものは、①点線、直線、斜め線などの様々な直線、②三角形、ト音記号、円形、長方形などの形の異なる閉じた図形、③三角形、円形、正方形など②より難しい閉じた図形、④同じ長さの平行線、長さの異なる平行線、直線と斜め線、十字型などの2種類の直線の組み合わせ、⑤種々の連続した曲線やループ模様、⑥数字の1、2、7、8などである。

患者には筆記具を持ってもらい、セラピストはその患者の手を軽く保持しながら、ボードに描かれた図や数字の一つを、ゆっくりと時間をかけて描く。その間、患者には開眼で描かれるものと手の移動を確認してもらう。このとき重要なのは、まず、描かれる図形などの名称を患者に告げ、それがどのように描かれるかをあらかじめ予想してもらうことである。たとえば「三角形です」と告げることで、3本の直線を感じることを予想してもらう。これを、見本となる①〜⑥を使って実施する。

次いで、同じように図や数字を描き、その形を認識してもらうが、今度は、見本は確認しながらも描いている手が見えないように実施し、何を描いたかを回答してもらったあと、実際に描いたものを確認する（Yekutiel 2000）。

この方法が優れているのは、描いたあとで、その実際の軌跡をみることができ、手が移動した結果を確認できることである。また、腕全体の動きを使って大きく描いたり、手関節の運動に限定して小さく描くことで変化をつけることができる。

この方法は、他動的に手を移動させたときの固有感覚情報を、具体的に描いた図形をみることで視覚による助けを得ながら、再学習しているものと思われる。

◆ 両手間の距離の認識

まず患者には閉眼になってもらう。セラピストは、患者に胸の前で両手掌を向かい合わせたまま一定の間隔（たとえば5cm程度）離してもらい、そのまま保持してもらう。そして、「あなたの両手の間に自分の頭が入ると思いますか？」、あるいは「○○のボール（大きさの異なる具体的なボール名を伝える）は入ると思いますか？」、「あなたの手に触れずに私の手を通過させることができると思いますか？」などと尋ねる。また、セラピストは患者の両手を保持し、徐々にそれを接近させ、肩や頭の幅、あるいは事前に選んでおいた物体の幅と一致したと思ったときに、患者に「ストップ」と告げてもらうようにする。

これらの方法は、いずれもゲーム感覚で楽しみながら実施することができる。また、たとえば、両手を同時に動かすだけでなく、非麻痺側を固定しておいて、それに麻痺側を接近させたり、その逆の方法を実施することもできる。あるいは、セラピストが動かす代わりに、患者自身が動かして求められた距離を判断するなど、様々なバリエーションをつくることができる。Yekutiel（2000）は、これを固有感覚の位置覚を利用した知覚再学習であるとしている。

第5章 知覚のリハビリテーション

◆ 手指の動きと肢位の認識

セラピストは、患者の麻痺手（患側手）について、手を握った状態にしたり、開いたりして、指の位置を変える。このとき、手は遮蔽板などで隠しておく。そして、その手の肢位を他方の手（非麻痺手あるいは健側手）で模倣してもらったり（固有感覚同士のマッチング）、言葉で説明してもらったり（固有感覚の言語化）、手の肢位が描かれた図版の中から同じパターンの図版を選択してもらう（固有感覚と視覚イメージのマッチング）。

最初は図5-21に示す①と②の肢位を選び、次第に他の肢位を加えていく。すべての指または何本かの指が互いに接触しているかどうか、あるいは手掌に接触しているかどうかなどに注意を向けさせる。このとき、痛みを起こすような肢位は避ける。使用する手の肢位（フォーム）については、鎌倉ら（2013）による手指の分離の例をもとに、分離箇所の数とその位置が異なるものを組み合わせた。①から②（またはその逆）へと動かすときには指の分離がなく、①（または②）から③～⑧へと動かすときには指の分離が生じる。

Yekutiel（2000）は、他動的に誘導された手の動きとその肢位の認識について、固有感覚の中でも運動感覚を重要視しているが、この認識には、手の動きを誘導されたときの運動方向、指の位置、また肢位によっては皮膚の伸張（指が最大限に伸展あるいは屈曲されたときなど）に関する知覚情報が利用されていると考えられる。手指の肢位の再学習を進める際には、図5-21に示した肢位のうち、まずは、より認識しやすいものはどれかについて、その理由とともに推測しながら進めていく。たとえば、手指を伸展方向に開いた状態を保持しながら、「今、手のひら側が強く引っ張られているのがわかりますか？　そのように感じるときには指がすべて開いているのです」などと伝え、患者が認識しやすいものから始めるとよい。

知覚刺激（この場合には固有感覚刺激）を知覚情報に変え、それが解釈でき、利用できるようになること――これが識別知覚の再学習の重要な目標となる。

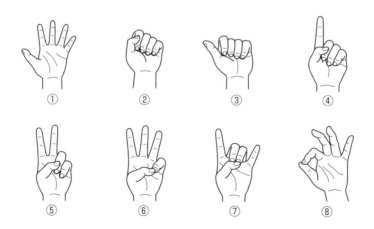

図5-21　手の動きと肢位の例
鎌倉ら（2013）による手指の分離の例をもとに、分離箇所の数とその位置が異なるものを組み合わせた。①と②は指の動きの分離がないもの、③～⑧は分離が生じるものである。

位置覚による固有感覚の識別訓練では、手関節の位置をセラピストが変え、それを識別する方法（Careyら 1993、Careyら 1996、Careyら 2005、Careyら 2018）が行われている。固有感覚による識別知覚の再学習であるが、初期の段階では単関節の位置について識別することが必要な場合も想定されるが、最終的には、複合的に肢位を組み合わせた状態での識別が可能にならないと、手や上肢の日常的な使用にはつながりにくいと考えられる。

◆太さの異なる棒状物体の把握

直径5～30mmの木製棒のセットを用意する。そして、太さの異なる棒を患者に見せて、その棒を把握できる、あるいは母指と示指で取り囲むことができるように手の形を作ってもらう。これは位置覚を用いた再学習であると考えられるが、この方法と前述の「◆手指の動きと肢位の認識」のメニューは、ただ指の位置について再学習するだけでなく、固有感覚を使って的確な把握のフォームを形成するための準備学習になると考えられる。

◆重量の判別

患者に座位をとってもらい、上腕を体側につけた状態で、肘を屈曲位、前腕を回外位にしてもらう。その状態で、患者の手の上に、形態は変わらず、重量だけが異なる物体を置き、それらの重さを比較し、識別してもらう。このとき、肘関節の屈筋の抵抗感覚によって重量の判別を行うため、肘を動かして判断しているかどうかを確認する。この方法は、重量だけが異なる物体を用いるため、開眼の状態で実施できる。これを麻痺側で、あるいは両側で行い、手に置いた物体のうち、どれが重いか、軽いかを判別してもらい、どうしてそのように感じたかについて説明してもらう。これにより、重い物体を持ったときにはどこを使ってどのように感じるのか、軽い物体のときとはどのように異なるのか、などを再学習することができる。

種々の識別学習や知覚と運動を組み合わせたプログラムについては、第1章にその基本的な方法と目的について詳しく述べているが、いずれも対象者の状態や変化に合わせて様々に器具や道具を工夫し、適用させ、創造的に実施することがセラピストには求められる。また、対象者の日常生活や職務上の動作、興味に結びつくように工夫していくこと、あるいはそれがどのように動作の獲得に結びつくのかを具体的に説明することも必要となる。

◆ホームプログラムによる再学習の実施

Yekutiel (2000) は、知覚再学習が奏効するための要素として、動機や興味を挙げている。それに加えて重要視しているのが、練習に費やす時間である。そして、通常のプログラムのほかに、学習したことを定着させ、改善した知覚と日々の活動とを結びつけるのに有用であるとして、**表5-12**に示すホームプログラムを提案している。

表5-12 知覚再学習のホームプログラム

【私の親指はどこ？】
目を閉じて、感じにくいほうの手の親指を反対の手でつかんでください。もし、つかむことができなければ、その状況について目を開けて確認してみましょう。これは、空いているわずかな時間に実施することができます。
【私の手は何をしている？】
感じにくいほうの手がどこにあるかを感じるだけでなく、それがどのような状態にあるかを感じてみましょう。たとえば、指は開いていますか？ 閉じていますか？ 互いに接触していますか？ さらに、肘の角度も推理してみましょう。
【ボタンはめ】
ボタンがついている服やシャツを用意します。目を閉じて、感じにくいほうの手で服のボタンを触り、それを数えてみましょう。また、ボタンをはめてみましょう。ボタンのついているシャツなどを着ているときには、いつでもそれを使って、ボタンのかけはずしを行いましょう。
【袋の中身は何？】
布の袋にいくつかの物体を入れておきます。まず、感じるほうの手を袋の中に入れ、何が入っているかを感じてみましょう。次に、感じにくいほうの手で、同じことを行ってみましょう。また、探し出すものを決めて、それを袋の中から取り出してみましょう。
【目隠し描画】
感じにくいほうの手で太いペンなどが握れるようであれば、それを持って、目を閉じてから、円や四角形、あるいは数字、アルファベットを描いてみましょう。そのあと、感じるほうの手で同じように行い、描かれたものを比較してみましょう。それを繰り返して練習してみましょう。

(Yekutiel 2000)

5） その他のプログラム

　Rosénら（2011b）は、触覚の減弱に対して、両手によるトレーニング（bilateral training）や、視覚、聴覚、触覚、味覚などの様々なモダリティを組み合わせて取り入れた**マルチモーダル・アプローチ**（multimodal approach）を行い、意図的に広範な脳領域の神経回路網を賦活させることで、触知覚経験の強化を積極的に行うことを推奨している。

　身体の片側で起こった運動学習が対側に転移することは知られている。これと類似のことが知覚学習でも起こっている。たとえば知覚入力は、主に対側半球に広がって処理されているが、同側半球へも活動は広がっている。そのため、知覚に問題のある手からだけでなく、反対側を含む両側からの触覚刺激は、中枢への知覚再学習の影響がより期待できる（Bodegårdら2000、Hanssonら1999）。Nagarajanら（1998）は、識別知覚の学習が実施されている手に対して、対側の手からも触知覚の転移が行われており、識別知覚に関連した改善は、損傷部位、半球側、モダリティの種類にかかわらず生じていると述べている。このことから、段階2の知覚再学習の後半において両手を使用することは意義があると考えられている。つまり、非損傷手から加えられた知覚経験は、損傷手の知覚経験を処理している半球に対しても有効な触覚情報

を補完的に提供すると考えられ、それによって損傷手の学習過程の促通が可能であると考えられている。

　Rosénら（2011b）は、知覚再学習・段階2の終盤で、脳の様々な機能を広範囲に使用しながら知覚再学習の各メニューを短時間に集中して、頻回に実施することを奨励している（333ページの表5-7を参照）。この段階になると、患者が行う日々のホームプログラムでは両側の手を用いることが非常に望ましく、プログラム実施以外の時間も日常的に物品の形状や特長を感じるように意識することを原則にすべきであると述べている。これについて、Florenceら（2001）は興味深い報告を行っている。それは、正中神経の切断および修復が行われたサルに対して、皮質の再構築に関する知覚環境の影響を研究したものである。介入群のサルは、約2.5cmの深さの人工芝の上で食べ物と遊具が与えられるなど豊富な知覚経験を得られる環境下に置かれた。一方、コントロール群は、バリエーションに富む食事や遊具などが与えられず、運動も制限されていた。その結果、**豊かな環境**（enriched environment）に置かれたサルは、コントロール群に比較すると3b野などの皮質ニューロンの受容野は小さく、末梢からの刺激は十分に定位されており、皮質再現領域の配置がより秩序立っていたことを報告している。これにより、豊富な知覚環境は皮質受容野の大きさやその配置に明らかによい影響があることを証明したのである。このことから、Rosénら（2011b）は、豊富な知覚経験や知覚環境は体性感覚野において知覚再現領域を拡大し、皮質ニューロンの受容野を小さくするというように、体部位再現の再構築に対する望ましい変化を促す可能性が考えられ、知覚再学習による改善の効果が期待できるであろうと述べている。

3-3-4　残存知覚を利用した識別知覚の再学習

　触覚の回復が期待できない場合には、触覚が残存している部位、あるいは他の残存している知覚、たとえば固有感覚を利用することで、手の探索・識別知覚の獲得を図ることが必要である。それによって、限界はあるものの、把握、操作などの手の機能が改善し、日常生活を向上できる可能性がある。

　Nakadaら（1997）は、左上肢の多発性神経炎により重度の正中・尺骨・橈骨神経麻痺を発症した視覚障害者の症例について報告している。患者は、運動麻痺がある程度回復し、左手で物体を把握することは可能となったが、左手の表在知覚の機能を完全に失ったために、何を把握しているかはもとより、把握しているかどうかもわからず、手を移動すると把握している物体を落としてしまうことがあり、日常生活ではほとんど左手を使用することができなかった。このような患者に対して、残存している固有感覚を活用して知覚再学習を行った結果、様々な動作が可能になった。たとえば、右手で箸を持って食事をする間、触覚が脱失している左手で茶碗や汁椀を持ったり、右手で義歯を洗う間、左手でそれを持っていられるようになった。さらに、両手で靴下を履いたり、紐を蝶結びに結ぶことができるようになり、日常生活における患

側手を使った両手動作が飛躍的に向上した。固有感覚を使って探索・識別動作はある程度可能となったが、最後まで可能にならなかった対象は、把持や接触したときに抵抗を示さないものであった。たとえば、握ったり擦ったりしたときに、指の動きを妨げずに握り込まれてしまうような小さいもの、細いものであったり、あるいは、柔らかいもの、手触りのよい素材などであった。この症例を通じて、固有感覚を用いて再学習できる識別知覚に限界はあるものの、残存知覚を利用して、丁寧に知覚再学習を行うことで、かなり手の動作を実行できることがわかった。

どのような知覚がどこに残存しているかによって、それらを利用する識別知覚の再学習の方略は様々なものが考えられるが、以下、残存知覚の調べ方とそれに応じた識別知覚の再学習について概略を述べる。

1) 残存知覚をいかすための方略

たとえ重度の知覚障害があっても、セラピストは知覚の回復を諦めないことが肝心である。たとえば、静的触覚が脱失していたとしても、動的触覚が残存していることがある。それらの触覚が共に障害されていても、固有感覚が残存していることがある。残存している知覚や知覚の残存している部位を探し、それをいかすことで、手の識別知覚を高められる可能性があることを忘れてはならない。重度知覚障害者の残存知覚を探し出すための各検査について**表5-13**にまとめたが、検査方法などの詳細については第3章の各検査項目を参照されたい。

2) 残存知覚、知覚の残存部位による識別知覚の再学習

何らかの残存知覚あるいは知覚の残存部位が確認できたら、それをいかして識別知覚の再学習を実施する。実施の手順については**表5-14**を参照されたい。

◆ 動的触覚の利用

触覚が脱失しているように見えても、静的触覚、動的触覚をそれぞれ調べてみると、静的触覚が脱失していても動的触覚は残存していることがある。その場合には、その動的触覚とそれが残存している部位を利用して、材質の識別学習を実施する（手順については**表5-14**を参照）。ざらざらした素材や逆にツルツルした素材を動的触覚を使って比較することで、その違いを識別することが可能になる場合がある。最初は極端に手触りの違う素材を感じてもらい、違いが感じられたら、次第に類似したものの識別へと進める（**図5-22**）。これにより、手を水平に動かしたときの振動の違いによって、「ざらざら／ツルツル」「粗い／滑らか」「でこぼこ／平ら」などの識別が期待できる。静的触覚が感じられないと、患者はより知覚を強く感じようと、過度に手を押しつけたり、極端に速く動かす傾向がある。あるいは、肩関節を大きく動かすことがある。セラピストは必要に応じて、接触、識別の際の手の使い方についても十分に

表5-13 残存知覚をいかすための知覚検査

従来の知覚検査とその結果	推奨される検査	検査のポイント	期待できる識別知覚
*筆による触覚刺激が感じられない。	*SWモノフィラメントによる静的触覚の検査	*SWモノフィラメントの4.31番は感知できるか？ *感知できる部位はないか？	*静的触覚による識別知覚 *力のコントロール
	*256Hz、30Hzの音叉による動的触覚の検査（音叉の二股に分かれた先端をあてる）	*256Hz、30Hz音叉による振動は感知できるか？ *感知できる部位はないか？	*動的触覚による識別知覚 *遠隔触 *貫通触
*位置覚、運動覚が感じられない。 *母指さがし試験で母指が探せない。 *物体を把握しても持っている感じがわからない。 *自分の手（上肢）の位置がわからない。	*筋を緊張させた状態での母指さがし試験 *近位関節の振動の感受 *重量弁別	*筋を緊張させること（筋の抵抗感覚）で母指が探しやすくなるか？ *重量を重くするとわかりやすくなる？ *抵抗を加えるとわかりやすくなるか？	*固有感覚による識別知覚 *空間における手の位置や運動方向、重量の判別

表5-14 残存知覚をいかした識別知覚の再学習

	障害の状態	確認すべき残存知覚
触覚	手に静的触覚（SWモノフィラメントの4.31番）が感じられない。	*動的触覚の残存が確認されたら、それを用いて識別知覚の再学習を実施する。
	手に動的触覚（30Hz、256Hzの音叉）が感じられない。	*指屈筋の抵抗感覚の残存が確認されたら、それを用いて識別知覚の再学習を実施する。 *肩関節の固有感覚の残存が確認されたら、それを用いて識別知覚の再学習を実施する。
固有感覚	手指の位置覚・運動覚が脱失し、母指さがし試験の成績が2度または3度である。	*指屈筋の抵抗感覚の残存が確認されたら、それを用いて識別知覚の再学習を実施する。 *肩関節の固有感覚の残存が確認されたら、それを用いて識別知覚の再学習を実施する。

観察し、適切な接触力や動かすスピードについて指導する。

◆指屈筋群による筋の抵抗感覚の利用

末梢神経損傷あるいは脳卒中後の片麻痺で、静的触覚、動的触覚が失われていても、詳細に

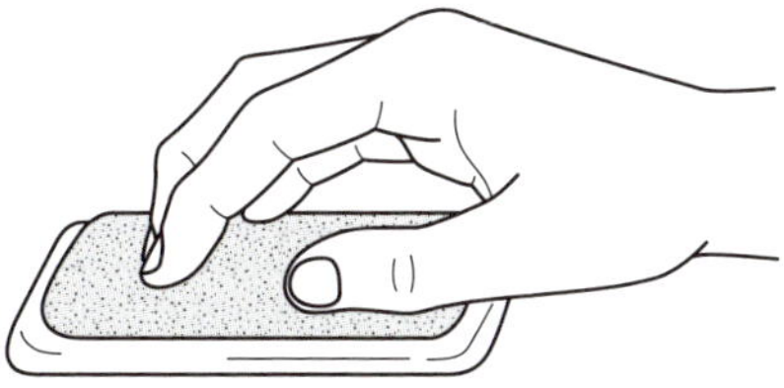

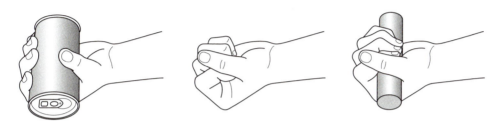

図5-22 動的触覚を利用した材質の識別学習の例
識別する面に対して手を水平に小さく動かすようにして、手を強く押しつけたり、肩関節を大きく動かすなどの固有感覚を用いないように注意する。

図5-23 指屈筋群の抵抗感覚を利用した物体の識別学習の例
缶コーヒーなどを握った状態(左)と何も握っていない状態(中)を繰り返し比較することで、その違いを学習する。それが可能になったら、さらに細さの異なる物体(右)を用いて識別する。

調べると固有感覚、特に指屈筋群による筋の抵抗感覚が残っている場合が少なくない。こうしたケースでは、その残っている筋の抵抗感覚を利用して把持している物体の体積の識別学習を進めることができる。触覚が脱失していると、患者は手に何かを握っていても、「何を握っているのかわからない」あるいは「握っているかどうかもわからない」と訴えることがある。その場合には、手掌を上に向けた状態で机上に手を置き、閉眼で缶コーヒーなどを握ってもらい、次いで何もない状態で手を握ってもらい、それを繰り返すことで、缶を握っているときとそうでないときの違いが感じられるようになることも多い。これは、握るという動作で指の屈筋群を働かせたときの屈筋の抵抗感覚に注意を向けることで、何かを握っているときには指の動きが途中で止まり、何も握っていないときには最後まで指の動きが止まらないことを認識できるようになった結果と考えられる。この違いがわかるようになったら、握る物体の太さや柔らかさ、弾力性などを変化させ、さらに識別力を高めるように進めていく(**図5-23**)。これにより、手に持っている物体について、「太い／細い」「柔らかい／硬い」、「弾力がある／弾力がない」、「押しやすい／押しにくい」などの識別が期待できる。

◆肘や肩の固有感覚の利用

肘の固有感覚が残存している場合には、肘関節を大きく動かして静かに屈曲、伸展を繰り返すことで、「重い／軽い」などの識別を行う。また、肩の固有感覚が残存している場合には、

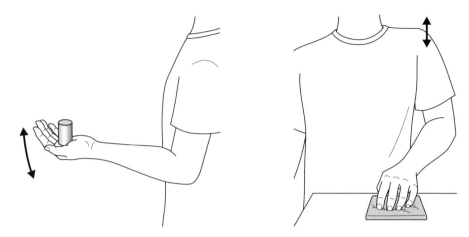

図5-24　固有感覚を利用した重量や材質の識別学習の例
肘関節を静かに大きく動かしたり（左）、肩関節を使って上から圧迫することで（右）、それぞれ重量や材質を識別する。

肩関節を動かして、手を物体の上から軽く圧したり離したりすることで、物体の「柔らかい／硬い」、「弾力のある／ぐにゃっとした」などの特徴を感じることができるようになることが期待される（図5-24）。

3) 残存知覚による識別知覚の再学習の注意点

　残存知覚を活用した識別学習を実施する場合には、安易に視覚で代償せずに、残存している知覚の活用を確かめながら、注意深く行うことが必要である。また、固有感覚で代償する場合、固有感覚は筋の緊張を高めるとより鋭敏になるため、識別学習を繰り返すことで、次第に利用している筋やその周囲筋の緊張が高まる傾向が出現する可能性がある。そのため、患者自らがそれを学習してしまい、筋の緊張を常に高めて動作を行うことがあり、それが常態化してしまう危険性がある。したがって、セラピストは筋の緊張状態をよく観察し、十分に注意しながら指導しなくてはならない。過剰な負荷を加えないこと、強い筋収縮を促さないことが重要である。

　なお、同じ理由で、この段階では、強い負荷を加えた筋力強化などを実施することは控えるべきである。また、スピードの速い運動、動作を指導することも極力避けたほうがよい。

4) 残存知覚による識別知覚の再学習の限界

　残存知覚を活用しても、その識別学習にはおのずと限界がある。それは、手を使った触行動（静的・動的触覚により物体の探索や識別を行うこと）に対して抵抗を示さないものは識別が困難なことである。何かを握ろうとしたときに、それが指の動きを妨げずに握り込まれてしま

うような細いものや小さなもの、たとえば鉛筆やビー玉などであれば識別は難しくなる。あるいは、手で何かを擦ろうとしたときに、それが柔らかいものやいわゆる手触りのよい素材、たとえばティッシュペーパーやシルクの布などであれば、やはり識別は困難になる。一方、小さいもの、細いものであっても、それを手で転がしたときに振動が生じるような場合には、肩を使ってその振動を感じることで、識別することができる場合がある。たとえば、断面が六角形の鉛筆であれば、手を添えて転がしたときに振動が生じ、それで物体を識別しやすくなるが、断面が丸い鉛筆では振動が起こりにくく、識別しにくくなってしまう。つまり、これらの識別に、屈筋などによる筋の抵抗感覚（固有感覚）や肩などの近位部で振動を感じるには限界があることがわかる。逆に、握り込めない程度の大きさや硬さのもの、ざらざらしたものなどは、識別が比較的容易である。したがって、識別知覚の再学習としては、振動や抵抗感の強いものから開始し、次第に弱いものへと移行するとよい。そして、より類似している対象を使ってそれらを識別することで、ある程度その精度を向上させることができると考えられる（Nakadaら1997）。

3-3-5　知覚再学習（再教育／再訓練）の効果

　知覚再学習（再教育／再訓練）後にみられる手の知覚の機能的な改善は、多くの臨床家や研究者によって報告されてきた（Wynn Parryら 1973、Wynn Parryら 1976、Dellonら 1974、Imaiら 1989、Imaiら 1991、Novakら 1992、Careyら 1993、Careyら 1997、Careyら 2005、Careyら 2018、Cheng 2000、Chengら 2001、Lundborg 1993、Lundborgら 1999、Lundborg 2000、Lundborgら 2001、Lundborg 2004a、Lundborg 2004b、Lundborgら 2005、Lundborgら 2007a、Rosénら 2003a、Rosénら 2004、Rosénら 2005、Rosénら 2006、Rosénら 2007、Rosénら 2008、Rosénら 2011a、Rosénら 2011b）。

　知覚再教育を行った結果として、Wynn Parry（1973）は、末梢神経修復後に局在の修正を行った23名中22名が3カ月以内に正常な局在を回復し、物体や材質の識別では70％の症例において識別時間や精度が向上したことを報告している。Dellon（1981、1988）は、過去に報告された正中神経および尺骨神経損傷に対する術後の知覚回復の成績を調べ、それと再教育を実施した自験例の成績とを比較している。たとえば、従来の手術後の成績では、手関節における正中神経または尺骨神経損傷の修復後5年までにS4レベル（回復段階の最上位、静的2点識別が2～6mm）まで回復したのは成人100名中1名もおらず、指神経損傷の修復後5年までにS4まで回復したのは全体の11％未満であった。これに対し、知覚再教育を行った症例では、手関節での正中神経損傷患者の54％が修復後2年以内にS4に達し、手関節での尺骨神経損傷患者では80％がS4まで達し、指神経損傷修復患者の82％が術後2年以内にS4まで回復したと報告している。Imaiら（1989）は、手関節での正中神経損傷の修復術を受けた症例に知覚再教育を行った結果、再教育を受けない者に比べて、過敏状態の軽減、動的・静的2点識別の回復、

物体識別能力における有意な改善が認められたことを報告しており、さらに2年後にも類似の結果を報告している（Imaiら 1991）。

一方、手指切断後の再接着術や母指への足指移植術（toe to thumb transfer）による母指の再建が行われた症例においても、知覚再教育の効果が認められている。Shiehら（1995）は、再接着術後、再教育を受けた者（平均18.8週）とそうでない者では明らかに差があり、1年後にSWモノフィラメントによる触覚閾値と2点識別（静的）を測定したところ、再教育を受けた者のほうが明らかに改善を示していたと報告している。またLeung（1989）は、母指への足指移植術でも、再教育を行った者のほうが知覚の回復がよく、再建した母指は、移植する以前、つまり足指であったときよりも移植したあとのほうが静的・動的2点識別は良好になったと報告している。Vitkusら（1989）も、第2足指を母指に移植した症例について知覚再教育を行った結果、移植前の足指は移植後には良好な静的・動的2点識別を獲得し、平均3.5年のフォローアップでもそれが維持されていたことを報告している。さらにWeiら（1995）は、手への足指移植術を受けた22症例に対して平均3.3カ月間の知覚再教育を行った結果、静的2点識別が7mm、動的2点識別が6mmまで回復したと報告している。

Dellon（1981）は、知覚再教育の効果に関する報告をまとめる中で、知覚再教育を受けた者は、受けない者よりも高いレベルの知覚機能を、より短時間に獲得することができると述べている。これ以外にも多くの研究者によって、知覚再教育による手の知覚の感受性の向上、動作の改善などが報告されているが、2006年初頭までの文献を調査・分析したシステマティック・レビューにおいて、知覚再教育の効果を実質的に調べている科学的な研究は少ないことが指摘されている（Oudら 2007）。前腕の求心路遮断については、二重盲検によるランダム化比較試験を用いた研究などによって、末梢神経損傷後、脳卒中後の知覚再学習の効果が報告されている（Rosénら 2007、Hassan-Zadehら 2010、Weissら 2011、Jerosch-Heroldら 2012）。さらに、その治療的な適用方法の基準値に関する研究もすでに実施されている（Saleemら 2015）。しかし、知覚手袋の利用やミラーセラピーについては、介入群とコントロール群の間で、結果に有意差が認められなかったという報告もある（Paulaら 2016、Mendesら 2018）。このように同じ手法を用いてもその効果が認められなかったのは、これら知覚再学習の具体的な実施の頻度や時間などの条件が定められていないことが、その原因の一つとして考えられる。今後、さらなる臨床実践とその効果判定に関する研究が求められる。

本来、皮質の再現地図の変化は活動依存的であり、手の活動や触覚経験によって描き換えられているという事実があるならば、知覚再学習によって皮質の局在領域を維持、拡大し、再びそのニューロンの受容野を縮小させ、空間分解能や識別知覚を向上させことは可能であると考えられる。今後、知覚再学習はどのように皮質の再構築に影響を与えるのか、また、その効果の具体的な有効レベルについても解明が期待される。さらに、実施した知覚再学習プログラム全体を通じて、最終的に手の知覚や動作遂行がどの段階まで回復したかにとどまらず、個々の知覚再学習プログラムの目的とその具体的な成果についての科学的な検証も必要である。

3-4 手の動作学習プログラム

　基本的な識別機能の改善を得ることができたら、それを使って、獲得が必要な動作学習へと進めていく。最終的には、それぞれの対象者が必要としている日常生活上、職業上の動作が、より安全に、より正確に効率よく遂行でき、より滑らかで巧みな手の動きを取り戻すことが、知覚のリハビリテーションの最終目標である。

　この最終目標に至るまでに必要なこととして、①手を目的のところに到達させる、②把握あるいは接触している触対象の特徴を識別し、対象に手を適合させ、適切な把握や接触のフォームを形成する、③対象の特徴・性質に合わせて把持力あるいは接触力を可能な限りコントロールし、それを維持する、④把握した物体をスムーズに移動する、⑤把持、接触している物体を操作する、⑥手に把握した道具を使って動作を行う、などの動作を対象者が学習することが挙げられる（**表5-15**）。

　それぞれの動作の学習において、セラピストには、各動作を知覚の側面からしっかり観察し、その動作遂行を妨げている知覚の問題を分析することが要求される。そして、最終的には、知覚の側面から知覚と運動を組み合わせた動作学習プログラムを立案し、実施することが求められる（中田1997）。知覚の側面から手の動作をどのように分析、アプローチしたらよいかについては、第1章の「2. 対象物への手の不適合が生じるのはなぜか？―知覚と手のフォームの関係―」（12ページ）、「3. 触覚が鈍くなるとなぜ過剰に力を入れて把握するのか？―触覚と固有感覚の関係性―」（19ページ）、「4. 手は動いている面から何を感じているのか？―貫通触面を感じる手―」（25ページ）、「5. 道具の操作に必要な手の知覚―遠隔触とは？―」（31ページ）を参照されたい。

表5-15 手の知覚障害と動作学習

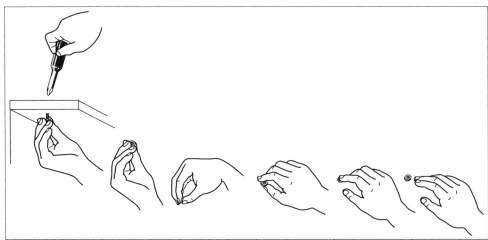

	物体（道具）の操作	物体の移動	把握の維持・コントロール	手のフォーム	物体の探索・識別	手の到達
手の動作	物体（道具）を手の中で動かす。	物体を把握したまま、空中を移動させる。	物体を把持したまま、空中で維持する。物体の性状に合わせて把持力を変える。	手の形を維持する。物体に対して押す、押さえる、転がすなどの働きかけをする。	物体の性状、形状などの特徴を識別する。	目的のところに手を持っていく。
練習方法	識別しやすく、かつ滑りにくい物体や道具を用いて、回転、回旋、移動などの操作を行う。	物体を把握したまま、上下、左右、前後に移動させる。	物体の性状、形状に応じた把握形態をつくり、それを空中で維持させる。	様々な形状の物体を把握させる。	材質・形状などの弁別、物体の識別を行わせる。特徴抽出のための手の動きを行わせる。	目的箇所への手の到達、指で目標をなぞる、決められた目標に接触させる。
検査法の例	ソラマン検査、視覚遮蔽による物体や道具の操作	Mobergのピックアップ検査	Mobergのピックアップ検査、パティによる団子・紐作り、物体の振り子操作	鎌倉による把握パターン、Dellonのピックアップ検査変法	Dellonのピックアップ検査変法（物体識別テスト）、スタイ検査	母指さがし試験

検査法の詳細については、第3章の各検査項目を参照のこと。なお、「鎌倉による把握パターン」を調べるにあたっては、鎌倉と中田による『NOMA手・上肢機能診断』（鎌倉ら 2012）を利用することができる。検査手順と記録紙はNOMAハンド・ラボの公式ホームページ（http://noma-handlab.com/）からダウンロード可能である。

3-5 手の痛みに対する知覚アプローチ

　国際疼痛学会（IASP）によると、痛みは「実際の組織損傷、あるいは潜在的な組織損傷と関連した、または、このような組織損傷と関連して述べられる不快な感覚的、情動的体験である」と定義されており、医師や看護師、臨床心理士、理学療法士、作業療法士、薬剤師など、いろいろな分野の専門家がチームとして治療を行う学際的アプローチが推奨されている（熊澤 2006、熊澤 2007）。リハビリテーションアプローチでは運動療法や物理療法が行われているが、手のリハビリテーション領域では、痛みを抑制するために圧迫や振動、摩擦といった触刺激を使った知覚アプローチも行われてきた。Yerxaら（1983）とBarber（1990）は、瘢痕や挫滅損傷、切断による知覚過敏を伴う痛みに対して、摩擦と振動の触刺激を利用した減感作療法（desensitization）の評価と治療を体系化した（第3章・254ページの「4-5 知覚過敏の検査―Three-Phase Desensitization Kitによる検査―」、第5章・327ページの「3-2-1 知覚過敏に対する減感作療法（desensitization）」を参照）。その後、末梢神経修復術後（Dellon 1997）や脳血管障害（岩崎ら 2003）、頸椎疾患（清本ら 2006、清本ら 2007）、手の外傷術後（Göranssonら 2011）などに対して行われている。また、Lundebergら（Lundeberg 1984、Lundebergら 1984、Lundebergら 1987）は、振動刺激の作用について詳細に検討し、それを慢性疼痛や反射性交感神経性ジストロフィー（reflex sympathetic dystrophy：RSD）に適用すると痛みが減少することを報告している。さらに、Watsonら（1987）は、RSDに対してstress loading programという独自の固有感覚刺激や触刺激を利用した方法を開発し、効果を示している。

　一方、近年は、触刺激を単に入力するのではなく、触刺激の識別課題を含む「知覚再学習」の方法によって痛みが減少するという知見が報告されている。Florら（2001）は、上肢の切断による幻肢痛に対して、刺激された部位の局在と刺激の強さを識別する知覚アプローチにより、幻肢痛が減少することを報告した。その後、上肢の複合性局所疼痛症候群（complex regional pain syndrome：CRPS）タイプⅠ（Moseleyら 2008a、Moseleyら 2009、Plegerら 2005）、慢性腰痛（Wältiら 2015、Wand 2011）、熱傷後の上肢神経障害性疼痛（Nedelecら 2016）において、その有効性が報告されている。

　しかし、痛みは、知覚的側面のみならず、痛みに対する考え方や痛みの分析、認識といった認知的側面、痛みに伴う不安や恐怖といった情動的側面により変化する。同時に、痛みによって生じる行動、生活障害といった複雑な障害像を考慮する必要がある。そのため、痛みの知覚的側面のみならず、認知的側面、情動的側面および痛みによる行動や生活障害にアプローチしていく必要性が認識されるようになってきている（松原 2011）。

　以下、痛みに対する知覚アプローチの考え方とプログラム、その効果について解説し、さらに、認知的側面、情動的側面に対するアプローチとその関連について述べる。

3-5-1 痛みにより末梢、中枢ではどのような変化が生じているのか？

　CRPSや神経障害性疼痛(neuropathic pain；ニューロパシックペイン)[注]に代表される難治性の慢性疼痛では、アロディニアや痛覚過敏によって、痛みを感じている部位に触れる・触れられるという行動を避け、生活の中で患肢の使用に制限を招く。この触れる・触れられるという行動を避けることは、痛みを感じている部位に触刺激、温・冷刺激などの入力が制限されることを意味する。このような状態が続くと、触覚や痛覚、温・冷覚に対して様々な変化をもたらすことが明らかになってきている(Galer 2000、Rommelら 2001)。

1）末梢における変化

　神経が断裂すると、損傷した部位以遠の触覚や痛覚、温・冷覚が消失・低下する。触覚、痛覚、温・冷覚には、「閾値」「局在」「識別」という機能があり、それらすべての機能が消失・低下することになる。末梢神経は、脊髄や脳のような中枢神経系と異なり、断裂しても神経幹を縫合することで、その中にある神経線維つまり軸索が、ワーラー変性やビュグナー帯、神経成長因子の働きによって再生することが可能である(Sanesら 2013)。具体的には、末梢神経の断裂によって、断裂した近位側と遠位側の両方で軸索を再生するための変化が生じる。断裂した神経の近位側では、神経細胞に向かって逆行性の変性が生じ、その情報が脊髄後根神経節(dorsal root ganglion：DRG)に達して遺伝子発現の変化をもたらす。そのDRGからの指令によって、もともと存在したシュワン細胞が活発に分裂と増殖を繰り返し、元の神経経路に沿ってビュグナー帯を形成して神経線維が発芽していく(小山 2016)(図5-25)。一方、断裂した遠位側では、不連続になった軸索を吸収するため、貪食細胞であるマクロファージによるワーラー変性が生じる。その結果、断裂した神経の近位側から発芽が可能となる。

　このような末梢神経断裂部の近位側、遠位側の変化によって軸索が再生するものの、その再生過程においては、ナトリウムイオンチャネルの発現が盛んになり、細胞体や発芽している部位から刺激に無関係な異所性の興奮が生じるようになる。このような状態は、断裂した神経の支配する皮膚に刺激が加わらなくても、神経断裂部から興奮が生じるようになることを意味する。したがって、皮膚に刺激を加えても触覚や痛覚などは知覚できないにもかかわらず、神経断裂部で異所性の興奮が生じる。この異所性の興奮が痛みの発生源の一つになる。つまり、触

注）末梢神経・中枢神経の損傷や障害によってもたらされる疼痛症候群をいう。神経障害のあとに出現する難治性の疼痛であり、慢性疼痛の代表格である。末梢神経・中枢神経が何らかの刺激を受けて生じる神経原性疼痛(neurogenic pain)と混同されるが、難治化した神経原性疼痛の一つが神経障害性疼痛であると解釈されている(細川 2010)。代表的なものに、帯状疱疹後神経痛、糖尿病性神経症、悪性腫瘍の神経浸潤などがある。

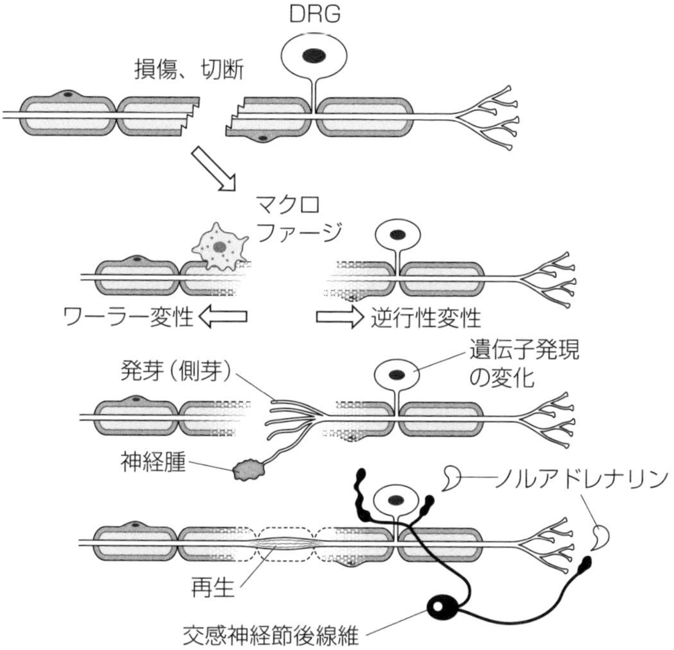

```
                        DRG
          損傷、切断
   [図：神経損傷と変性・再生の過程]
              マクロ
              ファージ
   ワーラー変性 ⇐    ⇒ 逆行性変性

       発芽（側芽）    遺伝子発現
                     の変化
       神経腫        ノルアドレナリン

              再生
         交感神経節後線維
```

図5-25 末梢神経断裂後の近位側、遠位側の変化
（小山 2016）

覚は減衰しているにもかかわらず、痛覚は過敏に働くというような、触覚と痛覚の乖離が生じると考えられる。この乖離は、触覚機能が回復し神経が再生されてくると改善してくることが多い。それを裏づけるように、末梢神経断裂後には、触覚の回復過程と錯感覚を伴う痛みの間に関係があること（Birchら 1991）や、触覚機能の回復に伴って痛みも減少してくるという知見（Imaiら 1991）が報告されている。

　一方、神経に損傷を伴わない痛みでは、知覚、特に触覚に変化は生じていないのであろうか。近年、神経損傷を伴わない侵害受容性の痛みにおいても、患部の触覚機能が低下すると報告されている（Galer 2000、Rommelら 2001）。さらに、この触覚機能の低下は、痛みを感じている部位にとどまらず、一側上肢全体、一側上下肢、体幹に及ぶケースが存在すると報告されている（Galer 2000、Rommelら 2001）。これらの知見から、神経損傷を伴わないCRPSタイプⅠや関節リウマチ、さらには慢性腰痛のような病態においても、皮膚の触覚機能が低下するということが痛みの末梢における変化の特徴の一つとして認識されつつある（Catleyら 2014）。

2）中枢における変化

　痛みによる脊髄の可塑的変化は、痛みを修飾する因子として極めて重要であるが、ここでは知覚アプローチの解釈で必要な脳の変化を中心に述べる。
　第2章「体性感覚の神経生理学的基礎—手の知覚機能とその障害に関連して—」でも述べて

いるように、痛覚や触覚などの体性感覚の中枢である一次体性感覚野(primary somatosensory area；SI)の3b野には、体表面の各部位に一致して応答するニューロンが体部位再現地図として存在する。体部位再現地図は、それぞれの部位で隣接する神経支配が重なり合っており、互いに抑制し合う(masking)ことによって、明瞭な体部位再現を構築している。しかし、体部位再現地図は、末梢からの求心性入力の増加あるいは減少によって短時間で変化することが知られている(Merzenichら 1983b)。

　痛みにより、触れる・触られるという行動が少なくなると、SIの痛みを感じている部位に応答する再現部位への求心性入力が減少することになる。SIの再現部位は、求心性入力が減少すると、隣接部位間で互いに重なり合う領域で抑制し合っていたものがはずれ、もともとあったものが顕在化してくる(unmasking)(Merzenichら 1983b、Wall 1977)。その結果、求心性入力が減少した再現部位、つまり痛みを感じている部位に応答していた再現部位が縮小し、隣接する領域が拡大して占有する変化が生じるとされている。

　痛みを感じている部位に触刺激を行ったときのSIの変化について、次のような報告がある。Maihöfnerら(2003)は、一側上肢のCRPSにおいて、痛みを感じている手のSIの再現部位が縮小し、手の体部位再現に隣接する領域の口唇に応答する体部位再現が拡大したこと示している。このような変化は、手根管症候群のような神経損傷のある病態においても確認されている(Dhondら 2012、Maedaら 2014、Napadowら 2006、Tecchioら 2002)。さらに、Plegerら(2004)は、CRPSにより痛みを感じている部位のSIにおける再現部位が縮小することと、二次体性感覚野(secondary somatosensory area；SⅡ)の応答の減少が付随して生じることを報告している。SⅡは、SIの活動に依存していることが報告されており(Garraghtyら 1990)、SIへの触覚入力が減少したことによって、SⅡの活動も付随して減少していると考えられている(Schwenkreisら 2009)。興味深いことに、このような触刺激に対してSIで応答する再現部位が縮小するような可塑的変化と2点識別値、および痛みの強度には、相関があるといわれている(Maihöfnerら 2004、Plegerら 2005)。つまり、SIの触刺激に応答する再現部位が縮小すると触覚による識別機能は低下し、痛みが強くなると解釈できる。

　その一方で、痛みを感じている部位に痛覚刺激を行うと、どのような変化が生じるのであろうか。Maihöfnerら(2005)は、CRPSタイプⅠにおいて、痛みを感じている部位に針刺激を行い、そのときの脳活動をfMRIで観察した。すると、SIでは痛みを感じている手の領域の活動が拡大し、さらには両側のSⅡ、島皮質、下頭頂葉、上・中・下前頭前野、前帯状回、反対側の頭頂連合野の血流量が上昇することを示している。触刺激については応答する領域が縮小していたのに対して、痛覚刺激では応答する領域が拡大しているのである。この現象について、Schwenkreisら(2009)は、痛みによる侵害入力が持続すると、触覚を含む非侵害刺激に応答するニューロンの活動を阻害してしまう可能性があると解釈している。つまり、痛みにより生じる広範囲な痛み関連領域の活動が、触覚に応答するニューロンを阻害してしまい、触覚機能を低下させる可能性も考えられる。

　現在のところ、触覚機能が低下しているために痛みが生じるのか、痛みが生じているために

触覚が阻害されてしまうのかについては、明確にはなっていない。しかし、痛みが減弱するに伴い触覚機能が向上し、SIの再現部位が元の大きさに戻ることから、痛みの程度と触覚機能には密接な関連があると考えられている（Catleyら 2014）。

3-5-2　知覚アプローチのメカニズム

減感作療法のような触刺激を使った方法と、識別や局在の修正といった知覚再学習を利用した方法にアプローチを分類することができる。

1）触刺激を使った方法

減感作療法が痛みを抑制するメカニズムは明らかになっていないものの、触覚閾値、痛覚閾値の上昇と、脊髄後角における痛みを抑制する変化の影響が考えられる。

まず、触覚閾値、痛覚閾値の上昇については、末梢の受容器に刺激を繰り返し広範囲に入力することで生じる閉塞（occlusion）という現象に関係している可能性が考えられる。閉塞は、同時に刺激を加えたときにその興奮した活動電位を受ける後シナプスにおいて、活動電位が相加的ではなく減弱する現象をいう。これは、脊髄後角の二次ニューロンや視床、SIなどで生じると考えられる。これらより、触刺激を繰り返し広範囲に入力することで、同時に繰り返し刺激されるニューロンに閉塞が生じ、触覚を感知しにくい状態になることが予測される。Hochreiterら（1983）は、健常者に対して、80Hzの振動刺激を母指に10分間加えると、刺激後10分間はSWモノフィラメントで検査した触覚閾値の上昇を認め、15～20分後には刺激前の状態に戻ったことを示している。つまり、触刺激を繰り返し加えると、一定期間は閾値の上昇を認めるということが示されている。

一方、脊髄後角における痛みを抑制する変化については、ゲートコントロール理論が代表的である（第2章・119ページの「2）ゲートコントロール理論」を参照）。通常、脊髄後角に制御用のゲートが存在し、痛覚を伝えるAδ線維とC線維により痛みの情報が送られるとこのゲートが開いて、高次の中枢へ情報が伝わり痛みを感じる。しかし、痛みがある部位をさすったり、圧迫するなどの触刺激を加えると、痛覚と触覚の情報が同時に脊髄後角に伝えられることになる。その際、伝導速度の速いAβ線維からの情報が先に脊髄後角に伝わりゲートが閉じる。伝導速度の遅いAδ線維やC線維は、Aβ線維からの触覚情報よりもあとに脊髄後角に伝わることになる。したがって、痛覚情報が脊髄後角に送られたときには制御用のゲートが閉じた状態になっているため、痛みの情報が抑制されるというものである。近年では、ラットにおいて痛みを感じている部位に触刺激を加えると、痛みを調整している脊髄後角のⅡ層にある膠様質細胞において、興奮性の活動のみならず、抑制性シナプス後電流が生じることから、触刺激を加えることによって脊髄後角で痛みが抑制される可能性が示唆されている（Narikawaら

2000)。

しかし、経皮的電気神経刺激（transcutaneous electrical nerve stimulation：TENS）を用いた報告では、痛みを減少させる物質の一つであるオピオイドの放出などによって痛みの減少に作用する仕組みの一つである下行性疼痛抑制系（第2章・118ページの「1）下行性疼痛抑制」を参照）を作動させ、痛みが減弱するという解釈もされている（Slukaら　2003）。減感作療法のような触刺激を使った方法もまた、脊髄レベルのみならず、下行性疼痛抑制系のようなより高次の抑制メカニズムが関与している可能性もあるが、現在のところは明らかになっていない。

2）知覚再学習を利用した方法

知覚再学習は、「3-3 知覚再学習プログラム」（330ページ）で述べているように、長期増強によるシナプス伝達の強化、神経軸索側枝の発芽などの可塑的な変化を起こし、新たなネットワークを形成して皮質を再構築させるものである（Lundborg　1993）。皮質の変化は、皮膚表面や受容器の活性レベルの増加によっても生じることが、サルを用いた実験で明らかにされている（Jenkinsら　1990、Recanzoneら　1992a、Recanzoneら　1992b、Recanzoneら　1992c）。つまり、これらの知見は、末梢への繰り返しの刺激によって、応答する体部位再現が拡大し再構築することを示しており、ヒトのSⅠにおいても同様の変化が確認されている（Elbertら　1995）。痛みは触覚機能を低下させ、その結果、SⅠにおける痛みを感じている部位の体部位再現が縮小するという可塑的変化を招く。したがって、痛みに対して知覚再学習を利用した方法は、このSⅠにおける体部位再現の拡大と再構築を促し、その結果として、触覚と痛覚の乖離を調整し、痛みを軽減すると考えられる（Plegerら　2005）。

3-5-3　知覚アプローチの実際

痛みに対するリハビリテーションアプローチには、TENSや交代浴などの物理療法、運動イメージを利用したミラーセラピー（鏡療法）などの効果が確認されているが、ここでは触刺激を利用した知覚アプローチに焦点化して述べる。知覚アプローチは、アロディニアや痛覚過敏など、痛みの強さに合わせて段階的に実施する。痛みが強い時期には触刺激を使った方法がとられ、痛みが減弱してきた時期には触知覚の再学習（触覚識別課題）が行われている。

1）アロディニアや痛覚過敏が強い時期

この時期には、過度な刺激を加えると痛みを強めてしまい、痛みに対する恐怖や不安を助長しかねない。そのため、痛みを誘発しない触刺激を該当部位に入力していく。はじめは撫でるような動的触覚を用いると痛みを強めることが多いため、軽い圧迫を加えるような静的触覚に

よる触刺激を用いることが推奨される。痛みが強い場合は、机の上にタオルなど柔らかい素材を置き、その上に患肢を乗せることで、その接触した部分にごくわずかな患肢の重みによる圧迫刺激を加える程度から始める。刺激に慣れるに従って、段階的に触刺激を強めていく。清本ら (2008) は、血圧計の駆血帯やエアスプリントなどを用いて静的触覚による触刺激を入力し、耐えられるようになったら筆や脱脂綿などの柔らかい素材を用いて動的触覚による触刺激を並行して加えている。さらに動的触覚による触刺激にも耐えられるようになれば、段階的な触刺激として有効性が報告されている Three-Phase Desensitization Kit による減感作療法に移行していく。触刺激は、素材刺激 (Dowel texture) として、モールスキンや柔らかい布、タオル、面ファスナーのループ・フックというように、患者の順序づけに従って加えていく。最終的に可能であれば、接触刺激 (Contact particle) として、柔らかい素材に手を入れてかき混ぜるような触刺激に進めていく (328ページの「3-2-2 Three-Phase Desensitization Kit による減感作療法」を参照)。

　これらの触刺激の直後は痛みが減少しているケースが多いものの、徐々に元の状態に戻ってしまう (清本ら 2007、清本ら 2008)。したがって、対象者が痛みを感じる程度に合わせて触刺激を試み、痛みが減弱する刺激を慎重に検討しながら、自宅や病棟の自室などでもできるように調整し、刺激を繰り返すようにする。そうすることで、少しずつであっても対象者自身が痛みを軽減できる時間をつくることができ、痛みへの対処における自己管理の一貫としても利用することができる。

2) 痛みを感じている部位に触刺激入力が可能となった時期

　この時期からは徐々に、識別や局在の修正といった知覚再学習プログラムを行う (詳細は338ページの「3-3-3 知覚再学習・段階2 (触覚回復後)」を参照)。まずは、刺激されている部位を定位し、回答するような局在の修正を実施する。徐々に改善がみられてくれば、次に素材の粗さや硬さの識別を行い、最終的には触れている物体を識別するというように段階づけて実施していく。なお、頻度は一日あたり2～3回、1回15分程度とし、自己管理の下に実施できるように指導する。

3) Pleger らの知覚-運動アプローチ

　Pleger ら (2005) は、CRPS タイプ I の痛みに対して、NRS (numerical rating scale) による痛みの強さに合わせた4段階の知覚-運動課題を報告している (表5-16)。
　まず、痛みの強さが〈NRSで6以上〉の段階では、「痛みの減弱」を目的としている。知覚課題は、痛みを引き起こす衝撃の緩和を目的に、弾性包帯による圧迫 (bandaging) を行う。これは、弾性包帯により患部を圧迫することによって、静的触覚による触刺激を入力しているとも解釈できる。この時期の運動課題は、痛みを生じさせないように安静を保つことが目的とな

表5-16 CRPSの痛みに対する4段階の知覚-運動プロトコル

	痛みなし	運動時のみの痛み	NRSで5以下	NRSで6以上
目的	*固有感覚の再構築 *拘縮した関節の可動域改善 *筋力の向上	*アロディニアの減弱 *固有感覚の再構築	*アロディニアの減弱 *手の機能的肢位の獲得に向けた運動	*痛みの減弱
知覚課題	*減感作療法(第2段階)の継続	*減感作療法(第2段階)——硬めの筆やブラシなど耐えられる程度の素材による触刺激 *視覚の補助なしに物体の特徴を識別する(物体識別訓練)	*減感作療法(第1段階)——柔らかい筆、脱脂綿、柔らかい布など不快に感じない程度の素材による触刺激 *温・冷刺激の適用	*痛みを引き起こす衝撃の緩和——弾性包帯による圧迫
運動課題	*抵抗訓練 *ADLの自立に向けた訓練 *作業活動	*物体の把握(大きな物体から始める) *ADL訓練(柄を太くしたフォークの使用、着衣、整容など) *振り回す運動と書字訓練 *手芸などの作業活動	*安静	*安静
スプリント	完全除去	ときどき使用	機能的肢位への修正	痛みのない肢位の保持

痛みの強度によって各レベルに割り当てられた課題を行う。なお、それぞれのセッションの間、健側には「痛みなし」レベルの運動課題を実施する。

(Plegerら 2005より、一部改変)

り、場合によってはスプリントで痛みのない肢位を保持する。

次に、〈NRSで5以下〉の段階では、「アロディニアの減弱と手の機能的肢位の獲得に向けた運動」を目的としている。知覚課題は、Plegerらによる2段階の触刺激を用いた減感作療法のうちの第1段階を行う。ここでは、柔らかい筆や脱脂綿、柔らかい布などで不快に感じない程度の触刺激を加える。この第1段階の減感作療法では、軽い動的触覚による触刺激を入力していると解釈できる。運動課題は、〈NRSで6以上〉と同様に安静を保つことが目的であるが、その段階よりは手の使用を増した調整を行う。不必要な固定は逆に痛みを強める可能性もあることから、痛みに合わせた手の使用頻度の調整が必要であるためと考えられる。

そして、〈運動時のみの痛み〉の段階では、「動かすことによるアロディニアの減弱と物体の把握やADL訓練を介した手の運動による固有感覚の再構築」を目的としている。知覚課題は、

Plegerらによる第2段階の減感作療法を行う。ここでは、第1段階よりも硬めの素材を用いて、対象者が耐えられる程度まで刺激していく。また、視覚を遮断した状態で、素材や形状といった物体の特徴を識別する課題を開始する。これは、知覚再学習で用いられている方法であると解釈できる。運動課題は、物体の把握やADL訓練、手芸といった作業活動などの課題を開始する。スプリントは、稀に使用する程度とする。これは、手の使用頻度や質を高める時期のため、痛みが強く生じてしまうときに用いる程度として、普段はスプリントを使用しないようにするための調整であると考えられる。

最後に、自発的な痛みがほとんど消失した〈痛みなし〉の段階は、「固有感覚の再構築と、拘縮により制限された関節可動域の改善、筋力の向上」を目的としている。知覚課題は、同じく第2段階の減感作療法を継続する。運動課題は、抵抗訓練やADLの自立に向けた訓練、作業活動を行う。スプリントはこの段階で完全に除去する。

3-5-4 痛みに対する知覚アプローチの効果

1）触刺激を使った方法

減感作療法の効果については、Three-Phase Desensitization Kitの素材刺激（Dowel texture）と接触刺激（Contact particle）、振動刺激をそれぞれ単独で用いた結果が検証されている。

Göranssonら（2011）は、手の外傷および術後に生じた異常知覚に対して、素材刺激を用いて、一日に3回の触刺激を行い、6週間後に有効性を検討した。その結果、手の使用時の異常知覚は、減感作療法開始前のVAS（visual analogue scale）が平均73 mm（範囲6～93 mm）であったのに対して、6週間後には53 mm（範囲0～90 mm）に減少した。また、安静時の異常知覚は、減感作療法開始前のVASが平均22 mm（範囲0～96 mm）であったのに対して、6週間後には10 mm（範囲0～80 mm）に減少を認めた。さらに、カナダ作業遂行測定（Canadian occupational performance measure：COPM）による、対象者にとって必要な作業の遂行度と満足度も改善を認めており、異常知覚の改善が生活の拡大につながっていることを示している。

清本ら（2006）は、頚椎症性脊髄症など頚椎疾患の術後の手のしびれを伴う痛みに対して、接触刺激を用いた減感作療法を報告している。その結果、減感作療法開始前と直後で比較すると、VASが平均50 mmから30 mmに減少し、対象者の93％において痛みが減少する即時的効果を認めた。しかし、刺激を加えた直後に痛みは減少するものの、時間経過に伴い元に戻ってしまう傾向も確認されている。ただし、減感作療法開始前とプログラム終了後でVASを比較すると、開始前では50 mmであったのに対し、平均3週間の終了後には35 mmに減少を認め、対象者の79％に短期的な効果を認めた。

以上より、減感作療法を繰り返し実施していくことで最終的に痛みが減少するものの、完全に消失させることは難しいとされていることから、今後さらなる検討が必要である。

2）触覚識別課題を利用した方法

　Plegerら（2005）は、一側上肢のCRPSに対して、前述した知覚-運動アプローチを行い、1カ月後、6カ月後における効果を検証した。その結果、痛みの強さ、範囲が減少したことを報告している。また、痛みの減少に伴って2点識別値が低下し、知覚アプローチの有効性を示している。

　Moseleyら（2008a）は、一側上肢のCRPSに対して、触刺激のみの条件と、刺激に使用したプローブの太さの識別と局在の識別を行った条件で比較したところ、識別を加えた条件のほうが痛みを減少させ、触覚識別能力も向上することを示した。さらに、触刺激を加えている部位に注意を向ける条件のほうが、そうでない条件に比べて触覚識別能力が向上し、痛みの減弱についても優れていると報告している（Moseleyら 2009）。

3-5-5　ミラーセラピーによる痛みへのアプローチ

　先に述べた「3-3-2 知覚再学習・段階1（触覚回復前）」の「2）ミラーセラピーによる知覚再学習」（336ページ）で紹介したミラーセラピーは、切断者の幻肢痛に対してRamachandranら（1995）により開発された。その後、痛みに対してはCRPSや神経障害性疼痛の治療に用いられており、本邦のリハビリテーションに関する成書にも詳細に紹介されている（森岡 2011、松尾 2012）。

　痛みに対するミラーセラピーの方法は、まず痛みを有する手を鏡の後ろに起き、痛みがない手を鏡に映し、その映った手があたかも実際の痛みを有する手の位置にあるように調整する（337ページの図5-7を参照）。そして、痛みがない手を動かし、鏡の中の像を観察してもらうことで、あたかも痛みを有する手が動いているように錯覚させる。ミラーセラピーは、このような錯覚が起こらなければ、継続困難で適用すべきではないとされている。また、CRPSを対象としたミラーセラピーの検討では、痛みを緩和するような効果が得られない症例（MaCabeら 2003）や、逆に痛みを強めてしまう症例も報告されている（Moseley 2008b）。そのため、適用を慎重に検討する必要があると考えられる。

　Moseley（2004）は、独自の段階的な運動イメージプログラム（graded motor imagery program）をCRPSタイプⅠ症例に行い、その有効性を示している。このプログラムは、①手の左右を識別する課題（メンタルローテーション）、②手の運動のイメージ課題、③ミラーセラピーという三つの課題を用いて、段階的に運動イメージを想起していく方法である。イメージの想起が難しい慢性疼痛患者やCRPS症例にも有効であると考えられている（Moseley 2006、Boweringら 2013、Waltzら 2013）。

　ミラーセラピーが疼痛を軽減するメカニズムには、中枢神経系でモニターされている知覚-運動ループが関係していると考えられている（住谷ら 2007）。通常、四肢の運動を行うと、そ

の運動の結果を知覚することで次の運動を準備することとなり、この一連の流れが常に中枢神経系でモニターされている。幻肢痛やCRPSの症例では、この知覚-運動ループの破綻によって疼痛を生じさせているという考え方が報告されている。ミラーセラピーでは、痛みを有する四肢への運動指令に対応した知覚フィードバックを鏡像による視覚が代償することで、知覚-運動ループが再統合され、疼痛を軽減するとされる（Harris 1999、McCabeら 2003）。McCabeら（2005）は、健常者において、鏡の中に見える左手の運動（鏡に映った右手の運動を錯覚する）と、実際に存在する左手の運動が異なると、視覚情報と実際の左手の固有感覚情報に不一致を生じさせ、その結果として、半数近くに異常知覚が生じると報告している。このことは、知覚-運動ループの破綻が痛みを引き起こす要因であると解釈でき、興味深い知見である（第2章・132ページの「14-4-2 幻肢痛のメカニズム」を参照）。

　ミラーセラピーの適用として、Sumitaniら（2008）は、幻肢痛や不全脊髄損傷、末梢神経損傷などによって求心路が遮断されて疼痛が生じた22名を対象にミラーセラピーを行い、表在感覚性か固有感覚性かという疼痛の質によって、その作用を検討した。その結果、「ねじるような」「握られているような」という固有感覚性の疼痛を有する症例には有効であったものの、「チクチクするような」「刺されるような」などという表在感覚性の疼痛には奏効しにくかったことを報告している。

　以上のように、慢性疼痛やCRPSなどの痛みに対してミラーセラピーが適用されており、その有効性が報告されている（Boweringら 2013、Dalyら 2009）。しかし、その適用についてはさらなる検討が必要であると考えられる。

3-5-6　心理面や生活障害へのアプローチ

　痛みは、知覚的側面のみならず、認知的側面ならびに情動的側面という多面性をもつ。また、家族関係や仕事などの社会的な背景によっても大きく影響を受ける。

　痛みの強さやその遷延化、生活障害に影響を与える因子は、**痛みの破局的思考**（pain catastrophizing）である。これは、痛みに対する悲観的な考え方であり、①何度も痛みを考えてしまう"反すう"、②痛みから逃れられる方法がないと考えてしまう"無力感"、③痛みを必要以上に強い存在と感じてしまう"拡大視"の3要素からなる（Sullivanら 2001）。

　痛みの強さは、破局的思考と相関することから、痛みの予測因子になることが知られており（Sullivanら 1998、Turnerら 2002、Sorbiら 2006a、Sorbiら 2006b、松岡ら 2007、Riddleら 2010、Schützeら 2010、Nietoら 2011、Hirakawaら 2013、佐藤ら 2015）、この破局的思考が強いと痛みが遷延化しやすいと考えられている（Sullivanら 2002、Pavlinら 2005、Georgeら 2008）。また、生活障害には、痛みの強さよりも破局的思考のほうが影響するという報告もある（Severeijnsら 2001、Pavlinら 2005）。痛みの破局的思考が強いと不眠や不安・恐怖を惹起し増強することから、この考え方は情動的側面にも影響を及ぼし、痛みを遷延化させると考えら

れている（松岡ら　2007、Martínezら　2011）。

　痛みを遷延化させる悪循環モデルとして、Vlaeyenら（2000）が提唱した**恐怖−回避モデル**（fear-avoidance model）が知られている。通常であれば、痛みを楽観的にとらえて向き合い、それが治まるのを待つが、痛みの破局的思考が強い場合は、痛み経験を悲観的に、そして過剰にとらえてしまうがゆえに、痛みに対する恐怖が増し、睡眠障害や不安を招いてしまう。その結果、患部を動かすことを回避するようになり、不活動状態や抑うつ状態に至る。さらに、生活におけるわずかな痛みが増幅されると、この悪循環を巡ることとなり、痛みの増悪につながっていくというのが、恐怖−回避モデルである。このモデルは、日本人においても信頼性と妥当性が検証されている（松岡ら　2006）。

　このように、痛みが強くなり遷延化してしまう要因の一つとして、痛みの破局的思考という考え方が影響していると考えられる。この破局的思考という考えの歪みに対しては、一つの方法として、認知行動療法的な関わりに基づいてアプローチしていくことが挙げられる。認知行動療法とは、認知療法と行動療法を組み合わせた心理療法であり、対象者の認知（浮かんでくる考え）の幅を広げ、行動の変容を促す方法である。慢性疼痛については1980年代にTurkら（1983）とFordyceら（1982）が適用したのが始まりといわれており、その後、腰痛などの慢性疼痛において有効性が示され（Butlerら　2006、Dershら　2007、Feuersteinら　1999、Hoffmanら　2007、de Jongら　2005、de Jongら　2008、Leeuwら　2008、Lintonら　2000、Pincusら　2006）、手のリハビリテーション領域においても有効であると報告されている（Vranceanuら　2011）。

　破局的思考への対処は、対象者とセラピストの間に信頼関係が構築されているという前提条件に基づいて、その考え方のベースとなっている三つの要素に応じて対応する。簡潔に示すと、"反すう"の強い対象者には痛みについて考えないようにする、"無力感"の強い対象者には自信をもつようにする、"拡大視"の強い対象者にはそんなに怖がらないようにする（水野　2010）というように考えの幅を広げ、修正を加えるように説明（教育）をしていく。

　ひとは認知によって、情動や行動、身体反応が生じる。そのため、認知の幅を広げるには、行動の変容を促しながらアプローチしていく必要がある。松原ら（2014）は、痛みのリハビリテーションマネジメントについて、「痛みそのものや局所に対する対症療法ではなく、痛み患者を包括的にとらえて行う生物心理社会的アプローチが主体となり、評価によって明らかにされた本当に困っていることに対する取り組みによって活動量の改善や復職、QOLの向上をもたらし、結果として痛みや苦悩が軽減される」と述べている。つまり、行動変容を促すことで、痛みに対する認知の幅が広がり、情動的側面や知覚的側面に影響を与えると考えられる。痛みに対する認知行動療法の効果は、当初、痛みに付随する情動や生活障害の改善が期待できると考えられていた。しかし、近年の報告では、それだけでなく痛み自体の改善効果も報告されるようになってきている（Ecclestonら　2009）。

　行動の変容を促すには、認知の幅を広げ修正を加えるための説明（教育）と並行して、対象者が痛みによって困っていることを明らかにし、対象者の意思に基づいた行動面の目標を設定する。そのために、可能な限りまとまった時間を確保し、困っていること、困難なことを丁寧

に聞き取ることが必要となる。その聞き取りを補うものとして、痛みの知覚的側面、認知的側面、情動的側面や、睡眠の状況といった日常生活の詳細について質問すべき項目を網羅した「シュルツ・上肢の痛みの評価法」(Schultz-Johnson 1993)は有用である。

　聞き取りや評価によって対象者とセラピストの合意した目標が決まれば、その目標を達成するために課題を段階づけ、実際の活動をセラピストと一緒に練習し、獲得していく。その際、活動ができたときにはプラスの強化因子を与えるように関わる。自己決定に基づいて設定した目標は、そうでない目標に比べて思い入れが強いといわれており、行動変容の意欲を維持するためにも有用である。このようなプロセスを経て、歪んだ認知の幅を広げるように修正を加え、行動の変容を促していくことになる(Unruhら 2002)。

　セラピストは日々の臨床で、"ケースにとって意味のある、目的のある活動"に焦点化し、その活動が可能となるように対象者一人一人に合わせた理論的な取り組みを行っている。痛みの領域においては、そうした日頃の活動を生かすかたちで、認知や行動の変容を促すための一連のプロセスに関わることがセラピストの重要な役割の一つと考えられるが、そうした関わりを確かなものにすることによって、痛みに対する学際的アプローチの一翼を担うことが可能になると考える。

4 まとめ

　運動機能と同様、知覚機能も、ひとたび障害を受けると再学習が必要になる。また、痛みが存在すると、運動機能、知覚機能を十分に活用することは困難になる。これまで、末梢神経損傷後の知覚再学習の効果は実証研究から認められており、末梢神経損傷に対する治療の一環として実施されてきた。その後、2000年代初頭より始まったLundborg、Rosén、Björkmanらによる、脳の可塑的変化をとらえ、超早期から開始する知覚再学習に関する優れた研究により、再びこの領域は大きく躍進しつつある。

　皮質は、末梢からの知覚入力が投射されており、その処理される情報の量に応じて優先的に皮質領域を再配分することができる（Buonomanoら 1998）。知覚再学習は、こうした脳の可塑性に関する研究で明らかになった方法を活用して実施され始め、それによる皮質の体部位再現地図の変化やニューロンの受容野の変化が確認され、積極的に進められつつある。また、痛みに対しても、その強さの時期に応じて知覚再学習のプログラムや減感作療法などが行われ、効果が報告されている。Rosénらによる早い段階から脳をより広く活用する知覚再学習は、中枢性の知覚障害に対しても十分な効果が期待できることが予想される。しかし、知覚のリハビリテーションについて、未だ解決すべき多くの課題が存在する。

　知覚障害や痛みの問題に対して、治療的に知覚刺激およびそれを組み込んだ知覚課題を用いる際には、どのような場合でも、入力される刺激の種類（質）、刺激を行う部位、刺激の強度、刺激の持続時間をあらかじめ設定しておくことが肝心である。また、特定の疾患や障害を想定した場合には、その障害の進行度や回復段階における刺激入力のタイミング、短期的効果、長期的効果を慎重に検討しながら実施しなければならない。しかし、こうした諸条件を明確に示して知覚再学習が行われていないのが現状である。今後、設定すべき条件を明確にしながら、その効果判定の研究が行われていくことが、知覚再学習をさらに進めるために必要なことである。

　それと同時に、実施された知覚再学習プログラムや治療的アプローチに対して、どのようなアウトカム評価を用いるのかについても、あらかじめ決定しておかなければならない。また、

知覚課題を考え、それを学習課題として提供する際には、常に般化に対する工夫を怠らず、獲得すべき具体的な動作を想定しておくことの必要性も自明のことである。知覚障害があっても、諦めずに、その回復に向けた実践の質を高めていきたいものである。

引用文献

Altschuler EL, Wisdom SB, Stone L, Foster C, Galasko D, Llewellyn DM, Ramachandran VS（1999）：Rehabilitation of hemiparesis after stroke with a mirror. Lancet 353（9169）：2035-2036.

Antfolk C, Balkenius C, Lundborg G, Rosén B, Sebelius F（2010）：Design and technical construction of a tactile display for sensory feedback in a hand prosthesis system. Biomed Eng Online 9：50.

Antfolk C, Cipriani C, Carrozza MC, Balkenius C, Björkman A, Lundborg G, Rosén B, Sebelius F（2013）：Transfer of tactile input from an artificial hand to the forearm: experiments in amputees and able-bodied volunteers. Disabil Rehabil Assist Technol 8（3）：249-254.

Avikainen S, Forss N, Hari R（2002）：Modulated activation of the human SI and SII cortices during observation of hand actions. Neuroimage 15（3）：640-646.

Barber LM（1990）：Desensitization of the traumatized hand. In：Hunter JM, Schneider LH, Mackin EJ, Callahan AD（eds）, Rehabilitation of the hand; surgery and therapy, 3rd ed, C.V. Mosby, St. Louis, pp.721-730（知覚過敏を有する損傷手に対する脱過敏療法（Desensitization）．津山直一，田島達也・監訳，ハンター・新しい手の外科―手術からハンドセラピー，義肢まで―，第3版，協同医書出版社，東京，1994，pp.851-861）．

Birch R, Raji AR（1991）：Repair of median and ulnar nerves. Primary suture is best. J Bone Joint Surg Br 73（1）：154-157.

Björkman A, Rosén B, van Westen D, Larsson EM, Lundborg G（2004a）：Acute improvement of contralateral hand function after deafferentation. Neuroreport 15（12）：1861-1865.

Björkman A, Rosén B, Lundborg G（2004b）：Acute improvement of hand sensibility after selective ipsilateral cutaneous forearm anesthesia. Eur J Neurosci 20（10）：2733-2736.

Björkman A, Rosén B, Lundborg G（2005）：Enhanced function in nerve-injured hands after contralateral deafferentation. Neuroreport 16（5）：517-519.

Björkman A, Rosén B, Lundborg G（2008）：Recovery of nerve injury-induced alexia for Braille using forearm anaesthesia. Neuroreport 19（6）：683-685.

Björkman A, Weibull A, Rosén B, Svensson J, Lundborg G（2009）：Rapid cortical reorganisation and improved sensitivity of the hand following cutaneous anesthesia of the forearm. Eur J Neurosci 29（4）：837-844.

Bodegård A, Geyer S, Naito E, Zilles K, Roland PE（2000）：Somatosensory areas in man activated by moving stimuli: cytoarchitectonic mapping and PET. Neuroreport 11（1）：187-191.

Bowering KJ, O'Connell NE, Tabor A, Catley MJ, Leake HB, Moseley GL, Stanton TR（2013）：The effects of graded motor imagery and its components on chronic pain: a systematic review and meta-analysis. J Pain 14（1）：3-13.

Brand PW（1973）：Rehabilitation of the hand with motor and sensory impairment. Orthop Clin North Am 4（4）：1135-1139.

Brand PW（1979）：Management of the insensitive limb. Phys Ther 59（1）：8-12.

Brand PW（1980）：Management of sensory loss in the extremities. In：Omer GE, Spinner M（eds）, Management of peripheral nerve problems, Saunders, Philadelphia, pp.862-872.

Brand PW, Ebner JD（1969a）：Pressure sensitive devices for denervated hands and feet. A preliminary communication. J Bone Joint Surg Am 51（1）：109-116.

Brand PW, Ebner JD（1969b）：A pain substitute pressure assessment in the insensitive limb. Am J Occup Ther 23（6）：479-486.

Braun C, Schweizer R, Elbert T, Birbaumer N, Taub E（2000）：Differential activation in somatosensory cortex for different discrimination tasks. J Neurosci 20（1）：446-450.

Buonomano DV, Merzenich MM（1998）：Cortical plasticity: from synapses to maps. Annu Rev Neurosci 21：149-186.

Butler AC, Chapman JE, Forman EM, Beck AT (2006): The empirical status of cognitive-behavioral therapy: a review of meta-analyses. Clin Psychol Rev 26 (1): 17–31.

Byl NN, Merzenich MM, Chenug S, Bedenbaugh P, Nagarajan SS, Jenkins WM (1997): A Primate model for studying focal dystonia and repetitive strain injury: effects on the primary somatosensory cortex. Phys Ther 77 (3): 269–284.

Byl NN, Mckenzie A (2000): Treatment effectiveness for patients with a history of repetitive hand use and focal hand dystonia: a planned, prospective follow-up study. J Hand Ther 13 (4): 289–301.

Cahill LS, Lannin NA, Mak-Yuen YYK, Turville ML, Carey LM (2018): Changing practice in the assessment and treatment of somatosensory loss in stroke survivors: protocol for a knowledge translation study. BMC Health Serv Res 18 (1): 34.

Callahan AD (1990): Methods of compensation and reeducation for sensory dysfunction. In: Hunter JM, Schneider LH, Mackin EJ, Callahan AD (eds), Rehabilitation of the hand; surgery and therapy, 3rd ed, C.V. Mosby, St. Louis, pp.611–621 (知覚機能障害に対する代償法と再教育法．津山直一，田島達也・監訳，ハンター・新しい手の外科―手術からハンドセラピー，義肢まで―，第3版，協同医書出版社，東京，1994，pp.712–723).

Carey LM (1995): Somatosensory loss after stroke. Crit Rev Phys Rehabil Med 7 (1): 51–91.

Carey LM (2012): Touch and body sensations. In: Carey LM (ed), Stroke rehabilitation: insights from neuroscience and imaging. Oxford University Press, New York, pp.157–172.

Carey LM, Matyas TA, Oke LE (1993): Sensory loss in stroke patients: effective training of tactile and proprioceptive discrimination. Arch Phys Med Rehabil 74 (6): 602–611.

Carey LM, Oke LE, Matyas TA (1996): Impaired limb position sense after stroke: a quantitative test for clinical use. Arch Phys Med Rehabil 77 (12): 1271–1278.

Carey LM, Oke LE, Matyas TA (1997): Impaired touch discrimination after stroke: a quantitative test. J Neurol Rehabil 11 (4): 219–232.

Carey LM, Matyas TA, Oke LE (2002): Evaluation of impaired fingertip texture discrimination and wrist position sense in patients affected by stroke: comparison of clinical and new quantitative measures. J Hand Ther 15 (1): 71–82.

Carey LM, Matyas TA (2005): Training of somatosensory discrimination after stroke: facilitation of stimulus generalization. Am J Phys Med Rehabil 84 (6): 428–442.

Carey L, Macdonell R, Matyas TA (2011a): SENSe: Study of the Effectiveness of Neurorehabilitation on Sensation: a randomized controlled trial. Neurorehabil Neural Repair 25 (4): 304–313.

Carey LM, Matyas TA (2011b): Frequency of discriminative sensory loss in the hand after stroke in a rehabilitation setting. J Rehabil Med 43 (3): 257–263.

Carey LM, Matyas TA, Baum C (2018): Effects of somatosensory impairment on participation after stroke. Am J Occup Ther 72 (3): 7203205100p1–7203205100p10.

Carlsson H, Rosén B, Pessah-Rasmussen H, Björkman A, Brogårdh C (2018): SENSory re-larning of the UPPer limb after stroke (SENSUPP): study protocol for a pilot randomized controlled trial. Trials 19 (1): 229.

Carter-Wilson MS (1991): Sensory re-education. In: Gelberman RH (ed), Operative nerve repair and reconstruction, Vol.1, JB Lippincott, Philadelphia, pp.827–844.

Catley MJ, O'Connell NE, Berryman C, Ayhan FF, Moseley GL (2014): Is tactile acuity altered in people with chronic pain? A systematic review and meta-analysis. J Pain 15 (10): 985–1000.

Chen CJ, Liu HL, Wei FC, Chu NS (2006): Functional MR imaging of the human sensorimotor cortex after toe-to-finger transplantation. AJNR Am J Neuroradiol 27 (8): 1617–1621.

Chen R, Cohen LG, Hallett M (2002): Nervous system reorganization following injury. Neuroscience 111 (4): 761–773.

Cheng AS (2000): Use of early tactile stimulation in rehabilitation of digital nerve injuries. Am J Occup Ther

54(2):159-165.
Cheng AS, Hung L, Wong JM, Lau H, Chan J (2001):A prospective study of early tactile stimulation after digital nerve repair. Clin Orthop Relat Res 384:169-175.
Chu MM, Chan RK, Leung YC, Fung YK (2001):Desensitization of finger tip injury. Tech Hand Up Extrem Surg 5(1):63-70.
Connell LA, Lincoln NB, Radford KA (2008):Somatosensory impairment after stroke: frequency of different deficits and their recovery. Clin Rehabil 22(8):758-767.
Daly AE, Bialocerkowski AE (2009):Does evidence support physiotherapy management of adult Complex Regional Pain Syndrome Type One? A systematic review. Eur J Pain 13(4):339-353.
Dannenbaum RM, Dykes RW (1988):Sensory loss in the hand after sensory stroke: therapeutic rationale. Arch Phys Med Rehabil 69(10):833-839.
Dannenbaum RM, Jones LA (1993):The assessment and treatment of patients who have sensory loss following cortical lesions. J Hand Ther 6(2):130-138.
de Jong JR, Vlaeyen JW, Onghena P, Cuypers C, den Hollander M, Ruijgrok J (2005):Reduction of pain-related fear in complex regional pain syndrome type I: the application of graded exposure in vivo. Pain 116(3):264-275.
de Jong JR, Vangronsveld K, Peters ML, Goossens ME, Onghena P, Bulté I, Vlaeyen JW (2008):Reduction of pain-related fear and disability in post-traumatic neck pain: a replicated single-case experimental study of exposure in vivo. J Pain 9(12):1123-1134.
Dellon AL (1978):The moving two-point discrimination test: clinical evaluation of the quickly adapting fiber/receptor system. J Hand Surg Am 3(5):474-481.
Dellon AL (1981):Evaluation of sensibility and re-education of sensation in the hand. Williams & Wilkins, Baltimore, pp.193-201, pp.203-246(内西兼一郎・監訳,知覚のリハビリテーション―評価と再教育―.協同医書出版社,東京,1994,pp.184-192,pp.193-234).
Dellon AL (1997):Somatosensory testing & rehabilitation. American Occupational Therapy Association, Baltimore, pp.246-295.
Dellon AL, Curtis RM, Edgerton MT (1974):Reeducation of sensation in the hand after nerve injury and repair. Plast Reconstr Surg 53(3):297-305.
Dellon AL, Kallman CH (1983):Evaluation of functional sensation in the hand. J Hand Surg Am 8(6):865-870.
Dersh J, Mayer T, Theodore BR, Polatin P, Gatchel RJ (2007):Do psychiatric disorders first appear preinjury or postinjury in chronic disabling occupational spinal disorders? Spine 32(9):1045-1051.
Dhond RP, Ruzich E, Witzel T, Maeda Y, Malatesta C, Morse LR, Audette J, Hämäläinen M, Kettner N, Napadow V (2012):Spatio-temporal mapping cortical neuroplasticity in carpal tunnel syndrome. Brain 135 (Pt 10):3062-3073.
Duffau H (2006):Brain plasticity: from pathophysiological mechanisms to therapeutic applications. J Clin Neurosci 13(9):885-897.
Eccleston C, Williams AC, Morley S (2009):Psychological therapies for the management of chronic pain (excluding headache) in adults. Cochrane Database Syst Rev 15(2):CD007407.
Elbert T, Pantev C, Wienbruch C, Rockstroh B, Taub E (1995):Increased cortical representation of the fingers of the left hand in string players. Science 270(5234):305-307.
Ferreri JA (1962):Intensive stereognostic training. Effect on spastic cerebral palsied adults. Am J Occup Ther 16:141-142.
Fess EE (2002):Sensory reeducation . In:Mackin EJ, Callahan AD, Skirven TM, Schneider LH, Osterman AL, Hunter JM (eds), Rehabilitation of the hand and upper extremity, 5th ed, Mosby, St. Louis, pp.635-639.
Feuerstein M, Burrell LM, Miller VI, Lincoln A, Huang GD, Berger R (1999):Clinical management of carpal tunnel syndrome: a 12-year review of outcomes. Am J Ind Med 35(3):232-245.

Flor H, Denke C, Schaefer M, Grüsser S (2001): Effect of sensory discrimination training on cortical reorganisation and phantom limb pain. Lancet 357 (9270): 1763-1764.

Florence SL, Boydston LA, Hackett TA, Lachoff HT, Strata F, Niblock MM (2001): Sensory enrichment after peripheral nerve injury restores cortical, not thalamic, receptive field organization. Eur J Neurosci 13 (9): 1755-1766.

Fordyce WE, Shelton JL, Dundore DE (1982): The modification of avoidance learning pain behaviors. J Behav Med 5 (4): 405-414.

Forster FM, Shields CD (1959): Cortical sensory defects causing disability. Arch Phys Med Rehabil 40 (2): 56-61.

福武敏夫,平山惠造 (1994):異常感覚. Clinical Neuroscience 12 (11): 1244-1246.

Galer BS (2000): Hemisensory impairment in patients with complex regional pain syndrome. Pain 84 (1): 113.

Garraghty PE, Pons TP, Kaas JH (1990): Ablations of areas 3b (SI proper) and 3a of somatosensory cortex in marmosets deactivate the second and parietal ventral somatosensory areas. Somatosens Mot Res 7 (2): 125-135.

George SZ, Dover GC, Wallace MR, Sack BK, Herbstman DM, Aydog E, Fillingim RB (2008): BBiopsychosocial influence on exercise-induced delayed onset muscle soreness at the shoulder: pain catastrophizing and catechol-o-methyltransferase (COMT) diplotype predict pain ratings. Clin J Pain 24 (9): 793-801.

Godde B, Spengler F, Dinse HR (1996): Associative pairing of tactile stimulation induces somatosensory cortical reorganization in rats and humans. Neuroreport 8 (1): 281-285.

Godde B, Stauffenberg B, Spengler F, Dinse HR (2000): Tactile coactivation-induced changes in spatial discrimination performance. J Neurosci 20 (4): 1597-1604.

Godde B, Ehrhardt J, Braun C (2003): Behavioral significance of input-dependent plasticity of human somatosensory cortex. Neuroreport 14 (4): 543-546.

Göransson I, Cederlund R (2011): A study of the effect of desensitization on hyperaesthesia in the hand and upper extremity after injury or surgery. Hand Therapy 16 (1): 12-18.

Grander EP, Kandel ER (2011): Touch. In: Kandel ER, Schwartz JH, Jessell TM, Siegelbaum S, Hudspeth AJ (eds), Principles of neural science, 5th ed, McGraw-Hill, New York, pp.451-471.

Hansson T, Brismar T (1999): Tactile stimulation of the hand causes bilateral cortical activation: a functional magnetic resonance study in humans. Neurosci Lett 271 (1): 29-32.

Hansson T, Nyman J, Björkman A, Lundberg P, Nylander L, Rosén B, Lundborg G (2009): Sights of touching activates the somatosensory cortex in humans. Scand J Plast Reconstr Surg Hand Surg 43 (5): 267-269.

Harris AJ (1999): Cortical origin of pathological pain. Lancet 354 (9188): 1464-1466.

Hassan-Zadeh R, Lajevardi L, Esfahani AR, Kamali M (2009): Improvement of hand sensibility after selective temporary anaesthesia in combination with sensory re-education. NeuroRehabilitation 24 (4): 383-386.

Hassan-Zadeh R, Mahmoudaliloo M, Bakhshipour A, Roofigari AR, Zadeh HS (2010): The effect of the audio-visual-tactile system on sensory recovery following ulnar nerve repair: a case report. NeuroRehabilitation 26 (2): 123-126.

Hirakawa Y, Hara M, Fujiwara A, Hanada H, Morioka S (2013): Consideration of cognitive and emotional factors that affect chronic postoperative pain. Pain Research 28 (1): 23-32.

Hochreiter NW, Jewell MJ, Barber L, Browne P (1983): Effect of vibration on tactile sensitivity. Phys Ther 63 (6): 934-937.

Hoffman BM, Papas RK, Chatkoff DK, Kerns RD (2007): Meta-analysis of psychological interventions for chronic low back pain. Health Psychol 26 (1): 1-9.

細川豊史 (2010):定義と臨床的特徴. 小川節郎・編, 神経障害性疼痛診療ガイドブック, 南山堂, 東京, pp.2-4.

Hsu HY, Lin CF, Su FC, Kuo HT, Chiu HY, Kuo LC (2012) : Clinical application of computerized evaluation and re-education biofeedback prototype for sensorimotor control of the hand in stroke patients. J Neuroeng Rehabil 9 : 26.

Imai H, Tajima T, Natsuma Y (1989) : Interpretation of cutaneous pressure threshold (Semmes-Weinstein monofilament measurement) following median nerve repair and sensory reeducation in the adult. Microsurgery 10 (2) : 142-144.

Imai H, Tajima T, Natsumi Y (1991) : Successful reeducation of functional sensibility after median nerve repair at the wrist. J Hand Surg Am 16 (1) : 60-65.

岩村吉晃 (1991) : 手の機能―体性感覚野と連合野の役割―. 脳と神経 43 (7) : 603-611.

岩村吉晃 (2001) : タッチ (神経心理学コレクション). 医学書院, 東京, pp.116-165.

岩村吉晃 (2014) : タッチと体性感覚野―最新の知見―. 神経研究の進歩 66 (4) : 319-328.

Iwamura Y, Tanaka M (1978) : Postcentral neurons in hand region of area 2: their possible role in the form discrimination of tactile objects. Brain Res 150 (3) : 662-666.

Iwamura Y, Tanaka M, Hikosaka O (1980) : Overlapping representation of fingers in the somatosensory cortex (area 2) of the conscious monkey. Brain Res 197 (2) : 516-520.

Iwamura Y, Tanaka M (1981) : Cortical neural mechanisms of tactile perception studied in the conscious monkey. In : Katsuki Y, Norgren R, Sato M (eds), Brain mechanisms of sensation, Wiley, New York, pp.61-70.

Iwamura Y, Tanaka M, Sakamoto M, Hikosaka O (1983a) : Functional subdivisions representing different finger regions in area 3 of the first somatosensory cortex of conscious monkey. Exp Brain Res 51 (3) : 315-326.

Iwamura Y, Tanaka M, Sakamoto M, Hikosaka O (1983b) : Converging patterns of finger representation and complex response properties of neurons in area 1 of the first somatosensory cortex of the conscious monkey. Exp Brain Res 51 (3) : 327-337.

Iwamura Y, Tanaka M, Sakamoto M, Hikosaka O (1985a) : Comparison of the hand and finger presentation in areas 3, 1 and 2 of the monkey somatosensory cortex. In : Rowe M, Willis WD (eds), Development, organization, and processing in somatosensory pathways: the proceedings of a satellite symposium of the International Congress of Physiological Sciences held at the Hunter Valley, Australia, September 4-7, 1983. Liss, New York, pp.239-245.

Iwamura Y, Tanaka M, Sakamoto M, Hikosaka O (1985b) : Diversity in receptive field properties of vertical neuronal arrays in the crown of the postcentral gyrus of the conscious monkey. Exp Brain Res 58 (2) : 400-411.

Iwamura Y, Tanaka M, Sakamoto M, Hikosaka O (1985c) : Vertical neuronal arrays in the postcentral gyrus signaling active touch: a receptive field study in the conscious monkey. Exp Brain Res 58 (2) : 412-420.

Iwamura Y, Tanaka M, Sakamoto M, Hikosaka O (1993) : Rostrocaudal gradients in the neuronal receptive field complexity in the finger region of the alert monkey's postcentral gyrus. Exp Brain Res 92 (3) : 360-368.

Iwamura Y, Tanaka M, Hikosaka O, Sakamoto M (1995) : Postcentral neurons of alert monkeys activated by the contact of the hand with objects other than the monkey's own body. Neurosci Lett 186 (2-3) : 127-130.

岩崎テル子, 澤 俊二 (2003) : 中枢神経障害に対する知覚のリハビリテーション. 中田眞由美, 岩崎テル子, 知覚をみる・いかす―手の知覚再教育―, 協同医書出版社, 東京, pp.126-141.

Jenkins WM, Merzenich MM, Ochs MT, Allard T, Guíc-Robles E (1990) : Functional reorganization of primary somatosensory cortex in adult owl monkeys after behaviorally controlled tactile stimulation. J Neurophysiol 63 (1) : 82-104.

Jerosch-Herold C, Shepstone L, Miller L (2012) : Sensory relearning after surgical treatment for carpal tunnel syndrome: a pilot clinical trial. Muscle Nerve 46 (6) : 885-890.

Kaas JH, Merzenich MM, Killackey HP (1983) : The reorganization of somatosensory cortex following peripheral nerve damage in adult and developing mammals. Annu Rev Neurosci 6 : 325-356.

Kalisch T, Tegenthoff M, Dinse HR (2007) : Differential effects of synchronous and asynchronous multifinger coactivation on human tactile performance. BMC Neurosci 8 : 58.

Kalisch T, Tegenthoff M, Dinse HR（2008）：Improvement of sensorimotor functions in old age by passive sensory stimulation. Clin Interv Aging 3（4）：673-690.

鎌倉矩子，中田眞由美，大滝恭子，山口美樹，元井 修（2012）：『NOMA手・上肢機能診断』の臨床的有用性について－初期的検討－．作業療法 31：297-306.

鎌倉矩子，中田眞由美・編著（2013）：手を診る力をきたえる．三輪書店，東京，pp.18-41，pp.230-236.

Kattenstroth JC, Kalisch T, Peters S, Tegenthoff M, Dinse H（2012）：Long-term sensory stimulation therapy improves hand function and restores cortical responsiveness in patients with chronic cerebral lesions. Three single case studies. Front Hum Neurosci 6：244.

Katz D（1989）：The world of touch. Krueger LE（ed/trans），Lawrence Erlbaum, Hillsdale, pp.130-138.

鬼頭昭三（1975）：糖尿病性ニューロパチーの臨床．小坂樹徳，垂井清一郎，井出健彦・編，糖尿病－基礎と臨床－，朝倉書店，東京，pp.501-511.

清本憲太，小川尚平，三崎一彦，佐藤栄修（2006）：頸椎疾患由来のしびれに対する脱感作療法の効果．日本作業療法学会抄録集 40：515.

清本憲太，金浜未来，三崎一彦，佐藤栄修（2007）：頸椎疾患由来のしびれに対する脱感作療法の適応．日本作業療法学会抄録集 41：509.

清本憲太，三崎一彦（2008）：作業療法により慢性痛症の改善が認められたC5-6脊髄炎の一症例．北海道作業療法 25（suppl）：60.

清本憲太，中田眞由美（2016）：健常者に対するメントール剤の前腕貼付が手の触知覚に及ぼす影響．作業療法35（3）：253-264.

河野光伸，大坂純子，松葉正子，高橋 修，才藤栄一，辻内和人（1994）：脳血管障害者の体性感覚とSEP（体性感覚誘発電位）－特にSRP良好波形に関して－．作業療法13（特別号）：128.

河野光伸，才藤栄一，高橋 修，大坂純子，松葉正子（1998）：脳血管障害患者の手指感覚機能．作業療法17（1）：52-60.

河野光伸，才藤栄一（2001）：感覚障害．総合リハ29（12）：1095-1100.

小山なつ（2016）：痛みと鎮痛の基礎知識，増補改訂新版．技術評論社，東京，pp.117-128.

熊澤孝朗（2006）：痛みへの学際的アプローチ．熊澤孝朗・編，痛みのケア－慢性痛，がん性疼痛へのアプローチ－，昭林社，東京，pp.1-36.

熊澤孝朗（2007）：痛みを知る．東方出版，大阪，pp.149-177.

Ladda AM, Pfannmoeller JP, Kalisch T, Roschka S, Platz T, Dinse HR, Lotze M（2014）：Effects of combining 2 weeks of passive sensory stimulation with active hand motor training in healthy adults. PLoS One 9（1）：e84402.

Lanzetta M, Perani D, Anchisi D, Rosén B, Danna M, Scifo P, Fazio F, Lundborg G（2004）：Early use of artificial sensibility in hand transplantation. Scand J Plast Reconstr Surg Hand Surg 38（2）：106-111.

Leeuw M, Goossens ME, van Breukelen GJ, de Jong JR, Heuts PH, Smeets RJ, Köke AJ, Vlaeyen JW（2008）：Exposure in vivo versus operant graded activity in chronic low back pain patients: results of a randomized controlled trial. Pain 138（1）：192-207.

Leung PC（1989）：Sensory recovery in transplanted toes. Microsurgery 10（3）：242-244.

Linton SJ, Andersson T（2000）：Can chronic disability be prevented? A randomized trial of a cognitive-behavior intervention and two forms of information for patients with spinal pain. Spine 25（21）：2825-2831; discussion 2824.

Lundborg G（1993）：Peripheral nerve injuries: pathophysiology and strategies for treatment. J Hand Ther 6（3）：179-188.

Lundborg G（2000）：Brain plasticity and hand surgery: an overview. J Hand Surg Br 25（3）：242-252.

Lundborg G（2003）：Richard P. Bunge memorial lecture. Nerve injury and repair－a challenge to the plastic brain. J Peripher Nerv Syst 8（4）：209-226.

Lundborg G（2004a）：Brain plasticity and cortical remodeling. In：Lundborg G, Nerve injury and repair: regeneration, reconstruction, and cortical remodeling, 2nd ed, Elsevier, Churchill Livingstone, Philadelphia, pp.211-223.

Lundborg G (2004b)：Sensory relearning and sensory re-education. In：Lundborg G, Nerve injury and repair: regeneration, reconstruction, and cortical remodeling, 2nd ed, Elsevier, Churchill Livingstone, Philadelphia, pp.224-234.

Lundborg G (2014)：The hand and the brain: From Lucy's thumb to the thought-controlled robotic hand. Springer, London, pp.7-190.

Lundborg G, Rosén B, Lindberg S (1999)：Hearing as substitution for sensation: a new principle for artificial sensibility. J Hand Surg Am 24 (2)：219-224.

Lundborg G, Rosén B (2001)：Sensory relearning after nerve repair. Lancet 358 (9284)：809-810.

Lundborg G, Björkman A, Hansson T, Nylander L, Nyman T, Rosén B (2005)：Artificial sensibility of the hand based on cortical audiotactile interaction: a study using functional magnetic resonance imaging. Scand J Plast Reconstr Hand Surg 39 (6)：370-372.

Lundborg G, Björkman A, Rosén B (2007a)：Enhanced sensory relearning after nerve repair by using repeated forearm anaesthesia: aspects on time dynamics of treatment. Acta Neurochir Suppl 100：121-126.

Lundborg G, Rosén B (2007b)：Hand function after nerve repair. Acta Physiol 189 (2)：207-217.

Lundborg G, Björkman A, Rosén B, Nilsson J, Dahlin L (2010)：Cutaneous anaesthesia of the lower leg can improve sensibility in the diabetic foot. A double-blind, randomized clinical trial. Diabet Med 27 (7)：823-829.

Lundeberg T (1984)：Long-term results of vibratory stimulation as a pain relieving measure for chronic pain. Pain 20 (1)：13-23.

Lundeberg T, Nordemar R, Ottoson D (1984)：Pain alleviation by vibratory stimulation. Pain 20 (1)：25-44.

Lundeberg T, Abrahamsson P, Bondesson L, Haker E (1987)：Vibratory stimulation compared to placebo in alleviation of pain. Scand J Rehabil Med 19 (4)：153-158.

Mackinnon SE, Dellon AL (1988)：Sensory rehabilitation after nerve injury. In：Mackinnon SE, Dellon AL (eds), Surgery of the peripheral nerve, Thieme Medical Publishers, New York, pp.521-534（神経損傷後の知覚のリハビリテーション．平沢泰介・監訳，末梢神経の外科，金芳堂，京都，1992，pp.541-554）．

Maeda Y, Kettner N, Holden J, Lee J, Kim J, Cina S, Malatesta C, Gerber J, McManus C, Im J, Libby A, Mezzacappa P, Morse LR, Park K, Audette J, Tommerdahl M, Napadow V (2014)：Functional deficits in carpal tunnel syndrome reflect reorganization of primary somatosensory cortex. Brain 137 (Pt 6)：1741-1752.

Maihöfner C, Handwerker HO, Neundörfer B, Birklein F (2003)：Patterns of cortical reorganization in complex regional pain syndrome. Neurology 61 (12)：1707-1715.

Maihöfner C, Handwerker HO, Neundörfer B, Birklein F (2004)：Cortical reorganization during recovery from complex regional pain syndrome. Neurology 63 (4)：693-701.

Maihöfner C, Forster C, Birklein F, Neundörfer B, Handwerker HO (2005)：Brain processing during mechanical hyperalgesia in complex regional pain syndrome: a functional MRI study. Pain 114 (1-2)：93-103.

Martínez MP1, Sánchez AI, Miró E, Medina A, Lami MJ (2011)：The relationship between the fear-avoidance model of pain and personality traits in fibromyalgia patients. J Clin Psychol Med Settings 18 (4)：380-391.

松原貴子（2011）：ペインリハビリテーションの現状．松原貴子，沖田 実，森岡 周，ペインリハビリテーション，三輪書店，東京，pp.363-386．

松原貴子，城由起子，下 和弘（2014）：痛みを有する患者に対するリハビリテーションセラピストの役割．MB Med Reha 177：7-15．

松尾 篤（2012）：難治性疼痛に対する運動イメージ治療．森岡 周，松尾 篤・編，イメージの科学―リハビリテーションへの応用に向けて―，三輪書店，東京，pp.237-255．

松岡紘史，坂野雄二（2006）：痛みに対する破局的思考と恐怖が痛みの重篤さと生活障害に及ぼす影

響．慢性疼痛 25（1）：109-114．
松岡紘史，坂野雄二（2007）：痛みの認知面の評価－Pain Catastrophizing Scale 日本語版の作成と信頼性および妥当性の検討－．心身医学 47（2）：95-102．
McCabe CS, Haigh RC, Ring EF, Halligan PW, Wall PD, Blake DR（2003）：A controlled pilot study of the utility of mirror visual feedback in the treatment of complex regional pain syndrome（type 1）. Rheumatology（Oxford）42（1）：97-101．
McCabe CS, Haigh RC, Halligan PW, Blake DR（2005）：Simulating sensory-motor incongruence in healthy volunteers: implications for a cortical model of pain. Rheumatology（Oxford）44（4）：509-516．
Mendes RM, Barbosa RI, Salmón CE, Rondinoni C, Escorsi-Rosset S, Delsim JC, Barbieri CH, Mazzer N（2013）：Auditory stimuli from a sensor glove model modulate cortical audiotactile integration. Neurosci Lett 548：33-37．
Mendes, RM, Rondinoni C, Fonseca MD, Barbosa RI, Salmon CE, Barbieri CH, Mazzer N（2018）：Cortical and functional responses to an early protocol of sensory re-education of the hand using audio-tactile interaction. Hand Therapy 23（2）：45-52．
Merzenich MM, Kaas JH（1982）：Reorganization of mammalian somatosensory cortex following peripheral nerve injury. Trends Neurosci 5（12）：434-436．
Merzenich MM, Kaas JH, Wall JT, Nelson RJ, Sur M, Felleman D（1983a）：Topographic reorganization of somatosensory cortical arears 3b and 1 in adult monkeys following restricted deafferentation. Neuroscience 8（1）：33-55．
Merzenich MM, Kaas JH, Wall JT, Sur M, Nelson RJ, Felleman DJ（1983b）：Progression of change following median nerve section in the cortical representation of the hand in areas 3b and 1 in adult owl and squirrel monkeys. Neuroscience 10（3）：639-665．
Merzenich MM, Nelson RJ, Stryker MP, Cynader MS, Schoppmann A, Zook JM（1984）：Somatosensory cortical map changes following digit amputation in adult monkeys. J Comp Neurol 224（4）：591-605．
Merzenich MM, Nelson RJ, Kaas JH, Stryker MP, Jenkins WM, Zook JM, Cynader MS, Schoppmann A（1987）：Variability in hand surface representations in areas 3b and 1 in adult owl and squirrel monkeys. J Comp Neurol 258（2）：281-296．
Merzenich MM, Jenkins WM（1993）：Reorganization of cortical representations of the hand following alterations of skin inputs induced by nerve injury, skin island transfers, and experience. J Hand Ther 6（2）：89-104．
水野泰行（2010）：慢性疼痛と破局化．心身医学 50（12）：1133-1137．
森岡 周（2011）：痛みの認知的側面に対してどのようにアプローチするか？ 松原貴子，沖田 実，森岡 周，ペインリハビリテーション，三輪書店，東京，pp.336-349．
Moseley GL（2004）：Graded motor imagery is effective for long-standing complex regional pain syndrome: a randomised controlled trial. Pain 108（1-2）：192-198．
Moseley GL（2006）：Graded motor imagery for pathologic pain: a randomized controlled trial. Neurology 67（12）：2129-2134．
Moseley GL, Zalucki NM, Wiech K（2008a）：Tactile discrimination, but not tactile stimulation alone, reduces chronic limb pain. Pain 137（3）：600-608．
Moseley GL, Zalucki N, Birklein F, Marinus J, van Hilten JJ, Luomajoki H（2008b）：Thinking about movement hurts: the effect of motor imagery on pain and swelling in people with chronic arm pain. Arthritis Rheum 59（5）：623-631．
Moseley GL, Wiech K（2009）：The effect of tactile discrimination training is enhanced when patients watch the reflected image of their unaffected limb during training. Pain 144（3）：314-319．
Nagarajan SS, Blake DT, Wright BA, Byl N, Merzenich MM（1998）：Practice-related improvements in somatosensory interval discrimination are temporally specific but generalize across skin location, hemisphere, and modality. J Neurosci 18（4）：1559-1570．

中田眞由美（1990）：手の知覚障害に対する評価とそのアプローチ．OTジャーナル24（7）：487-496.

Nakada M（1993）：Localization of a constant-touch and moving-touch stimulus in the hand: a preliminary study. J Hand Ther 6（1）：23-28.

中田眞由美（1994）：糖尿病性末梢神経障害における知覚障害．OTジャーナル28（10）：830-837.

中田眞由美（1997）：知覚再教育における識別訓練の意義．日本ハンドセラピィ学会・編，末梢神経損傷（ハンドセラピィ5），メディカルプレス，東京，pp.41-52.

中田眞由美（1999）：末梢神経損傷後の知覚回復と知覚再教育．末梢神経10（1）：41-48.

Nakada M, Dellon AL（1989）：Relation between sensibility and ability to read braille in Diabetics. Microsurgery 10:138-141.

中田眞由美，清水 学，久光順子（1990）：重度の知覚障害をもつ糖尿病視覚障害者の日常生活について．第11回視覚障害者日常生活訓練研究大会論文集，pp.42-43.

Nakada M, Uchida H（1997）：Case study of a five-stage sensory reeducation program. J Hand Ther 10（3）：232-239.

中田眞由美，清本憲太（2017）：メントール剤の前腕貼付が糖尿病視覚障害者の触覚機能および点字触読に及ぼす影響．作業療法36（6）：581-590.

Napadow V, Kettner N, Ryan A, Kwong KK, Audette J, Hui KK（2006）：Somatosensory cortical plasticity in carpal tunnel syndrome--a cross-sectional fMRI evaluation. Neuroimage 31（2）：520-530.

Narikawa K, Furue H, Kumamoto E, Yoshimura M（2000）：In vivo patch-clamp analysis of IPSCs evoked in rat substantia gelatinosa neurons by cutaneous mechanical stimulation. J Neurophysiol 84（4）：2171-2174.

Nedelec B, Calva V, Chouinard A, Couture MA, Godbout E, de Oliveira A, LaSalle L（2016）：Somatosensory rehabilitation for neuropathic pain in burn survivors: a case series. J Burn Care Res 37（1）：e37-46.

Nieto R, Miró J, Huguet A, Saldaña C（2011）：Are coping and catastrophising independently related to disability and depression in patients with whiplash associated disorders? Disabil Rehabil 33（5）：389-398.

NovakCB, Kelly L, Mackinnon SE（1992）：Sensory recovery after median nerve grafting. J Hand Surg Am 17（1）：59-68.

Oouchida Y, Okada T, Nakashima T, Matsumura M, Sadato N , Naito E（2004）：Your hand movements in my somatosensory cortex: a visuo-kinesthetic function in human area 2. Neuroreport 15（13）：2019-2023.

Oud T, Beelen A, Eijffinger E, Nollet F（2007）：Sensory re-education after nerve injury of the upper limb: a systematic review. Clin Rehabil 21（6）：483-494.

Paula MH, Barbosa RI, Marcolino AM, Elui VM, Rosén B, Fonseca MC（2016）：Early sensory re-education of the hand after peripheral nerve repair based on mirror therapy: a randomized controlled trial. Braz J Phys Ther 20（1）：58-65.

Pavlin DJ, Sullivan MJ, Freund PR, Roesen K（2005）：Catastrophizing: a risk factor for postsurgical pain. Clin J Pain 21（1）：83-90.

Petoe MA, Jaque FA, Byblow WD, Stinear CM（2013）：Cutaneous anesthesia of the forearm enhances sensorimotor function of the hand. J Neurophysiol 109（4）：1091-1096.

Pilz K, Veit R, Braun C, Goodde B（2004）：Effects of co-activation on cortical organization and discrimination performance. Neuroreport 15（17）：2669-2672.

Pincus T, Vogel S, Burton AK, Santos R, Field AP（2006）：Fear avoidance and prognosis in back pain: a systematic review and synthesis of current evidence. Arthritis Rheum 54（12）：3999-4010.

Pleger B, Tegenthoff M, Schwenkreis P, Janssen F, Ragert P, Dinse HR, Völker B, Zenz M, Maier C（2004）：Mean sustained pain levels are linked to hemispherical side-to-side differences of primary somatosensory cortex in the complex regional pain syndrome I. Exp Brain Res 155（1）：115-119.

Pleger B, Tegenthoff M, Ragert P, Förster AF, Dinse HR, Schwenkreis P, Nicolas V, Maier C（2005）：Sensorimotor retuning [corrected] in complex regional pain syndrome parallels pain reduction. Ann Neurol 57（3）：425-429.

Pumpa LU, Cahill LS, Carey LM（2015）：Somatosensory assessment and treatment after stroke: an evi-

dence-practice gap. Aust Occup Ther J (62) 2：93-104.
Ramachandran VS, Rogers-Ramachandran D, Cobb S (1995)：Touching the phantom lib. Nature 377 (6549)：489-490.
Ramachandran VS, Hirstein W (1998)：The perception of phantom limbs. The D. O. Hebb lecture. Brain 121 (Pt 9)：1603-1630.
Ramachandran VS (2000)：Phantom limbs and neural plasticity. Arch Neurol 57 (3)：317-320.
Recanzone GH, Merzenich MM, Jenkins WM, Grajski KA, Dinse HR (1992a)：Topographic reorganization of the hand representation in cortical area 3b owl monkeys trained in a frequency-discrimination task. J Neurophysiol 67 (5)：1031-1056.
Recanzone GH, Merzenich MM, Jenkins WM (1992b)：Frequency discrimination training engaging a restricted skin surface results in an emergence of a cutaneous response zone in cortical area 3a. J Neurophysiol 67 (5)：1057-1070.
Recanzone GH, Merzenich MM, Schreiner CE (1992c)：Changes in the distributed temporal response properties of SI cortical neurons reflect improvements in performance on a temporally based tactile discrimination task. J Neurophysiol 67 (5)：1071-1091.
Riddle DL, Wade JB, Jiranek WA, Kong X (2010)：Preoperative pain catastrophizing predicts pain outcome after knee arthroplasty. Clin Orthop Relat Res 468 (3)：798-806.
Rizzolatti G, Fadiga L, Fogassi L, Gallese V (1999)：Resonance behaviors and mirror neurons. Arch Ital Biol 137 (2-3)：85-100.
Rommel O, Malin JP, Zenz M, Jänig W (2001)：Quantitative sensory testing, neurophysiological and psychological examination in patients with complex regional pain syndrome and hemisensory deficits. Pain 93 (3)：279-293.
Rosén B, Lundborg G (2000)：A model instrument for the documentation of outcome after nerve repair. J Hand Surg Am 25 (3)：535-543.
Rosén B, Balkenius C, Lundborg G (2003a)：Sensory re-education today and tomorrow: a review of evolving concepts. Brit J Hand Ther 8 (2)：48-56.
Rosén B, Lundborg G (2003b)：Early use of artificial sensibility to improve sensory recovery after repair of the median and ulnar nerve. Scand J Plast Reconstr Surg Hand Surg 37 (1)：54-57.
Rosén B, Lundborg G (2004)：Sensory re-education after nerve repair: aspects of timing. Handchir Mikrochir Plast Chir 36 (1)：8-12.
Rosén B, Lundborg G (2005)：Training with a mirror in rehabilitation of the hand. Scand J Plast Reconstr Surg Hand Surg 39 (2)：104-108.
Rosén B, Björkman A, Lundborg G (2006)：Improved sensory relearning after nerve repair induced by selective temporary anaesthesia—a new concept in hand rehabilitation. J Hand Surg Br 31 (2)：126-132.
Rosén B, Lundborg G (2007)：Enhanced sensory recovery after median nerve repair using cortical audio-tactile interaction. A randomised multicenter study. J Hand Surg Eur Vol 32 (1)：31-37.
Rosén B, Björkman A, Lundborg G (2008)：Improved hand function in a dental hygienist with neuropathy induced by vibration and compression: the effect of cutaneous anaesthetic treatment of the forearm. Scand J Plast Reconstr Surg Hand Surg 42 (1)：51-53.
Rosén B, Björkman A, Weibull A, Svensson J, Lundborg G (2009a)：Improved sensibility of the foot after temporry cutaneous anesthesia of the lower leg. Neuroreport 20 (1)：37-41.
Rosén B, Ehrsson HH, Antfolk C, Cipriani C, Sebelius F, Lundborg G (2009b)：Referral of sensation to an advanced humanoid robotic hand prosthesis. Scand J Plast Reconstr Surg Hand Surg 43 (5)：260-266.
Rosén B, Björkman A, Lundborg G (2011a)：Improving hand sensibility in vibration induced neuropathy: A case-series. J Occup Med Toxicol 6 (1)：13.
Rosén B, Lundborg G (2011b)：Sensory reeducation. In：Skirven TM, Osterman AL, Fedorczyk J, Amadio PC (eds), Rehabilitation of the hand and upper extremity, 6th ed, Volume 1, Elsevier, Mosby, Philadelphia,

pp.634-645.

Rosén B, Björkman A, Boeckstyns M（2014）：Differential recovery of touch thresholds and discriminative touch following nerve repair with focus on time dynamics. Hand Therapy 19（3）：59-66.

Saleem S, Rosén B, Engblom J, Björkman A（2015）：Improvement of hand sensibility resulting from application of anesthetic cream on the forearm: importance of dose and time. Hand Therapy 20（4）：109-114.

Sanes RS, Jessell TM（2013）：Repairing the damaged brain. In：Kandel ER, Schwartz JH, Jessel TM, Siegelbaum SA, Hudspeth AJ（eds）, Principles of neural science, 5th ed, McGraw-Hill, New York, pp.1284-1305（損傷を受けた脳の修復．金澤一郎，宮下保司・監修，カンデル神経科学，メディカル・サイエンス・インターナショナル，東京，2014，pp. 1258-1279）.

佐藤陽一，池澤里香，吉田祐文（2015）：術後痛に関連する因子―認知・精神・栄養による検討―．理学療法科学30（1）：29-32.

澤　俊二，岩崎テル子（1984）：成人片麻痺手の知覚再教育．理・作・療法18（1）：53-56.

澤　俊二，岩崎テル子（1989）：成人片麻痺手sensory障害に対するOTアプローチ―触知覚再教育の効果と限界―．OTジャーナル23（12）：868-876.

Schultz-Johnson K（1993）：Schultz upper extremity pain assessment. UE TECH, Edwards（中田眞由美・訳，シュルツ・上肢の痛みの評価法，協同医書出版社，東京，2003）.

Schütze R, Rees C, Preece M, Schütze M（2010）：Low mindfulness predicts pain catastrophizing in a fear-avoidance model of chronic pain. Pain 148（1）：120-127.

Schweizer R, Maier M, Braun C, Birbaumer N（2000）：Distribution of mislocalizations of tactile stimuli on the fingers of the human hand. Somatosens Mot Res 17（4）：309-316.

Schweizer R, Braun C, Fromm C, Wilms A, Birbaumer N（2001）：The distribution of mislocalizations across fingers demonstrates training-induced neuroplastic changes in somatosensory cortex. Exp Brain Res 139（4）：435-442.

Schwenkreis P, Maier C, Tegenthoff M（2009）：Functional imaging of central nervous system involvement in complex regional pain syndrome. AJNR Am J Neuroradiol 30（7）：1279-1284.

Sens E, Teschner U, Meissner W, Preule C, Huonker R, Witte OW, Miltner WH, Weiss T（2012）：Effects of temporary functional deafferentation on the brain, sensation, and behavior of stroke patients. J Neurosci 32（34）：11773-11779.

Severeijns R, Vlaeyen JW, van den Hout MA, Weber WE（2001）：Pain catastrophizing predicts pain intensity, disability, and psychological distress independent of the level of physical impairment. Clin J Pain 17（2）：165-172.

Shieh SJ, Chiu HY, Lee JW, Hsu HY（1995）：Evaluation of the effectiveness of sensory reeducation following digital replantation and a revascularization. Microsurgery 16（8）：578-582.

Sluka KA, Walsh D（2003）：Transcutaneous electrical nerve stimulation: basic science mechanisms and clinical effectiveness. J Pain 4（3）：109-121.

Smania N, Montagnana B, Faccioli S, Fiaschi A, Aglioti SM（2003）：Rehabilitation of somatic sensation and related deficit of motor control in patients with pure sensory stroke. Arch Phys Med Rehabil 84（11）：1692-1702.

Smith PS, Dinse HR, Kalisch T, Johnson M, Walker-Batson D（2009）：Effects of repetitive electrical stimulation to treat sensory loss in persons poststroke. Arch Phys Med Rehabil 90（12）：2108-2111.

Sorbi MJ, Peters ML, Kruise DA, Maas CJ, Kerssens JJ, Verhaak PF, Bensing JM（2006a）：Electronic momentary assessment in chronic pain I: psychological pain responses as predictors of pain intensity. Clin J Pain 22（1）：55-66.

Sorbi MJ, Peters ML, Kruise DA, Maas CJ, Kerssens JJ, Verhaak PF, Bensing JM（2006b）：Electronic momentary assessment in chronic pain II: pain and psychological pain responses as predictors of pain disability. Clin J Pain 22（1）：67-81.

Sterr A, Müller MM, Elbert T, Rockstroh B, Pantev C, Taub E（1998a）：Changed perception in Braille-readers. Nature 381：134-135.

Sterr A, Müller MM, Elbert T, Rockstroh B, Pantev C, Taub E (1998b)：Perceptual correlates of changes in cortical representation of fingers in blind multifinger Braille readers. J Neurosci 18 (11)：4417-4423.

Sterr A, Green L, Elbert T (2003)：Blind Braille readers mislocate tactile stimuli. Biol Psychol 63 (2)：117-112.

Sullivan MJ, Neish NR (1998)：Catastrophizing, anxiety and pain during dental hygiene treatment. Community Dent Oral Epidemiol 26 (5)：344-349.

Sullivan MJ, Thorn B, Haythornthwaite JA, Keefe F, Martin M, Bradley LA, Lefebvre JC (2001)：Theoretical perspectives on the relation between catastrophizing and pain. Clin J Pain 17 (1)：52-64.

Sullivan MJ, Stanish W, Sullivan ME, Tripp D (2002)：Differential predictors of pain and disability in patients with whiplash injuries. Pain Res Manag 7 (2)：68-74.

住谷昌彦，宮内 哲，前田 倫，齋藤洋一，柴田政彦，眞下 節 (2007)：幻肢痛とRamachandranの鏡．痛みと臨床 7 (1)：23-28.

Sumitani M, Miyauchi S, McCabe CS, Shibata M, Maeda L, Saitoh Y, Tashiro T, Mashimo T (2008)：Mirror visual feedback alleviates deafferentation pain, depending on qualitative aspects of the pain: a preliminary report. Rheumatology (Oxford) 47 (7)：1038-1043.

Svens B, Rosén B (2009)：Early sensory re-learning after median nerve repair using mirror training and sense substitution. Hand Ther 14 (3)：75-82.

Taub E, Uswatte G, Elbert T (2002)：New treatments in neurorehabilitation founded on basic research. Nat Rev Neurosci 3 (3)：228-236.

Taylor MM, Schaeffer JN, Blumenthal FS, Grisell JL (1971)：Perceptual training in patients with left hemiplegia. Arch Phys Med Rehabil 52 (4)：163-169.

Tecchio F, Padua L, Aprile I, Rossini PM (2002)：Carpal tunnel syndrome modifies sensory hand cortical somatotopy: a MEG study. Hum Brain Mapp 17 (1)：28-36.

朝長正徳 (1986)：糖尿病性ニューロパチー．日本糖尿病学会・編，糖尿病の臨床，講談社サイエンティフィク，東京，pp.185-197.

Turk DC, Meichenbaum D, Genest M (1983)：Pain and behavioral medicine: a cognitive-behavioral perspective. Guilford Press, New York, pp.243-244.

Turner JA, Jensen MP, Warms CA, Cardenas DD (2002)：Catastrophizing is associated with pain intensity, psychological distress, and pain-related disability among individuals with chronic pain after spinal cord injury. Pain 98 (1-2)：127-1234.

植村研一 (1987)：頭痛・めまい・しびれの臨床―病態生理学的アプローチ―．医学書院，東京，pp.105-142.

Unruh AM, Harman K (2002)：Generic principles of practice. In：Strong J, Unruh AM, Wright A, Baxter GD (eds), Pain: a textbook for therapists, Churchill Livingstone, Edinburgh, pp.151-167 (痛みの治療におけるすべての医療スタッフに通じる基本理念．熊澤孝朗・監訳，痛み学―臨床のためのテキスト―，名古屋大学出版会，名古屋，2010，pp.177-195).

Van Buskirk C, Webster D (1955)：Prognostic value of sensory defect in rehabilitation of hemiplegics. Neurology 5 (6)：407-411.

Van Deusen Fox J (1964)：Cutaneous stimulation. Effects on selected tests of perception. Am J Occup Ther 18：53-55.

Vinograd A, Taylor E, Grossman S (1962)：Sensory retraining of the hemiplegic hand. Am J Occup Ther 16：246-250.

Vitkus K, Vitkus M, Krivulin A (1989)：Long-term measurement of innervation density in second toe-to-thumb transfers receiving immediate postoperatice sensory reeducation. Microsurgery 10 (3)：245-247.

Vlaeyen JW, Linton SJ (2000)：Fear-avoidance and its consequences in chronic musculoskeletal pain: a state of the art. Pain 85 (3)：317-332.

Vranceanu AM, Safren S (2011) : Cognitive-behavioral therapy for hand and arm pain. J Hand Ther 24 (2) : 124-131.

Wall JT, Kaas JH, Felleman DJ (1985) : Functional recovery in the somatosensory cortex of monkeys with regenerated nerves: replication versus reintegration. In : Rowe MJ, Willis WD (eds), Development, organization, and processing in somatosensory pathways, Alan R. Liss, New York, pp.277-287.

Wall JT, Kaas JH, Sur M, Nelson RJ, Felleman DJ, Merzenich MM (1986) : Functional reorganization in somatosensory cortical areas 3b and 1 of adult monkeys after median nerve repair: possible relationships to sensory recovery in humans. J Neurosci 6 (1) : 218-233.

Wall PD (1977) : The presence of ineffective synapses and the circumstances which unmask them. Philos Trans R Soc Lond B Biol Sci 278 (961) : 361-372.

Wälti P, Kool J, Luomajoki H (2015) : Short-term effect on pain and function of neurophysiological education and sensorimotor retraining compared to usual physiotherapy in patients with chronic or recurrent non-specific low back pain, a pilot randomized controlled trial. BMC Musculoskelet Disord 16 : 83.

Walz AD, Usichenko T, Moseley GL, Lotze M (2013) : Graded motor imagery and the impact on pain processing in a case of CRPS. Clin J Pain 29 (3) : 276-279.

Wand BM, O'Connell NE, Di Pietro F, Bulsara M (2011) : Managing chronic nonspecific low back pain with a sensorimotor retraining approach: exploratory multiple-baseline study of 3 participants. Phys Ther 91 (4) : 535-546.

Watson HK, Carlson L (1987) : Treatment of reflex sympathetic dystrophy of the hand with an active "stress loading" program. J Hand Surg Am 12 (5 Pt 1) : 779-785.

Wax X, Merzenich MM, Sameshima K, Jenkins WM (1995) : Remodelling of hand representation in adult cortex determined by timing of tactile stimulation. Nature 378 (6552) : 71-75.

Wei FC, Ma HS (1995) : Delayed sensory reeducation after toe-to-hand transfer. Microsurgery 16 (8) : 583-585.

Weiss T, Sens E, Teschner U, Meissner W, Preul C, Witte OW, Miltner WH (2011) : Deafferentation of the affected arm: a method to improve rehabilitation? Stroke 42 (5) : 1363-1370.

Wynn Parry CB (1966) : Rehabilitation of the hand, 2nd ed. Butterworths, London, pp.92-113.

Wynn Parry CB (1973) : Rehabilitation of the hand, 3rd ed. Butterworths, London, pp.113-133.

Wynn Parry CB, Salter M (1976) : Sensory re-education after median nerve lesions. Hand 8 (3) : 250-257.

山鳥 重 (1991) : 道具の使用とその異常. 神経進歩 35 : 1000-1006.

Yekutiel M (2000) : Sensory re-education of the hand after stroke. Whurr Publishers, London, pp.71-105.

Yerxa EJ, Barber LM, Diaz O, Black W, Azen SP (1983) : Development of a hand sensitivity test for the hypersensitive hand. Am J Occup Ther 37 (3) : 176-181.

Yoo SS, Freeman DK, McCarthy JJ 3rd, Jolesz FA (2003) : Neural substrates of tactile imagery: a functional MRI study. Neuroreport 14 (4) : 581-585.

◆欧文索引

A
absolute threshold　*59*
aftereffect　*74*
area localization　*155, 186*
artificial sensibility　*334*

B
Barber LM　*160, 308*
Bell-Krotoski JA　*152, 155*
bilateral illusion　*110*
bimanual shrinking-object illusion　*75*
biomodal neuron　*50*
Björkman A　*310*
BK CLEAR Lighted Monofilament™　*181*
Braille　*90*
Brand PW　*306*

C
calcitonin gene-related peptide（CGRP）　*126*
Carey LM　*311*
coactivation（CA）　*84, 226, 340*
complex regional pain syndrome（CRPS）　*124, 365*
constant touch　*5*
Contact particle　*371, 373*
cortical map plasticity　*331*
cortical synaptic plasticity　*331*
crossmodal　*91*

D
Dannenbaum RM　*158, 309*
deafferentation　*88, 342*
Dellon AL　*151, 306*
dermatome　*281, 294*
desensitization　*160, 308, 327, 365*
diffuse noxious inhibitory controls（DNIC）　*120*
Disk-Criminator　*152, 188*
dorsal root ganglion（DRG）　*113*
Dowel texture　*371, 373*
Downey Hand Center Hand Sensitivity Test（DHCHST）　*160, 255, 308*

E
effort　*101*
EMLA®CREAM　*311, 342*
enriched environment　*356*

entrapment neuropathy　*179*

F
fast adapting type Ⅰ　*47*
fast adapting type Ⅱ　*47*
fear-avoidance model　*376*
1st step sensory relearning　*332*
functional sensibility　*159*
functional surface　*77*

G
gate control theory　*119*
Gelberman RH　*157*
glove and stocking anesthesia　*291*
graded motor imagery program　*374*

H
hand-object illusion　*74*
hypersensibility　*327*
hypersensitivity　*308*

I
insensitive hand　*306*
insensitive limb　*306*

K
kinesthetic illusion　*72*

L
lateral inhibition　*63*
localization of a point stimulus　*64*
long term depression（LTD）　*83*
long term potentiation（LTP）　*83*
Lundborg G　*310*

M
masking　*64, 131*
mean recognition time（MRT）　*235*
mechano-receptor　*46*
mesolimbic dopamine system　*119*
mirror therapy　*336*
misdirection　*186, 197, 316, 338*
mislocalization　*186, 226, 340*
Moberg E　*150*
Modified picking-up test　*230*

moving touch   *5*
Moving touch-pressure test (MTP)   *158*
Moving two-point discrimination   *68, 152, 201*
multifinger coactivation   *86*
multimodal approach   *355*
multimodal association area   *50, 335*

N

neuropathic pain   *366*
nociception-specific neuron   *115*
nociceptor   *103*
number of objects recognized (NOR)   *235*
numerical rating scale (NRS)   *371*

O

Object recognition test   *230*
occlusion   *369*
Omer GE   *155*
Önne L   *151*

P

Pacinian Corpuscles (PC)   *47*
pain catastrophizing   *123, 375*
periaqueductal gray matterr (PAG)   *116, 118*
phantom limb   *130*
phantom limb pain   *130*
Pick-up test   *229*
placebo   *120*
point localization   *155, 186*
posterior limb of internal capsule   *298*
precision-sensory grip   *151*
Pressure-specifying sensory device (PSSD)   *153*
primary somatosensory area   *49*
profile of neural impulses   *307*
proprioceptive drift measurements   *109*
protective sensation   *39*

Q

quickly adapting type I   *47*

R

rapidly adapting   *5, 46, 58*
receptive field   *46*
reflex sympathetic dystrophy   *124*
remote touching   *32*
resistance   *101*
Rosén B   *159, 310*
Rosén-score   *160*
rubber hand illusion   *106*

S

safety margin   *21*
2nd step sensory relearning   *338*
secondary somatosensory area   *49*
Semmes Weinstein monofilament   *154, 172*
Semmes-Weinstein Pressure Aesthesiometer   *154*
sense of body ownership   *106, 108*
sensitization   *121*
sensory glove system   *334*
sensory re-education   *v, 305*
sensory relearning   *vi, 311*
SENSory re-learning of the UPPer limb after stroke (SENSUPP)   *312*
Shape-Texture Identification test   *159, 241*
shift of a point stimulus   *64*
slowly adapting   *5, 46, 57*
soaking   *42*
Sollerman test   *244*
somatic rubber hand illusion   *111*
somatotopy   *53*
spatial summation   *59*
Static two-point discrimination   *68, 152*
STI-test   *159, 241*
Study of the Effectiveness of Neurorehabilitaion on Sensation (SENSe)   *312*
subliminal stimulation   *59*
summation   *59*
supraliminal stimulus   *59*
surface touch   *32*
Sustained touch-pressure test (STP)   *158*
Szabo RM   *157*

T

tactile discrimination test (TDT)   *158*
tactile gnosis   *v, 6, 150, 159, 164, 332*
tactile illusion   *150*
tactile mislocalization   *93*
temporal summation   *59*
Three-Phase Desensitization Kit   *160, 254, 255, 308, 328*
toe to thumb transfer   *86*
touch transparency   *26*
touch-transparent film   *26*
transcutaneous electrical nerve stimulation (TENS)   *370*
transient receptor potential channel   *113*
two-point discrimination   *97, 150*
two-point (discrimination) threshold   *63*

U
unmasking *131*

V
von Frey M *153*
von Prince KM *154*

W
Weber EH *150*
Weinstein Enhanced Sensory Test *156, 180*

Werner JL *155*
wide-dynamic-range neuron *115*
Wrinkle test *261*
wrist position sense test (WPST) *159*
Wynn Parry CB *305*

Y
Yekutiel M *309*
Yerxa EJ *160, 308*

◆和文索引

あ
RA型　5, 46, 58
RSD　124
握力測定　249
アロディニア　121, 126, 128, 129, 370

い
閾値下刺激　59
閾値上刺激　59
痛みに対する知覚アプローチ　365
痛みの破局的思考　123, 375
痛み/不快感の検査　250
位置覚(位置の感覚)の検査方法　221
一次体性感覚野　49, 117
移動距離　64
岩村吉晃　308

う
Weberの2点識別検査　150
WEST™　156, 180
運動覚　99
　　──(運動の感覚)の検査方法　222
運動機能領域の検査　247
運動錯覚　72
運動障害　128

え
Aδ線維　115
SA型　5, 46, 57
SⅡ　49, 117
S2pd　68, 152
SⅠ　49, 117
NSニューロン　115
FAⅠ型　47
FAⅡ型　47
M2pd　68, 152, 201
遠隔触　32
炎症性サイトカイン　126

お
おはじき動作　28
オピオイド　119
重さの判定　100
温覚　104
温覚と冷覚の検査　207

温度覚　104
　　温覚　104
　　冷覚　104
Önneのライン　151

か
外傷性マイナージストロフィー　125
外傷性メジャージストロフィー　125
乖離性知覚障害　297
カウザルギー　125
カウザルギー様疾患　124
鏡療法　133
学際的アプローチ　365
下行性疼痛抑制系　116, 118, 123, 370
過誤神経支配　186, 197, 316, 338
加重　59
　　空間的──　59
　　時間的──　59, 60
加齢による変化　95
感覚情報処理　50
感覚伝導路　284
眼窩前頭皮質　117
感作　121
　　中枢性──　121, 122
　　末梢性──　121
関節拘縮　128
貫通触　26
貫通触面　26
寒冷に対する耐性の確認　250

き
機械受容器　46, 57
　　RA型　5, 46, 58
　　SA型　5, 46, 57
　　──の分布密度　61
　　速順応型　5, 46, 58
　　遅順応型　5, 46, 57
機能的な知覚　159
機能面　14, 77
QAⅠ型　47
求心路遮断　88, 311, 342
　　阻血による──　89
共活性化(CA)　84, 226, 340
恐怖-回避モデル　376
局在の修正　338

筋の抵抗感覚　22
筋力低下　128

く
空間的加重　59, 60, 369
空間分解能　63
グリア細胞　123
　　　――の活性化　123, 127
クロスモーダル　91
　　　――な可塑性　91

け
経皮的電気神経刺激　370
ゲートコントロール理論　119, 369
血管運動障害　128
減感作療法　118, 160, 308, 327, 328, 365, 369, 370, 373
幻肢　130
幻肢痛　125, 130
肩手症候群　125

こ
後根神経節　113
後索・内側毛帯路　286
広作動域ニューロン　115
後作用　74
広汎性侵害抑制調節　120
絞扼性神経障害　179
膠様質　115
　　　――細胞　120, 369
誤局在　93, 186, 226, 340
　　　――の修正　340
　　　触覚――　93
固有感覚の検査　216
固有感覚を用いた識別学習　351

さ
桜井モンタニア法　264
サブスタンスP　126
30Hzの音叉　68, 193
残存知覚をいかした識別知覚の再学習　358
残存知覚をいかすための知覚検査　358

し
CRPS　124, 365
C線維　115
ジェイマー型握力計　249
時間的加重　59, 60, 369
識別知覚　v, 6, 159, 164, 332
軸索発芽　122, 123

刺激点の定位の誤差　64
自己受容感覚ドリフト　109
　　　――の測定　109
視床後外側腹側核　286
視床症候群　297
ジストニア　128
持続的触‐圧覚　102
シナプスの再構築　122, 123
尺側握り検査　15
灼熱痛　128
自由神経終末　113
周辺抑制　63
受容野　46, 56
シュルツ・上肢の痛みの評価法　377
触行動　6
触錯覚　150
触覚誤局在　93
触覚識別課題　374
触覚による識別知覚　164
触覚の感受性　97
しわ検査　261
侵害刺激　103
侵害受容器　103
侵害受容特異的ニューロン　115
神経原性炎症　121
神経興奮のプロフィール　307
神経根病変　292
神経障害性疼痛　366
身体保持感覚　106, 108
振動閾値　68, 95

す
スタイ検査　159, 241
ズデック骨萎縮　124, 127

せ
静的触覚　5, 68
　　　――による触刺激　371
　　　――の閾値の検査　172
　　　――の局在　179
　　　――の局在の検査　181
　　　――の検査　171
　　　――の受容器　48
　　　――の分布密度（静的2点識別）の検査　187
静的な触・圧覚検査　158
静的2点識別　68, 152
精密‐知覚把握　151, 164
セーフティーマージン　21
脊髄後角　115
脊髄後索　295

脊髄視床路　116, 285, 295
接触刺激　371, 373
接触に対する過敏性の確認　250
絶対閾　59
セメスワインスタインモノフィラメント（SWモノフィラメント）　68, 154, 172
前帯状回　117
前頭前野　117
前頭葉背外側部　117

そ
ソーキング　42
粗滑の識別　67
速順応型　5, 46, 58
側方抑制　63
素材刺激　371, 373
ソラマン簡易検査　244
　　　──キット　244
ソラマン検査　244

た
対象に接触する皮膚の部分　15
対象への不適合　15
大脳辺縁系　117
体部位局在　53
体部位再現　132
多重感覚　132
　　　──連合野　50, 335
多重指共活性化　86
WDRニューロン　115
単一末梢神経損傷　290
段階1の知覚再学習　332
段階的な運動イメージプログラム　374
段階2の知覚再学習　338

ち
知覚−運動ループ　132, 374
知覚回復のパターン　70
知覚乖離　288
知覚過敏　129, 308, 327
　　　──の検査　254
知覚再学習　v, 311
　　　──の効果　361
　　　──プログラム　326, 330, 371
知覚再教育　v, 305
知覚障害　128
知覚手袋　334
知覚のリハビリテーション　307, 324
力の感覚（筋の抵抗感覚）の検査方法　223
遅順応型　5, 46

中枢性感作　121
中脳中心灰白質　116, 118
中脳辺縁ドーパミン系　119
長期増強（LTP）　83, 122, 123
長期抑制（LTD）　83
跳躍伝導　115

つ
痛覚過敏　121, 370
痛覚の検査　212
2pd　97, 150
つまみ上げ検査　230

て
TRPチャネル　113, 114
抵抗感　101
ディスク・クリミネーター　152
ディスクリミネーター　152, 188
適切な手の形　15
手の識別知覚の検査　229
手の実用性の評価　237
手の動作学習プログラム　363
手のフォーム　77
　　　──検査　17
手袋靴下型感覚脱失　291
手−物体運動錯覚　74
Dellonのピックアップ検査変法　230, 234
点字　90
　　　──触読　90

と
疼痛　128
　　　──関連神経ペプチド　126
動的触覚　5, 68
　　　──による触刺激　371
　　　──の閾値の検査　193
　　　──の局在の検査　197
　　　──の検査　192
　　　──の受容器　48
　　　──の分布密度（動的2点識別）の検査　201
動的な触・圧覚検査　158
動的2点識別　68, 152, 201
糖尿病視覚障害者　94
糖尿病性末梢神経障害　321
島皮質　117
徒手筋力検査　247
ドライバー操作　34
努力感　101

な
内包後脚　298

に
二次体性感覚野　49, 117
二次ニューロン　115
2点識別　97
　　　——閾　61, 63
　　　——検査　150
　　　——値　127
256Hzの音叉　68, 193
ニューロパシックペイン　366
認知機能障害　128
認知行動療法　376

ね
熱傷・外傷予防の患者指導　41

の
脳の可塑性　83
『NOMA手・上肢機能診断』　16

は
把握のフォーム　14
バイモーダルニューロン　50
把持力の調節　22
パチニ小体　48, 113
発汗検査　264
発痛物質　121
反射性交感神経性ジストロフィー　124

ひ
皮質地図の可塑性　331
皮質のシナプス可塑性　331
ピックアップ検査　98, 229
ピックアップ検査変法　230, 234
非把握のフォーム　14
皮膚の支配神経　278
皮膚の蒼白　9
表面触　32

ふ
von Freyの刺激毛　153
複合性局所疼痛症候群　124, 365
浮腫　128
物体識別検査　230, 235
不動化　126
プラシーボ　120
　　　——鎮痛　120
ブラジキニン　126

ブランチ　9
Plegerらの知覚-運動アプローチ　371
分節性感覚分布　281, 294

へ
閉塞　369
扁桃体　117

ほ
ポイント局在　155, 186
防御知覚　39
　　　——障害　325
　　　——障害に対する指導　325
　　　——の検査　206
母指さがし試験　217
ポリモーダル受容器　115, 121

ま
マイスナー小体　48, 113
マイナーカウザルギー　125
末梢神経性知覚障害　278
末梢性感作　121
マルチモーダル・アプローチ　355

み
ミラーセラピー　133, 336, 374
　　　——による知覚再学習　336

む
無髄神経線維　115
無知覚肢　306
無知覚手　306
無毛部　46

め
メジャーカウザルギー　125
メルケル細胞　48, 113
メンタルローテーション　374

も
毛包受容器　49
模造知覚　334

ゆ
有髄神経線維　115
有毛部　46
豊かな環境　356
指の誤局在の検査　226

ら
ラバーハンド錯覚　*106*
　　──質問紙　*109*

り
領域局在　*155, 186*
両手-物体運動錯覚　*75*

る
ルフィニ終末　*48*

れ
冷覚　*104*

ろ
ローゼンスコア　*160, 237*

わ
ワインドアップ現象　*115, 122*
ワレンベルグ（Wallenberg）症候群　*297*

新 知覚をみる・いかす
手の動きの滑らかさと巧みさを取り戻すために

ISBN 978-4-7639-2145-1

2019年8月30日　初版　第1刷　発行　©
　　　　　定価はカバーに表示

編著者　中田眞由美
共著者　清本憲太＋岩崎テル子
発行者　中村三夫
発行所　株式会社協同医書出版社
　　　　〒113-0033　東京都文京区本郷3-21-10　浅沼第2ビル4階
　　　　phone：03-3818-2361　／　fax：03-3818-2368
　　　　URL：http://www.kyodo-isho.co.jp/
　　　　郵便振替　00160-1-148631
印　刷　横山印刷株式会社
製　本　大口製本印刷株式会社

JCOPY 〈(社)出版者著作権管理機構 委託出版物〉
本書の無断複写は著作権法上での例外を除き禁じられています．複写される場合は，そのつど事前に，(社)出版者著作権管理機構（電話 03-5244-5088, FAX 03-5244-5089, e-mail：info@jcopy.or.jp）の許諾を得てください．
本書を無断で複製する行為（コピー，スキャン，デジタルデータ化など）は，「私的使用のための複製」など著作権法上の限られた例外を除き禁じられています．大学，病院，企業などにおいて，業務上使用する目的（診療，研究活動を含む）で上記の行為を行うことは，その使用範囲が内部的であっても，私的使用には該当せず，違法です．また私的使用に該当する場合であっても，代行業者等の第三者に依頼して上記の行為を行うことは違法となります．